Handbuch Functional Training

Warnung

Bevor Sie mit dem Training beginnen, konsultieren Sie bitte Ihren Arzt. Die in diesem Buch enthaltenen Empfehlungen sind nicht als ärztlicher Rat aufzufassen.

Diejenigen, die die in diesem Buch enthaltenen Techniken anwenden, tun dies auf eigene persönliche Verantwortung.

Die Rechte für die Übersetzung, digitale Speicherung, Vervielfältigung und Übernahme, sei es ganz oder teilweise und unabhängig, mit welchen Mitteln (einschließlich Mikrofilm und Fotokopien), sind in allen Ländern vorbehalten.

Aus Gründen der besseren Lesbarkeit haben wir uns entschlossen, durchgängig die männliche (neutrale) Anredeform zu nutzen, die selbstverständlich die weibliche mit einschließt.

Das vorliegende Buch wurde sorgfältig erarbeitet. Dennoch erfolgen alle Angaben ohne Gewähr. Weder der Autor noch der Verlag können für eventuelle Nachteile oder Schäden, die aus den im Buch vorgestellten Informationen resultieren, Haftung übernehmen.

Guido Bruscia

HANDBUCH
FUNCTIONAL
TRAINING

Meyer & Meyer Verlag

Papier aus nachweislich umweltverträglicher Forstwirtschaft.

Garantiert nicht aus abgeholzten Urwäldern!

Zuerst verlegt in Italien von:

Elika Srl Editrice

Originaltitel: Allenamento Funzionale – manuale scientifico, von Guido Bruscia

© 2013 Elika Srl Editrice

via Fossalta 3895, 47522 (FC) Cesena, Italy/www.elika.it

Übersetzung aus dem Italienischen: AAA Translation, St. Louis

Englische Ausgabe:

The Functional Training Bible

© 2015 by Meyer & Meyer Sport

Übersetzung aus dem Englischen: Dr. Jürgen Schiffer

Handbuch Functional Training

Bibliografische Information der Deutschen Nationalbibliothek

Die Deutsche Nationalbibliothek verzeichnet diese Publikation in der Deutschen Nationalbibliografie; detaillierte bibliografische Details sind im Internet über <http://dnb.d-nb.de> abrufbar.

Alle Rechte, insbesondere das Recht der Vervielfältigung und Verbreitung sowie das Recht der Übersetzung, vorbehalten. Kein Teil des Werkes darf in irgendeiner Form – durch Fotokopie, Mikrofilm oder ein anderes Verfahren – ohne schriftliche Genehmigung des Verlages reproduziert oder unter Verwendung elektronischer Systeme verarbeitet, gespeichert, vervielfältigt oder verbreitet werden.

© 2015 by Meyer & Meyer Verlag, Aachen

Auckland, Beirut, Cairo, Cape Town, Dubai, Hägendorf, Hong Kong,

Indianapolis, Maidenhead, Manila, Neu Delhi, Singapur, Sydney, Teheran, Wien

 Member of the World Sport Publishers' Association (WSPA)

Gesamtherstellung: Print Consult GmbH, München

ISBN 978-3-89899-876-5

E-Mail: verlag@m-m-sports.com

www.dersportverlag.de

INHALT

Danksagungen 12

Vorwort 14

Einleitung 16

TEIL I - THEORIE 18

Kapitel 1 – Der Bewegungsapparat 20

1.1   Beschreibung 20
    1.1.1   Der aktive Teil des Bewegungsapparats: Muskeln, Sehnen und Bänder 21
    1.1.2   Der passive Teil des Bewegungsapparats: Knochen und Gelenke 22
1.2   Muskelbewegung 24
1.3   Die Rolle der einzelnen Muskeln 25
1.4   Gelenkmerkmale der Muskeln 26
1.5   Merkmale des Muskelgewebes 27
1.6   Elemente der Biomechanik: Hebel 28
    1.6.1   Betrachtungen zu organischen Hebeln 31

Kapitel 2 – Energiesysteme 34

2.1   Beschreibung 34
2.2   Das anaerob-alaktazide (Kreatinphosphat-)System 36
2.3   Das anaerob-laktazide System 37
2.4   Das aerobe System (aerobe Glykolyse oder oxidative Phosphorillierung
    in den Mitochondrien) 39
2.5   Die Interaktion der Energiesysteme 41
2.6 VO_2max und anaerobe Schwelle 42
2.7   Sauerstoffschuld und EPOC 43

HANDBUCH FUNCTIONAL TRAINING

Kapitel 3 – Muskelkontraktion — 48

3.1 Beschreibung — 48
3.2 Muskelkontraktion — 50
3.3 Muskelfasertypen — 51
3.4 Statische und dynamische Muskelkontraktionen — 53

Kapitel 4 – Trainingstheorie — 56

4.1 Organische Systeme — 56
4.2 Training: Beschreibung — 58
4.3 Trainingsprogramm — 60
4.4 Trainingsprinzipien — 61
4.5 Trainingsparameter — 62
4.6 Übungen — 64
    4.6.1 Komplexübungen — 64
    4.6.2 Wettkampfübungen — 66

Kapitel 5 – Funktionales Training — 70

5.1 Kinetische und kinematische Ketten — 70
5.2 Was heißt „funktional"? — 71
5.3 Das Aktions-Funktions-Prinzip — 72
5.4 Kieselsteine in einen Teich werfen — 73
5.5 Ziele — 75
    5.5.1 Worin bestehen die Vorteile des funktionalen Trainings? — 75
5.6 Motivationen — 77
5.7 Funktionales Training und Prä-Athletik — 78

5.8		Funktionales Training: Weitere, zu entwickelnde Faktoren	79
	5.8.1	Das Training der Rekrutierungsfähigkeit	79
		5.8.1.1 Das Training der Rekrutierung bei Erwachsenen	80
	5.8.2	Kräftigung der Pivotmuskeln	81
	5.8.3	Die Kräftigung der schwachen Glieder der kinematischen Kette	81
	5.8.4	Das Muster durchbrechen	82

Kapitel 6 – Die Hüftstreckerkette 86

6.1	Beschreibung	86
6.2	Die Aktion und Funktion der unteren Extremitäten	88
6.3	Personen mit langen und kurzen Extremitäten	90
	6.3.1 Konsequenzen	91
6.4	Rückenschmerzen, der M. iliopsoas und die Evolution	93

Kapitel 7 – Bauchfaszien 98

7.1	Beschreibung	98
7.2	Die Core-Region	100
7.3	Der Beckenboden	100
7.4	Der Bewegungsradius der Bauchfaszien und -muskeln	101
7.5	Die Funktion der Bauchfaszien und -muskeln	103
7.6	Das Zentrifugenprinzip	105

Kapitel 8 – Der Schultergürtel 108

8.1	Beschreibung	108
8.2	Der Bewegungsradius der Muskeln des Schultergürtels	110
8.3	Die Funktion des Schultergürtels	113
8.4	Griffarten	114

Kapitel 9 – Fußgelenk (Sprunggelenk) und Fuß 118

9.1 Beschreibung 118
9.2 Gehen 119
9.3 Laufen 120
9.4 Fußbewegungen 121

TEIL II - PRAXIS 122

Kapitel 10 – Übungen mit dem eigenen Körpergewicht 124

10.1 Ursprünge 124
10.2 Beschreibung 125
    10.2.1 Belastungsarten 125
10.3 Trainingsregeln 126
10.4 Übungen für die unteren Extremitäten 128
10.5 Core-Training 181
10.6 Oberkörperübungen 220

Kapitel 11 – Der Sandsack 254

11.1 Beschreibung 254
    11.1.1 Ursprünge 254
    11.1.2 Powerbag und K-Bag 255
    11.1.3 Grundpositionen 257
    11.1.4 Kleine Tricks 259
11.2 Ganzkörperübungen 260
11.3 Übungen für die unteren Extremitäten 282
11.4 Übungen für die Bauchfaszien 301
11.5 Oberkörperübungen 315

INHALT

Kapitel 12 – Der Medizinball ... 344

12.1 Beschreibung ... 344
    12.1.1 Ursprünge ... 344
    12.1.2 Medizinballarten ... 344
    12.1.3 Griffarten ... 345
    12.1.4 Übungen ... 347
12.2 Übungen für die unteren Extremitäten ... 348
12.3 Übungen für die Bauchfaszien ... 382
12.4 Oberkörperübungen ... 398

Kapitel 13 – Die Kettlebell ... 420

13.1 Beschreibung ... 420
    13.1.1 Ursprünge ... 420
    13.1.2 Einleitung ... 421
13.2 Übungen für die unteren Extremitäten ... 422
13.3 Übungen für die Bauchfaszien ... 444
13.4 Oberkörperübungen ... 452

TEIL III - ZIELE, METHODEN UND TRAININGSPROGRAMME ... 472

Kapitel 14 – Kraft ... 474

14.1 Die funktionale Wahl ... 474
14.2 Krafttraining ... 476
14.3 Krafttrainingsprogramme ... 477

HANDBUCH FUNCTIONAL TRAINING

Kapitel 15 – Hypertrophie ... 482

15.1 Hypertrophietraining ... 482
15.2 Kosmetische und funktionale Hypertrophie ... 484
15.3 Funktionale Hypertrophietrainingsprogramme ... 485

Kapitel 16 – Gewichtsverlust ... 490

16.1 Gewichtsverlusttraining ... 490
16.2 Lipolytische Pfade ... 491
16.3 Zirkeltraining ... 492
    16.3.1 Zirkeltraining ... 492
    16.3.2 Cardio-Fit-Training ... 495
    16.3.3 „Peripheral Heart Action (PHA)"-Training ... 499
    16.3.4 Blitzzirkel ... 502
    16.3.5 Zirkeltraining auf Zeit ... 505
    16.3.6 Boot Camps ... 507

Ethische Grundsätze und Fazit ... 511

Bildnachweis ... 512

INHALT

HANDBUCH FUNCTIONAL TRAINING

DANKSAGUNGEN ...

Meiner Familie, deren Liebe ich mir stets sicher sein konnte.

Für Ester, meine Partnerin und „Muse", mit Dank für unser gemeinsames Leben.

Für meine Großmutter Sara, 106 Jahre alt, und auch heute noch „funktional".

Für Ernesto Rossi und Sabrina Parrello (und ihre Kinder Ettore und Giovanni), als Dank für ihre große, wahre und bedingungslose Freundschaft.

...DANKE

Die Idee für dieses Buch wurde vor vielen Jahren geboren und ist das Werk des Autors und all derer, die für ihn, auch wenn sie sich dessen nicht bewusst gewesen sind, eine Quelle der Inspiration und Ideen waren:

Emilio They (ein Freund und Meister, um den nie genug getrauert werden kann), Marco Neri, Steve Cotter, Michael Boyle[1], Robert Dos Remedios, Alwin Cosgrove, Martin Rooney, Stuart Mc Gill, Todd Durkin, Josh Henkin, Michol Dalcourt, Gray Cook, Marc Lebert und viele andere, die ich aus Platzgründen (und wegen fehlender Erinnerung!) nicht nennen kann.

---

1 Boyle M. (2010). Personal communication, Perform Better Convention, LA.

DANKSAGUNGEN ...

Mein Dank gilt auch allen Freunden, Studenten und Kollegen, die mir mit Zuneigung und Respekt folgen.

Wiederum kann ich nur einige von ihnen nennen:

Eda Maistrelli, Roberto Braghiroli, Claudio Arena, Emanuele Gollinucci, Roberto Cappelletti, meinen Studenten in den Hamazon-Kursen in Piombino und Castiglione della Pescaia, Bruno und Serena und dem Personal des Fitnessstudios Mensana in Grosseto, Marco Giannoni und dem Personal des Fitnessstudios Palestra Azzurra in Follonica, Mirko, Cesare und dem Personal des Fitnessstudios Living Club in Piombino.

Ein Dank geht auch an die Firmen, die mich bei meiner Arbeit unterstützen:

Elika Editrice

Fitness Best Innovation

Libertas

Ledraplastic

Tecnocomponent

Technogym

Newvitality

Superdry

Xconcept

Vibram Fivefingers

Vistawell

HANDBUCH FUNCTIONAL TRAINING

VORWORT

Seit es Menschen auf der Erde gibt, haben sie immer mit ihrer Umwelt interagiert und zwar auf ihre eigene Weise.

Die Zivilisation hat unendlich viele Vorteile für das Leben der Menschen gebracht, hat sie aber auch schwächer und abgestumpfter gemacht. Die Sinne Riechen, Hören und Fühlen, die propriozeptiven Fähigkeiten und die verschiedenen organischen Fähigkeiten haben im Zuge der Evolution von unseren Vorfahren bis in die Gegenwart allesamt Änderungen durchlaufen. Das Ergebnis besteht darin, dass wir zwar einerseits in beheizten Häusern leben, dass aber andererseits ein Windstoß ausreicht, um uns mit Fieber ins Bett zu schicken (Marlo Morgan, *E venne chiamata due cuori*).

Galenos von Pergamon, einer der Begründer der Medizin (ca. 131 bis ca. 201 n. Chr.), schrieb in seinem Werk *De sanitate tuenda*:

„... Das ist es, was ich als körperliches Training oder Gymnastik betrachte, ein Begriff, der mit dem Gymnasium verbunden ist, wohin die Menschen gehen, um sich zu salben, sich massieren zu lassen und sich im Ringen, Diskuswerfen oder einer anderen sportlichen Aktivität zu üben."

Mehr als 1.000 Jahre später empfahl Mercurial Diskuswerfen, Seilklettern, schnelles Gehen, Bergsteigen und Weitsprung als Aktivitäten, die die meisten Vorteile bringen würden. Die Menschen trainierten mit mehr oder weniger einfachen Gewichten: Medizinbällen, Hanteln, Felsbrocken, dem Trapez, Seilen und an starren Ringen.

VORWORT

Ein Athlet musste stark, schnell und robust zu sein.

Heute hat die immense Popularität von Fitnessstudios Trainingszentren erzeugt, die immer besser ausgestattet, immer anspruchsvoller und multifunktionaler sind. Mit großem theatralischen Aufwand werden oft Landschaften oder Outdooraktivitäten imitiert, die allesamt in einen Fitnessraum eingebettet sind: Freikletterwände, die die Unebenheiten einer echten Felswand imitieren, künstliche „Wasserläufe" und Maschinen, auf denen man das Gehen, Laufen und Radfahren imitieren kann. Und dennoch sehen wir an vielen Orten Anzeichen für einen Trend in die entgegengesetzte Richtung: Waldrouten, Waldwanderungen, Life-Trails in Parks und eine Rückkehr zu Übungen mit dem eigenen Körpergewicht, bei denen also der Körper das Haupttrainingsgerät darstellt. Funktionales Training ist ein Zeichen dafür, dass sich etwas ändert.

Erschöpft durch den Stress der Stadt, kehren die Menschen zu ihren Ursprüngen zurück, sie spüren wieder die Notwendigkeit eines Spaziergangs, eines Laufs, einer anderen Art von Muskeltraining, ohne Maschinen oder protzige Ausrüstungen, sie suchen nach Wäldern oder Wiesen.

Natur überall und über dem Kopf den Himmel als die einzige Grenze.

EINLEITUNG

Wenn wir über Bildung sprechen, beziehen wir uns auf ein Wissenssystem, das sich ständig weiterentwickelt und verschiedene Lernfelder umfasst.

Aktivitäten im Fitnessstudio setzen physiologisches, anatomisches und biomechanisches Wissen voraus. Daneben haben die Ernährung und Nahrungsergänzungsmittel einen Einfluss auf die sportliche Leistung und auf die Ergebnisse, und zwar nicht nur auf die absoluten Leistungen. In den letzten Jahren wurden auch in mehreren Studien viele, die Welt des Sports betreffende Vorstellungen und Missverständnisse widerlegt.

Die Suche nach Wissen ist eine Reise mit Hindernissen, voller Versuche und Irrtümer. Zu diesen Tatsachen kommt natürlich die Trainingspraxis hinzu, die auf Erfahrungswissen beruht und keineswegs eine feste Gegebenheit darstellt. Im Gegensatz zu den meisten Überzeugungen macht die Praxis uns nicht perfekt: Es ist vielmehr die perfekte Praxis, die uns perfekt macht. Das Ziel der Bildung besteht darin, Professionalität zu erzeugen, ein Wort, das heute wie nie zuvor eine grundlegende Rolle bei der Beurteilung eines Trainers spielt. Ein Profi ist jemand, der eine einzigartige Leistung erbringt. Das sollten wir nicht vergessen.

EINLEITUNG

WARNUNG

Dieses Lehrbuch wurde mit der Vorstellung geschrieben, dass Lernen einfach sein soll.

Aus diesem Grund behandle ich Aspekte, die nicht unbedingt relevant für das Thema sind, nur oberflächlich und habe die rein technische Definition verschiedener Konzepte „geopfert" und durch eine direktere, unkompliziertere Sprache ersetzt.

„Fachchinesisch" hilft nicht beim Verständnis von Konzepten.

ENTSCHEIDUNGEN

Im Jahr 2004 referierte ich bei einer Tagung für Personal Trainer zum Thema „Funktionales Training für die unteren Gliedmaßen: eine neue Perspektive". In den folgenden Jahren studierte ich das Thema „funktionales Training" intensiv und verglich meine Ergebnisse mit denen einiger „Gurus" in den USA, Spanien, der Schweiz, in Deutschland, Slowenien und Italien.

Funktionales Training verändert Ihr Leben. Nicht Ihr sportliches Leben, das sich auf die Suche nach der optimalen Leistung konzentriert und dementsprechend auf die Hypertrophie und supertrainierte Körper. Funktionales Training bewirkt einfach nur, dass die Menschen sich besser fühlen, sodass sie aktiver, stärker und „tougher" werden. In nur wenigen Wochen werden Sie feststellen, dass Ihre Gesundheit sich verändert, dass Ihre körperliche Leistungsfähigkeit und Ihr Wohlbefinden, das Sie heute genießen, neue Höhen erreicht haben. All dies ist das Ergebnis einer Optimierung der Faktoren, die zum Aufbau eines neuen Körpers beitragen. Es geht nicht nur darum, besser trainierte Muskeln zu haben: Sie werden zum ersten Mal das bewusste Gefühl haben, „effizient" zu sein.

Ihr Körper wird zum maßgeschneiderten Outfit: der beste Ort, um darin zu leben.

Alles, was Sie tun müssen, ist, das funktionale Training auszuprobieren.

TEIL I – THEORIE

1 KAPITEL

DER BEWEGUNGS-APPARAT

DER BEWEGUNGS-APPARAT

1.1 BESCHREIBUNG

Jedes Mal, wenn wir über eine sportliche Aktivität nachdenken, verbinden wir damit den Begriff der *Bewegung*.

Dieser Prozess ist so weit verbreitet und natürlich, dass wir nicht über seine zugrunde liegende Ursache, d. h. die Frage nach dem „Warum?", nachdenken. Während der Kurse fragen mich die Schüler, die Interesse und Leidenschaft am Training haben, manchmal, warum es notwendig ist, über Dinge Bescheid zu wissen, die offenbar keine Verbindung mit einer Horizontalbank oder einer Kniebeuge aufweisen.

Die Antwort lautet, dass es sich bei der Gymnastik im weitesten Sinne um eine empirische Wissenschaft handelt. Sie hat wissenschaftliche Grundlagen, die alle sportlichen Übungen im Fitnessstudio oder im Freien beeinflussen. Aus diesem Grund werden Sie neben verschiedenen Definitionen häufig Beispiele finden, die zurück in die Praxis verweisen.

Der Bewegungsapparat ist die Struktur, die es dem Menschen ermöglicht, sich in Bezug zum Raum und zur Außenwelt zu bewegen. Für praktische Zwecke wird der Bewegungsapparat in einen *aktiven* und in einen *passiven* Teil unterteilt. Der erstgenannte Teil besteht aus Muskeln, Sehnen und Bändern, der letztgenannte aus Knochen und Gelenken. Lassen Sie sie mich kurz vorstellen.

DER BEWEGUNGSAPPARAT

1.1.1 Der aktive Teil des Bewegungsapparats: Muskeln, Sehnen und Bänder

MUSKELN

Der Begriff *Muskel* stammt vom lateinischen *musculus* (von *mus*, „Ratte", da einige Bewegungen an die schnellen Bewegungen von Ratten erinnern) ab und bezeichnet ein Organ aus biologischem Gewebe mit der Fähigkeit, sich zusammenzuziehen.

Die Muskeln sind unterteilt in:

- **glatte oder unwillkürliche Muskeln,**
  die durch das autonome Nervensystem gesteuert werden; sie umhüllen die Wände mehrerer Organe und körperlicher Systeme und ermöglichen oder verbessern durch ihre Kontraktion deren Funktionalität.

- **quer gestreifte Skelett- oder willkürliche Muskeln,**
  die durch das zentrale Nervensystem gesteuert werden; sie umhüllen das Skelett und bestimmen durch ihre Kontraktion (Verkürzung) die Bewegung der Knochenhebel.

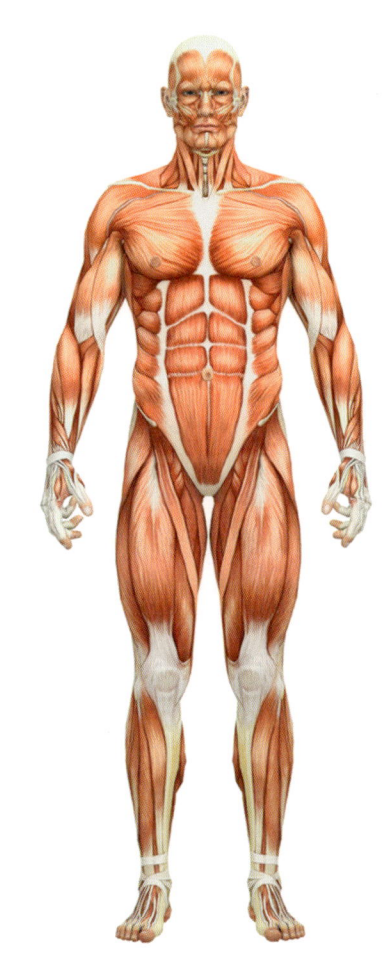

Eine besondere Art der quer gestreiften Muskulatur ist der Herzmuskel, der durch das autonome Nervensystem gesteuert wird.

SEHNEN

Sehnen sind Bindegewebebänder mit schlechter Elastizität, deren Funktion darin besteht, die Muskeln an den Knochen zu verankern. Ihre Aufgabe besteht darin, Spannung von den Muskeln auf die Knochenhebel zu übertragen und damit deren Bewegung zu ermöglichen.

BÄNDER

Bänder sind Bindegewebsbündel mit unterschiedlichen Anteilen an Kollagenfasern, die die Knochen an den Gelenken miteinander verbinden. Der Zweck der Bänder besteht darin, die Gelenkbewegung dort zu begrenzen, wo, sollte sie sich fortsetzen, die Gefahr von Schäden bestünde (so stützen z. B. die kollateral-medialen und Seitenbänder des Knies die vorderen und hinteren Kreuzbänder dahin gehend, dass sie die internen und externen Drehbewegungen des Kniegelenks so begrenzen, dass Beschädigungen dieses Gelenks vermieden werden).

1.1.2 Der passive Teil des Bewegungsapparats: Knochen und Gelenke

KNOCHEN

Bei Knochen handelt es sich um spezialisiertes Gewebe mit hoher mechanischer Widerstandsfähigkeit. Die Knochen lassen sich unterteilen in:

- **lange Knochen** (Humerus, Femur, Tibia, Radius), die aus einem länglichen Körper, der sogenannten *Diaphyse*, und aus einem Endstück, der sogenannten *Epiphyse*, bestehen; sie sind für „grobe" Bewegungen, die durch weite Ausweichbewegungen des Gelenks nach außen gekennzeichnet sind, verantwortlich;
- **kurze Knochen** (Wirbel), die einen ähnlichen Durchmesser in allen drei Raumdimensionen aufweisen;
- **unregelmäßige Knochen** (Gesichtsknochen, die Kniescheibe), deren Kennzeichen variable Abmessungen und Formen sind;
- **flache Knochen** (Becken, Brustbein, Schädel), deren Funktion der Schutz der inneren Organe ist.

Lassen Sie sich durch die Platzierung des Knochengewebes im passiven Teil des Bewegungsapparats nicht irreführen. Beim Knochen handelt es sich um ein sehr aktives und dynamisches Gewebe. In der Tat unterliegen die Knochen von Geburt an einem Umbauprozess, der in der Abwechslung und

Überlappung kataboler und anaboler Phasen besteht: katabole Phasen, hervorgerufen durch Mikroorganellen, sogenannte *Osteoklasten*, und Aufbauphasen, die durch andere spezialisierte Zellen, die sogenannten *Osteoblasten*, aktiviert werden. Der Input für eine erhöhte Aktivität der Knochengewebssynthese wird durch den sogenannten *piezoelektrischen Effekt* gegeben.

Worin besteht dieser Effekt? Die Kompression von Knochensegmenten während motorischer Aktivitäten erzeugt eine elektrische Depolarisation der Knochenmembran an den Belastungspunkten, mit einer größeren lokalen Aufforderung zur rekonstruktiven Aktivität der Osteoblasten. Dies erklärt, warum Krafttraining, wie mehrere Studien gezeigt haben, eine hervorragende Maßnahme zur Bekämpfung von Osteoporose darstellt.

GELENKE

Die Gelenke sind die Verbindungsnaben zwischen zwei oder mehreren Knochensegmenten, um die sich die Knochen drehen.

Gemäß ihrer Konfiguration und dem Grad ihrer Beweglichkeit können die Gelenke wie folgt klassifiziert werden:

- **Synarthrosen:** Sie sind fixierte, fibröse Gelenke mit geringer oder gar keiner Bewegungsmöglichkeit.
- **Amphiarthrosen:** Sie sind halb beweglich und häufig knorpelig (Wirbel).
- **Diarthrosen:** Sie sind bewegliche, sogenannte *Synovialgelenke*, die in der Lage sind, sich in größerem Ausmaß zu bewegen. Die bedeutendsten sind, was den Bewegungsumfang angeht, die *Enarthrosen* (Schulter und Hüfte), mit sphärisch geformten, multiaxialen Gelenkoberflächen.

1.2 MUSKELBEWEGUNG

Der Klarheit wegen habe ich die unterschiedlichen Muskelaktionen vereinfacht und die technische Definition in Klammern hinzugefügt.

- **Flexion (Beugung):** Wenn zwei Knochensegmente sich näher aufeinander zubewegen (der bewegliche Teil zieht sich von der horizontalen Ebene weg). Beispiel: M. biceps brachii, M. biceps femoris.
- **Extension (Streckung):** Wenn zwei Knochensegmente sich voneinander wegbewegen (der bewegliche Teil rückt näher zur horizontalen Ebene hin). Beispiel: M. triceps brachii, M. quadriceps femoris.
- **Adduktion (Heranziehung):** Wenn ein Knochensegment sich näher zur Median-Sagittal-Linie bewegt (der bewegliche Teil näher rückt zur Sagittalebene). Beispiel: Oberschenkeladduktorengruppe.
- **Abduktion (Wegführung, Abspreizung):** Wenn ein Knochensegment sich von der Median-Sagittal-Linie wegbewegt (die Bewegungsebene bewegt sich von der Median-Sagittal-Ebene weg). Beispiele: M. gluteus minimus und medius, M. tensor fasciae latae, M. deltoideus.
- **Torsion (Verdrehung):** Bewegung des Rumpfs um die vertikale Achse.
- **Rotation (Drehung):** Bewegung einer Extremität um ihre Längsachse.
- **Innenrotation:** Drehung eines Knochensegments in medialer Richtung, also in Richtung der Innenseite (Bewegung in Richtung der vorderen Frontalebene).
- **Außenrotation:** Drehung eines Knochensegments in seitlicher Richtung, d. h. in Richtung der Außenseite (Bewegung in Richtung der hinteren Frontalebene).

> Jeder Muskel führt mehrere Aktionen aus, die unterschieden werden müssen, um die Übungen und ihre Ausführung besser zu definieren. So finden z. B. die Flexion und Extension statt, wenn die Gliedmaßen kein Gewicht tragen. Andererseits findet eine Beugung statt, wenn die Gliedmaßen Gewicht tragen. Wir können daher feststellen, dass das, was gemeinhin als „Armflexion" bezeichnet wird, korrekter als „Armbeugung" definiert werden sollte.

1.3 DIE ROLLE DER EINZELNEN MUSKELN

Auf der Grundlage der Rolle, die sie bei der Bewegung spielen, lassen sich die Muskeln folgendermaßen differenzieren:

- **Agonistische Muskeln:** Sie tragen zu einer bestimmten Aktion bei und spielen dabei die Hauptrolle. Beispiel: die Brustmuskeln beim horizontalen Bankdrücken.
- **Antagonistische Muskeln:** Sie spielen bei derselben Aktion eine den agonistischen Muskeln entgegengesetzte Rolle. Beispiel: der M. trapezius beim horizontalen Bankdrücken.
- **Synergistische Muskeln:** (vom griechischen *sun-ergo*, „zusammenarbeiten") Sie unterstützen die agonistischen Muskeln. Beispiele: der M. triceps und die vorderen Deltamuskeln beim Bankdrücken mit der Hantel.
- **Neutralisierende Muskeln** (Stabilisatoren): Sie stabilisieren ein Knochensegment und ermöglichen anderen Muskeln die Ausführung einer bestimmten Aktion.
- **Fixierende Muskeln:** Sie sind dazu gezwungen, als Stabilisatoren zu arbeiten, aber sie spielen nicht allein diese Rolle, sondern blockieren ein Segment in der für eine Bewegung oder Aktion geeigneten Position. Beispiele: der M. pectoralis und der M. latissimus dorsi bei Barrenübungen.

1.4 GELENKMERKMALE DER MUSKELN

Die Muskel-Gelenk-Funktion ist einer der am häufigsten missachteten Faktoren, wenn nicht sogar der am häufigsten ignorierte Faktor in der Gymnastik.

Dennoch ist die Muskel-Gelenk-Funktion von fundamentaler Bedeutung für das Verständnis, wie man die Ausführung der unterschiedlichen Übungen „unterrichten" sollte. Die Muskel-Gelenk-Funktion lässt sich definieren als:

- **eingelenkig**, d. h. die Muskeln, die nur auf einem Gelenk „reiten", das heißt, sie setzen an Knochenhebeln an, die nur durch ein Gelenk miteinander verbunden sind;
- **zwei- oder mehrgelenkig**, d. h. die Muskeln, die sich über zwei oder mehr Gelenke kreuzen.

Damit Sie die Bedeutung dieser Unterscheidung verstehen, muss ich Sie daran erinnern, dass, wenn ein Muskel zweigelenkig ist, er mit zweigelenkigen Bewegungen stimuliert werden muss, damit er umfassend trainiert wird.

Das häufigste Beispiel ist der M. biceps brachii, der zwar ein zweigelenkiger Muskel ist, aber in der Regel mit eingelenkigen Bewegungen trainiert wird, indem der Arm fest gegen den Rumpf gehalten wird. Um es deutlich zu machen: Die eingelenkige Bewegung ist in diesem Fall zwar nicht „falsch", aber dennoch unvollständig.

1.5 MERKMALE DES MUSKELGEWEBES

Die Merkmale des Muskelgewebes sind wie folgt definiert:

- **Kontraktilität:** die Fähigkeit des Muskels, sich zu verkürzen.
- **Extensibilität:** die Fähigkeit des Muskels, sich zu dehnen.
- **Elastizität:** die Fähigkeit des Muskelgewebes, sich aus der Dehnposition wieder auf die ursprüngliche Länge zu verkürzen (der Zeitfaktor muss auch berücksichtigt werden).
- **Muskeltonus:** eine elektrische Botschaft von sehr geringer Intensität, die stets, selbst im Ruhezustand, im Muskel vorhanden ist.

Lassen Sie mich einen sehr häufigen Fehler erwähnen. So wird das *Stretching* oft als ein Training bezeichnet, das dazu dient, den Muskel zu dehnen. In Wirklichkeit geht es beim Stretching um viel mehr, nämlich um:

- Dehnbarkeit,
- Elastizität,
- Gelenkbeweglichkeit und um
- die Verlängerung des Bindegewebes.

Außerdem wurde bereits vor mehreren Jahren das Konzept des *analytischen Stretchings*, d. h. des Stretchings des einzelnen Muskels oder Gelenksegments, vom sogenannten *systemischen Stretching*, bei dem es um längere Muskel- und Gelenkketten geht, abgelöst.

Genauer sprechen wir heute von „Mobilisierung" unter Bezug auf:

- die Gelenke, in deren Nähe die einzelnen Muskeln ansetzen;
- das die Muskeln bedeckende Bindegewebe, das weniger dehnbar ist als die Muskeln; dies bedeutet, dass, wenn man vom Stretching eines Muskels spricht, tatsächlich das Ausmaß des Stretchings erheblich von der Dehnung des ihn umgebenden Gewebes beeinflusst wird.

1.6 ELEMENTE DER BIOMECHANIK: HEBEL

Die *Biomechanik* ist die Wissenschaft, die das Gesetz der mechanischen Aktionen in lebenden Systemen untersucht.

Die Sportbiomechanik untersucht die menschliche Bewegung bei körperlichen Aktivitäten.

Das Studium der Biomechanik ist für die Beschäftigung mit jeder beliebigen motorischen (und damit auch sportlichen) Aktivität wichtig, um Folgendes zu identifizieren:

- die Struktur des Körpers und die motorischen Funktionen;
- die spezifische Technik der untersuchten Sportart.

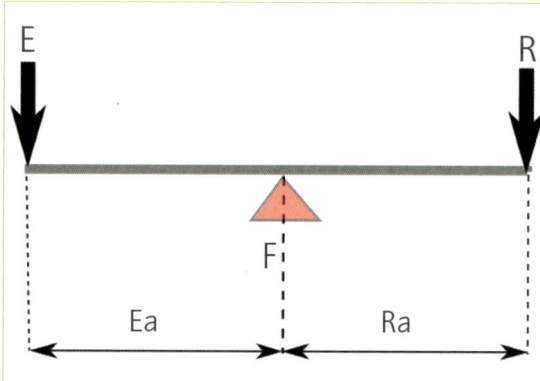

Hebel im Gleichgewicht

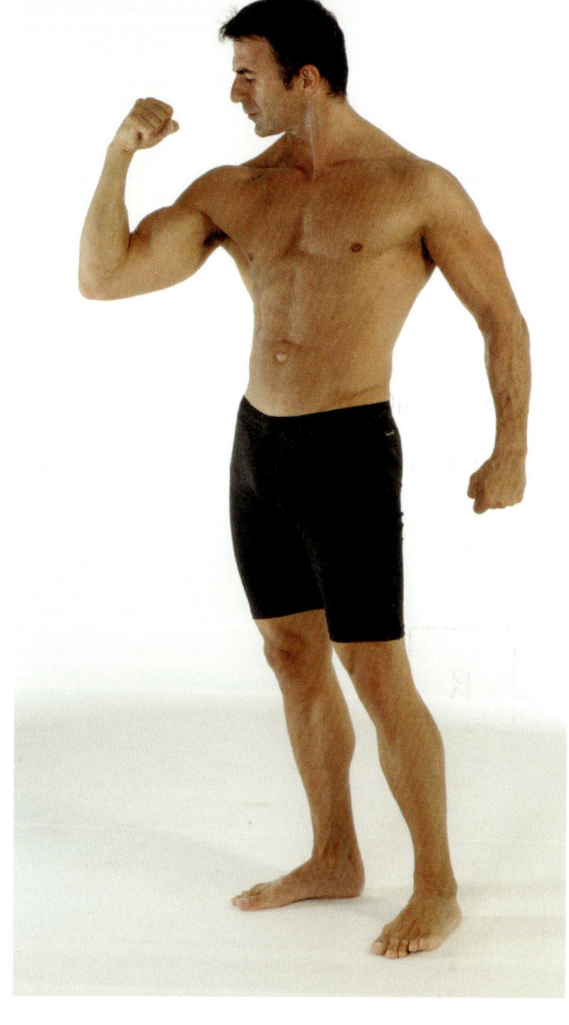

Ein *Hebel* ist ein einfaches Gerät, bestehend aus einem starren Segment, das an einem festen Punkt, dem sogenannten *Drehpunkt* (F), befestigt ist, auf den zwei Kräfte von gleicher Stärke, aber entgegengesetzten Richtungen, einwirken, der sogenannte *Kraftaufwand* (E) und der *Widerstand* (R).

Der Abstand vom Drehpunkt bis zu dem Punkt, an dem der Widerstand ansetzt, wird der *Widerstandsarm* genannt (Ra); der Abstand vom Drehpunkt bis zu dem Punkt, an dem der Kraftaufwand ansetzt, wird *Kraftarm* genannt (Ea).

DER BEWEGUNGSAPPARAT

Ein Hebel ist im Gleichgewicht, wenn der Widerstands- und Kraftarm gleich sind.

Ein Hebel ist negativ, wenn der Widerstandsarm größer als der Kraftarm ist.

Ein Hebel ist positiv, wenn der Kraftarm größer als der Widerstandsarm ist.

Bei näherer Überlegung ist unser Skelettsystem ein Satz von Hebeln:

- Die Knochen sind die starren Segmente.
- Die Drehpunkte sind die unterschiedlichen Gelenke, wenn sie einbezogen werden.
- Der Widerstand besteht aus dem Gewicht (der Last), das (die) auf die unterschiedlichen Hebel einwirkt.
- Der Krafteinsatz besteht aus den Muskeln, die sich der Aktion des Gewichts entgegensetzen.

Der Angriffspunkt des Widerstands (von dem der Widerstandsarm ausgeht) ist der Berührungspunkt zwischen dem Gewicht und dem Bewegungsapparat. Der Angriffspunkt der Kraft (von dem der Kraftarm ausgeht) ist dort, wo der Muskel am einbezogenen Knochensegment ansetzt. Es gibt drei Arten von Hebeln im menschlichen Körper, entsprechend der Verteilung der Kräfte und dem Drehpunkt, um den herum die verschiedenen Knochensegmente aufgehängt sind:

Typ 1: Inter-Drehpunkt-Hebel

Wie der Name sagt, befindet sich der Drehpunkt stets zwischen zwischen der Kraft und dem Widerstand. Wie wir gesehen haben, ist ein Hebel positiv, negativ oder im Gleichgewicht, je nachdem, ob der Kraftarm größer als, genauso groß wie oder kleiner als der Widerstandsarm ist.

Beispiel: Eine Schere, eine 45°-Wadenübung an der Beinpressmaschine.

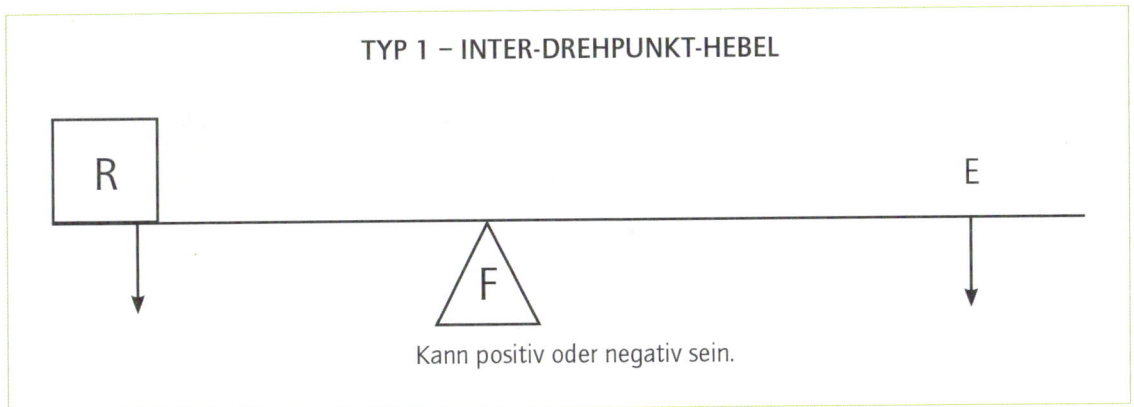

HANDBUCH FUNCTIONAL TRAINING

Typ 2: Inter-Widerstands-Hebel

Von seinem Namen lässt sich ableiten, dass der Widerstand sich immer zwischen dem Drehpunkt und dem Kraftarm befindet. Der Widerstandsarm wird daher stets kleiner als der Kraftarm sein. Der Hebel ist stets positiv.

Beispiel: Nussknacker, Wadenübung im Stand.

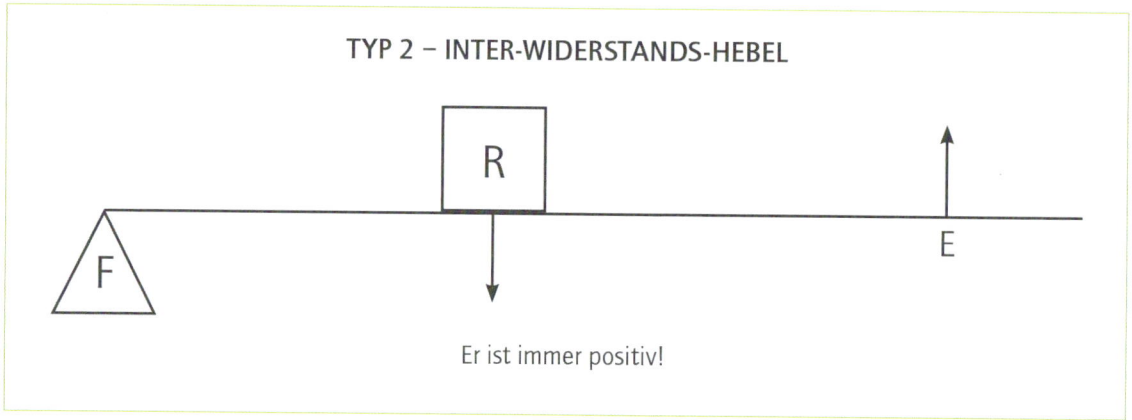

Typ 3: Inter-Kraft-Hebel

Es trifft dieselbe Logik zu: Die Kraft wirkt stets zwischen dem Drehpunkt und dem Widerstand. Der Widerstandsarm ist daher immer größer als der Kraftarm. Der Hebel ist negativ.

Beispiel: Pinzette, Bizeps.

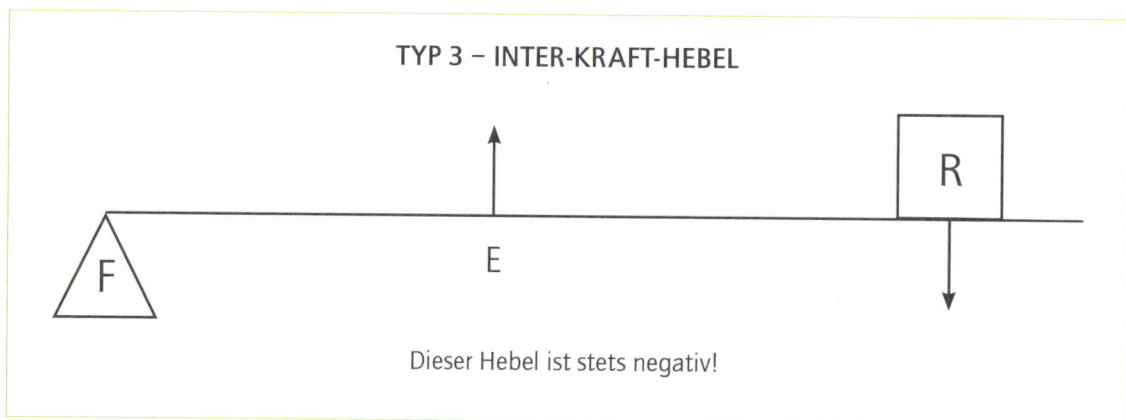

1.6.1 Betrachtungen zu organischen Hebeln

Der Großteil der organischen Hebel, zumindest, was die langen Knochen (d. h. großen Bewegungen) betrifft, ist vom Typ 3. Unser Körper hat sich daher für ein Übergewicht der negativen Hebel entschieden. Warum? Da diese Art von Hebeln, trotz des Nachteils in Bezug auf die Kraft, ausladendere und größere Gelenkbewegungen in hohen Geschwindigkeiten ermöglicht. Praktisch formuliert, hat sich die Evolution für höhere Geschwindigkeiten entschieden (behalten wir diese Funktionen im Auge).

2 KAPITEL

ENERGIESYSTEME

ENERGIESYSTEME

2.1 BESCHREIBUNG

Das Leben auf der Erde hat sich entlang der Energiestraße entwickelt, deren Meilensteine ein wirtschaftlicher Verbrauch und eine leichte Energieversorgung sind. Alle mittlerweile (nicht durch die Intervention des Menschen) ausgestorbenen lebendigen Organismen waren ineffiziente und daher äußerst verschwenderische Energiesysteme. Für ein Leben, bei dem der Körper in seinen vielfältigen Aspekten und Funktionen funktioniert, benötigen alle Aktionen des Organismus Energie. *Energie* lässt sich definieren als die Fähigkeit zur Durchführung einer Aufgabe. Vor allem Muskeln sind chemodynamische Maschinen, das heißt, sie funktionieren durch chemische Reaktionen.

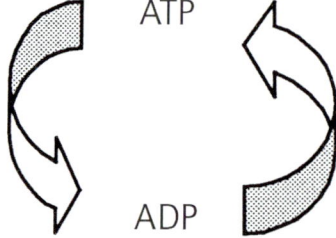

Zur Vermittlung eines Konzepts ist es sinnvoll, es in Bilder zu verwandeln, um es soweit wie möglich zu vereinfachen. Ich möchte Sie daher bitten, sich ein Auto vorzustellen. Die Automarke heißt Mensch. Der Kraftstoff dieses Autos ist ATP. Dieser universelle

ENERGIESYSTEME

Kraftstoff der menschlichen Maschine (sein Benzin) ist ein Molekül mit einem hohen Gehalt an chemischer Energie: Adenosintriphosphat oder einfach ATP.

Unsere Zellen verbrennen kontinuierlich ATP, und sie synthetisieren kontinuierlich neues ATP, um die Energieversorgung aufrechtzuerhalten.

Die „Verbrennung" des Benzins in der menschlichen Maschine beruht auf der folgenden Reaktion:

$$ATP \rightarrow ATPase \rightarrow ADP + P + Energie$$
$$Energie = (7{,}3 \text{ kcal/Molekül})$$

ATP zerfällt in Adenosindiphosphat, und diese Reaktion erzeugt Energie.

Das Enzym Adenosintriphosphatase katalysiert die Reaktion (*Enzyme* sind Substanzen, die die Schnelligkeit biochemischer Reaktionen katalysieren, d. h. beeinflussen).

Der in den Zellen vorhandene ATP-Vorrat ermöglicht es Ihnen nur, für einige Sekunden zu arbeiten. Wie gelingt es, die Arbeit über die Zeit fortzusetzen? Durch das Aktivieren von Ad-hoc-Energiesystemen mit dem Ziel der Herstellung von ATP und damit Energie entsprechend der Intensität und Dauer der erforderlichen Aktivität. Die Intensität und Dauer können nicht Hand in Hand gehen, es handelt sich um zwei Parameter, die sich umgekehrt proportional verhalten. Je höher die Intensität (d. h. Energieversorgung) einer Aktivität, desto kürzer ist diese Aktivität. Umgekehrt ermöglicht eine geringere Intensität eine längere Aktivitätsdauer. Denken Sie an den Sprint: Sie können 100 m sehr schnell laufen, aber Sie können dieselbe Geschwindigkeit nicht über beispielsweise 3.000 m aufrechterhalten.

2.2 DAS ANAEROB-ALAKTAZIDE (KREATINPHOSPHAT-)SYSTEM

Stellen Sie sich vor:

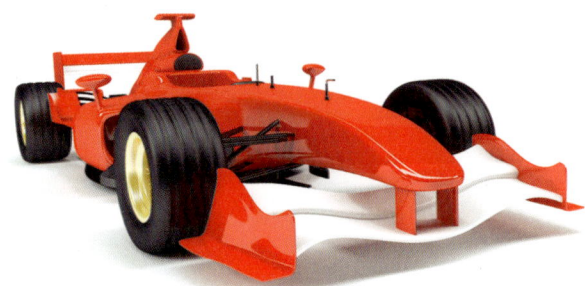

Auto: Mensch
Modell: Formel 1
Treibstoff: ATP + CP

Dieses System kommt zum Einsatz, wenn eine sofortige Energieversorgung für eine hochintensive, aber kurzdauernde Belastung von 0-20 s benötigt wird (optimal um etwa 13 s).

Was bedeuten die Bezeichnungen „anaerob" und „alaktazid"?

Anaerob bedeutet, dass kein Sauerstoff vorhanden ist; *alaktazid* bedeutet, dass keine Milchsäure gebildet wird.

Es bedarf eines Prozesses namens *Phosphorillierung*: Das Energieniveau einer Substanz wird dadurch gesteigert, dass sie an eine Phosphorgruppe gebunden wird.

Wie wird die Energie bereitgestellt? Gehen wir einen Schritt zurück zur Basisreaktion:

$$ATP \rightarrow ATPase \rightarrow ADP + P + Energie$$

Wir haben vom Abbau des ATP zu ADP gesprochen. Auf dieser Stufe wird ATP durch Kreatinphosphat (CP) wieder aufgeladen. CP stellt Energie nicht direkt bereit, sondern unterstützt das ADP, indem es dieses in ATP zurückverwandelt, wodurch die Fortsetzung der oben beschriebenen Reaktion ermöglicht wird.

$$ADP + CP \rightarrow CPkase \rightarrow C + ATP$$
(Lohmanns Mono-Enzym-Reaktion)

Die CP-Konzentration im Muskel ist 4-6 x höher als die ATP-Konzentration. Dies ermöglicht es, dass die Energieversorgung ein wenig länger dauert als bei ausschließlicher Verwendung des ATP-Vorrats.

Beispiele sportlicher Aktivitäten: 60-100-m-Sprint, Weitsprung, Hochsprung, Krafttraining.

ENERGIESYSTEME

2.3 DAS ANAEROB-LAKTAZIDE SYSTEM

Stellen Sie sich vor:

Auto: Mensch
Modell: Turbo-Diesel-Limousine
Treibstoff: Glykogen/ATP

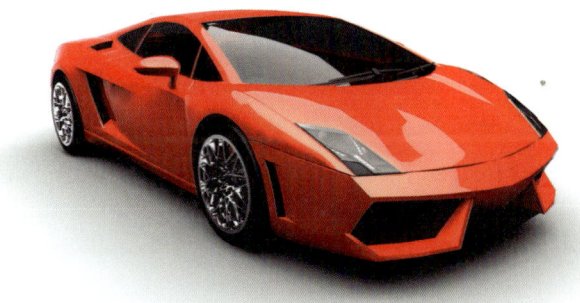

Auf dieses System wird bei Leistungen zurückgegriffen, die eine hohe Energiezufuhr über eine mittlere oder kurze Dauer erfordern. Noch einmal zur Analyse des Namens. *Anaerob* bedeutet, wie wir gesehen haben, „in Abwesenheit von Sauerstoff"; *laktazid* bedeutet, dass Milchsäure, oder richtiger, Laktat, anfällt. Die ATP-Moleküle werden innerhalb der Muskeln und in der Leber in Form eines komplexen Zuckers, einem tierischen Polysaccharid gespeichert, dem *Glykogen* (man kann sich buchstäblich Dieselkraftstoff vorstellen). ATP entsteht durch den Abbau von Glykogen zu Glukose, wobei Brenztraubensäure und anschließend Milchsäure gebildet wird.

Dieser Energiebereitstellungsprozess läuft schnell ab:

Er erlaubt eine hochintensive bis mittlere Aktivtät, bei einer Dauer von 20 s bis 2 min (das Optimum liegt bei 30-40 s).

Die längere Zeit, die, verglichen mit dem vorhergehenden System, für die Zufuhr von Energie erforderlich ist, ist auf die 10 chemischen Reaktionen zurückzuführen, die zum Abbau der Moleküle notwendig sind.

Die Energie wird in folgenden Schritten aus dem Muskelglykogen und der Leberglukose freigesetzt:

GLUKOSE

⇩

2 ATP

⇩

PYRUVATSÄURE

⇩

MILCHSÄURE

Aus dem Abbau eines Glukosemoleküls in Pyruvatsäure werden zwei ATP-Moleküle gebildet.

Dieser Prozess ist auch unter der Bezeichnung *anaerobe Glykolyse* bekannt.

Da es sich hierbei um eine hochintensive Aktivität mit geringem Sauerstoffverbrauch handelt, entsteht in den Muskeln eine sehr säurehaltige Umgebung. Die Pyruvatsäure verbindet sich mit zwei überschüssigen H+-Ionen, wodurch sie sich in Milchsäure verwandelt.

$$ADP + P + Glukose \rightarrow ATP + Milchsäure$$

Wenn die Laktatbildung übermäßig hoch wird, wird die kontraktile Fähigkeit der Muskeln eingeschränkt (Hypoxie).

Worin besteht das Schicksal der Milchsäure? Nach Beendigung der Aktivität wird sie zum Teil als Brennstoff verwendet, sie wird jedoch zum größten Teil in Pyruvatsäure zurückverwandelt und in den Muskeln wieder als Muskel- und Leberglykogen gespeichert (Cori-Zyklus).

Die Milchsäure ist nicht die Ursache der Beschwerden nach dem Training!

ENERGIESYSTEME

2.4 DAS AEROBE SYSTEM (AEROBE GLYKOLYSE ODER OXIDATIVE PHOSPHORILLIERUNG IN DEN MITOCHONDRIEN)

Stellen Sie sich vor:

Auto: Mensch
Modell: Mehrzweckfahrzeug
Treibstoff: Makronährstoffe/ATP

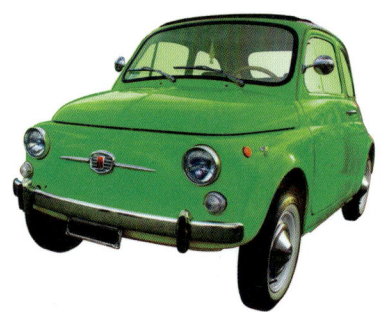

Dieses System wird für alle Aktivitäten verwendet, die von sehr niedriger bis mittlerer Intensität sind und einige Minuten bis einige Stunden dauern. Schauen wir uns das Ganze genauer an.

Aerob bedeutet, dass die Anwesenheit von Sauerstoff erforderlich ist.

Jenseits der 2-min-Marke ermöglicht nur noch die Anwesenheit von Sauerstoff die Umwandlung von Glukose. Wenn die Aktivität länger dauert, beginnt das System, die Prozesse zu aktivieren, die zur Nutzung der Fettspeicher führen. Im Vergleich zu Kohlenhydraten besteht bei Fetten ein ungünstigeres Verhältnis zwischen Wasserstoff und Sauerstoff, und dies erklärt die Notwendigkeit, Sauerstoff von außen aufzunehmen, um sie zu verstoffwechseln. Proteine liefern ebenfalls Energie in diesem System, aber zu einem geringeren Prozentsatz (3-5 %). Dieser Prozess, der auch *oxidative Phosphorillierung* genannt wird, findet in den Mitochondrien, den Mini-Kraftwerken der Zelle, statt. Der Beginn ist ähnlich wie beim vorhergehenden *System:*

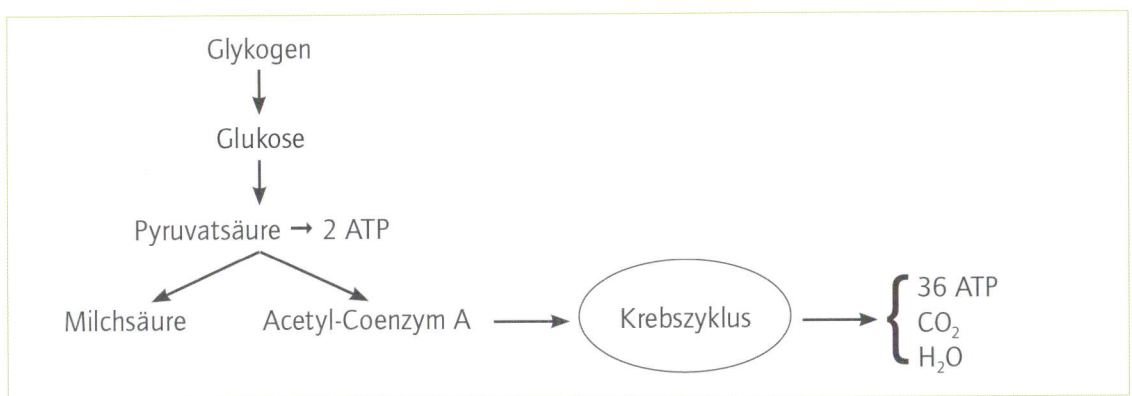

Da es sich hierbei um eine Aktivität mit geringer Intensität handelt, wird die Brenztraubensäure in das *Acetyl-Coenzym A* umgewandelt und in die Mitochondrien übertragen, wo sie in den Krebszyklus eintritt. Der Krebszyklus ähnelt einem Stoffwechsel-„Ofen", in dem das Glukosemolekül vollständig abgebaut wird, wodurch 36 Moleküle ATP, Kohlendioxid und Wassermoleküle entstehen.

Um ATP, also Energie, zu erzeugen, benötigt das aerobe System Wasserstoff. Dieser wird durch den Krebszyklus bereitgestellt, wobei die Oxidation (d. h. die Entfernung von Wasserstoff) von aus Lebensmitteln abgeleiteten Verbindungen ausgenutzt wird. Der Wasserstoff wird dann über NAD (Nicotinamid-Nukleotide) und FAD (Flavin-Adenin-Dinukleotide) zur Atmungskette bis zum letzten Akzeptor, Sauerstoff, transportiert, wodurch Wasser erzeugt wird.

Zusammenfassend stellt das aerobe System die Summe aus zwei Ereignissen dar:

1. der zur Erzeugung von Wasserstoff und Kohlendioxid führende Abbau von Substraten (Krebszyklus);
2. der Transport von Wasserstoff zur Atmungskette mit der Bildung von Wasser.

2.5 DIE INTERAKTION DER ENERGIESYSTEME

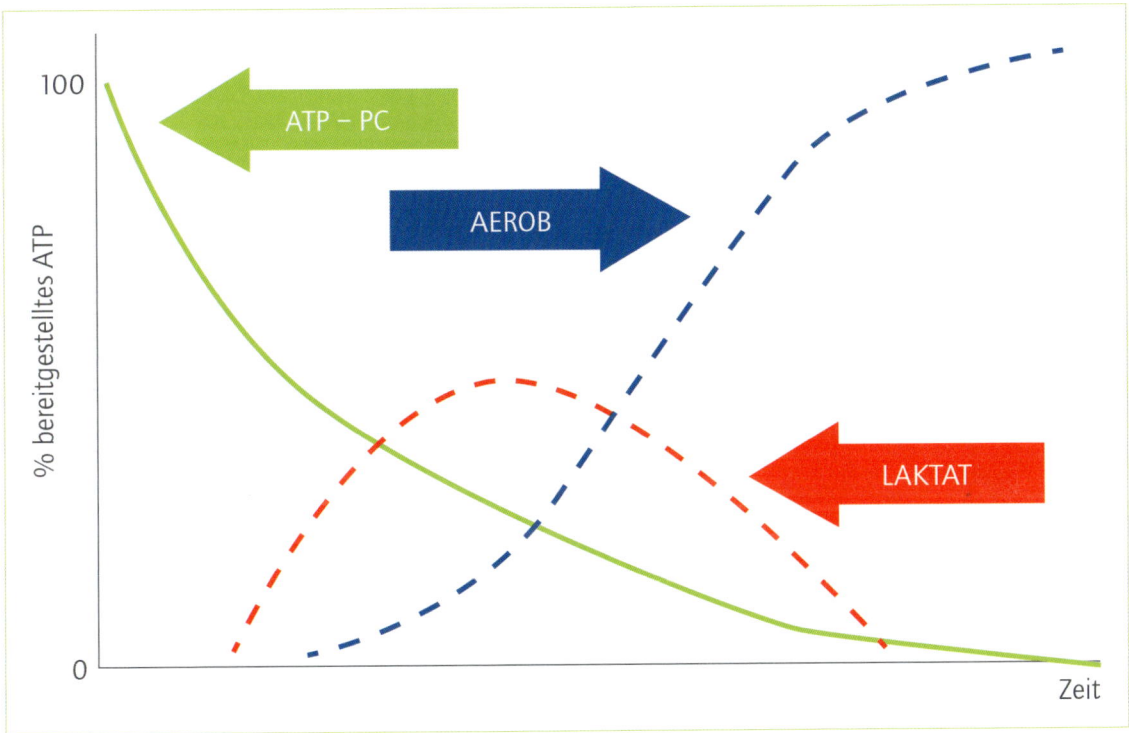

Es ist wichtig, zu wissen, wie die drei Energiesysteme miteinander kooperieren.

Der grundlegende, von unserem Körper verwendete Mechanismus ist das aerobe System. Alle Aktivitäten in unserem normalen Alltagsleben finden tatsächlich mit niedriger Intensität statt und erfordern keine große Menge an Energie, was bedeutet, dass dieses System allen täglichen Anforderungen bequem gerecht werden kann. Wann immer ein intensiverer, über die Fähigkeit des aeroben Systems hinausgehender Einsatz erforderlich ist, werden die anaeroben Systeme zusätzlich zum aeroben System mobilisiert.

Es ist wichtig, zu verstehen, dass die drei Energiesysteme sich bei der Energieversorgung nicht wie bei einer Staffel abwechseln: In den ersten paar Sekunden ist das synthetisierte ATP aktiv, dann geht der Staffelstab an das anaerob-alaktazide System über, das ihn seinerseits an das anaerob-alaktazide System weitergibt. Stattdessen arbeiten die drei Systeme zusammen bzw. parallel, aber in unterschiedlichen Prozentsätzen nach der Art der Belastung, ihrer Dauer und dem damit verbundenen Energiebedarf.

2.6 VO₂MAX UND ANAEROBE SCHWELLE

Die mit den Begriffen *VO₂max, anaerobe Schwelle* und *Sauerstoffschuld* verbundenen Konzepte sind wichtig.

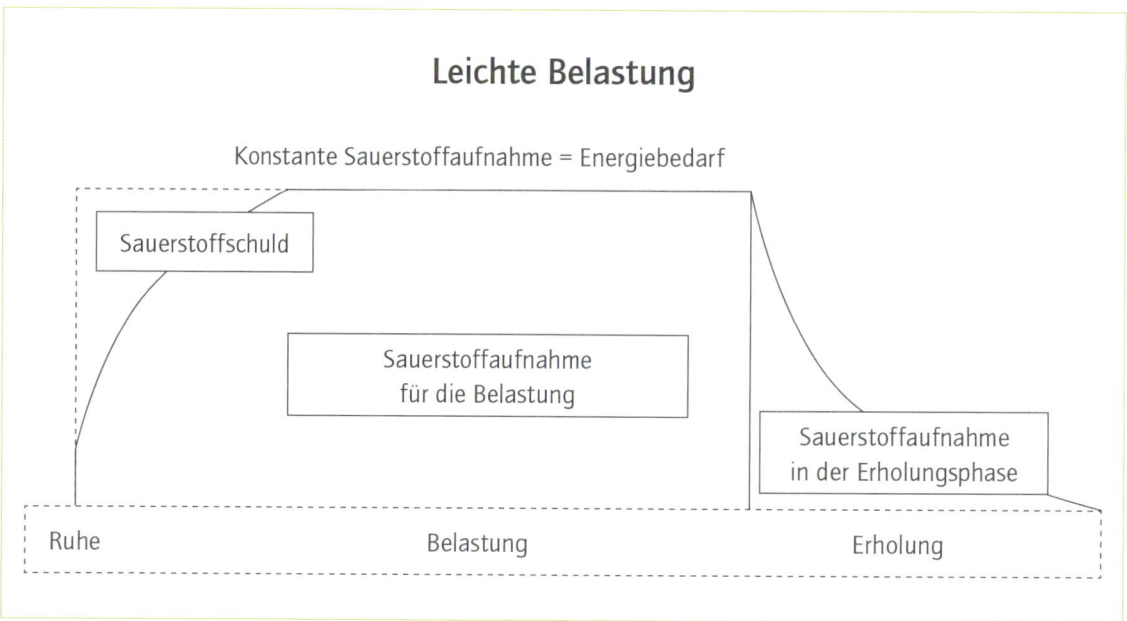

Die **VO₂max** oder maximale aerobe Leistung ist, praktisch ausgedrückt, die maximale Kapazität des Organismus für die Synthese von ATP unter ausschließlicher Verwendung des aeroben Systems. Es wurde tatsächlich beobachtet, dass diese Größe eher das Ergebnis einer theoretischen Berechnung ist, als etwas, das im Labor oder, noch schwieriger, im wirklichen Leben reproduzierbar ist. Ein Sportler ist nicht in der Lage, eine der VO₂max entsprechende Belastung länger als 10 min durchzuhalten. Warum? Neben einer langen Liste von Faktoren – meist genetischer Art –, die diese Größe beeinflussen, wurde tatsächlich experimentell beobachtet, dass weit vor Erreichen dieser Grenze der Körper beginnt, Milchsäure zu produzieren. Aus diesem Grund ist zumindest im Fitnesstraining das Konzept der anaeroben Schwelle immer wichtiger geworden.

Die **anaerobe Schwelle** ist der maximale Grad der körperlichen Anstrengung, die der Organismus ohne Anfall von Laktat im Blut aufrechtzuerhalten in der Lage ist. Oberhalb der Herzfrequenz, die der anaeroben Schwelle entspricht, beginnt der Organismus tatsächlich, Milchsäure anzuhäufen, da er diese nicht so schnell abbauen kann, wie sie erzeugt wird. Das Ergebnis ist eine schnelle Ermüdung.

2.7 SAUERSTOFFSCHULD UND EPOC

Die *Sauerstoffschuld* ist die erhöhte Aufnahme von Sauerstoff, die erforderlich ist, um die überschüssige (durch die erhöhte Synthese von ATP erzeugte) Milchsäure, die als Ergebnis der Bewegung unter anaeroben Bedingungen gebildet wurde, zu entfernen. Was bedeutet das? Wir haben gesehen, dass es, wenn Sie eine motorische Aktivität beginnen, zu einem gesteigerten Energiebedarf des Körpers kommt. Zu Beginn steht das aerobe System nicht sofort zur Verfügung, es sei denn, die Aktivität ist von sehr geringer Intensität.

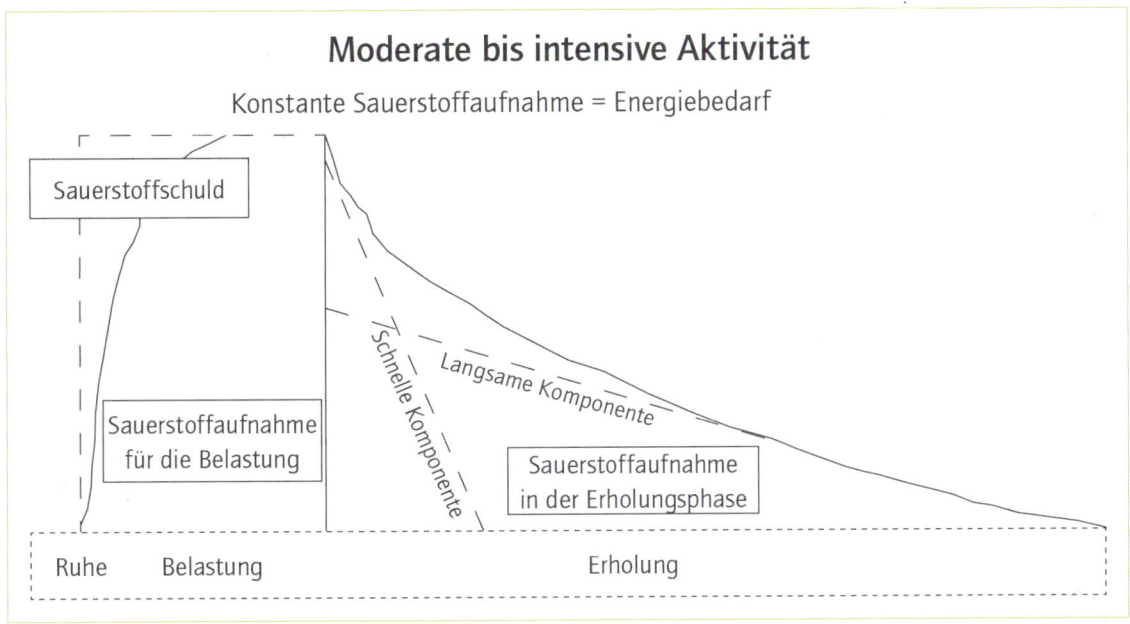

Der Körper bittet daher die anaeroben Systeme sozusagen um Hilfe und geht dabei eine Schuld mit ihnen ein. Die entstandenen Schulden sind umso größer, je höher die Intensität der durchgeführten Aktivität ist. Sobald die Belastung vorbei ist, „begleicht" der Körper die Schulden, indem er die Sauerstoffaufnahme von außen erhöht, um die Wiederherstellung von Phosphaten und die Entfernung der Milchsäure zu ermöglichen.

Sie absolvieren einen Spurt oder Sprint über 20-30 s. Dann stoppen Sie. Was tun Sie? Sie schnappen nach Luft. Sie neigen Ihren Oberkörper nach vorne, legen Ihre Hände auf Ihre Knie, um die Aufnahmefähigkeit Ihres Brustkorbs zu steigern, Sie atmen so viel Sauerstoff wie möglich aus der Umgebungsluft ein. Dies bedeutet eine erhöhte Sauerstoffaufnahme.

HANDBUCH FUNCTIONAL TRAINING

Jede Belastung, die eine Energieentwicklung erfordert, die über der VO_2max liegt, wird als *supramaximal* definiert.

Eine Sauerstoffschuld kann auch als Folge einer supramaximalen Belastung der Muskeln anfallen; die oxidative Maschine greift auch in diesem Fall am Ende der Belastung ein, aber in der anschließenden Erholungsphase übersteigt die Schuldenzahlung die Höhe des Defizits (die angefallenen Schulden). Es ist, als ob Sie Ihre Schulden mit Zinsen zurückzahlen würden.

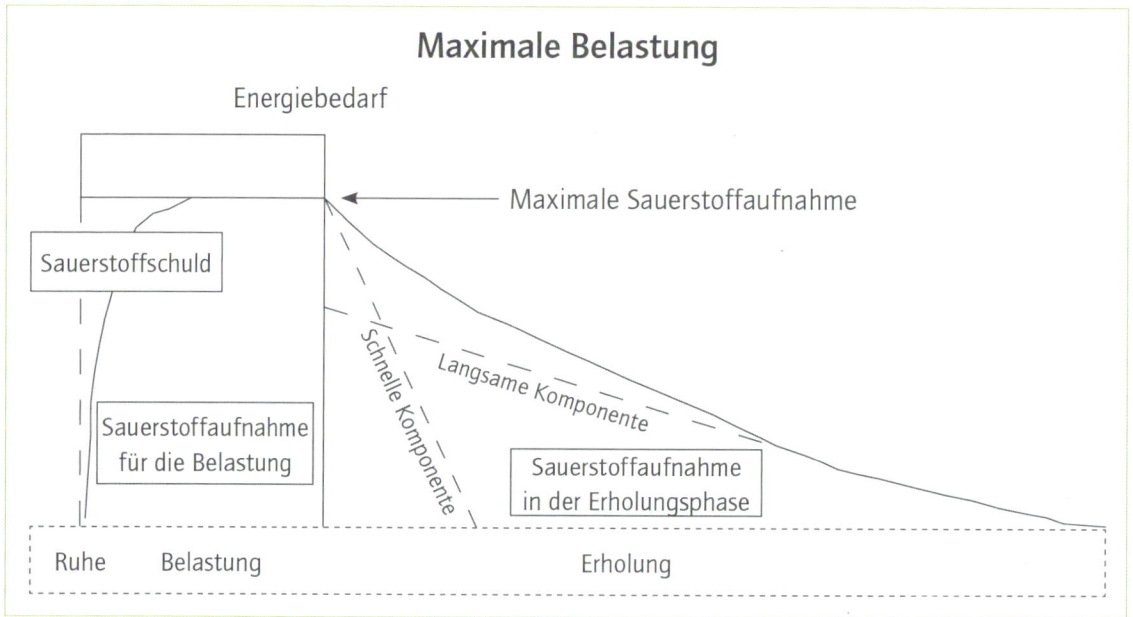

Margaria, R. (1938)[2] hat gezeigt, dass die Sauerstoffverbrauchskurve während der Erholung in vier Komponenten unterteilt werden kann:

1. **Konstante Komponente:** hängt vom Stoffwechsel der jeweiligen Person in Ruhe ab.
2. **Schnelle Komponente:** Bezahlung des alaktaziden Anteils der Schuld mit abnehmender Schnelligkeit; Laktat halbiert sich alle 30 s.
3. **Langsame Komponente:** Bezahlung der laktaziden Schuld mit langsam abnehmender Schnelligkeit, aufgrund der Energiekosten der erneut stattfindenden Glykogensynthese aus der Milchsäure.
4. **Langsame, lang dauernde Komponente:** wird der Reizwirkung der Belastung auf den Ruhestoffwechsel zugeschrieben.

---

2 Margaria R. (1938). Sulla fisiologia e specialmente sul consumo energetico della marcia e della corsa a varia velocità ed inclinazione del terreno, in *Atti Accademia Nazionale dei Lincei* 7, 299-368.

ENERGIESYSTEME

Studien zeigen, dass die Stoffwechselaktivität über eine längere Zeit umso höher ist, je intensiver die Belastung ist, um die Schulden auszugleichen.

Vor Kurzem wurde das Konzept der Sauerstoffschuld in das breitere *EPOC-Konzept* integriert (*EPOC = Excess Post-Exercise Oxygen Consumption* = übermäßiger Sauerstoffverbrauch nach der Belastung). Das EPOC-Konzept umfasst nicht nur die Sauerstoffschuld an sich, sondern auch die von ihm abhängenden Domino-Effekt-Anpassungen:

- Bezahlung der alaktaziden Schuld,
- Bezahlung der laktaziden Schuld,
- gesteigerte Körpertemperatur,
- thermogener, durch Katecholamine verursachter Effekt,
- erneute Laktatsynthese,
- erneute Phosphagensynthese,
- Laktat- und Blutoxigenation,
- hohe Herzfrequenz.

3 KAPITEL

MUSKEL-KONTRAKTION

MUSKEL-KONTRAKTION

3.1 BESCHREIBUNG

In den vorangegangenen Kapiteln wurden der Bewegungsapparat und die Energiesysteme beschrieben, durch die der Körper Energie für die Bewegung gewinnt.

Wir richten unsere Aufmerksamkeit nun auf die Muskeln, insbesondere auf die Summe der Ereignisse, die zur *Muskelkontraktion* führen, und auf die Phänomene, die diese auslösen.

Ich möchte Ihnen die wichtigsten Akteure vorstellen:

1. **Das Zentralnervensystem (ZNS):** Es besteht aus dem Gehirn, dem Kleinhirn und dem Rückenmark. Von hier wird über einen Nervenimpuls die willkürliche Muskelkontraktion ausgelöst.
2. **Die Antriebseinheiten:** Sie bestehen aus einem Körper *(Soma)*, dem sogenannten *Motoneuron*; einem elektrischen Kabel, dem sogenannten *Axon* (einschließlich einer isolierenden Substanz, der *Myelinscheide*) und den vom Axon ausgehenden Muskelfasern. Die Aufgabe der Antriebseinheiten besteht darin, den Nervenreiz vom ZNS zum Muskel zu transportieren. Der Bewegungsreiz erreicht den Muskel von der Antriebseinheit über einen Neurotransmitter, d. h. über eine Substanz, das sogenannte *Acetylcholin* (ACh), die einen Nervenimpuls sendet.

MUSKELKONTRAKTION

3. **Die Muskeln:** Jeder Muskel besteht aus einem Muskelbauch, der von einer Scheide aus Bindegewebe, dem sogenannten *Epimysium*, umgeben ist.

- *Muskelfasern.* Innerhalb des Muskels gibt es Gruppen von Fasern, die zu Primärscheiden oder Faszikeln gebündelt und vom *Perimysium* ummantelt sind. Die Primärscheiden werden von Muskelfasern gebildet, die vom Epimysium ummantelt sind; die Muskelfasern bestehen ihrerseits aus *Myofibrillen* und sind vom *Endomysium* ummantelt.

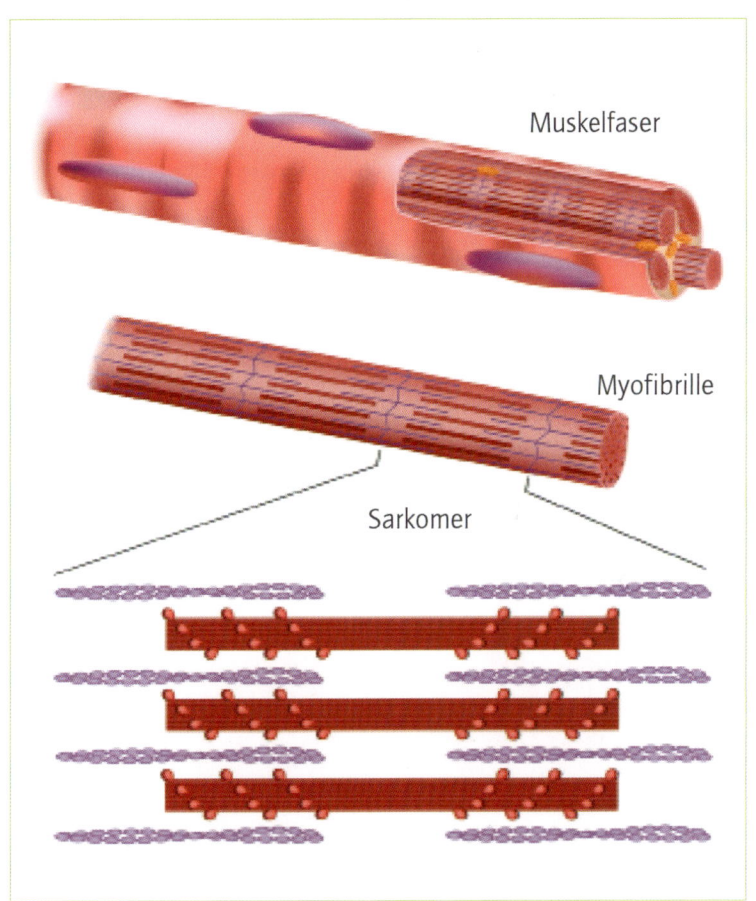

3.2 MUSKELKONTRAKTION

Durch ein Elektronenmikroskop betrachtet, erscheinen die Myofibrillen als lange Filamente, die durch dunklere Streifen in Kompartimente unterteilt sind. Man könnte die Myofibrillen mit einem Zug vergleichen. Die einzelnen Waggons, die durch die Z-Bande definiert sind, werden *Sarkomere* genannt und stellen die wesentlichen kontraktilen

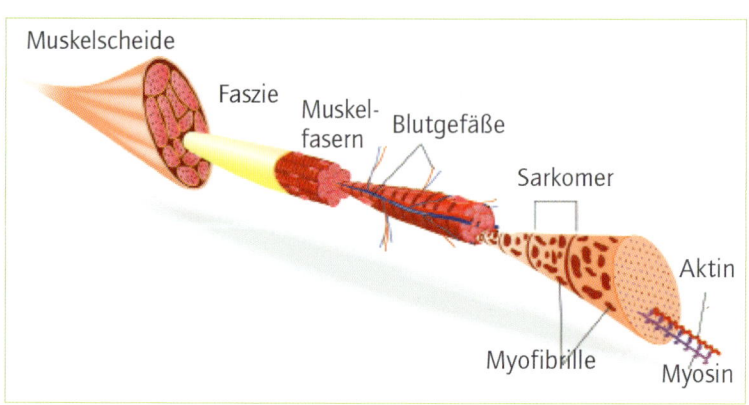

Skelettmuskelstruktur

Einheiten der Zelle dar. In jedem Waggon (Sarkomer) finden wir zwei wichtige regulatorische Proteine, die sich teilweise überlappen: *Aktin* (das dünner ist) und *Myosin* (größer, wie ein Ruder oder Golfschläger geformt). Wir finden auch zwei andere regulatorische Proteine, *Troponin* und *Tropomyosin*, die zwischen dem Aktin und Myosin angeordnet sind.

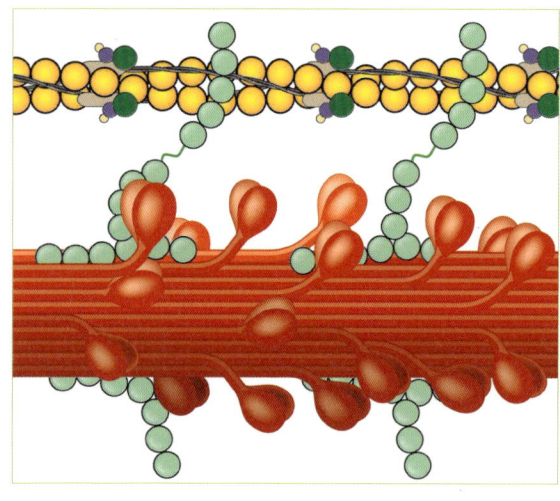

Aktin und Myosin

Die willkürliche Muskelkontraktion wird im Gehirn ausgelöst, läuft durch das Kleinhirn (Vermittler der Bewegung, mit der Aufgabe, sie flüssig und koordiniert zu machen) und erreicht das Rückenmark. Aus dem Rückenmark provozieren die Antriebseinheiten durch die Freisetzung von Acetylcholin die Ausschüttung von Kalziumionen aus kleinen Zisternen, den sogenannten *T-förmigen Röhren*. Die Kalziumionen verbinden sich mit Tropomyosin und Troponin und heben deren hemmende Wirkung auf Aktin und Myosin auf. Auf dieser Stufe kommen die beiden wichtigsten regulatorischen Proteine miteinander in Kontakt: Die Myosinköpfe heften sich in Gegenwart von ATP an Aktin, ziehen daran und bewirken, dass es über sie hinweggleitet. Dieser Gleitprozess, der auf jedes Sarkomer innerhalb des Muskels angewandt wird, bewirkt dessen Verkürzung bzw. Kontraktion (Huxleys Myofilament-Gleittheorie).

3.3 MUSKELFASERTYPEN

Es gibt vor allem zwei Muskelfasertypen mit sehr unterschiedlichen chemischen und physikalischen Eigenschaften.

- **Typ-I-Fasern** oder rote Fasern oder langsam zuckende Fasern.
  Sie sind von geringer Größe und reich an Mitochondrien, erzeugen geringe Spannungen, sind jedoch sehr ausdauernd.

- **Typ-II-Fasern** oder weiße Fasern oder schnell zuckende Fasern.
  Sie sind größer, erzeugen hohe Spannungen, aber nur für eine kurze Zeit, hypertrophieren sehr leicht und sind unterteilt in zwei Untergruppen: IIx und IIa.

1. *IIx-Fasern* sind als reine weiße Fasern und auch als *schnelle, glykolytische Fasern* bekannt, mit sehr wenig Mitochondrien und hoher Spannungsfähigkeit und sehr begrenzter Ausdauer.
2. *IIa-Fasern* oder *schnelle oxidative glykolytische Fasern* werden auch *intermediäre Fasern* genannt, da sie einige Eigenschaften sowohl der roten als auch der weißen Fasern teilen: einen hohen Prozentanteil an Mitochondrien, eine hohe Spannungsfähigkeit und eine moderate Ausdauer.

Der Prozentanteil der Fasern, die einen bestimmten Muskel innervieren, deutet auch auf die Art des für ihn geeigneten Trainings hin. Wenn zum Beispiel Hypertrophie das Ziel ist, muss ein Muskel mit einem hohen Prozentsatz an weißen Fasern mit hohen Belastungen, wenig Wiederholungen, maximalen oder submaximalen Spannungen und langen Erholungszeiten trainiert werden. Im Gegensatz dazu muss ein Muskel mit einem hohen Anteil an roten Fasern mit geringen Belastungen, einer mittleren/hohen Anzahl von Wiederholungen und deutlich submaximalen Spannungen, aber kontinuierlich und intensiv, trainiert werden.

HANDBUCH FUNCTIONAL TRAINING

Aus diesem Grund kann eine Tabelle mit den statistischen prozentualen Anteilen der Muskelfasern innerhalb eines Muskels ausgezeichnete Hinweise für ein Trainingsprogramm liefern.

Tab. 1: Prozentanteil der unterschiedlichen Muskelfasern in einigen Muskeln

Muskel	% STa*	% FTa*	% FTb*
M. adductor brevis	45	15	40
M. biceps brachii	50		50
M. biceps femoris	65	10	25
M. deltoideus	60		40
M. gastrocnemius	50	20	30
M. gracilis	55	15	30
M. adductor magnus	55	15	30
M. latissimus dorsi	50		50
M. glutaeus maximus	50	20	30
M. pectoralis maior	42		58
M. iliopsoas	50		50
M. psoas	50	20	30
M. rectus abdominis	46		54
M. rectus femoris	45	15	40
M. rhomboideus	45		55
M. semimembranosus	50	15	35
M. soleus	75	15	10
M. tensor fasciae latae	70	10	20
M. tibialis anterior	70	10	20
M. trapezius	54		64
M. triceps brachii	33		67
M. vastus intermedius	50	15	35
M. vastus lateralis	45	20	35
M. vastus medialis	50	15	35

* STa = Slow-twitch fibres = langsam zuckende, rote Muskelfasern
 FTa = Fast-twitch fibres = schnell zuckende, weiße Muskelfasern, Typ II a
 FTb = Fast-twitch fibres = schnell zuckende, weiße Muskelfasern, Typ II x

3.4 STATISCHE UND DYNAMISCHE MUSKELKONTRAKTIONEN

Die *Muskelkontraktion* wird definiert als das physiologische Mittel, durch das, sobald die nervale Botschaft eingetroffen ist und eine ausreichende Menge an Energie vorhanden ist, Muskelfasern rekrutiert werden. Muskelkontraktionen teilen sich in zwei Gruppen: *statische* und *dynamische Kontraktionen*. Bei *statischen* Kontraktionen verändert der Muskel, auch wenn Spannung entwickelt wird, nicht seine Länge. *Dynamische* Kontraktionen gehen im Gegensatz dazu mit einer Änderung der Muskellänge Hand in Hand.

1. **Statische (isometrische) Kontraktionen.** Der Muskel entwickelt ein Maß an Spannung, das dem eingesetzten Widerstand gleich ist, verändert seine Länge nicht (d. h., der Abstand zwischen den Muskelansätzen bleibt unverändert) und erzeugt keinen Output (im physikalischen Sinn, was bedeutet, es gibt keine Verschiebung). Isometrische Kontraktionen können:
   - *maximal sein:* Spannung wird bei einer unbeweglichen Last entwickelt;
   - *stationär sein:* die Bewegung wird willkürlich unterbrochen.

2. **Dynamische (nicht-isometrische) Kontraktionen.** Der Muskel entwickelt Spannung und verändert seine Länge, wobei er einen Output erzeugt; die Distanz zwischen den Ansätzen verändert sich während der Kontraktion. Nicht-isometrische Kontraktionen können:
   - *konzentrisch* (positiv) sein: Die entwickelte Spannung ist derart, dass sie den angewandten Widerstand überwindet; der Muskel verkürzt sich, die Ansätze nähern sich einander an.
   - *exzentrisch* (negativ) sein: Die entwickelte Spannung ist geringer als der angewandte Widerstand; der Muskel dehnt sich, die Ansätze entfernen sich voneinander.
   - *isotonisch* sein: Der Muskel verkürzt sich und entwickelt eine konstante Spannung über die gesamte Länge der Verkürzungsphase. In der Realität gibt es eigentlich keine isotonischen Kontraktionen: Die entwickelte Spannung variiert mit der Variation des Hebels. Man kann isotonische Kontraktionen nur mit Maschinen simulieren, die mit physiologischen Nockenwellen ausgestattet sind.
   - *isokinetisch* sein: Der Muskel erzeugt während der gesamten Bewegung ein maximales Maß an Spannung, wobei er sich mit konstanter Schnelligkeit verkürzt (spezifische, sogenannte *isokinetische Geräte* werden eingesetzt).
   - *auxotonisch* sein: Die erzeugte Spannung nimmt, während der Muskel sich verkürzt, progressiv zu (Beispiel: ein elastisches Band).
   - *plyometrisch* sein: Explosive, konzentrische Kontraktionen, denen exzentrische Kontraktionen unmittelbar vorangehen, wodurch die in den elastischen Strukturen des Muskels gespeicherte Energie ausgenutzt wird.

4

KAPITEL

TRAININGS-THEORIE

TRAININGS-THEORIE

4.1 ORGANISCHE SYSTEME

Unser Körper besteht aus 11 Systemen. Jedes System besteht aus einer unterschiedlichen Anzahl und Art von Organen, die komplexe körperliche Funktionen steuern, d. h., sie sind für spezifische Ziele bestimmt. Die Funktionen sind:

SCHUTZ

1. *Integumentsystem:* Die Haut schützt die darunter liegenden Gewebe, reguliert die Körpertemperatur und synthetisiert chemische Substanzen und Hormone.

UNTERSTÜTZUNG UND BEWEGUNG

1. *Skelettsystem.*
2. *Muskelsystem.*

KOMMUNIKATION, STEUERUNG UND INTEGRATION

1. *Nervensystem:* Es sorgt für die Erzeugung, Übermittlung, Integration und die Sammlung spezialisierter Nervenimpulse.
2. *Endokrines System:* Die Hormone sind die wichtigsten Steuersubstanzen unseres Stoffwechsels sowie des Wachstums, der Entwicklung, Reproduktion und anderer Aktivitäten.

TRAININGSTHEORIE

TRANSPORT UND ABWEHR

1. *Kardiovaskuläres System.*
2. *Lymphatisches System.*

TRANSFORMATION, REGULATION UND ERHALTUNG

1. *Atmungssystem.*
2. *Verdauungssystem.*
3. *Harnsystem:* Die Nieren reinigen das Blut von Abfallstoffen, die in den Nieren in Urin verwandelt werden.

REPRODUKTION UND WACHSTUM

1. *Reproduktives System:* Es garantiert das Überleben des genetischen Codes.

All diese Systeme existieren in einem Gleichgewichtszustand, der sogenannten *Homöostase*, nach dem der Körper ständig strebt und mit negativen Feedbackmechanismen auf jede plötzliche Veränderung desselben reagiert.

Jedes Mal, wenn es einen plötzlichen Anstieg oder Abfall der Parameter eines beliebigen Systems gibt, aktiviert der Körper bestimmte physiologische Reaktionen, um die Parameter auf den vorher bestehenden Gleichgewichtszustand zurückzubringen.

Der erste Schritt zur Vermeidung der überlegenen Haltung von „Experten", die jeden Tag eine andere Muskelgruppe trainieren, besteht nun darin, zu verstehen, dass die auf die einzelnen Systeme angewandten Belastungen sich auch auf andere auswirken und diese zwingen, sich ebenfalls anzupassen.

Versuchen Sie Folgendes: Absolvieren Sie einen Satz Kniebeugen, bis Sie erschöpft sind. Was sind die Auswirkungen? Die Atmung nimmt zu, das heißt, das kardiovaskuläre und das kardiorespiratorische System werden belastet. Die Hüftstreckerkette – der M. glutaeus und der M. quadriceps – ermüdet, und das bedeutet, dass das Muskelskelettsystem aktiviert wurde. Die Oberschenkel und Beine werden schwer, was darauf hinweist, dass Laktat gebildet wurde, das Zeichen einer erhöhten hormonellen Reaktion (in die das endokrine System einbezogen ist). Wir wissen auch, dass es unter den physiologischen Reaktionen, die unser Körper nach einem Belastungsreiz, wie dem Training, zeigt, auch eine Immunantwort gibt: Ein anderes System wird aktiviert. Müssen Sie mehr wissen?

4.2 TRAINING: BESCHREIBUNG

Wie wird **Training** definiert?

Eine Person entscheidet sich, mit dem Laufen, Springen und dem Absolvieren von Liegestützen mit Armen und Beinen zu beginnen. Und sie möchte es regelmäßig tun, bis sie beginnt, müde zu werden, in dem Bemühen, sich selbst zu verbessern.

Dies bedeutet, dass er oder sie dem täglichen Energieverbrauch, der aus dem Grundumsatz plus dem Tagesenergieverbrauch besteht, eine zusätzliche, energieverbrauchende Belastung hinzufügt.

Dies ist nicht genug. Diese Belastung bedeutet nicht einfach nur einen größeren Energieverbrauch, sondern auch eine periphere Belastung für den Bewegungsapparat, die das Gleichgewicht der 11 organischen Systeme, die den Körper unserer Person steuern, verändert. Sportliches Training wird aus physiologischer Sicht als Stressor definiert, d. h. als belastender Reiz. Stress setzt sich aus einer Reihe von Faktoren zusammen, die, im Vergleich zum normalen Leben eines Individuums, die organische

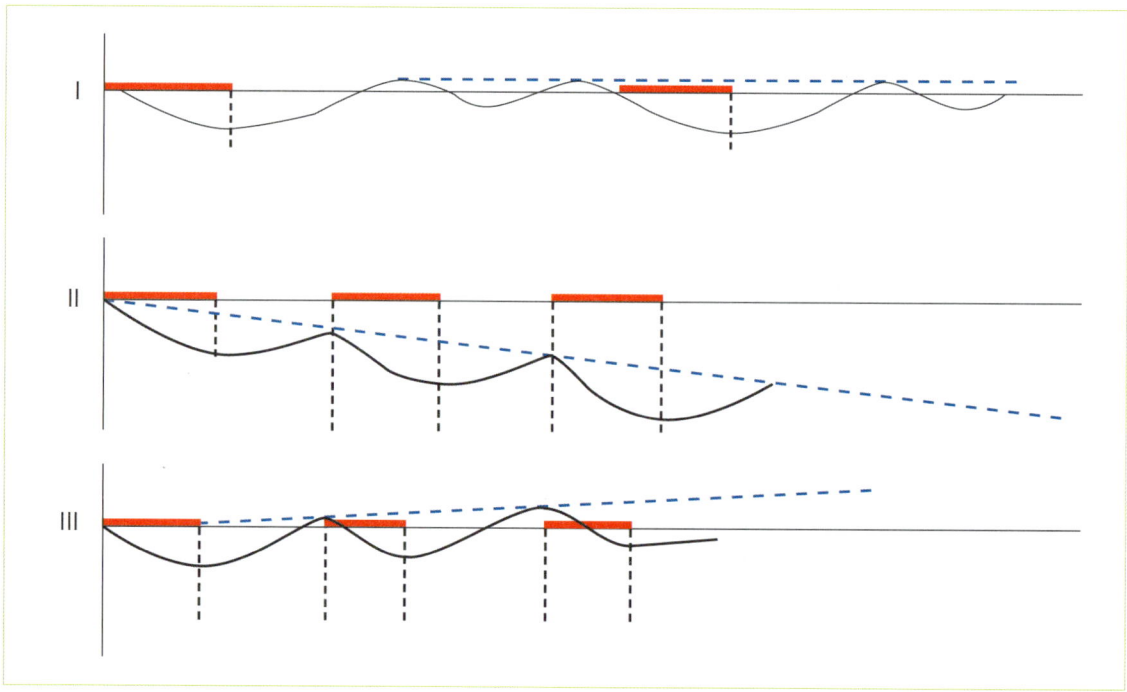

Selyes Gesetz

TRAININGSTHEORIE

Homöostase verändern, wodurch eine systemische Reaktion des Körpers ausgelöst wird. Die systemische Reaktion ihrerseits besteht aus einer spezifischen Reaktion (in Relation zur Art der jeweiligen Belastung) und einer unspezifischen Reaktion (die typisch für alle Belastungssituationen ist).

Um effektiv zu sein, muss die Belastung die spezifischen Merkmale Kontinuität (Frequenz), Aufwand (Intensität) und Dauer (Umfang) aufweisen. Die Trainingsfrequenz bestimmt den wichtigen Aspekt, der superkompensatorische Anpassungen erzeugt: die Erholung. Dies ist, was Selyes Gesetz oder das Gesetz der Superkompensation, aussagt:

> „Nach einer Stresssituation aktiviert der Organismus eine Reihe unspezifischer und spezifischer Reaktionen, die den gesamten Körper betreffen, was nach einer ausreichenden Erholung als Folge zu einer Reihe von Anpassungen führt."

Tatsächlich reagiert der Körper auf jeden Stressreiz mit einer Antwort und Anpassung, die eine Folge des empfangenen Reizes und proportional zu diesem ist. Es kommt nur zu einer **Superkompensation**, nachdem der Organismus die vor dem Beginn der Trainingsbelastung bestehenden Verhältnisse wiederhergestellt hat.

Eine Verbesserung einer bestimmten Funktion findet nicht während der Trainingseinheit, sondern während der anschließenden Erholungsphase statt. Im Gegenteil, wenn man jemanden kontinuierlich einer neuen Trainingsbelastung aussetzt, ohne dass sein Körper sich zwischen solchen Einheiten vollständig erholt, wird er bald ein *Übertrainingssyndrom* entwickeln.

4.3 TRAININGSPROGRAMM

Wagen wir eine Definition: **Training** ist die Anwendung einer Belastung (die die Belastung des normalen Alltagslebens übersteigt), die die organische Homöostase verändert, um eine Folgereaktion und -anpassung (Superkompensation) zu erreichen.

- In Abb. I (siehe S. 58) ist der Trainingsreiz zu gering.
  Diese Situation bewirkt keine chronische zusätzliche Belastung des Körpers, daher kommt es zu keiner superkompensatorischen Anpassung.

- In Abb. II verhindern Trainingsreize, die zu nahe aufeinanderfolgen, eine superkompensatorische Anpassung, was schnell zu Übertraining führt.

- In Abb. III führt die richtige Planung von Trainingseinheiten im Laufe der Zeit zu Verbesserungen.

Sie werden in der Definition des Trainings das Wort *Anwendung*, d. h. einen pharmazeutischen bzw. medizinischen Begriff, bemerken.

Dieses Wort wurde nicht zufällig gewählt: Wenn Training wissenschaftlich sein soll, müssen seine Ausführung und die Wahl des Trainingsreizes gleichermaßen wissenschaftlich sein.

Denken Sie daran, dass jede Muskelstruktur ihren eigenen spezifischen Reiz hat. Dies ist eine Tatsache, obwohl es wahr ist, dass bestimmte Reize, z. B. Training zur Verbesserung der Kraft und ihrer Komponenten, auch zu Verbesserungen anderer Strukturen sowie anderer Merkmale und Eigenschaften führen.

Warum? Jede Antwort ist systemisch, das heißt, sie betrifft den ganzen Körper.

Daher stellt ein Trainingsprogramm die geplante Belastung dar, der eine Person ihre organischen Systeme aussetzen muss, um physiologische Veränderungen und die damit verbundenen Anpassungen zu erreichen.

4.4 TRAININGSPRINZIPIEN

Schauen wir uns nun an, welche Regeln man befolgen muss, sodass das Training im Verlauf der Zeit zu Ergebnissen führt.

ÜBERLAST

Um physiologische Veränderungen, die zu einer Leistungsverbesserung führen, zu bewirken, muss ein Trainingsreiz gesetzt werden, der zumindest höher als die Reize im normalen Alltagsleben ist. Dies bedeutet, dass, wenn bestimmte Anpassungen erreicht worden sind, es notwendig ist, mit Belastungen zu trainieren, die stetig zunehmen (Belastungsprogressivität).

SPEZIFITÄT

Ein Trainingsreiz wird spezifische Änderungen in Bezug auf die Art der angewandten Überlast generieren. Tatsächlich sind die positiven Effekte des Krafttrainings und die des aeroben Trainings nicht austauschbar: Beim erstgenannten Training werden Veränderungen erzielt, die typisch für Krafttraining sind, während beim zweitgenannten Training aerobe Veränderungen stattfinden.

INDIVIDUALITÄT

Angesichts der vielfachen, unendlich zahlreichen Faktoren, durch die ein Individuum sich vom anderen unterscheidet, ist es nicht ratsam, das gleiche Trainingsprogramm mit identischen Reizen, Belastungen und Übungen auf alle Personen anzuwenden. Das Trainingsprogramm muss auf die trainierende Person abgestimmt werden, unter Berücksichtigung ihrer physischen, strukturellen und metabolischen Eigenschaften.

ABTRAINIEREN

Die Trainingseffekte sind vorübergehend und reversibel, wenn auch proportional zur Art, Intensität und Dauer des eingesetzten Reizes. Bereits nach 10-14 Ruhetagen kommt es zu einem Rückgang des Trainingszustandes, der mehrere motorische Komponenten betrifft.

4.5 TRAININGSPARAMETER

PLANUNG

Planen bedeutet, die Trainingsart und -belastung rational zu organisieren, nach dem Umfang, der für eine bestimmte Disziplin erforderlich ist, und auf der Basis von Zielen, die in einem genau definierten Zeitablauf erreicht werden sollen. Dies erfolgt durch die Strukturierung der körperlichen Belastungen nach Umfängen und Intensitäten, wodurch es zu einer schrittweise steigenden Belastung kommt, um die physiologischen Prozesse der Anpassung und der Superkompensation anzuregen.

UMFANG

Der **Trainingsumfang** ist die Menge an Arbeit, die während einer Trainingseinheit geleistet wird. Er wird in der Praxis je nach Disziplin auf unterschiedliche Weise gemessen.

Im Bodybuilding wird der Gesamtbelastungsumfang in der Regel anhand der Anzahl der Sätze oder der Dauer der Trainingseinheit gemessen. Der spezifische Belastungsumfang für jede Muskelgruppe wird anhand der Anzahl der Sätze, die für den spezifischen Muskel durchgeführt wurden, oder anhand der Zeit, über die der betreffende Muskel stimuliert wurde, bestimmt.

INTENSITÄT

Die **Intensität** ist vielleicht der am häufigsten diskutierte Parameter und ein Gegenstand gegensätzlicher Auffassungen zwischen den verschiedenen Schulen.

Definitionen und Formeln, die für den Leistungssport gültig sind, sind für eine spezielle Sportart wie Bodybuilding nicht gut geeignet. Im Gewichttraining steht die Trainingsintensität in direktem Bezug zum Umfang der gehobenen kg:

$$I = kg \times R/T$$

I = Intensität
kg = gehobene kg
R = geleistete Wiederholungen
T = für den Satz benötigte Zeit

TRAININGSTHEORIE

Diese Formel ist ein Maß für die Leistung, da:

$$kg \times R$$

lediglich die Arbeit repräsentiert.

Die in der Zeiteinheit geleistete Arbeit ist ein Ausdruck der Leistung, aber die Intensität ist nicht einfach mit der erbrachten Leistung gleichzusetzen.

Der Begriff der **Intensität** drückt die Art des Einsatzes aus, mit dem eine bestimmte Bewegung ausgeführt wird, was eine ausgeprägt subjektive, schwierig zu messende Komponente ist.

- Nach Prof. Emilio They hängt die Trainingsintensität von der Menge der in der Zeiteinheit zwischen dem 0°- und 180°-Winkel (Streckung) oder zwischen dem 180°- und dem 0°-Winkel (Beugung) rekrutierten motorischen Einheiten ab.
- Intensität ist ein Wert, der in Bezug steht zum neurophysiologischen Mechanismus der Rekrutierung der verschiedenen motorischen Einheiten, und er steht nicht unbedingt in Bezug zum Gewicht, zu den Wiederholungen und zur Belastungszeit. Es handelt sich daher um einen persönlichen und abhängigen Faktor, der nicht in Form von externen Daten messbar ist.

Die Intensität einer Bodybuildingübung wird bestimmt durch:

$$I = IC/N \times 100$$

I = Intensität
IC = Intensitätskoeffizient
N = Gesamtanzahl der durchgeführten Wiederholungen

Während der Ausführung eines Satzes zählen Sie die Anzahl der Wiederholungen bis zu dem Zeitpunkt, an dem eine echte Erschöpfung einsetzt. Diese Zahl ist der *Intensitätskoeffizient* (IC). Wenn man alles berücksichtigt, ist der Parameter „Intensität" wahrscheinlich der wichtigste Faktor im Training. Es gibt ein Intensitätsniveau, unterhalb dessen keine biologischen Veränderungen im Inneren des Muskels mehr stattfinden. Das Training ist in diesem Fall reine Zeitverschwendung.

4.6 ÜBUNGEN

Übungen sind die Trainingsmittel, also die Bewegungen, durch die der sogenannte *Stress* erzeugt wird, indem Lasten auf die organischen Hebel einwirken.

Die Wahl der „richtigen" Übungen beinhaltet die Bewertung ihrer Wirksamkeit.

Es kann zwischen *komplexen Übungen* oder *allgemeinen Konditionsübungen* und *Wettkampfübungen* oder *spezifischen Übungen* (die eine spezifische sportliche Bewegung reproduzieren) unterschieden werden. Im sportlichen Training werden die erstgenannten Übungen verwendet, um den gesamten Bewegungsapparat zu kräftigen sowie die konditionellen Fähigkeiten und motorischen Eigenschaften zu verbessern.

Die letztgenannten Übungen reproduzieren oder imitieren hingegen die sportlich-technischen Bewegungen, die spezifisch für eine bestimmte Sportart sind. Im Sportunterricht wird dieses Konzept vereinfacht, und man unterscheidet eher zwischen *Grundübungen* und *ergänzenden Übungen*.

4.6.1 Komplexübungen

MERKMALE UND FUNKTIONEN

- Komplexübungen sind multiartikulär (mehrgelenkig).
- Sie trainieren die langen kinematischen Ketten.
- Die Muskelsynergie ist ausgeprägt.
- Die Bewegungsbahn ist gerade.
- Die äußere Last (das gehobene Gewicht) ist größer.
- Die innere Last (die Auswirkungen der äußeren Last auf den Körper) ist größer.
- Es werden mehr motorische Einheiten rekrutiert.
- Die systemische Reaktion (das endokrine, Lymph-, Kreislauf- und Immunsystem betreffend) ist ausgeprägt.
- Komplexübungen sind wichtig für ektomorphe Personen (große und sehr schlanke Menschen).
- Die hormonale Reaktion ist ausgeprägt.

EMPFOHLENER EINSATZ

- In den Anfangsphasen des Fitnesstrainings (Grundlagentraining).
- In der allgemeinen Konditionstrainingsphase, in der Komplexübungen mindestens 70 % der Trainingselemente ausmachen müssen.
- In Kraftmesozyklen.
- In Hypertrophiemesozyklen.
- In der Vorwettkampfphase, in der sie mindestens 30 % der Trainingselemente ausmachen müssen.
- Im Rahmen von Programmen zum Gewichtsverlust.

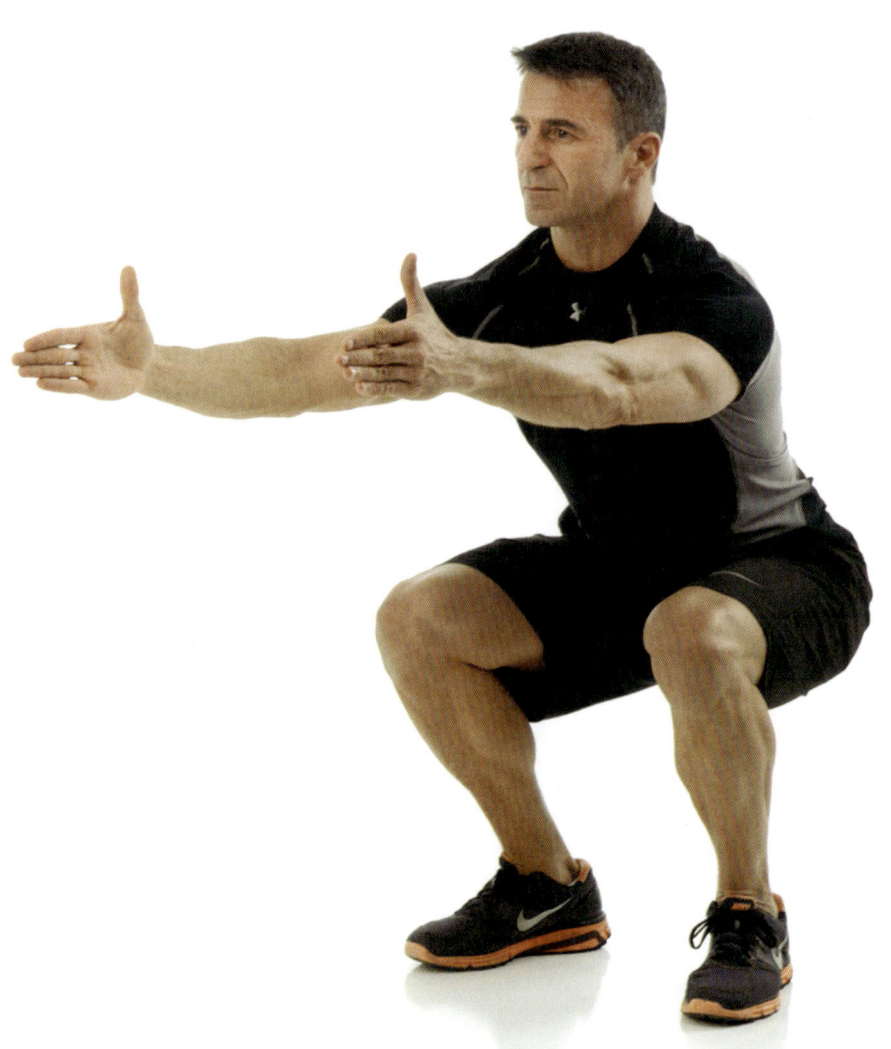

HANDBUCH FUNCTIONAL TRAINING

4.6.2 Wettkampfübungen

MERKMALE UND FUNKTIONEN

- Sie sind monoartikulär (eingelenkig).
- Sie setzen einen punktuellen, lokalisierten und gezielten Reiz.
- Die Muskelsynergie ist gering.
- Die Bewegungsbahn ist gekrümmt.
- Die Muskeldehnung ist größer (gesteigerte Proteinsynthese, sowohl „in vivo" als auch „in vitro").
- Die hormonelle Reaktion ist geringer (leichter Anstieg des Wachstumshormons).
- Die Bewegungen sind „qualitativ", d. h. technisch ausgerichtet.
- Die Synergie ist gering.

EMPFOHLENER EINSATZ

- In der Vorwettkampfphase.
- In Hypertrophiemesozyklen.
- Bei Überlast- und hochintensiven Techniken.
- Für sehr untrainierte, übergewichtige oder stark übergewichtige Personen.
- Bei der Arbeit an bestimmten Bereichen.
- Im Haltungstraining.
- Im physiotherapeutischen Training.

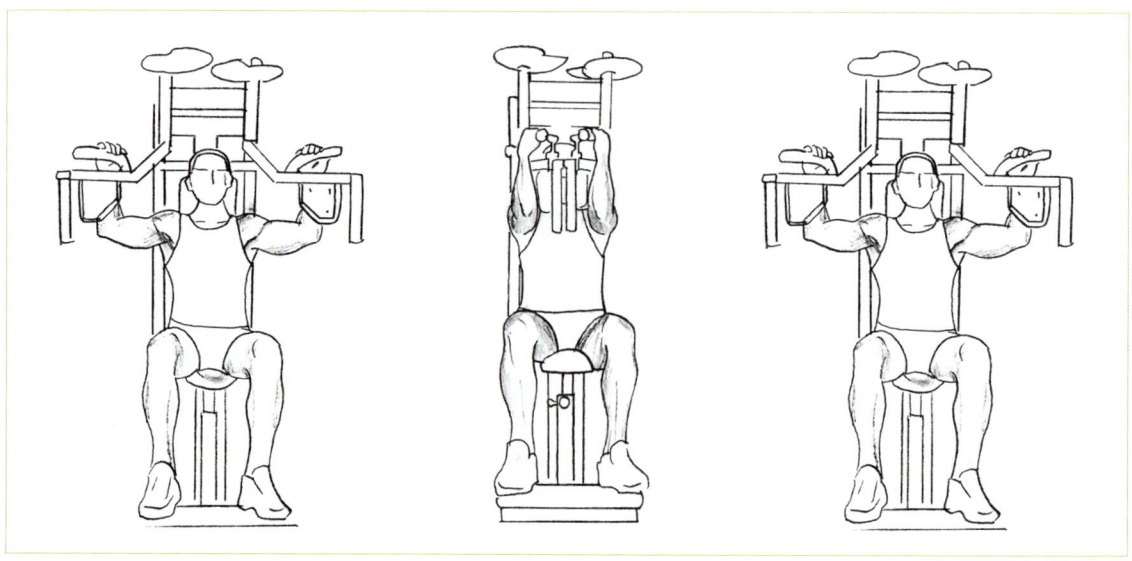

TRAININGSTHEORIE

Grundübungen sind angesichts der hohen organischen Reaktion, die sie erzeugen, die Faktoren, die wirklich die größere Effektivität eines Trainingsprogramms bestimmen. Ihr vorherrschender Faktor ist sicherlich der quantitative (die Last).

Komplementäre Übungen haben hauptsächlich einen qualitativen Charakter, insbesondere im Rahmen der sogenannten *spezifischen Trainingsphase*.

In Fitnessstudios müssen wir – wenn Sie mir gestatten – zwischen „Bundesliga"- und „Regionalliga"-Ergänzungsübungen unterscheiden. Lassen Sie mich erklären: Im Kraftraum haben wir kein technisches Ziel oder Leistungsziel, und es ist daher wichtig, sich auf die ergänzenden Übungen, die zu einer größeren Muskeldehnung führen, zu konzentrieren. Dehnen hat, sowohl *in vivo* als auch *in vitro*, tatsächlich gezeigt, dass es die Proteinsynthese steigern und zu interessanten Anpassungen führen kann.

5 KAPITEL

FUNKTIONALES TRAINING

FUNKTIONALES TRAINING

5.1 KINETISCHE UND KINEMATISCHE KETTEN

In der menschlichen Gelenkphysiologie gibt es keine monoartikulären (eingelenkigen) Bewegungen. Wir könnten sie durchführen, aber sie sind nicht die erste Wahl unseres Bewegungsapparats. Aus ökonomischen und praktischen Gründen nutzt unser Körper fast ausschließlich komplexe Bewegungen. In der Physik wird unter *kinetischer Kette* ein System verstanden, das aus starren, durch mobile Gelenke, sogenannte *Verbindungen*, verbundenen Segmenten besteht.

Unser Körper besteht aus vielen kinetischen Ketten, die sich aus unseren Muskeln zusammensetzen. Mit dem Begriff „Katakinetik" (Payr[3], 1936) oder „kinematische Kette" (Reuleux[4], 1934) wird auf die Gruppe von Organen und Systemen hingewiesen, die die willkürlichen Bewegungen des menschlichen Körpers bestimmen.

- Unter einer *offenen Kette* verstehen wir ein System, in dem das am weitesten entfernte (das distale) Ende frei und locker ist. Beispiel: die unteren Extremitäten beim Gehen.
- Um eine *geschlossene kinetische Kette* handelt es sich andererseits, wenn das distale Ende fixiert ist, das heißt, es kann

---

3 Hanfried K. (2004). On the Development of the Constraint Motion Theory of Franz Reuleaux – An Overview, in *International Symposium on History of Machines and Mechanisms*, pp. 201-215.

4 Hanfried K. (2004). On the Development of the Constraint Motion Theory of Franz Reuleaux – An Overview, in *International Symposium on History of Machines and Mechanisms*, pp. 201-215.

sich während der Ausführung einer Bewegung nicht bewegen, ohne dass eine andere Kette miteinbezogen wird. Beispiele: Kniebeugen oder Übungen auf einer horizontalen Kraftbank.

5.2 WAS HEISST „FUNKTIONAL"?

Der Begriff *funktional* ist heute sehr trendy, mit Bedeutungen von A bis Z. Er ist wie eine leere Hülse, die jeder füllen kann, wie er will: mit allem und nichts. Unser Ziel besteht stattdessen darin, von einer wissenschaftlichen Definition auszugehen, ohne die es unmöglich wäre, eine Methodik zu entwickeln.

Befreien wir das Feld von Missverständnissen und arbeiten wir mit einem Wörterbuch.

„Funktional" (Oxford English Dictionary): einer Funktion dienend ... dazu bestimmt oder mit der Absicht ... eine Funktion zu erfüllen.

Deutlicher ist es nicht auszudrücken ...

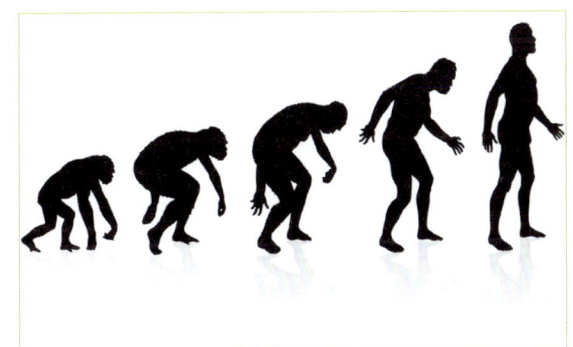

Funktionales Training ist eine Trainingsform, die zur Funktion eines Muskels oder vielmehr einer kinematischen Kette in Bezug steht und die auf eine bestimmte Weise entwickelt wurde.

Die evolutionären Wahlmöglichkeiten (nicht nur) unseres Bewegungsapparats erklären die Funktion der einzelnen Muskeln, kinematischen Ketten und Gelenksysteme in unserem Körper.

Wie soll man dieses Konzept anwenden?

a) Indem man es an die Gelenkstruktur jeder Person anpasst;
b) indem man es an die Funktionen der aktivierten Muskeln oder kinematischen Ketten anpasst.

Die Definition des funktionalen Trainings als „Training in Bezug zur Funktion der Muskeln im Verlauf des normalen Alltagslebens" ist nicht korrekt.

Eigentlich fehlt ein Referenzparameter: Wessen Alltagsleben? Das eines Gewichthebers? Eines Angestellten? Einer sitzenden Person? Das Alltagsleben ist von Person zu Person anders, aber jeder von uns besitzt die gleichen kinematischen Ketten.

5.3 DAS AKTIONS-FUNKTIONS-PRINZIP

Die Entwicklung im modernen Training besteht darin, dass jeder Muskel gemäß seiner Aktion trainiert wird (ein Prinzip, das häufig in Fitnessstudios angewandt wird) und gemäß seiner Funktion (ein Merkmal, das oft vernachlässigt wird).

Ich möchte mit dem Verständnis der evolutionären Wahlmöglichkeiten unseres Bewegungsapparats beginnen.

Fitnessstudios haben das Konzept der Isolation bis ins Extreme verfolgt, indem sie die Aufmerksamkeit ausschließlich auf die Muskelbewegung gerichtet, dabei jedoch das Ganze aus dem Blick verloren haben, den Grund, warum ein spezifischer Muskel, ein bestimmtes Gelenk oder eine bestimmte kinetische Kette sich in einer bestimmten Weise entwickelt hat.

Daher stammt das *Aktions-Funktions-Prinzip*:

Das Training jeder motorischen Eigenschaft oder Fertigkeit muss auf der Grundlage der Aktion und Funktion der kinematischen Kette, auf die sie wirkt, programmiert werden.

Ohne diese Art der Korrespondenz wird jedes Training zwangsläufig unvollständig sein.

Um es zu vereinfachen:

Funktionales Training = Aktion + Funktion

Aus den gleichen Gründen können funktionale Übungen kaum als Übungen für den M. pectoralis, M. latissimus oder M. quadriceps definiert werden.

Durch die möglichst umfangreiche Arbeit an kinematischen Ketten werden große Muskelbereiche eingesetzt, auch wenn der eine oder andere Bereich dominiert.

Das Ziel des funktionalen Trainings ist eine systemische Belastung, die so viele organische Systeme wie möglich betrifft. Dies ist nicht genug. Ganz unterschiedlich und zahlreich sind die von der Evolution diktierten Wahlmöglichkeiten, die erklären, warum wir heute so sind, wie wir sind, und ihr Verständnis wird uns in die Lage versetzen, zu verstehen, wie und warum ein bestimmter Muskel eine bestimmte Funktion entwickelt hat und, wie man diese konsequenterweise am besten trainiert.

5.4 KIESELSTEINE IN EINEN TEICH WERFEN

Nur durch die Auseinandersetzung mit dem Konzept des funktionalen Trainings können wir die schockierenden Fehler bei der Entwicklung der Übungen und Methoden, die sich (oft fälschlicherweise) nur auf einen Aspekt der Ausbildung, nämlich die Aktion, konzentrieren, gemacht werden, richtig einschätzen.

Einige Beispiele:

1. **Der M. biceps femoris und die ischiokruralen Muskeln:**

Es gibt vier Muskelstränge:
- das kurze Ende des M. biceps femoris,
- das lange Ende des M. biceps femoris,
- M. semimembranosus,
- M. semitendinosus.

Nur einer dieser vier ist eingelenkig: das kurze Ende des M. biceps femoris. Aktion: Beugen des Beins gegen den Oberschenkel. Die drei anderen Muskeln sind zweigelenkig, da sie auf dem Knie- und Hüftgelenk „sitzen". Aktionen: Beugen des Beins gegen den Oberschenkel; Strecken der Hüfte gegen das Becken.

Wie in Kap. 1 erwähnt, müssen zweigelenkige Muskeln mit zweigelenkigen Bewegungen stimuliert werden, um richtig trainiert zu werden. Im Fitnessstudio gibt es keine zweigelenkigen Maschinen für den M. biceps femoris. Nach den Prinzipien der Biomechanik wird das Training an der einzigen für diese Gruppe bestimmten Maschine, der zum Mythos erhobenen Bein-Curl-Maschine, immer unvollständig sein.

Wenn wir herausfinden, worin die Funktion der femoralen Muskelgruppe besteht, werden wir herausfinden, mit welchen Übungen man sie trainieren sollte. Ich verweise Sie diesbezüglich auf das Kapitel über die Hüftstreckerkette (Kap. 6).

2. **Die Adduktorengruppe**

Drei eingelenkige Bänder und ein zweigelenkiges Band: der M. gracilis. Die Aktion der Adduktoren besteht, wie der Name bereits sagt, im Anziehen der unteren Extremitäten. Der M. gracilis zieht die Hüfte heran und beugt und dreht das Bein medial. Der M. sartorius entspringt dem vorderen Teil des Oberschenkels. Er ist somit ein Teil der Adduktorengruppe, aber er wirkt synergistisch mit dem M. gracilis (und mit der femoralen Muskelgruppe, da diese den Oberschenkel gegen das Becken beugt) als Beuger des Beins gegen den Oberschenkel.

In einem Fitnessstudio werden diese Muskeln, besonders bei Frauen, an den klassischen Adduktorenmaschinen trainiert. Denken wir einmal darüber nach: Haben wir unsere evolutionären Entscheidungen im Kopf? Affen, von denen wir abstammen, besitzen allesamt die Adduktorengruppe, aber es wurde noch nie ein Affe gesehen, der seine Beine in irgendeiner Situation des Alltagslebens geöffnet und geschlossen hat. Es ist offensichtlich, dass wir die Funktion dieser Muskelgruppe aus den Augen verloren haben, und ihr Training ist daher unvollständig. Worin besteht die Funktion der Adduktorengruppe? Der Adduktor ist ein Muskel mit einer stabilisierenden Funktion; außerdem ist er ein Beuger und Strecker, entsprechend der Position seiner gegenseitigen Extremität. Er muss daher mit Mehrgelenkbewegungen und mit dem Einsatz des eigenen Körpergewichts trainiert werden.

3. Bauchfaszien: Die Core-Region

Die Core-Region ist wahrscheinlich der am schlechtesten trainierte Bereich in der Geschichte der Gymnastik. In Fitnessstudios hat das Core-Training sagenhafte Dimensionen angenommen: Es gibt 1.001 Art, Crunches zu absolvieren! Es gilt das Gleiche, das bereits oben gesagt wurde: Affen haben Bauchfaszien genau wie wir selbst, aber sie absolvieren keine Crunch-Bewegungen. Es ist somit klar, dass die Bauchfaszien andere Funktionen haben, außer der Funktion, die wir mit einfachen Bodenübungen für die Bauchmuskulatur trainieren. Wir dürfen nicht vergessen, dass wir Zweibeiner sind, und dass unsere übliche Position die stehende ist oder zumindest sein sollte. Wenn wir darüber nachdenken, sollte uns intuitiv bewusst werden, dass die Hauptfunktion der Bauchfaszien nicht diejenige sein kann, die sich in einer Bewegung ausdrückt, die in Rückenlage auf dem Boden liegend durchgeführt wird. Wir sind nun bereit, diese und andere Fragen zu beantworten.

5.5 ZIELE

Der Zweck des funktionalen Trainings ist die Entwicklung der gesamten konditionellen Fähigkeiten und motorischen Eigenschaften. Einfach gesagt, versuchen wir, einen Athleten zu trainieren, der imstande ist, Kraft- und Ausdauerleistungen zu erbringen, der, anders gesagt, eine Hypertrophie zeigt, die nicht rein ästhetisch ist und bei der ersten Erkältung verschwindet, sondern die funktional, d. h. „nützlich" ist, und auf die unser Bewegungsapparat nicht so leicht verzichten kann.

Und weiter: Um als solcher definiert zu werden, muss ein Sportler bestimmte Parameter der Körperzusammensetzung aufweisen (es sei denn, die spezifische Sportaktivität lenkt ihn zu anderen Entscheidungen, sein Körpergewicht betreffend). Unser Sportler muss daher auf die Ernährung und Nahrungsergänzung achten. Er muss auch verschiedene koordinative Fähigkeiten entwickeln, beginnend mit den propriozeptiven Fähigkeiten (den vielleicht wichtigsten Fähigkeiten), um Verletzungen zu vermeiden und die Leistung selbst zu optimieren.

5.5.1 Worin bestehen die Vorteile des funktionalen Trainings?

Funktionales Training ist:

Besser an die organische Physiologie angepasst

a) Es betont die Beziehung zwischen dem Bewegungsapparat und der Umgebung.
b) Bei jüngeren, aber insbesondere bei älteren Personen optimiert es die Synthese von Vitamin D (dessen Mangel zu einem erhöhten Frakturrisiko führt).
c) Es ermöglicht die gleichzeitige Aktivierung aller 11 endogenen Systeme.
d) Es wird meist im Stehen durchgeführt. Wie oft vergessen wir, dass wir Zweibeiner sind? Und doch, statistisch gesehen, stehen wir für nur zwei Stunden am Tag. Vermutlich ist die Körpergewichtsbelastung im Bereich der Lendenwirbelsäule die Hauptursache von Rückenschmerzen.

Noch funktionaler

a) Weil Sie es im Stehen machen (Ein Sportler sollte stets im Stehen trainieren!).
b) Weil es lange kinematische Ketten aktiviert.
c) Weil es Muskelketten gemäß der Aktions-Funktions-Kombination trainiert.
d) Weil es alle koordinativen Fähigkeiten trainiert.
e) Weil es unserer evolutionären Geschichte entspricht.

HANDBUCH FUNCTIONAL TRAINING

Effektiver für das Training im Vergleich zu den klassischen Hallendisziplinen

a) In biomechanischer Hinsicht.
b) In muskulärer Hinsicht.
c) Im Hinblick auf die beteiligten endogenen Systeme.

Denken wir einfach einmal über den Unterschied zwischen dem Laufen auf einem Laufband und dem Laufen auf einer Straße oder einem Waldweg nach.

Was das Muskelengagement angeht, gibt es beim Laufen auf dem Laufband eine exzentrische Bewegungsphase, aber die konzentrische Phase, d. h. die Streckung des Oberschenkels gegen das Becken, erfolgt durch die Eigenrotation des Laufbandes, wodurch die Aktion des M. glutaeus teilweise aufgehoben wird. Außerdem wird der Fußaufsatz durch die Maschine abgefedert. Der simple Aufprall des Fußes auf dem (nicht unbedingt holprigen oder nicht befestigten) Boden während eines Laufs oder eines Spaziergangs im Freien hat aus biomechanischer Sicht größere Konsequenzen und trainiert auch die propriozeptiven Fähigkeiten.

Denken Sie ebenfalls an die Arbeit auf einem Straßenrad oder einem Mountainbike im Vergleich zur Arbeit in der Halle auf einem vertikalen oder horizontalen stationären Fahrrad.

5.6 MOTIVATIONEN

Die Ziele des funktionalen Trainings sind das Herausbilden von Sportlern und das Schaffen eines maßgeschneiderten Outfits für unseren Körper.

Eine weitere Besonderheit macht das funktionale Training einzigartig. Die Verstärkung unserer Motivationen geht Hand in Hand mit einer Verbesserung auf der physischen Ebene. Je mehr er den Fortschritt und die Stärkung der Organsysteme (Herz-, Atemwegs-, Hormon-, Lymph-, Muskel-Sehnen-System) zu schätzen weiß, desto stärker wird der Trainierende in mentaler Hinsicht, desto entschlossener, motivierter und effizienter; er wird unter immer anspruchsvolleren Bedingungen trainieren (Regen, Kälte), mit immer intensiveren Aktivitäten (Laufen/Übungen bergauf und bergab, Übungen im Wald).

Wer hat behauptet, dass funktionale Übungen mit dem eigenen Körpergewicht leicht sind? Fordern Sie sich selbst auf Feldwegen, am Strand, auf Wiesen oder auf anderen Außen- oder Innenflächen. Absolvieren Sie Geh-Ausfallschritte über nur 100 m –, es spielt keine Rolle, wie lange Sie dafür brauchen; Sie können aufhören, sich ausruhen, Luft holen … und dann weitermachen!

Kehren Sie drei Tage oder eine Woche später zum „Tatort" zurück und absolvieren Sie dieselbe Übung, indem Sie eine der folgenden drei Optionen wählen:

1. Legen Sie dieselbe Distanz in einer kürzeren Zeit zurück.
2. Benötigen Sie dieselbe Zeit, aber verlängern Sie die zurückgelegte Strecke.
3. Benötigen Sie weniger Zeit, aber steigern Sie die Distanz.

Ausprobieren heißt glauben!

5.7 FUNKTIONALES TRAINING UND PRÄ-ATHLETIK

Der Begriff *Prä-Athletik* kann zwei Bedeutungen haben:

1. Entwicklung der athletischen Komponenten eines Kindes während der Wachstumsphase.
2. Training für einen spezifischen Leistungssport.

Tatsächlich gibt es eine neue Bedeutung, auf die wir uns beziehen, nämlich *allgemeine generische Prä-Athletik* oder *allgemeine körperliche Vorbereitung* (AKV), d. h.:

3. Vielseitige Arbeit, die so strukturiert ist, dass sie die motorischen und koordinativen Fähigkeiten, die für die allgemeine psychophysische Verbesserung funktional sind, entwickelt.

In dieser Hinsicht werden im Modell von Hirtz[5] (1985) sieben koordinative Fähigkeiten identifiziert:

1. kinästhetische Differenzierungsfähigkeit,
2. Fähigkeit zur Bewegungskombination und segmentale Koordinationsfähigkeit,
3. Reaktionsfähigkeit,
4. Orientierungsfähigkeit,
5. Gleichgewichtsfähigkeit,
6. Fähigkeit zur Anpassung und Umwandlung,
7. Rhythmusfähigkeit.

Zu diesen sogenannten *allgemeinen Fähigkeiten* kommen noch drei weitere hinzu:

8. motorische Lernfähigkeit,
9. Fähigkeit zur Bewegungssteuerung und die
10. Fähigkeit zur Bewegungsvariation.

Für die Mehrheit der Sportler ist AKV-Arbeit das Geheimnis der funktionalen Arbeit und dafür, den eigenen Körper wie einen Anzug zu tragen.

Das funktionale Training ermöglicht es Ihnen, die Leiter der körperlichen Effizienz emporzusteigen, wobei Sie gleichzeitig all jene Eigenschaften entwickeln, die ihre Grundlage darstellen.

---

5 Hirtz P. (1985). *Coordination Abilities in School Sports*. Volk und Wissen.

5.8 FUNKTIONALES TRAINING: WEITERE, ZU ENTWICKELNDE FAKTOREN

5.8.1 Das Training der Rekrutierungsfähigkeit

Die Verbesserung, also das Training der *Rekrutierungsfähigkeit*, bedeutet, am Zentralnervensystem zu arbeiten. Das beste Alter, um bleibende Verbesserungen in diesem Sinne zu erhalten, ist vor dem Alter von 14 Jahren. Spezifisches Training jenseits dieses Alters wird jedoch mehrere Faktoren der Rekrutierungsfähigkeit verbessern, sowohl räumliche als auch zeitliche, wenn auch mit einem so genannten *semiautomatischen Erwerb*.

BEISPIEL 1

Ein Kind lernt das Skilaufen und übt dann, warum auch immer, diese Tätigkeit einige Jahre lang nicht mehr aus. Wenn das Kind dann die Skier wieder anschnallt, wird es wieder so Ski laufen wie vor der Pause (es ist nur erforderlich, dass es sein Vertrauen wiedergewinnt).

BEISPIEL 2

Ein Erwachsener lernt das Skilaufen, indem er ausdauernd und häufig trainiert, und übt dann den Skilauf jahrelang nicht mehr aus, warum auch immer. Wenn der Erwachsene die Skier wieder anschnallt, wird er wieder fast von vorne beginnen müssen (der Faktor der „Unterbrechungszeit" ist von großer Bedeutung).

Unterscheiden wir zwischen *räumlicher* und *zeitlicher Rekrutierungsfähigkeit*:

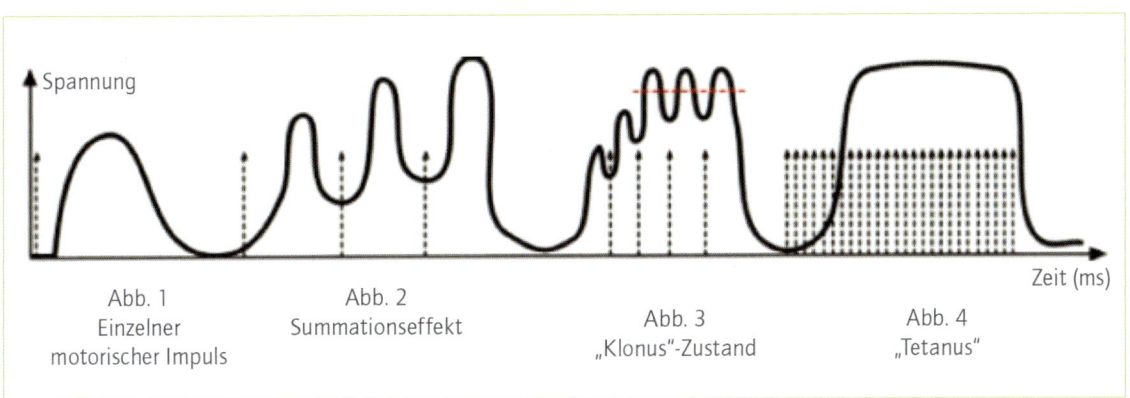

Abb. 1 Einzelner motorischer Impuls
Abb. 2 Summationseffekt
Abb. 3 „Klonus"-Zustand
Abb. 4 „Tetanus"

Summation

- **Räumliche Rekrutierungsfähigkeit:** Darunter versteht man die Zunahme der Anzahl der rekrutierten motorischen Einheiten während der Kontraktion. Die räumliche Rekrutierungsfähigkeit kann in zwei Arten vorkommen:

1. *Progressiv:* Kraft wird allmählich entlang einer Zeitschiene entwickelt (denken Sie an das allmähliche Drücken des Fußes auf ein Gaspedal).
2. *Ballistisch:* Das Befehlssignal erreicht den Muskel in einem winzigen „Fenster" von etwa 100 Millisekunden Dauer (Paillard[6], 1982). Denken Sie an das schnelle und feste Herunterdrücken des Gaspedals.

- **Zeitliche Rekrutierungsfähigkeit:** Darunter versteht man den Anstieg der Entladungsfrequenz durch das Nervensystem (über die Summation).

    - Wenn ein motorisches Signal vom Zentralnervensystem an eine einzige Faser gesandt wird, kontrahiert die Faser und entspannt sich dann wieder (Abb. 1).
    - Wenn die motorische Botschaft effektiver übertragen wird, indem die Impulsfrequenz gesteigert wird, nimmt die durch den Muskel erzeugte Spannung durch den Summationseffekt von zwei räumlich eng zusammenliegenden Impulsen zu (Abb. 2).
    - Bei mehreren, räumlich eng zusammenliegenden Impulsen wird die erzeugte Spannung als ein Ergebnis ihrer Summation weiter zunehmen, es kommt zum sogenannten *Klonus*-Zustand (Abb. 3).
    - Jenseits dieser Grenze entwickelt sich, wenn die Impulsfrequenz noch weiter zunimmt, die maximal mögliche Spannung, der sogenannte *Tetanus* (Abb. 4).

5.8.1.1 Das Training der Rekrutierung bei Erwachsenen

Es ist möglich, bei Erwachsenen das zentrale Nervensystem und damit die Rekrutierung zu trainieren. Das Ziel besteht darin, die neuromuskuläre Aktivierung durch Durchführung von Übungen außerhalb der üblichen Kriterien zu erhöhen:

- **Komplexere Übungen:** Diese betreffen lange Ketten und die Zusammenarbeit mehrerer Körperregionen, um das zentrale Nervensystem zu einem höheren Einsatz zu zwingen.

---

[6] Paillard J. (1982). Apraxia and the neurophysiology of motor control, in *Philosophical Transactions of the Royal Society B: Biological Sciences*, 298: 111-134

- **Unbequeme, destabilisierende Übungen:** Diese erfolgen mit dem Einsatz unkonventioneller oder differenzierter Geräte, die die Ausführung erschweren; Arbeit in stehender Position mit unterschiedlichen Belastungen unter Einbeziehung der den Körper stabilisierenden Systeme und Muskeln.
- **Plyometrische und isometrische Kontraktionen:** Diese finden abwechselnd zu den normalen konzentrischen und exzentrischen Phasen statt. Die Variation der Art der Kontraktion bei der gleichen Übung hat sicherlich eine ungewöhnliche Trainingswirkung.
- **Arbeit an den elastischen Komponenten der Muskeln:** Diese erfolgt mit Übungen, die eine Vordehnung des trainierten Muskels bewirken, das heißt, der Ursprung und der Ansatz des Muskels entfernen sich voneinander. Wir vergessen, dass die Arbeit mit diesen Faktoren „in uns" ist, das heißt, sie ist ein Teil uralter Aktivitäten wie Laufen, Gehen, Springen und Sprinten.
- **Funktionale Übungen:** Training der Muskeln gemäß dem Aktions-Funktions-Prinzip.

5.8.2 Kräftigung der Pivotmuskeln

Was auch immer die Ziele des Trainings sind, es muss sowohl im Rahmen des Präventivtrainings als auch zur Leistungsverbesserung die sogenannten *Pivotmuskeln* belasten. Mit *Pivot* meinen wir jene Muskelgruppen, die vor allem zur tiefen Muskulatur gehören und deren Hauptfunktion die Gelenkstabilisierung ist, Muskeln, die mehr als andere während der Übungsausführung mit Spannung „aufgeladen" werden.

Die wichtigsten dieser Muskeln sind:

- die Rotatorenmanschette,
- die Beuger und Strecker des Unterarms und der Finger,
- die periskapularen Muskeln (Schulter),
- die breiten Bauchmuskeln,
- die paravertebralen Muskeln (neben der Wirkelsäule liegend),
- die tibialen und Adduktorenmuskeln und
- der M. triceps surae.

Bei der Entwicklung eines Sportlers muss das Training dieser Gruppen Vorrang vor dem Training der anderen Muskeln haben.

5.8.3 Die Kräftigung der schwachen Glieder der kinematischen Kette

Diese Phase ist so gut wie obligatorisch im Training. In einer kinematischen Kette beeinflusst der schwächste Muskel die Funktionalität der gesamten Kette. Wenn wir eine Kette aus vielen Eisengliedern und einem Kettenglied aus Papier haben, wird das Papierglied das erste sein, das nachgibt und aufgrund seiner Zerbrechlichkeit die gesamte Kette beeinflussen. Die Arbeit an kinematischen Ketten erlaubt es uns, die schwächsten Muskelverbindungen zu erkennen und an ihrer Kräftigung zu arbeiten durch:

- Ketten,
- elastische Bänder,
- Kettlebells,
- Sandsäcke,
- Medizinbälle und
- verkürzte, abgestützte Bewegungen.

Im Gegensatz zur allgemeinen Meinung sollte die Arbeit an den schwachen Gliedern nicht auf eine Hypertrophie abzielen. Wir müssen stets die Synergie der innerhalb derselben Kette beteiligten Muskeln mit berücksichtigen.

5.8.4 Das Muster durchbrechen

Dies ist einer der interessantesten Aspekte des funktionalen Trainings: die Fähigkeit, in tausend verschiedene Richtungen voranzuschreiten, der Anwendung einer Vielzahl von Reizen, die die Aktivität im Fitnessstudio nicht leisten kann. Jede Struktur, jedes Objekt, ob natürlich oder nicht – ein Baum, ein Ast, ein Baumstamm, ein Felsbrocken, eine Steigung, eine Treppe, ein Sand- oder Zementsack, ein Stück Holz, ein Strand, ein Pfad, eine Wiese, ein Feldweg, eine niedrige Mauer – kann eine Gelegenheit für neue Trainingseinheiten, neue Übungen oder neue Anwendungen bekannter Übungen bieten.

Der erste Schritt, das Muster zu durchbrechen und eine möglichst große Straßenkarte zu erstellen, besteht darin, das zentrale Nervensystem mit grundlegenden Trainingsprogrammen und unkonventionellen Übungen zu reizen, deren Schlüsselprinzip die Bewegungsvariation ist, und eine Übung nicht von Trainingseinheit zu Trainingseinheit, sondern von Satz zu Satz innerhalb derselben Trainingseinheit zu ändern.

FUNKTIONALES TRAINING

Jedes Mal, wenn wir unser Zentralnervensystem (und damit den Bewegungsapparat) mit einer neuartigen Bewegung konfrontieren, setzen wir es einem Stress aus. Auf dieser Stufe ist das Zentralnervensystem aufgrund der Kontinuität und Wiederholung der Bewegung gezwungen, sich anzupassen und somit alle beteiligten Systeme zu verbessern. Ein Körper, der mehreren Reizen ausgesetzt wird, wird immer proaktiv reagieren, bereit, sich zu ändern, er wird in der Lage sein, zu reagieren und sich viel schneller anzupassen. Die Bewegungsvariabilität ist das Öl des Zentralnervensystems (Guido Veestagen[7], 2014).

Als ein Beispiel für das, was wir meinen, wird im Folgenden eine Bewegung und ihre Entwicklung Satz für Satz beschrieben:

1. Geh-Ausfallschritte;
2. asymmetrische Geh-Ausfallschritte (Gewicht nur auf einem Arm);
3. Geh-Ausfallschritte mit zwei Kurzhanteln;
4. Über-Kopf-Geh-Ausfallschritte (das Gewicht wird mit einem Arm über dem Kopf angehoben).

Die Arbeit an langen kinematischen Ketten ist zum Beispiel in Fitnessstudios, mit der Ausnahme von Kniebeugen und Kreuzheben, fast unbekannt. Dies sind typische technische Gewichthebeübungen, bei denen das Gewicht nach der Belastungsphase nach oben angehoben und der Körper gleichzeitig in die entgegengesetzte Richtung abgesenkt wird, sodass er sich unter der Last befindet. Diese Übungen sind für den durchschnittlichen Besucher eines Fitnessstudios extrem schwierig, denn er ist an schwere Lasten gewöhnt, aber nach extrem einfachem Muster.

---

[7] Veestagen G., (2010-2012-2014). *Personal communication*, Perform Better Convention, LA.

6 KAPITEL

DIE HÜFT-STRECKERKETTE

DIE HÜFT-STRECKERKETTE

6.1 BESCHREIBUNG

Fragen Sie einen Leichtathletiktrainer aus den osteuropäischen Ländern oder den USA: „Worin besteht das Geheimnis der Kraft? Wo kommt sie her?" Er wird Ihnen antworten: „Die Kraft kommt aus den Hüften bzw. aus der Hüftstreckerkette." Die Hüftmuskeln sind die Muskeln, die mehr als andere Kraft und Schnellkraft erzeugen. Es ist kein Zufall, dass zu den Hüftmuskeln der M. glutaeus, der kräftigste Muskel des menschlichen Körpers, gehört (nach dem M. masseter, dem Kaumuskel). Denken Sie an irgendeinen Leistungssport, und Sie werden sehen, dass diese Muskelkette eine wichtige Rolle spielt.

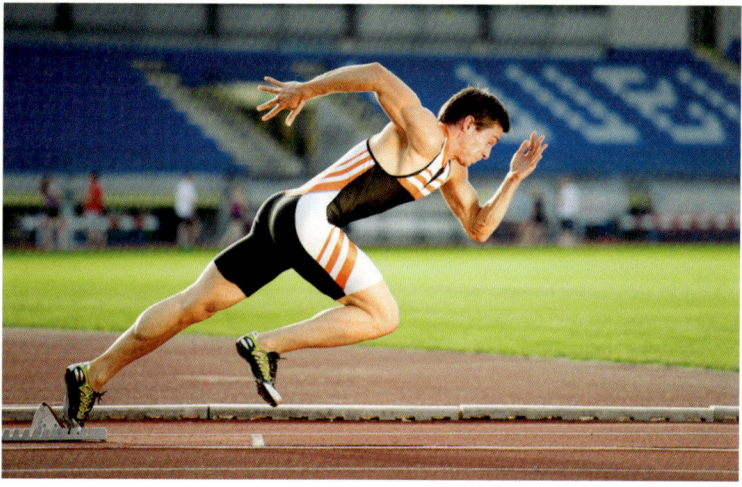

DIE HÜFTSTRECKERKETTE

Das Training der unteren Extremitäten hat eine große Bedeutung für die Prävention und die Prä-Athletik, noch vor der Ästhetik. Untersuchungen liefern dafür viele Belege, wenn das Training durch Grundübungen unterstützt wird. Lassen Sie uns mit dem beginnen, was wir wissen: Es ist sicher, dass weit ausladende Gelenkbewegungen der unteren Extremitäten (tiefe Kniebeugen) zu erheblichen hormonellen Störungen führen (Bosco[8] et al., 1996).

Folgendes ist also klar: Die wichtigsten Trainingsübungen für die unteren Extremitäten (Kniebeugen, Beinpresse, sagittale Ausfallschritte, Kreuzheben) funktionieren. Sicherlich befriedigt ihr kombinierter Einsatz alle Bedürfnisse im Hinblick auf die Kraft, den Tonus und die Muskelstimulation. Aber die Frage, die wir uns stellen müssen, lautet: Reichen diese Übungen aus, um die Oberschenkel- und Gesäßmuskulatur vollständig zu trainieren? Die Antwort lautet: Nein! Diese Übungen trainieren tatsächlich den M. glutaeus, den M. quadriceps und ganz allgemein die Muskeln der unteren Extremitäten nach ihrer Aktion, Beugung/Streckung des Oberschenkels gegen das Becken, aber nicht nach ihrer Funktion.

Erinnern wir uns an das Konzept des funktionalen Trainings? Es lautet Aktion und Funktion. Worin besteht die Funktion des M. glutaeus? Seine Funktion ist der Antrieb.

Jetzt schauen Sie sich einmal in Fitnessstudios um und Sie werden feststellen, dass es keine Übungen gibt, die den Antrieb verbessern oder die in irgendeiner Weise mit dem Antrieb arbeiten.

Beim Training dieser Kette fehlen Übungen, bei denen diese Stoßaktion vorkommt, wie z. B.:

- Sprünge,
- Hüpfen,
- plyometrische Sprünge,
- Bergaufgehen,
- Sprints (idealerweise bergauf),
- Startübungen,
- Schwungübungen und
- ballistische Übungen.

Funktionales Training = Aktion + Funktion

Das sollten wir nie vergessen.

---
8 Bosco C. and Viru A. (1996) *Biologia dell'allenamento*, SSS, Roma

6.2 DIE AKTION UND FUNKTION DER UNTEREN EXTREMITÄTEN

Die Bestätigung des oben Gesagten liegt in der Funktion des Hüftgelenks und der Muskeln, die in der Nähe dieses Gelenks ihren Ausgangs- oder Ansatzpunkt haben.

Die Muskeln im Bereich der Gelenke der unteren Extremitäten widerstehen der Wirkung der Schwerkraft und jeder anderen Kraft, die das Körpergleichgewicht tendenziell destabilisiert.

Die Funktionen der Muskeln der unteren Extremitäten sind:

- Doppelstütz beim aufrechten Stehen;
- Oszillation und Stützung während der Fortbewegung;
- Übergang des Körpers von der liegenden zur aufrechten Position;
- Information über von den Stützpunkten ausgehenden Empfindungen.

Während des Gehens, wenn ein Bein angehoben ist, sind die Hüftmuskeln aktiv an der Verlagerung des Körpergewichts auf die stützende Extremität beteiligt, und sie hindern das Becken daran, auf der Seite, die nicht gestützt wird, abzusinken.

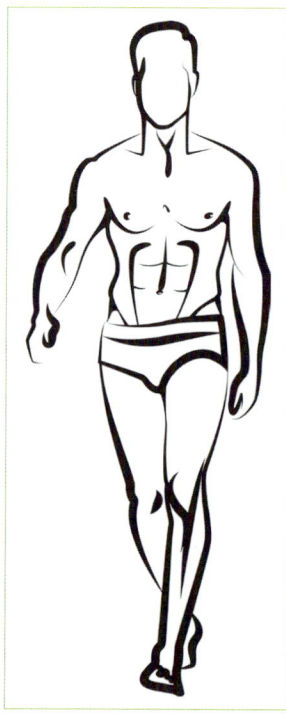

ADDUKTOREN

Diese kontrahieren, um das Becken in Richtung der Stützseite zu verschieben. Weiterhin können sie als Hüftstrecker oder Beugemuskeln beim Gehen oder Laufen wirken, je nachdem, ob sie sich vor oder hinter der Drehachse befinden. Schließlich stabilisieren sie das Becken.

ABDUKTOREN

Beim Gehen und Laufen stabilisieren die Abduktoren das Becken auf der Stützseite und hindern es daran, abzusinken.

M. ILIOPSOAS

Dieser Muskel rotiert das Becken nach vorne und ist beim Gehen, Treppensteigen, Laufen oder Bergaufgehen sowie Aufstehen aus der Rückenlage aktiv.

DIE HÜFTSTRECKERKETTE

M. QUADRICEPS

Dieser Muskel hilft dem M. glutaeus beim Laufen, in der letzten Streckphase, sein maximales Potenzial zu realisieren.

M. GLUTAEUS MAXIMUS

Dies ist der schnellkräftigste, größte (66 cm² im Querschnitt) und kräftigste Muskel des Körpers. Die Hauptaktion des M. glutaeus maximus ist die Streckung des Oberschenkels gegen das Becken. Seine Funktion ist der Antrieb. Dieser Muskel ist beim Laufen, Springen und Bergaufgehen unverzichtbar.

M. BICEPS FEMORIS, M. SEMITENDINOSUS UND M. SEMIMEMBRANOSUS

Die Oberschenkelmuskelgruppe wurde bereits von den Sportschulen in den osteuropäischen Ländern aufgewertet, und diese Bewertungen werden von amerikanischen Trainern geteilt. Es handelt sich um eine Gruppe zweigelenkiger Muskeln (mit Ausnahme des kurzen Endes des M. biceps femoris), die distal auf dem Kniegelenk und proximal auf dem Hüftgelenk aufsitzen. Als solche besteht ihre Hauptfunktion in der Streckung des Oberschenkels gegen das Becken, in Synergie mit dem M. glutaeus maximus, den sie auch beim Antrieb erheblich unterstützen.

M. PIRIFORMIS

Dieser Muskel ist ein Hüftabduktor. Seine Wirkung wird bei einer 60°-Beugung der Hüfte maximiert. Er verfügt über eine Außenrotationsaktion vor Erreichen der 60°-Beugung und über eine interne Rotationsaktion über 60°. Der M. piriformis dreht sich auf dem Femur, neigt das Becken zur Gegenseite und kippt es nach hinten. Die Bedeutung des M. piriformis ist aufgrund seines engen Kontakts mit dem Ischiasnerv groß. Symptome wie Ischiasschmerzen, die den Schmerzen bei Bandscheibenvorfällen ähneln, sind häufig und sind auf eine übermäßige Verkürzung dieses kleinen Muskels zurückzuführen. Interessanterweise werden sie auch als „Portemonnaie-in-der-Gesäßtasche-Syndrom" bzeichnet, da die Angewohnheit, derartige Gegenstände so bei sich zu führen, eine Gelenkkompression und die Verkürzung des M. piriformis zu bewirken scheint. Daraus lässt sich ableiten, dass die Hauptwirkung des Hüftgelenks und damit der gesamten Hüftstreckerkette im Antrieb besteht. Damit das Training dieser kinematischen Kette vollständig ist, müssen wir, gemäß dem Aktions-Funktions-Prinzip, die grundlegenden und Mehrgelenkübungen (Kniebeugen und Ausfallschritte, um nur zwei von ihnen zu nennen), die nachweislich effektiv sind, durch andere Übungen, in denen sich diese Funktion ausdrückt, ergänzen.

6.3 PERSONEN MIT LANGEN UND KURZEN EXTREMITÄTEN

Wir haben zu Beginn behauptet, dass die Gelenkgröße, die von Person zu Person variiert, ein Ausdruck der Funktionalität und damit der evolutionären Möglichkeiten ist.

Das Hüftgelenk ist unter den Gelenksystemen dasjenige, das für diese Evolution am ehesten beispielhaft ist. Anthropologen haben in der Tat festgestellt, wie die Form des Oberschenkelknochens – Diaphyse, Hals und Kopf – genau diesen evolutionären Kriterien entspricht. Seine Form ist variabel und hängt von Funktionseinstellungen ab. Deshalb können wir zwei verschiedene Personengruppen unterscheiden (Bellugue[9]): Personen mit langen Extremitäten und Personen mit kurzen Extremitäten.

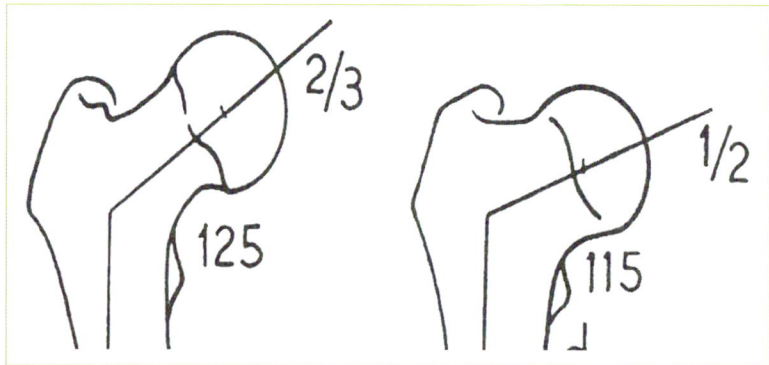

Der Femurkopf bei Personen mit langen Extremitäten und bei Personen mit kurzen Extremitäten (Abb: Kapandji[10]).

DER LANGGLIEDRIGE TYP

Der Femurkopf hat bei mehr als zwei Dritteln der Menschen einen Durchmesser von 4-5 cm und wird vom Femurhals gestützt, der ihn mit der Diaphyse verbindet.

Der Femurhals bildet mit seiner Diaphysisachse einen „Kippwinkel" von 125° und mit der Frontalebene einen „Neigungswinkel" von 25°.

Die Femurdiaphyse ist dünn, und das Becken ist klein und hoch. Diese Anpassung legt eine weite Auslenkung des Oberschenkelkopfs in der Gelenkhöhle nahe, wodurch eine große Gelenkweite sichergestellt ist, aus der sich eine große Lauffähigkeit ableiten lässt. Diese Personen sind daher für diese Art von Aktivität gut geeignet (man denke an die kenianischen Marathonläufer).

---

9 Bellugue P. (1963). Introduction a l'Etude de la Forme Humaine: *Anatomie Plastique et Méchanique*, Librairie Maloine SA.

10 Kapandji I.A (1983). *The Physiology of the Joints*, Elsevier Churchill Livingstone Publisher.

DER KURZGLIEDRIGE TYP

Der Femurkopf ist kaum größer als eine Halbkugel. Der Kippwinkel des Femurhalses entspricht 115°, während der Neigungswinkel etwa 10° beträgt. Die Femurdiaphyse ist kurz und dick. Diese Anpassung legt eine begrenzte Auslenkung des Oberschenkelkopfs in der Gelenkhöhle nahe. Es handelt sich um eine Morphologie der Kraft. Was diese Personen an Schnelligkeit verlieren, machen sie in Gestalt von Kraft und Schnellkraft wieder wett.

6.3.1 Konsequenzen

Eine spezifische anthropometrische Anpassung entspricht einem charakteristischen Biotyp.

Kurz gesagt, wenn wir vom „Biotyp" (von griechisch *bios – tupos* – Lebensdruck) sprechen, meinen wir eine Gruppe von Personen mit ähnlichen physischen, hormonellen, Persönlichkeits- (und anderen) Merkmalen. **Der langgliedrige Typ**, der sogenannte *Ektomorphe*, ist in den oberen und unteren Extremitäten nur etwas hypertroph. Es handelt sich um eine adrenalinische Person mit hohen Katecholamin- und Schilddrüsenhormonkonzentrationen und einem niedrigen Testosteron- und Androgenspiegel. Er ist ungeeignet für Krafttraining und ermüdet leicht und schnell.

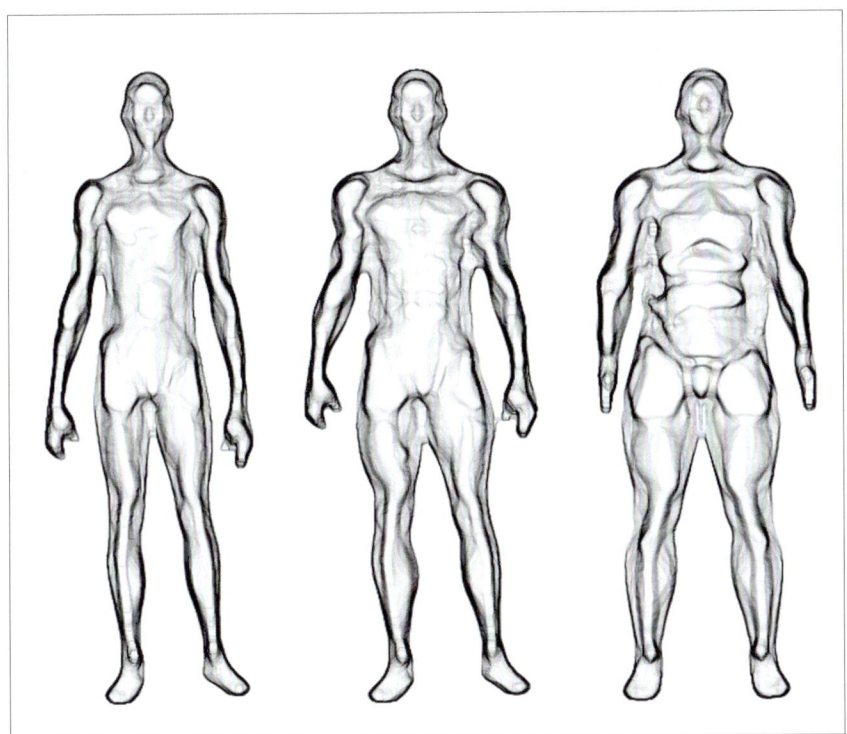

Ektomorph, mesomorph, endomorph

HANDBUCH FUNCTIONAL TRAINING

Das Training für diesen Typ muss sich ausschließlich auf die langen kinematischen Ketten konzentrieren, unter Beteiligung der großen Muskelbereiche. Das Training sollte aus einer Verbindung der klassischen Grundübungen mit funktionalen Bewegungen, die auch ein Ausdruck der Kraft und Schnellkraft sind (Hopser-, Vertikal- und plyometrische Sprünge, einbeinige Sprünge), bestehen. Dies liegt daran, weil man durch das Training eine starke hormonelle Reaktion erzeugen will, vor allem auf der Androgenebene.

Der kurzgliedrige Typ, der sogenannte *Endomorphe*, hat eine größere Neigung zur Hypertrophie der oberen und unteren Gliedmaßen. Im Allgemeinen ist sein Stoffwechsel niedrig, er verfügt über eine große Muskelmasse und Kraft, aber auch über die Neigung zum Übergewicht. Frauen dieses Typs müssen die Grundübungen mit hohem Tempo absolvieren und auch funktionale Bewegungen mit Ausdauercharakter einbeziehen (Bergaufgehen oder Walking), ohne die weißen Fasern einzubeziehen. Die Männer dieses Typs nehmen leicht an Muskelmasse zu und müssen sich auf den Gewichtsverlust konzentrieren. Ein typisches Trainingsprogramm könnte einen Tag mit Gewichttraining für den ganzen Körper, ein oder zwei Tage mit Zirkeltraining und eventuell einen Tag mit ausschließlich aerober Arbeit beinhalten.

6.4 RÜCKENSCHMERZEN, DER M. ILIOPSOAS UND DIE EVOLUTION

Evolutionäre Entscheidungen bilden die Basis des funktionalen Trainings und erklären die Anpassungen und Veränderungen, die unserer Körper im Verlauf der Jahrtausende durchlaufen hat.

Wir sind heute das Ergebnis dieser Entscheidungen. Es ist amüsant, dass wir uns nie selbst als ein „Ergebnis" betrachten. Vor 6,5 Millionen Jahren „waren" wir sozusagen ein Haufen von Australopithecinen. Das Erreichen der aufrechten Körperhaltung hat angeblich vor etwa 2,5 Millionen Jahren stattgefunden. Es bedeutet einen großen Sprung auf der Evolutionsskala. Dies lässt sich besser erklären, wenn man darauf hinweist, dass das gesamte Leben eines anthropomorphen Affen innerhalb eines Raums von mehr als 10 Quadratmeilen stattfindet, während unsere Hominidenvorfahren diese Strecke auf der Jagd nach Nahrung in nur einem Tag zurücklegen konnten. Dann folgte die Umkehr der mandibulären Prognathie (vorstehender Oberkiefer).

Wenn wir zur heutigen Zeit kommen, wird klar, dass die Evolutionsentscheidungen schon immer biologische und physiologische Ursachen hatten (wir sind immerhin die dominante Spezies auf diesem Planeten). Wir müssen dies als Ausgangspunkt nehmen und über die aktuellen Themen nachdenken. Die häufigsten Erkrankungen im Bereich der Knochen, Gelenke und Muskeln sind Rückenschmerzen, vor allem im Bereich des Kreuzbeins und der Lendenwirbelsäule. Die Wirbel, die, statistisch gesehen, am häufigsten betroffen sind, sind L5-S1 und L4-L5. Der wesentliche Faktor bei diesen Beschwerden ist fast immer eine übermäßige Verkürzung der Hüftbeuger. Die Verkürzung des M. iliopsoas – und bei Sportlern sogar noch häufiger des M. rectus femoris – ist verantwortlich für eine mehr oder weniger ausgeprägte Hyperlordose. Diese Haltung wird durch eine Hypotonie des M. rectus abdominis begünstigt.

Die primäre Ursache dieser Verkürzungen ist sicherlich eine sitzende Lebensweise. Schauen Sie sich kleine Kinder an, und Sie werden feststellen, dass sie mit größter Leichtigkeit perfekte Kniebeugen ausführen und leicht in der Lage sind, eine tiefe Hockstellung zu halten. Ähnliche Anpassungen sind noch heute bei mehreren Völkern auf verschiedenen Kontinenten zu finden. Wir haben vergessen, dass der Mensch sich als Zweibeiner entwickelt hat und als solcher über ein System von Gelenken und Stoßdämpfern in Gestalt der Gelenkkapseln Spannungen und Belastungen an den Boden abgibt.

Das Problem besteht darin, dass wir heute, so behaupten die Statistiken, nur noch zwei Stunden pro Tag stehen, während wir in der übrigen Zeit auf Stühlen, Hockern, Sitzen und Sofas sitzen. Eine sitzende Lebensweise passt nicht zu den Evolutionsprozessen, allenfalls schrittweise bei älteren Personen. Bei allen diesen nicht physiologischen Positionen dient das Becken im Kreuzbeinbereich als Stützstelle für den Bewegungsapparat. Dies ist der Ort, an dem wir Kräfte und Spannungen acht, 10 und noch mehr Stunden am Tag an den Untergrund abgeben, was zusätzlich zu neuromuskulären Verkürzungen führt.

Wir könnten fragen, warum unser Körper sich entschieden hat, den M. iliopsoas trotz aller Probleme, die er verursacht, zu „bewahren". Wir wissen, dass der M. iliopsoas, Delmas' Spinalindex zufolge, ein wichtiger Muskel für das Gehen und Laufen ist, aber diese Funktion ist, nachdem wir von den Bäumen auf die Erde hintergestiegen sind, ausgeprägter geworden.

Was ist mit vorher? Warum war dieser Muskel schon vorher da? Worin besteht die Funktion des M. iliopsoas? Die Antwort fällt uns ein, wenn wir über ein Beispiel nachdenken. Ein junger Mann in einem Fitnessstudio absolviert Klimmzüge. Während der ersten wenigen Wiederholungen geht alles gut, sein Körper befindet sich senkrecht zum Boden, die Ausführung ist korrekt. Dann setzt Müdigkeit ein. Was macht unser junger Mann? Er beugt seine Oberschenkel in Relation zum Becken. Warum tut er das?

Weil er dabei den Armhebel verkürzt und auf diese Weise ein paar mehr Wiederholungen schafft. Affen, von denen wir abstammen, führen die gleiche Bewegung aus, wenn sie sich von einem Ast zum anderen bewegen: Sie strecken sich in der Flugphase und „verkürzen" sich während der Zugphase durch Beugen ihrer Oberschenkel und ihres Rumpfs. Auch gehende Schimpansen neigen sich mit ihrem Rumpf nach vorne und verringern dadurch die Lendenwirbelsäulelordose. Erinnern wir uns, dass der M. psoas eine Lordose im Rücken erzeugt, indem er den Rücken wölbt. Affen benutzen den M. iliopsoas weiter, aber sie beginnen aus einer Verlängerungsposition. Wahrscheinlich hat der Mensch sich noch nicht an die aufrechte Haltung angepasst, und dies würde die Dichotomie zwischen der Funktion des Psoas einerseits und wie wir ihn benutzen andererseits erklären. Im Allgemeinen glaube ich angesichts des Unterschiedes zwischen ihrer Aktion und Funktion und ihrer aktuellen Nutzung, dass es immer am besten ist, diese Muskeln durch Dehnung zu trainieren.

DIE HÜFTSTRECKERKETTE

7 KAPITEL

BAUCHFASZIEN

7 BAUCHFASZIEN

7.1 BESCHREIBUNG

Wenn wir über die Bauchfaszien reden, sprechen wir möglicherweise über den für die Gesundheit des Knochen- und Gelenksystems wichtigsten Bereich. Die Relevanz dieses ganzen Gebiets ist immer mehr in den Vordergrund gerückt, sodass wir jetzt über „Core-Training" sprechen. Das Bauchsegment verbindet den Rumpf mit den unteren Gliedmaßen. Die Lenden-Becken-Region besteht aus:

- 35 bilateralen Muskeln, die am Becken ansetzen;
- 14 Muskeln, die das Becken mit der Wirbelsäule verbinden;
- 21 Muskeln, die das Becken mit den unteren Extremitäten verbinden.

BAUCHFASZIEN

Der Abdominalgürtel
(Abb: Kapandji[11])

Im Lauf der Evolution hat sich die Wirbelsäule von einer Verbindung zwischen den oberen und vorderen Gliedmaßen mit den unteren und hinteren Gliedmaßen zu einer gegen die Schwerkraft wirkenden Stützstruktur mit statischen und dynamischen Eigenschaften gewandelt. Bei Vorliegen einer Hypotonie der Wirbelsäulenmuskulatur nehmen wir falsche und ungünstige Körperhaltungen an, die zu Wirbelsäulenproblemen, wie Haltungsschäden, oder Krankheiten, wie Hyperlordose, Hyperkyphose oder, schlimmer noch, Skoliose führen können. Ein kräftiger Sportler hat einen kräftigen Bauch und straffe, effiziente Bauchfaszien.

---

11 Kapandji I.A (1983). *The Physiology of the Joints*, Elsevier Churchill Livingstone Publisher.

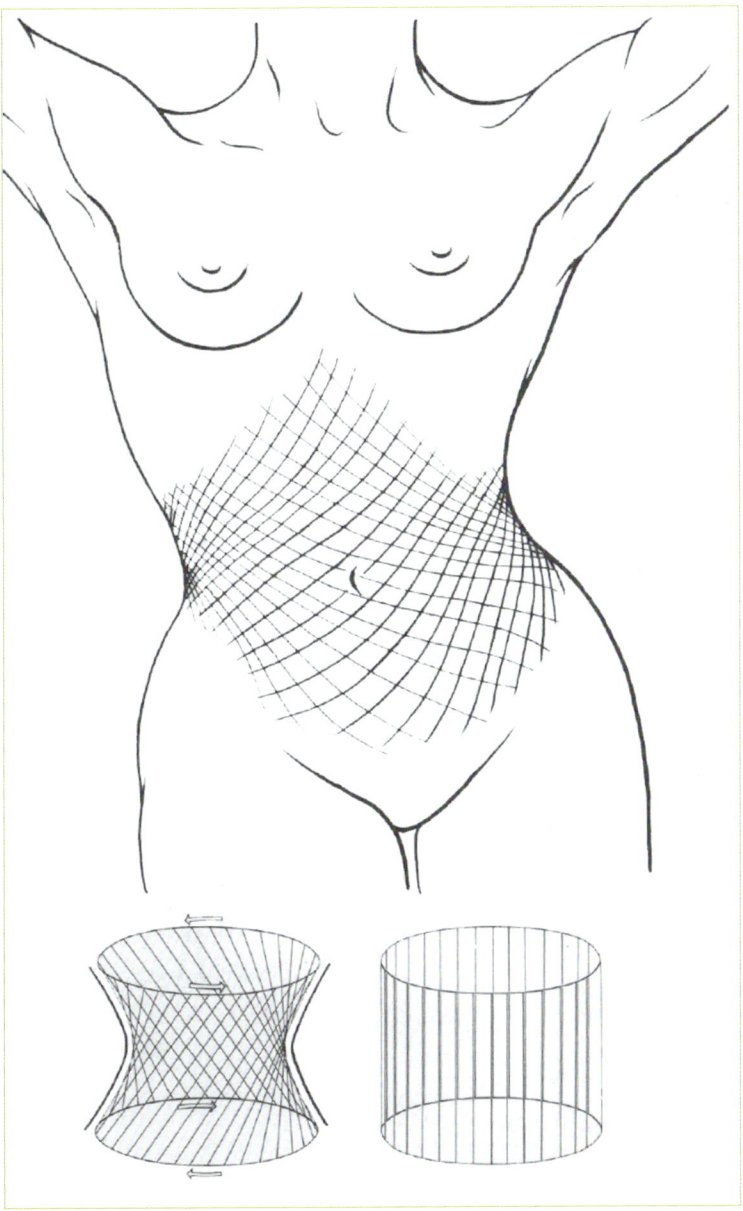

7.2 DIE CORE-REGION

Die Funktionen der Bauchfaszien und -muskeln sind die Stabilisierung, Bewegung und Kontrolle. Aber von welchen Muskeln sprechen wir ganz konkret? Es sind:

- der M. rectus abdominis,
- der M. transversus abdominis,
- die inneren schrägen Muskeln,
- die äußeren schrägen Muskeln,
- der M. quadratus lumborum,
- der M. erector spinae und
- die Beckenbodenmuskeln.

Man kann sich die Core-Region als einen Eimer vorstellen. Die zylindrische Stützstruktur besteht aus drei Muskelschichten: dem M. transversus und den schrägen Muskeln. Das vordere Sicherungsscharnier ist der M. rectus abdominis, das hintere besteht aus dem M. erector spinae und dem M. quadratus lumborum. Den Boden des Eimers bildet die Beckenbodenmuskulatur.

7.3 DER BECKENBODEN

Der Beckenboden ist eine Muskelgruppe, die einen Durchschuss zwischen den Beckenknochen schafft. Im Lauf der Evolution, mit der Verschiebung von einer horizontalen, vierbeinigen oder halbvierbeinigen Haltung in die aufrechte Körperhaltung, haben die Beckenbodenmuskeln ihre Funktion entscheidend verändert. Bestand zuvor ihre fast ausschließliche Funktion im Ausstoß von Abfallstoffen und in der Synergie bei der Entbindung, so haben sie mit der zweibeinigen Haltung die Rolle der Stützplattform für die Organe der Bauchhöhle übernommen. Bei Frauen ist die schlechte Aktivierung der Beckenbodenmuskulatur die Ursache für häufige Erkrankungen, vor allem für Komplikationen nach der Geburt, von Inkontinenz bis zum Vorfall (Absenkung) der Gebärmutter.

7.4 DER BEWEGUNGSRADIUS DER BAUCHFASZIEN UND -MUSKELN

Die Komplexität der Core-Region liegt vor allem an den Muskeln, aus denen sie besteht.

M. RECTUS ABDOMINIS

Dieser Muskel beugt den Rumpf nach vorne und zur Seite; er hebt das Becken und beteiligt sich am Abdominaldruck. Als ein Antagonist des M. quadratus lumborum spielt er eine wichtige Rolle bei der Aufrechterhaltung der richtigen Beckenhaltung. Er ist ein Muskel mit einem wichtigen ästhetischen Wert, aber, funktional gesehen, spielt er gegenüber den sogenannten *großen Bauchmuskeln* nur eine sekundäre Rolle.

DER ÄUSSERE SCHRÄGE MUSKEL

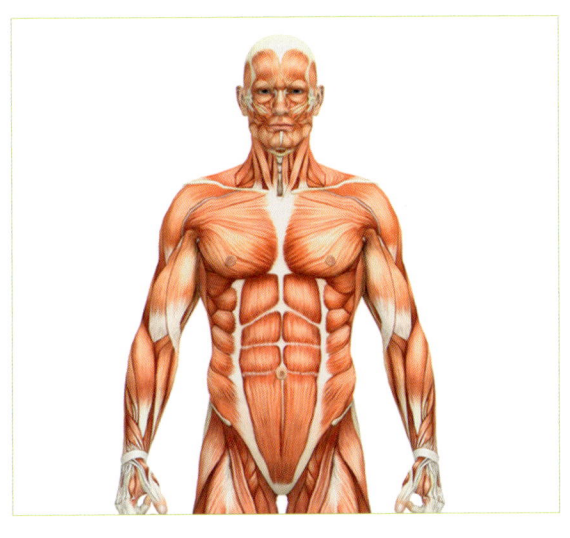

Dieser Muskel arbeitet bei der Rumpfbeugung synergistisch zum M. rectus abdominis, er kippt den Rumpf zur Seite und dreht ihn zur Gegenseite (der rechte M. obliquus externus dreht den Rumpf nach links und umgekehrt). Er beteiligt sich an der letzten Drehstreckung bei allen „Wurf"-Bewegungen in der Leichtathletik, im Rugby, im Tennis, Baseball, Golf und sogar Boxen. Jedes Mal, wenn wir eine Seite des Körpers mit einem Gewicht belasten (z. B. mit einem Koffer oder einer Hantel), kontrahieren die schrägen Muskeln auf der anderen Seite, um den Rumpf zu stabilisieren und daran zu hindern, zur Seite hin abzusinken. Der äußere schräge Muskel ist ein Teil des Abdominalkorsetts.

DER INNERE SCHRÄGE MUSKEL

Dieser Muskel ist an der Vorwärtsbeugung des Rumpfs beteiligt; er kippt den Rumpf zur Seite hin oder dreht ihn zur kontrahierenden Seite. Bei einer Drehung arbeitet er synergistisch zum M. rectus abdominis und dem äußeren schrägen Muskel auf der gegenüberliegenden Seite. Er trägt zum Bauchdruck bei.

DER M. TRANSVERSUS ABDOMINIS

Die Hauptaktivität dieses Muskels ist der Abdominaldruck: Er hält die Eingeweide zurück und stabilisiert das Becken. Dank der Synergie zwischen dem M. transversus und den schrägen Muskeln gewinnen das Becken und die Lendenwirbelsäule Festigkeit und Stabilität.

DER M. QUADRATUS LUMBORUM

Wie der Name bereits sagt, ist dies ein viereckiger Muskel, der vom Beckenkamm zur Wirbelsäule und den Rippen zieht. Er kippt den Rumpf nach hinten und zur Seite. Er ist der eigentliche Antagonist des M. rectus abdominis.

DER M. ERECTOR SPINAE – DER M. LATISSIMUS DORSI

Der Bewegungsradius dieser Muskeln besteht in der Streckung und im seitlichen Kippen des Rückens.

7.5 DIE FUNKTION DER BAUCHFASZIEN UND -MUSKELN

Lassen Sie mich etwas zur Funktion der Bauchfaszien und -muskeln sagen, beginnend mit der Synergie zwischen dem Zwerchfell und den mediastinalen Hohlräumen (Mittelfellhohlräume des Brustkorbs), die aneinandergrenzen. Sie sind physisch getrennt, aber funktional miteinander verbunden. Während der Einatmung, wenn der Brustkorb sich erweitert, wird der mediastinale Hohlraum zusammengedrückt; während der Ausatmung wird der Zwerchfellhohlraum zusammengedrückt, wohingegen der mediastinale Hohlraum sich ausdehnt. Der Endoabdominal- oder Peritonealdruck steigt während einer Anstrengung an, vor allem in Kombination mit einer erzwungenen Ausatmung (Zatsiorskij & Sazonov[12], 1988). Als ein Ergebnis der internen Unterstützung kann der Druck auf die Bandscheiben um 40 % gesenkt werden; diese Unterstützung erfolgt durch die Aktivität der Bauchwand, der Interkostal- und Zwerchfellmuskeln.

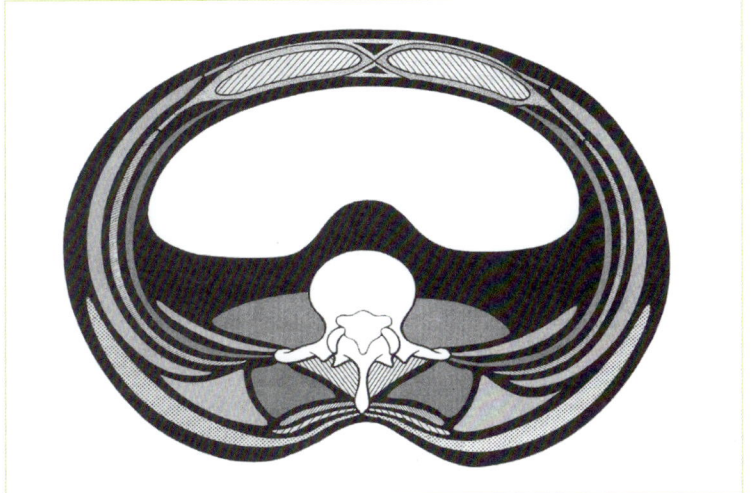

Das Becken (Abb: Kapandji)

Die vorherige Abbildung des Beckens (von Kapandji[13]) gibt einen Ausschnitt des mediastinalen Hohlraums wieder und zeigt die Wirkung der großen Bauchmuskeln: des äußeren schrägen Muskels, des inneren schrägen Muskels und des M. transversus. Diese drei Muskeln durchziehen die Bauchhöhle in drei übereinanderliegenden Kreisen, die sich an der Vorderseite in einer faserigen Aponeurose miteinander verbinden, in deren Durchschuss der M. rectus abdominis angesetzt ist. Dies zeigt schon, dass es so gut wie nutzlos ist, den M. rectus abdominis zu trainieren, um den Taillenumfang zu reduzieren. Der Einfluss eines derartigen Trainings ist sehr gering. Wenn man den Taillenumfang reduzieren will, sollte man sich stattdessen auf die drei oben erwähnten Muskeln konzentrieren. Die Bauchmuskeln und -faszien fungieren als:

---

12 Zatsiorskij V.M. and Sazonov V.P. (1988). Basi biomeccaniche nella prevenzione dei danni alla colonna lombare durante esercizio fisico – Revisione della bibliografia esistente, in *Atleticastudi*, 5.

13 Kapandji I.A (1983). *The Physiology of the Joints*, Elsevier Churchill Livingstone Publisher.

- **Stabilisatoren**

  Ihre Rolle bei der Eindämmung der Eingeweide und als Stabilisatoren wird durch isometrische Kontraktionen sichergestellt, die das Becken in einer anatomischen Position halten. Denken wir einmal darüber nach: Wenn die aufrechte Haltung diejenige ist oder sein sollte, die am häufigsten eingenommen wird, kann die primäre Funktion unseres Abdomens nicht darin bestehen, den Rumpf in Richtung Boden zu beugen, wie bei Crunches und ähnlichen Übungen, es ist vielmehr die Stabilisierung und Drehung des Beckens gegen die Schwerkraft (Absolviert irgendjemand diese Übungen im Fitnessstudio?).

- **Motoren**

  Die dynamische Funktion wird durch anisometrische Kontraktionen der Muskeln, die die Beugung, Seitbeugung und Drehung des Rumpfs und das Anheben des Beckens ermöglichen, garantiert. Wieder einmal sprechen wir nicht von einem einzigen Muskel, sondern von einer funktionalen, synergistischen Gruppe von Muskeln. Die meisten dieser Bewegungen finden immer noch in der aufrechten Position statt. Wenn wir über die Rumpfdrehung nachdenken, erkennen wir, dass die erste und häufigste Bewegung dieser Art beim Gehen stattfindet.

- **Atemmechanismus**

  Die Bauchmuskeln und -faszien unterstützen die Atmung und ganz besonders die gewaltsame Ausatmung. Diese wird durch die Aktivität der Bauchwandmuskeln, der Interkostalmuskeln und des Zwerchfells bewirkt. In vielen Sportarten, in denen die Kraft und Schnellkraft eine Rolle spielen, handelt es sich um eine wirklich physiologische Aktivierung.

Eine hohe Festigkeit des Bauchgürtels und besonders des M. transversus hat vielfache optische und ästhetische Auswirkungen.

Je fester der M. transversus ist, desto schlanker ist die Taille, da ein Akzent auf die Kurve gesetzt wird, die sie seitlich begrenzt und die mit dem Bereich zwischen den Rippen und dem Becken zusammenfällt: die Hüftlinie (hyperboloide Linie). Ein fester Bauchgürtel bewirkt eine Reihe von Vorteilen, deren wichtigste die Folgenden sind:

- geringere Belastung der Lumbalwirbelsäule,
- größere Core-Kraft wegen der Aktion der Pivotmuskeln,
- Verringerung von Rückenbeschwerden aufgrund der verbesserten Stabilisierungsfunktion,
- verringerte Absenkung der Eingeweide,
- verbesserte Synergie zwischen den unteren und oberen Extremitäten in der Arbeit der kinematischen Ketten.

7.6 DAS ZENTRIFUGENPRINZIP

In der Trainingstheorie wird die Wichtigkeit der Core-Region dadurch unterstrichen, dass sie in der Rangliste der Reihenfolge der bei Anfängern zu trainierenden Muskelbereiche den ersten Platz einnimmt. Es handelt sich um das sogenannte *Zentrifugenprinzip*. Dies heißt, dass die Bauchfaszien und die davon abhängenden Gelenke die Drehachse darstellen, auf der die Kräfte, die aus dem oberen Teil (Rumpf und obere Gliedmaßen) stammen, und die Belastung, die von den unteren Gliedmaßen kommt (Aufprall auf dem Boden), sich entladen. Es ist kein Zufall, dass die Wirbelsäule der Bereich ist, der dem größten Verschleiß unterliegt und der Ort von Erkrankungen entzündlicher Herkunft ist: Rückenschmerzen, Ischialgie und Hexenschuss. Und es ist nicht weniger ein Zufall, dass die Rückenschmerzen der 50-Jährigen an die jüngeren Generationen vererbt werden.

III KAPITEL

DER SCHULTERGÜRTEL

DER SCHULTERGÜRTEL

8.1 BESCHREIBUNG

Nur das funktionale Training ermöglicht es uns, scheinbare Widersprüche in unserem Bewegungsapparat zu erklären.

Das Schultergelenk ist ein derartiger Fall. Wie das Hüftgelenk ist es ein Kugelgelenk, das heißt, es hat einen größeren Bewegungsumfang als andere Gelenke.

Im Gegensatz zum Hüftgelenk jedoch, bei dem das Rumpfgewicht zur Stabilisierung des Femurkopfs innerhalb seiner Gelenkhöhle beiträgt, „hängt" im Schultergelenkkomplex der Humerus einfach am Rumpf. Wenn der M. deltoideus sich am Punkt seiner maximalen Kontraktion befindet, bei der der Arm um etwa 90° abgespreizt ist, weicht der Humeruskopf tatsächlich aus der Linie der Gelenkeinschränkung aus.

Die Anpassung des Schultergelenks weist darauf hin, dass sich unser Körper im Zuge der Evolution für die Mobilität auf Kosten der Stabilität entschieden hat.

Der Humeruskopf befindet sich tatsächlich nur teilweise in der Gelenkpfanne und zum großen Teil außerhalb der sogenannten *Gelenkeinschränkung*.

DER SCHULTERGÜRTEL

Anstatt in die Gelenkpfanne einzutreten, „hängt" der Humerus am Rumpf und bewegt sich durch seine aktive Stabilität in verschiedene Richtungen, was durch die Entwicklung der in seiner Nähe befindlichen Muskeln und durch seine passive Stabilität, die durch die Sehnen und Bänder derselben Muskeln gewährleistet wird, ermöglicht wird.

Neben den Schulterblattstabilisatoren sind die einzigen Muskeln mit einer vorwiegend stabilisierenden Funktion diejenigen innerhalb der „Rotatorenmanschette", wobei es sich um eine echte Gelenkverstärkungsstruktur handelt.

Frage: Finden Sie es nicht seltsam, dass alle Muskeln, die die meisten weißen Fasern aufweisen, am instabilsten Gelenk des menschlichen Körpers ansetzen?

- der lange Kopf des M. triceps: 67 % weiße Fasern;
- der M. trapezius: 64 % weiße Fasern;
- der M. latissimus dorsi und M. pectoralis: 50-58 % weiße Fasern;
- der M. deltoideus (anterior, medial, posterior): 40 % weiße Fasern, vor allem im vorderen Teil.

Doch die weißen Fasern „zeugen" von hoher Arbeitsbelastung, dem Ausdruck großer Kraft und Schnellkraft sowie von großen Spannungen. An einem Gelenk, das instabil ist? Fast als Bestätigung dafür, muss jeder, der die Muskulatur des Schultergürtels intensiv trainiert, und zwar korrekt und ohne es zu übertreiben, schmerzhafte und entzündliche Zustände in diesem Gelenk ertragen. Warum solche Probleme? Woher stammen sie? Lesen Sie das nächste Kapitel, und Sie werden die Antwort finden.

8.2 DER BEWEGUNGSRADIUS DER MUSKELN DES SCHULTERGÜRTELS

Alle an Bewegungen der Schulterregion beteiligten Muskeln setzen distal am Humerus, am Schulterblatt und Schlüsselbein, an. Diese drei Knochensegmente teilen sich alles untereinander.

M. TRAPEZIUS

Das obere Band spielt bei allen Zug- und Hebebewegungen eine wichtige Rolle. Es hebt die Schulter und dreht das Schulterblatt. Das mediale Band zieht die Schultern zurück und bringt sie näher an die Wirbelsäule heran.

Das untere Band dreht das Schulterblatt und drückt die Schulter in Synergie mit dem M. pectoralis minor zusammen. Des Weiteren dreht der M. trapezius, wenn er sich einseitig kontrahiert, den Kopf zur Seite – wir bemerken dies, wenn wir störende Nackenschmerzen haben, bei denen die Kontraktion des M. trapezius und/oder des M. sternocleidomastoideus die Schmerzen noch steigert.

M. DELTOIDEUS

Hierbei handelt es sich um einen leistungsfähigen Abduktor der oberen Extremität, der dazu beiträgt, dass man seinen Arm über den Kopf heben kann. Die Schlüsselbeinbänder heben den Arm nach vorne; die Schulterdachbänder heben ihn seitlich an; die Schulterblattbänder führen den Arm nach hinten.

Außerdem spielt der M. deltoideus eine aktive Rolle für die Stabilisierung des Gelenks, das er wie eine Kappe umhüllt.

Der M. deltoideus wird bei kreisenden Armbewegungen aktiviert, die typisch für das Schwimmen und Boxen sind.

Der M. deltoideus arbeitet in Synergie mit dem M. pectoralis maior bei allen Schubbewegungen entlang unterschiedlicher Ebenen.

M. PECTORALIS

Der M. pectoralis arbeitet in Synergie mit den Schlüsselbeinbändern des M. deltoideus, um die Schulter um 90° zu beugen.

DER SCHULTERGÜRTEL

Der M. pectoralis adduziert und dreht die Schulter nach innen, sodass der Arm auf der Querebene gebeugt wird.

Bei erhobenen und fixierten Armen zieht der M. pectoralis den Rumpf nach oben (Kletterbewegung). Bei allen Suspensions- und Stützbewegungen verhindert der M. pectoralis das Absenken des Rumpfs durch den M. latissimus dorsi. Der M. pectoralis ist auch beim Anheben des Arms nach vorne aus der Hinten-außen-Position (Diskuswurf) und aus der Hinten-unten-Position (Bowling) aktiv. Der M. pectoralis unterstützt die tiefe Atmung. Die Synergie des M. pectoralis mit dem M. triceps ist bei explosiven, schnellen Schubbewegungen extrem wichtig (z. B. beim Zurseitefegen von Ästen und Zweigen). Der lange Kopf des M. triceps ist, statistisch betrachtet, tatsächlich der Muskel mit dem höchsten Anteil an weißen Fasern.

M. LATISSIMUS DORSI

Der M. latissimus dorsi dient der Streckung, Adduktion und Innenrotation des Schultergelenks. Bei allen Suspensions- und Stützbewegungen trägt er zur Stabilisierung des Rumpfs bei. Er dient dem explosiven Nach-unten-Führen einer angehobenen Extremität (bei Wurf- oder Schlagbewegungen). Er zieht den Rumpf in Richtung der Arme. Es ist offensichtlich, dass der M. latissimus dorsi viele Bewegungen in Synergie mit dem M. pectoralis ausführt, als dessen Antagonist er oft, aber zu Unrecht, betrachtet wird. (Wie können zwei Muskeln mit dem gleichen distalen Ansatz, die beide der Nach-innen-Rotation des Humerus dienen, Antagonisten sein?). Wenn die Hand sich über dem Kopf befindet, zieht der M. latissimus den Arm gegen den Widerstand nach unten hinten, als ob man ein Fallgitter absenken würde. Bei einer Kletteraktion wird die Hand über den Kopf gelegt, und der M. latissimus arbeitet hart, um den Rumpf zu den Armen hin zu ziehen und den ganzen Körper nach oben zu heben. Personen mit einem Funktionsdefizit der unteren Gliedmaßen, denen es unmöglich ist, durch die Streckung der unteren Gliedmaßen den Körper aus einer sitzenden Position anzuheben, können die Hände auf die Armlehnen eines Stuhls legen und den Körper nach oben drücken und heben, indem sie den Adduktionsradius des M. latissimus beim Anheben des Beckens nutzen. Beim Gehen auf Gehhilfen hilft der M. latissimus den Händen, das Körpergewicht zu tragen (vgl. wie die Affen gehen).

M. SERRATUS ANTERIOR

Die Aktion des M. serratus anterior besteht darin, das Schulterblatt nach vorne um den Brustkorb (Protraktion) zu ziehen. Diese Bewegung verbessert die Fähigkeit, die obere Extremität nach vorne zu strecken, und steigert die Kraft der Schlagbewegung mit der Faust oder die Überwindung eines frontalen Widerstandes (Zurseitefegen von Blättern und Zweigen).

M. TRICEPS BRACHII

Dieser Muskel hat sowohl zwei- als auch eingelenkige Funktionen. Sein langes, zweigelenkiges Ende fungiert als Strecker des Unterarms gegen den Arm und als Strecker des Arms gegen den Rumpf. Der M. triceps hilft dem M. pectoralis maior und dem M. deltoideus bei Streck- und Stoßbewegungen und dem M. latissimus dorsi, wenn er den Arm zurück- und anzieht.

Der M. triceps brachii ist der Antagonist des M. biceps brachii und der Muskel, der für den größten Teil der Armmasse verantwortlich ist.

M. BICEPS BRACHII

Der M. biceps brachii ist ein weiterer zweigelenkiger Muskel. Können Sie mir dann erklären, warum man oft beobachten kann, wie er mit seitlich am Rumpf blockierten Ellbogen, d. h. mit einer eingelenkigen Bewegung, trainiert wird? Das proximale Segment des M. biceps brachii ist vom M. deltoideus und dem M. pectoralis maior abgedeckt. Der M. biceps brachii ist ein Beuger des Unterarms gegen den Arm und Humerus; er dient auch der Supination des Unterarms. Wenn der Ellbogen gestreckt ist, spannt der M. biceps brachii sich an, um der Schwerkraft zu widerstehen. Er unterstützt auch den M. latissimus dorsi bei Zugbewegungen.

8.3 DIE FUNKTION DES SCHULTERGÜRTELS

Worin besteht die Funktion des Schultergelenks?

Wie wir gesehen haben, ist der Schultergürtel eine äußerst komplexe Kreuzung von Muskeln, Sehnen und Gelenksystemen und eine kinematische Kette, die das Opfer eines offensichtlichen Missverhältnisses ist. Dennoch ist es einfach: Der Schultergürtel ist ein Kraftumwandler, ein funktionaler Knotenpunkt. Genau wie ein Eisenbahnknotenpunkt besteht sein Zweck darin, die Kräfte, die aus den unteren Extremitäten oder dem Rumpf kommen, auf die oberen Extremitäten zu übertragen.

Die Funktion des Schultergürtels legt es nahe, Übungen und Ausführungsarten zu verwenden, die sich von den derzeit und in der Vergangenheit verwendeten unterscheiden. Seine Funktion sagt uns zum Beispiel, dass es kontraindiziert ist, den M. deltoideus mit einer Last zu trainieren, die nur die oberen Extremitäten betrifft (z. B. langsame Vorwärtsbewegung und langsame Bewegung der Langhanteln), ohne die Hilfe der unteren Bewegungsketten. Sie sagt uns auch, dass wir von einem Gelenk bei übermäßiger Bewegungssteuerung und zeitlupenhafter Bewegungsausführung keine Stabilität verlangen können, wenn es diese Funktion nicht besitzt. Es ist besser, den Schultergürtel mit Übungen zu trainieren, bei denen die „Stoß"-Aktion von den unteren Gliedmaßen ausgeht und dann, mit ihrer Hilfe, über das Schultergelenk auf die oberen Gliedmaßen übertragen wird.

Beispiele: Zug-Press-Übungen mit Kurz- oder Langhanteln, Stoß- sowie Clean-(Umsetz-) & Press-Übungen. Paradoxerweise sind viel höhere Belastungen in einem kürzeren Zeitrahmen notwendig. Das ist es, was diese Gelenksysteme verlangen. Wenn man darüber nachdenkt, folgt eigentlich jede sportliche Aktivität, bei der die Übertragung von Kräften von den unteren Extremitäten auf den Oberkörper eine Rolle spielt –, Boxen, Baseball, Tennis, Golf, Gewichtheben, die Kampfkunstsportarten, um nur einige zu nennen, – dieser Linie. Sie werden bessere Ergebnisse in Bezug auf die Kraft und Hypertrophie erzielen, und Schmerzen, Entzündungen, Impingement- und andere Engpasssyndrome werden zurückgehen oder sogar verschwinden.

8.4 GRIFFARTEN

Der Griff ist ein Thema, das selten in Fitnessstudios diskutiert wird. Es wird allgemein angenommen, dass es sich dabei um einen Faktor von untergeordneter Bedeutung handelt. Es kommt jedoch ein Zeitpunkt im Training, wenn der Trainierende beginnt, einen persönlichen Griff zu entwickeln, oft auf der Grundlage unorthodoxer Vorschläge (der häufigste ist: „Verwende diesen Griff, du wirst den Pectoralis besser spüren."). Eigentlich ist der Griff der Ursprung der Kraft. Kraftvolle Griffe bewirken, dass der maximale Anteil des sensiblen Bereichs der Finger und der Handinnenfläche in Kontakt mit dem gegriffenen Gegenstand kommt. Die vier Finger krümmen sich um den Gegenstand, während der Daumen, in Opposition, auf der gegenüberliegenden Seite liegt. Auf diese Weise stellen die empfindlichen Rezeptoren der beteiligten Bereiche sicher, dass der Druck für die Steuerung der Langhantel richtig ist. Bei dieser Aktion sind alle Muskeln der Finger und des Daumens, die die Hand schließen, aktiv: Die Muskeln des Daumen- und des Kleinfingerballens stabilisieren den mittleren Part der Handinnenfläche gegen das Objekt, die Fingermuskeln packen zu, die Handgelenkstrecker vermitteln der Greifaktion eine stabile Basis. Achten Sie auf Folgendes: Wenn Sie Ihre Faust schließen, bilden die Hand, das Handgelenk und der Unterarm einen Funktionsblock, ein einzelnes Segment. Je fester die Hand ein Objekt ergreift, desto größer ist die Aktivität der Handgelenkstrecker und desto stärker ist das motorische Signal des zentralen Nervensystems. Einer der Hauptreflexe eines neugeborenen Babys ist das Krümmen der Finger, wenn auf die Mitte der Handflächen Druck ausgeübt wird. Diese Art von Griff und die physiologischen Reaktionen, die später eingreifen, steigern die Nervenreaktion und die Muskelfaserrekrutierung.

DER SCHULTERGÜRTEL

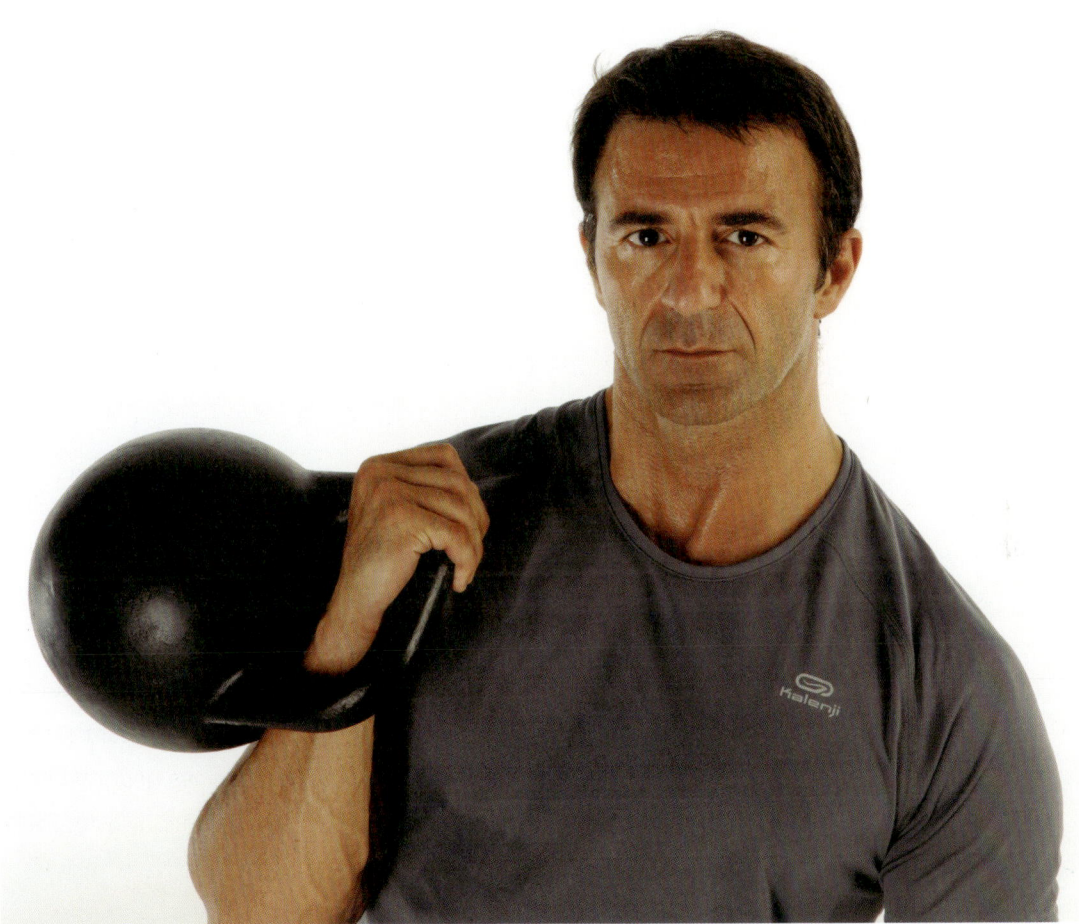

9

KAPITEL

FUSSGELENK [SPRUNGGELENK] UND FUSS

FUSSGELENK [SPRUNGGELENK] UNd FUSS

9.1 BESCHREIBUNG

Die Besonderheit des Fußes besteht darin, dass er der einzige Teil des menschlichen Körpers ist, der sich in ständigem Kontakt mit dem Boden befindet. Während die meisten Tiere auf den Fingern stehen und gehen (Zehengänger), ist der Mensch ein Sohlengänger, das heißt, die gesamte Fußsohle ruht auf dem Boden. Wenn wir stehen, übt der Boden eine Kraft aus, die gleich und entgegengesetzt zu unserem Körpergewicht ist, die sogenannte *Bodenreaktionskraft*. Diese und andere Kräfte entladen sich in den Gelenken der unteren Gliedmaßen – Becken-, Knie- und Fußgelenke –, die aus diesem Grund eine sehr hohe Funktionssynergie besitzen. Die Rolle der Fuß- und Sprunggelenke besteht:

- im Ausrichten des Fußes in der Art und Weise, dass die Sohle korrekt auf den Boden gesetzt wird;
- in der Änderung der Form und Krümmung des Fußgewölbes, um den Fuß den Bodenunebenheiten anzupassen und ein System von Stoßdämpfern zwischen dem Boden und dem Bein zu erzeugen.

FUSSGELENK (SPRUNGGELENK) UND FUSS

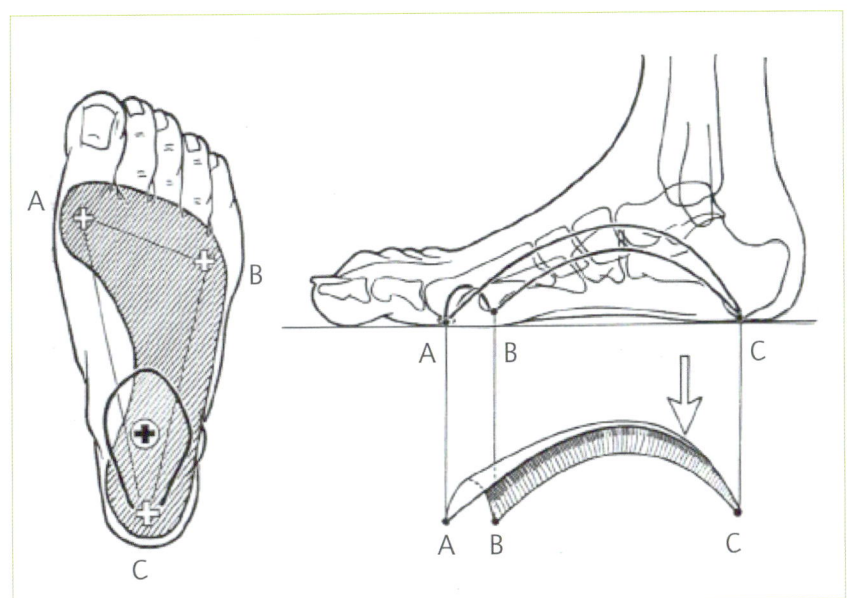

Der Fuß
(Abb: Kapandji[14])

9.2 GEHEN

Betrachtet man das Fußgelenk, zeigt sich, dass der hintere Schienbeinmuskel, der M. gastrocnemius und der M. soleus die Muskeln sind, die für den Antrieb beim Gehen, Laufen und Springen vorrangig zuständig sind. Die Aktion der Wadenmuskulatur wird durch die Fußwölbung und die Zehenbeugung ergänzt. Wenn die Ferse den Boden verlässt, werden die Zehen gestreckt, wodurch das Fußgewölbe ausgeprägter wird. Wandern ist in technischer Hinsicht mit einem Sturz vergleichbar, der von der gegenseitigen Extremität abgefedert wird. Die Gehbewegung lässt sich differenzieren in eine Fußaufsatzphase, die rund 60 % des Schritts ausmacht, und in eine Schwungphase, bei der der Fuß keinen Bodenkontakt hat und die etwa 40 % des Schritts ausmacht. Dies bedeutet, dass es einen Wechsel von Einbein- und Zweibeinstützphasen gibt. Zu Beginn der Fußaufsatzphase befindet der Fuß sich vor dem Rumpf und drückt nach vorne gegen den Boden, wobei er den Körper abbremst und unterstützt. In der letzten Phase befindet sich der Fuß im Gegensatz dazu auf der Rückseite des Körpers und drückt nach unten und nach hinten, wodurch er zur Beschleunigung beiträgt. Ich möchte die Intervention der oberen Gliedmaßen zur Gewährleistung einer korrekten und koordinierten Haltung als eine Bestätigung unserer physiologischen Anpassung auf der Grundlage kinematischer Ketten besonders hervorheben.

---

14 Kapandji I.A (1983). *The Physiology of the Joints*, Elsevier Churchill Livingstone Publisher.

9.3 LAUFEN

Beim Laufen verändern sich die Prozentverhältnisse radikal: Die Fußaufsatzphasen schwanken, entsprechend unserer Geschwindigkeit, zwischen 40 und 27 %. Je schneller der Sportler ist, desto kürzer ist die Bodenkontaktphase (bei Sprintern macht sie etwa 22 % des Schritts aus).

Die Laufeffizienz ist das Ergebnis der Akkumulation und Freisetzung von potenzieller Energie innerhalb der elastischen Komponenten der Sehnen und der Energietransferaktion der Muskeln, die sich über die Gelenke der unteren Extremitäten erstreckt. Die durch die Laufaktion aktivierte kinematische Kette löst zunächst die Aktivität sowohl des M. gastrocnemius als auch des M. soleus aus. Beide Muskeln unterstützen die Aktion des Plantargewölbes und des Vorderfußes. Dann werden der Reihe nach der M. quadriceps, die Hüftstreckerkette – der M. biceps femoris und der M. glutaeus – und die Abduktoren mit in die Aktion einbezogen, wodurch das Absinken des Beckens beim Fußaufsatz kompensiert wird. Was den Fuß betrifft, ist die Aktion des Sprungbeins von besonderer Wichtigkeit. Dies ist der Knochen, auf den sich die durch den Knöchel und das Schienbein während der verschiedenen Phasen abgegebenen Kräfte verteilen. Aufgrund der Wirkung der plantaren Gewölbe und der über sie laufenden Bänder fungiert der Fuß als Feder, die die Rückführung von 80 % der elastischen Energie gewährleistet.

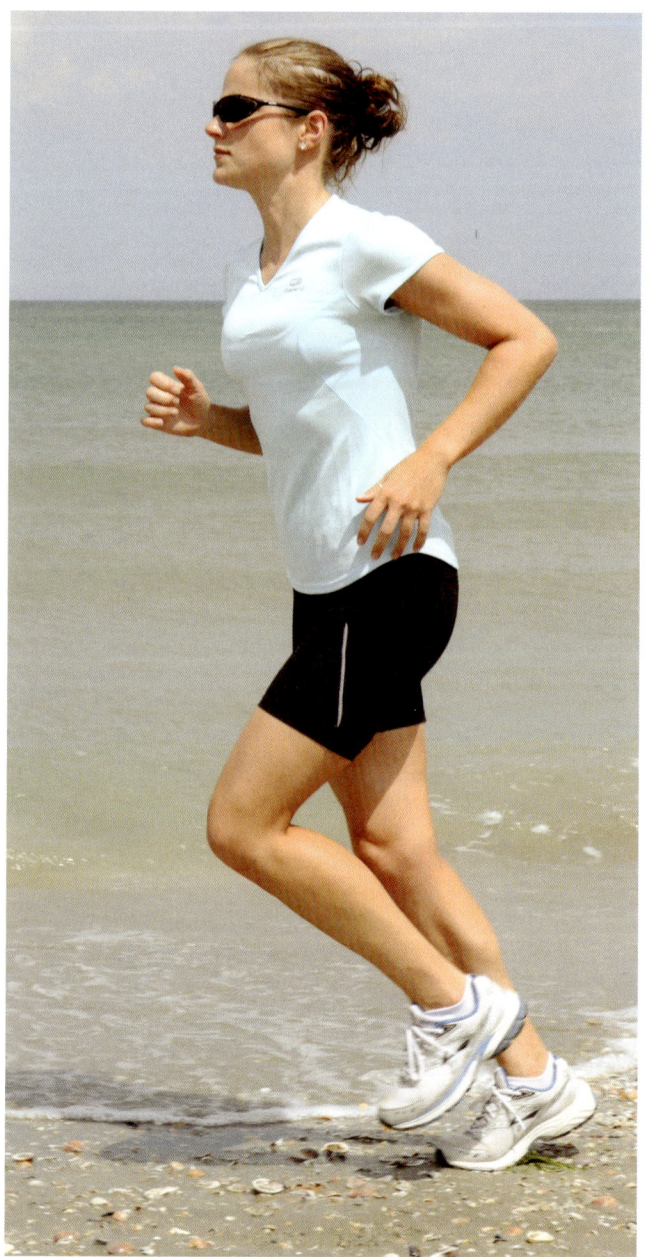

9.4 FUSSBEWEGUNGEN

Wie bereits oben betont wurde, handelt es sich beim funktionalen Training um ein Training auf der Grundlage kinematischer Ketten unter Berücksichtigung der Entwicklungslinien des Menschen. Funktionales Training bedeutet auch, dass man in Fitnessstudios und Sportzentren anders vorgeht, als es bislang der Fall war: Die Aktion und Funktion eines Muskels oder einer kinematischen Kette sollte niemals voneinander getrennt werden. Wenn wir die Muskulatur, die sich über das Fußgelenk zieht, insbesondere den M. triceps surae, trainieren, dürfen wir dynamische Bewegungen nicht ignorieren.

Denken wir einmal darüber nach: Diese Knochen-Gelenk-Strukturen haben sich für das Gehen und Laufen entwickelt, und als solche sind sie immer Antriebskräften ausgesetzt gewesen, sowohl zur Beschleunigung als auch zur Abbremsung. Die Übungen, die normalerweise in Fitnessstudios durchgeführt werden, selbst an *Ad-hoc*-Maschinen, berücksichtigen diese Merkmale nicht. Es ist ein gravierender Fehler, unsere Gelenksysteme, die von Individuum zu Individuum variieren, so einzuschränken, dass sie sich nur auf einer von einer Maschine auferlegten, geradlinigen Bahn bewegen. Wir haben auch die Synergie gesehen, die zwischen dem M. triceps surae und anderen Muskeln des Beins und Oberschenkels besteht. Es ist offensichtlich, dass sie zusammen trainiert werden müssen, damit es nicht zu einer Rückentwicklung der intra- und intermuskulären Koordination kommt.

TEIL II – PRAXIS

10 KAPITEL

ÜBUNGEN MIT DEM EIGENEN KÖRPERGEWICHT

HANDBUCH FUNCTIONAL TRAINING

ÜBUNGEN MIT DEM EIGENEN KÖRPERGEWICHT

10.1 URSPRÜNGE

Die Ursprünge der Übungen mit dem eigenen Körpergewicht sind sehr alt. Beispiele können in den chinesischen, ägyptischen und mykenischen und in vielen anderen Kulturen gefunden werden. Lycurgus (etwa 800-730 v. Chr.) behauptete, dass man, um bessere, für den Kriegseinsatz geeignetere Krieger zu bekommen, dafür sorgen sollte, dass die Mütter dieser Krieger athletisch und durch körperliche Aktivitäten gestählt sind. Plutarch (etwa 45-120 n. Chr.) verwendete die gleichen Ausdrücke bei der Beschreibung der Sitten der Spartaner, eines berühmten Kriegervolks. Galen, einer der Väter der Medizin (etwa 131-201 n. Chr.), schrieb in seinem Werk *De sanitate tuenda*:

„...Das ist es, was ich als körperliches Training oder Gymnastik betrachte, ein Begriff, der mit dem Gymnasium verbunden ist, wohin die Menschen gehen, um sich zu salben, sich massieren zu lassen und sich im Ringen, Diskuswerfen oder einer anderen sportlichen Aktivität zu üben."

Mehr als 1.000 Jahre später empfahl Mercurial Diskuswerfen, Seilklettern, schnelles Gehen, Bergsteigen und Weitsprung als Aktivitäten, die die meisten Vorteile bringen würden. Die Menschen trainierten mit mehr oder weniger einfachen Gewichten: Medizinbällen, Hanteln, Felsbrocken, dem Trapez, Seilen und an starren Ringen. Es gab keine theoretische Grundlage des Trainings. Ein Athlet musste stark, schnell und zäh sein. Und er eignete sich all diese Eigenschaften an.

10.2 BESCHREIBUNG

Unser Körper ist das Werkzeug, er ist der Ausgangs- und Endpunkt des funktionalen Trainings. Wie Michael Boyle[15], der Vater des amerikanischen funktionalen Trainings, sagt: „Wir werden nie gut im Umgang mit einem äußeren Gewicht (Kurz- oder Langhantel oder andere), wenn wir nicht zuerst gut im Umgang mit dem eigenen Körper sind." Das Ziel besteht darin, den Körper so zu trainieren, dass er sich bewegen kann, und darüber hinaus die Bewegungseffizienz und das Bewusstsein zu verbessern.

10.2.1 Belastungsarten

Bei Übungen mit dem eigenen Körpergewicht können wir im Wesentlichen auf vier Belastungsarten zurückgreifen:

1. das Körpergewicht als Widerstand,
2. das Gewicht des fallenden Körpers als Widerstand (Tiefsprünge, Hindernissprünge, Sprünge nach oben),
3. normale äußere Lasten, wie z. B. Kurz- und Langhanteln,
4. unkonventionelle äußere Lasten, wie z. B. Kettlebells, Sandsäcke, Medizinbälle.

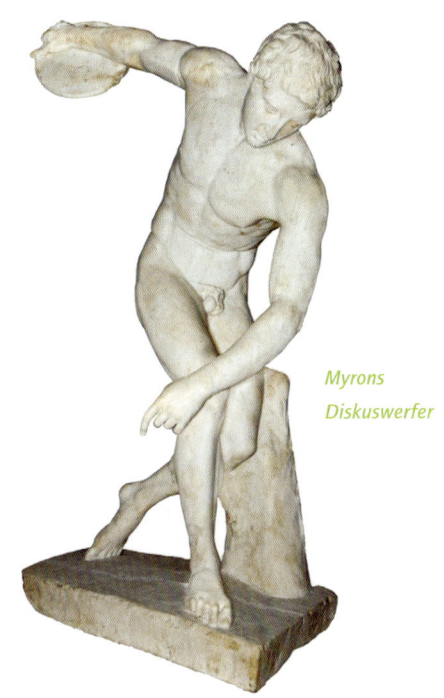

Myrons Diskuswerfer

Die erste Belastungsart wird unsere Priorität sein: Wir werden unseren Körper als unser erstes Werkzeug, das wir oft vergessen, neu entdecken. Als erste Herangehensweise an das Training sollten Sie an Ihrem Körper- und Bewegungsbewusstsein arbeiten, mit Übungen, die fast ausschließlich mit dem eigenen Körpergewicht durchgeführt werden. Wer sagt, dass Übungen mit dem eigenen Körpergewicht leicht sind, kennt sie einfach nicht. Turner arbeiten mit Körpergewichtsübungen, und ihre Körper und sportlichen Leistungen sind sehr beeindruckend. Mit einer Kniebeuge zu beginnen, um die Beine zu trainieren, ohne vorher die betroffenen kinematischen Ketten durch eine Beinbeugeübung im freien Stand getestet und trainiert zu haben, ist so, als ob man ein Haus ohne Fundament bauen würde. Arbeiten und trainieren Sie mit Körpergewichtsübungen, Sie werden es nie bereuen.

---

15 Boyle M. (2010). Personal communication, *Perform Better Convention*, LA.

10.3 TRAININGSREGELN

Bevor Sie mit dem praktischen Teil beginnen, sollten Sie einige Regeln kennen:

1. **Kleidung.** Tragen Sie bequeme Kleidung, die Ihnen Bewegungsfreiheit gibt, ohne Sie einzuengen oder übermäßigem Druck auszusetzen.

2. **Schuhe.** Keine andere Sportschuhart hat sich technisch so wie der Laufschuh entwickelt. Dies ist logisch, oder? Da wir diese Schuhe verwenden, um Tausende von Schritten zu absolvieren, müssen wir die beste Technik einsetzen, um den Füßen und den sie tragenden Strukturen dienlich zu sein. Dennoch sollten Sie vor allem bei weniger anspruchsvollen Übungen, zumindest in Bezug auf die Gelenke, zurück zu Ihren Wurzeln gehen und barfuß trainieren. Wir dürfen nicht vergessen, dass wir barfuß geboren wurden und uns auch barfuß entwickelt haben. Jemand hat den Einwand erhoben, dass man, wenn man auf Schuhe verzichtet, anfälliger für Verletzungen und Gelenktraumata ist. Dieser Einwand ist nicht korrekt. Der Mensch verfügt über eine physiologische Sohle, das Fersenfettpolster, das die gesamte Fußsohle bedeckt, aber unter der Ferse und den Metatarsalköpfen besonders dick ist. Außerdem beginnt die Propriozeption – der Schlüssel zu intelligenter körperlicher Aktivität – mit Barfußarbeit.

3. **Mentale Einstellung.** Nehmen Sie Ihr Training ernst. Es ist keine Frage der Zeit, Studien besagen, dass ein zweimaliges Training pro Woche ausreicht, um Ergebnisse zu erzielen. Widmen Sie diese 30-50 min Ihrem Körper mit Intensität, Konzentration und dem Willen, sich zu verbessern. Denken Sie daran, dass es ein Intensitätslevel gibt, unterhalb dessen keine biologischen Veränderungen in den Muskeln und den körpereigenen Systemen stattfinden. Sie haben nur Ihre Zeit verschwendet.

4. **Übung.** Es ist nicht die bloße Übung, die perfekt macht, erst die perfekte Übung macht perfekt. Versuchen Sie jede Übung mehrmals, wiederholen Sie sie vor anderen Trainern, führen Sie sie mit geschlossenen Augen aus (auch die sowjetische Schule schlägt diese Lösung vor). Sie müssen die Übung spüren, Sie müssen die Übung in sich aufnehmen.

ÜBUNGEN MIT DEM EIGENEN KÖRPERGEWICHT

5. **Ausführung.** Betrügen Sie sich nicht selbst, wenn Sie die Übungen ausführen. Lassen Sie mich das erklären. Oft sehe ich in Fitnessstudios, wie Übungen mit federnden Bewegungen, Rückstoßbewegungen und anderen Maßnahmen durchgeführt werden. Es wird alles versucht, um eine zusätzliche Wiederholung zu erreichen. Sie müssen sich bewusst sein, dass Sie mit dieser Art der Ausführung nur Ihr Ego, aber nicht Ihre Muskeln oder Muskelketten so trainieren, wie es sein sollte. Wozu ist es gut, eine Zugübung für den M. latissimus dorsi zu lehren, wenn man seinen Schülern gleichzeitig beibringt, wie sie sich mit Rückstoßbewegungen selbst betrügen?

6. **Erschöpfung.** Üben Sie bis zur Erschöpfung, d. h., bis Sie, nicht Ihr Partner, der Ihnen hilft, erschöpft sind! Seien Sie objektiv.

7. **Ausgewogenes Training.** Trainieren Sie stets vorrangig die Vorderseite Ihres Körpers, vor allem den Rumpf und die oberen Extremitäten. Jeden Montag nichts anderes als die Horizontalbank! Ist es nicht an der Zeit, dies zu ändern? Bedenken Sie, dass im Großen und Ganzen diejenigen Übungen, die Sie überhaupt nicht gerne im Fitnessstudio durchführen, diejenigen sind, die am nützlichsten sind (z. B. Kniebeugen, Ausfallschritte im Gehen, Bauchmuskelübungen).

8. **Trainingstagebuch.** Ein tägliches Trainingstagebuch zu führen, mag als eine Manie erscheinen, und vielleicht ist es dies auch ... Aber führen Sie ein Notizbuch, in dem Sie Ihre Ziele und die Fortschritte, die Sie in Richtung dieser Ziele machen, aufschreiben.

10.4 ÜBUNGEN FÜR DIE UNTEREN EXTREMITÄTEN

FRONTALE KNIEBEUGE

Ausgangspunkt

- **A |** Halten Sie in der stehenden Position eine Hantel fest in Ihren Händen. Ihre Handgelenke sind nach hinten geknickt, Ihre Handinnenflächen zeigen nach oben. Ihre Hände ruhen auf den Schlüsselbeinen, Ihre Ellbogen befinden sich oben und sind nach vorne gedreht.

Ausführung

- **B |** Beugen Sie Ihre Beine und setzen Sie sich nach hinten unten in die tiefe Kniebeuge. Halten Sie Ihre Ellbogen oben. Versuchen Sie, die tiefstmögliche Bewegung zu erreichen, wobei Sie die physiologischen Krümmungen Ihrer Wirbelsäule beibehalten. Kehren Sie zur Ausgangsposition zurück. Absolvieren Sie die geforderte Anzahl von Wiederholungen.

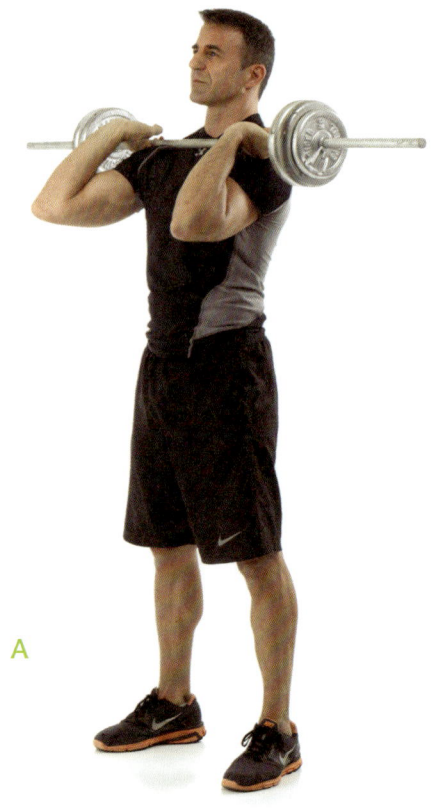

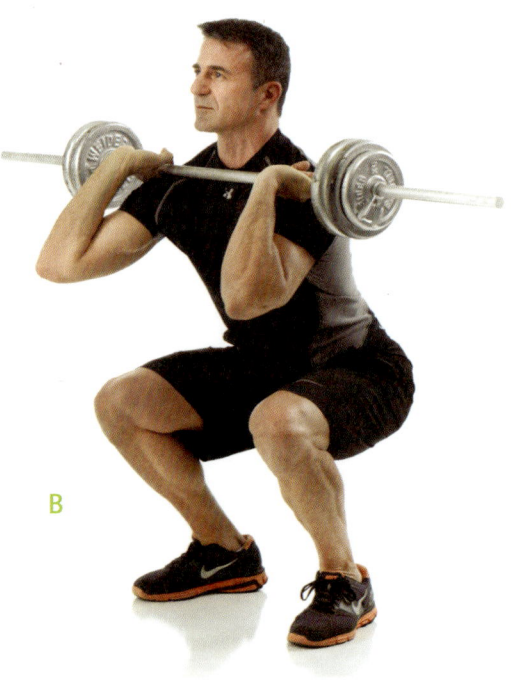

Erläuterung

Ich weiß, ich rede über Körpergewichtsübungen… und beginne mit der frontalen Kniebeuge. Dies ist als Erinnerung zu verstehen. Die frontale Kniebeuge ist die am meisten vernachlässigte und unterbewertete Übung in Fitnessstudios und im Fitnesstraining. Zu Unrecht! Viele Menschen beginnen mit einer klassischen Kniebeuge, ohne darauf vorbereitet zu sein, weder technisch noch im Hinblick auf die Koordination und die Flüssigkeit der beteiligten kinematischen und Gelenkketten. Die frontale Kniebeuge „lehrt" nicht nur die richtige Technik der Kniebeuge – sie ist eine natürliche Vorbereitung für diese Übung –, sondern, im Vergleich zu ihrem berühmteren „Vetter", besitzt sie die folgenden Merkmale:

- weniger Schwierigkeiten hinsichtlich der Stellung;
- eine bessere Last- und Gewichtsverteilung;
- eine tiefere Bewegung, was zu einer höheren Aktivierung des M. glutaeus führt;
- eine geringere Belastung des unteren Rückenbereichs;
- eine hervorragende Stimulation des M. erector spinae, M. multifidus, M. longissimus dorsi, der sakral-lumbalen Muskeln und des M. quadratus lumborum;
- Beteiligung des M. rectus abdominis und der Core-Muskeln in einer ausgezeichneten stabilisierenden Art und Weise.

Auf der Grundlage von an Sportlern durchgeführten empirischen Tests glaube ich persönlich, dass dies eine der besten vorbeugenden und sogar heilenden Übungen für einen chronischen Hexenschuss ist. Ich will noch deutlicher werden: In Verbindung mit Core-Übungen mit Gymnastikbällen halte ich diese Übung sogar für eine geeignete Behandlungsmethode bei akutem Hexenschuss. Hierbei handelt es sich natürlich um eine persönliche Meinung, aber wenn Erfahrung überhaupt etwas zählt, dann übertreffen die Wirkungen dieser Übung den bloßen Anschein bei Weitem. Außerdem aktiviert diese Übung den M. glutaeus in einem größeren Ausmaß, und dies ist ein Faktor, den Frauen oft als Ziel jedes Trainingsprogramms betrachten. Diese Übung ist ein Muss für jedermann.

BEINBEUGUNG

Ausgangspunkt

- **A |** Nehmen Sie eine stehende Position ein; Ihre Beine stehen schulterbreit auseinander. Strecken Sie die Arme vor sich in einer neutralen Position aus (Daumen nach oben); die Schulterblätter müssen angezogen sein.

Ausführung

- **B |** Beugen Sie Ihre Beine und setzen Sie sich auf kontrollierte Weise nach hinten unten, bis Sie eine tiefe Kniebeugestellung erreicht haben.

Strecken Sie Ihre Beine und kehren Sie in die Ausgangsposition zurück.

Absolvieren Sie die geforderte Anzahl von Wiederholungen.

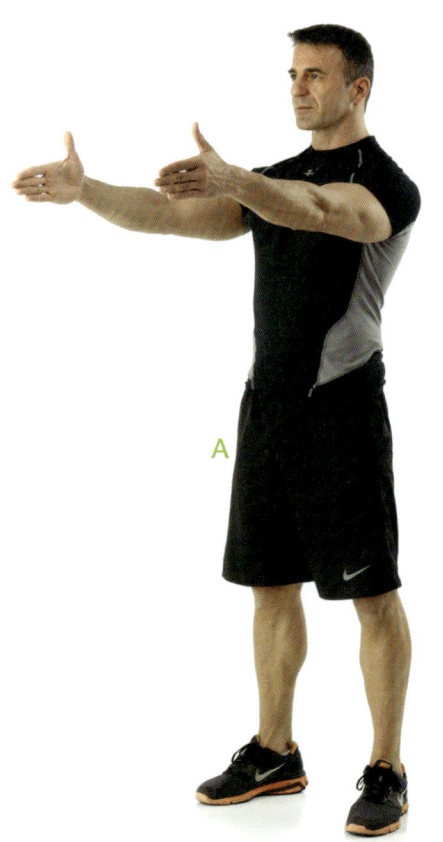
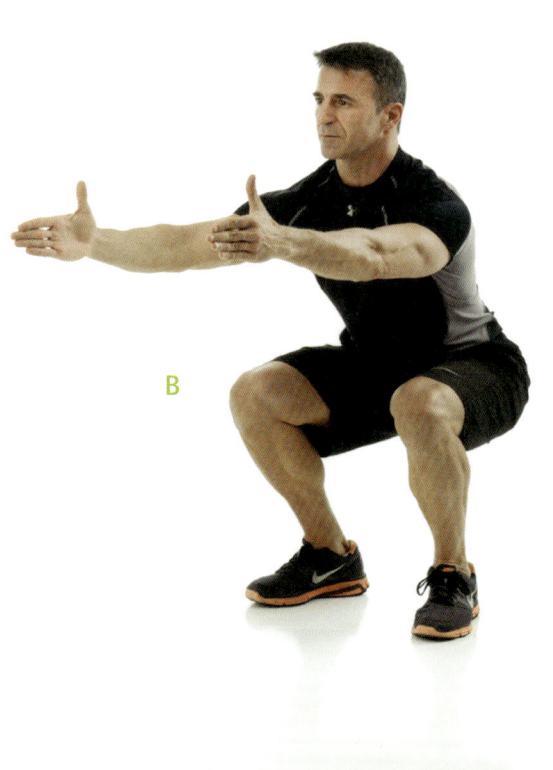

Erläuterung

Die Beschäftigung mit Kniebeugen würde ein ganzes Buch erfordern. In der Geschichte der Gymnastik gibt es keine Trainingstechnik, die eingehender analysiert wurde, Augenblick für Augenblick, Moment für Moment, mit all ihren Konsequenzen. Werfen wir einen Blick auf die wichtigsten Merkmale:

- *Position der Schulterblätter:* Sie sind angezogen, damit der obere Rücken in einer korrekten Position gehalten wird; der M. trapezius und der M. latissimus dorsi sind daher wichtig für eine korrekte Haltung des Oberkörpers und der gesamten Wirbelsäule.
- *Wirbelsäule:* Sie befindet sich in der Neutralstellung. Die Durchführung der Übung mit dem größtmöglichen Bewegungsumfang darf Sie nicht daran hindern, die physiologischen Krümmungen Ihrer Wirbelsäule beizubehalten.
- *Bewegung:* So tief wie möglich, wobei Sie auf das achten, was im vorherigen Punkt angemerkt wurde. EMG-Studien deuten darauf hin, dass der Gesäßmuskel umso mehr aktiviert und stimuliert wird, je tiefer die Kniebeuge ist.

Schauen Sie sich in Fitnessstudios um, und Sie werden sehen, dass vielleicht, und ich wiederhole „vielleicht", eine Person von 20 eine passable Kniebeuge ausführt. Die Kniebeuge ist eine grundlegende Übung: für die motorische Aktivierung des gesamten Körpers und wegen der physiologischen Reaktionen, die sie bewirkt, unter denen die erstrangige, auch in Bezug auf die Bedeutung, die hormonelle Reaktion ist. Ein Trainingsprogramm ohne Kniebeugen ist wie die Oper „Turandot" ein nicht vollständiges Übungsprogramm.

HANDBUCH FUNCTIONAL TRAINING

ASYMMETRISCHE KNIEBEUGE

Ausgangspunkt

- **A |** Nehmen Sie eine stehende Position ein; Ihre Beine stehen schulterbreit auseinander. Strecken Sie Ihre Arme vor sich in einer neutralen Position aus (Daumen nach oben); Ihre Schulterblätter müssen zusammengezogen sein.
Stellen Sie Ihren rechten Fuß 10-15 cm vor den linken.

Ausführung

- **B |** Beugen Sie Ihre Beine und bewegen Sie sich auf kontrollierte Weise nach hinten unten in eine Sitzhaltung, bis Sie eine tiefe Kniebeugestellung erreicht haben.
Richten Sie sich wieder auf und absolvieren Sie die geforderte Anzahl von Wiederholungen.
Wechseln Sie die Position Ihrer Extremitäten und absolvieren Sie die Übung noch einmal mit derselben Anzahl von Wiederholungen.

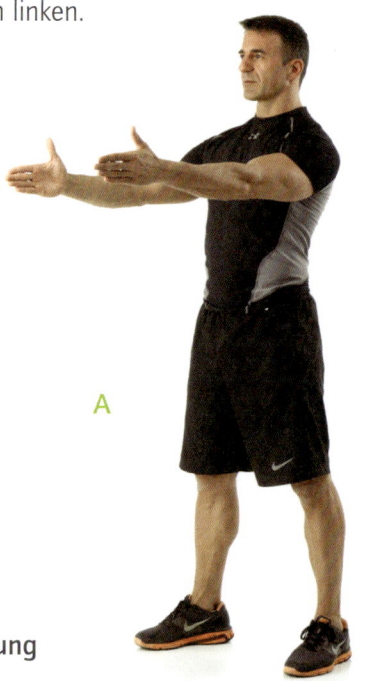

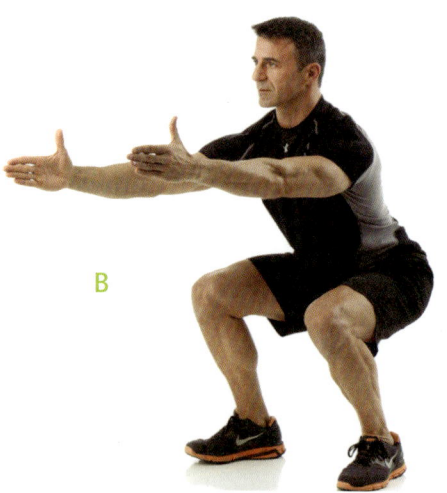

Erläuterung

Diese spezielle Übung wurde mir von Michael Boyle[16] in Los Angeles mit der folgenden Erklärung vermittelt: Absolvieren wir überhaupt, im Alltags- wie auch im Sportleben, Kniebeugen oder andere Beugebewegungen in der Frontalebene mit perfekt ausgerichteten Gliedmaßen? Versuchen wir, asymmetrisch zu arbeiten, und schauen wir uns die Wirkung an, die dies hat. Es ist interessant, zu spüren, wie sich die Wahrnehmung der Bewegung und der stimulierten Muskeln ändert, wenn man die Fußstellung nur ein wenig variiert. Insbesondere der Adduktor und der M. glutaeus minimus und medius des gegenseitigen Beins arbeiten härter. Es handelt sich bei dieser Übung um eine wirkungsvolle Bewegung und um eine gute Vorbereitung.

---

16 Boyle M. (2010). Personal communication, *Perform Better Convention*, LA.

ÜBUNGEN MIT DEM EIGENEN KÖRPERGEWICHT

HOCKSPRUNG

Ausgangspunkt

- A | Nehmen Sie eine stehende Position ein; Ihre Beine stehen schulterbreit auseinander. Strecken Sie Ihre Arme vor sich in einer neutralen Position aus (Daumen nach oben); Ihre Schulterblätter müssen zusammengezogen sein.

Ausführung

- B | Beugen Sie Ihre Beine und bewegen Sie sich auf kontrollierte Weise nach hinten unten in eine Sitzhaltung, bis Sie die tiefe Kniebeugestellung erreicht haben.

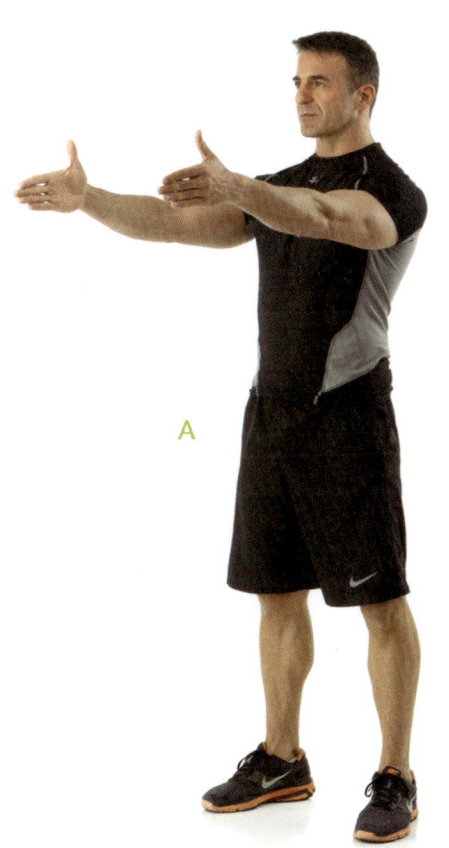
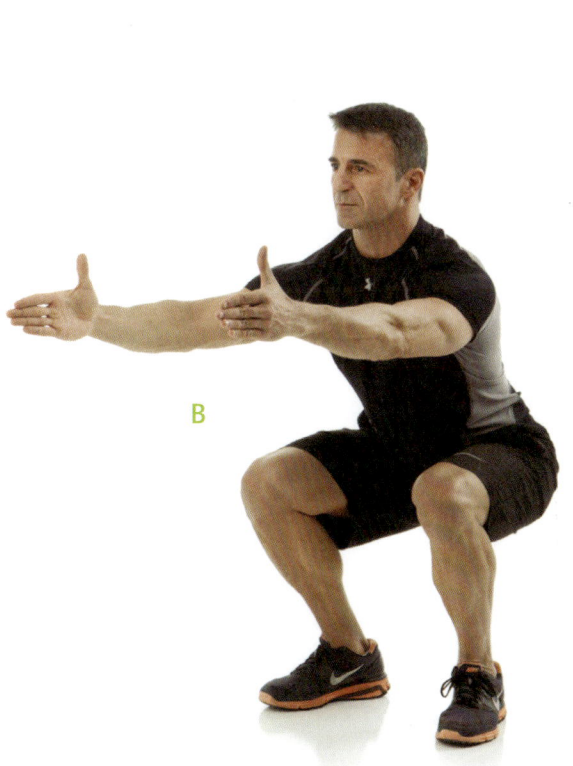

HANDBUCH FUNCTIONAL TRAINING

- **C |** Springen Sie von hier aus explosiv nach oben, wobei Sie diese Bewegung durch Ihre Arme unterstützen.

- **D |** Federn Sie die Landephase mit Ihren Beinen ab. Nehmen Sie sich 1 s Zeit, um Ihre Position zu stabilisieren, und absolvieren Sie dann die geforderte Anzahl von Wiederholungen.

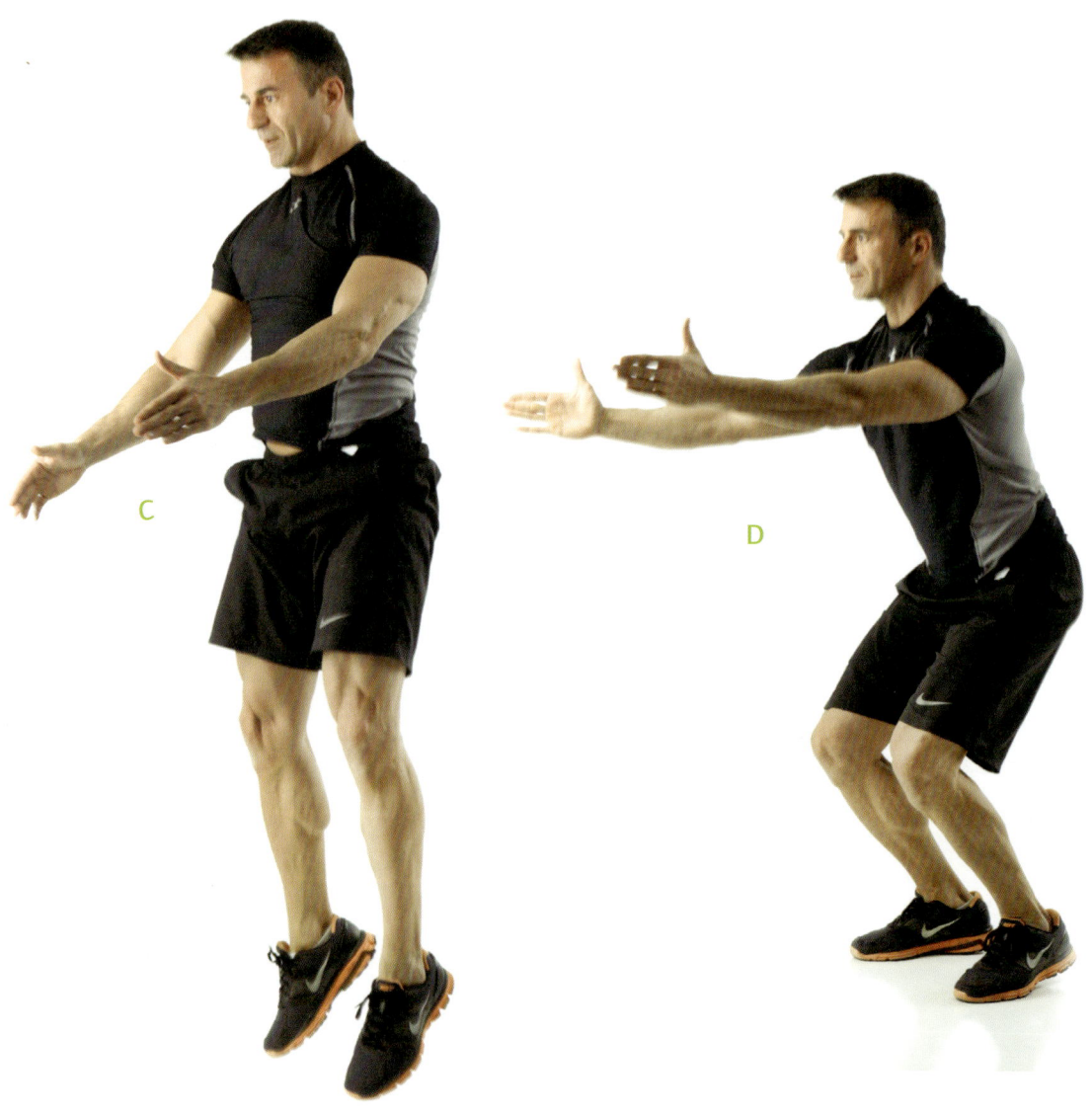

Erläuterung

Das gleiche Argument, das zu Beginn für die Kniebeuge angeführt wurde, gilt, zumindest teilweise, auch für diese Übung. Viele sind der Meinung, dass der Hocksprung, vor allem mit einer Zusatzlast in Gestalt einer Langhantel, ein „sicheres Mittel" ist, um sich Rückenschmerzen einzuhandeln. Viel könnte zum Nutzen dieser Bewegung gesagt werden. Tatsache ist, dass, wenn die Hantel auf der Ebene des M. trapezius positioniert wird, ihre Beschleunigung nach unten (wobei das Körpergewicht nicht vergessen werden sollte) die Wirbelsäule und die Gelenke der unteren Extremitäten extrem belastet. Dennoch wenden alle Trainer diese Übung irgendwann in der Saison an. Dafür gibt es einen Grund: Es handelt sich um eine funktionale Bewegung, da die Hüftstreckerkette sowohl während der Aktionsphase, d. h. während der Beugung und Streckung, als auch während der Funktionsphase, d. h. während des Antriebs, arbeitet. Diese Übung ist für jede Ausdrucksform von Explosiv- und Schnellkraft wirksam. Nun einige Ratschläge:

1. Beginnen Sie mit der richtigen Vermittlung der Kniebeuge, indem Sie zunächst die Übung freistehend durchführen lassen.
2. Arbeiten Sie mit vorbereitenden Übungen an allen beteiligten kinematischen Ketten (zum Beispiel mit Kniebeugen an der Wand oder Über-Kopf-Kniebeugen, die wir uns weiter unten näher ansehen werden). Ja, die unteren Extremitäten, aber auch die Wirbelsäulen- und Rückenstrecker (M. quadratus lumborum, M. erector spinae, M. longissimus dorsi, M. semispinalis dorsi und M. multifidus).
3. Wenn Sie eine geringere Last verwenden (eine leichte Langhantel oder Kurzhanteln), positionieren Sie den Übenden weiter vorne als bei der frontalen Kniebeuge, wobei die Ellbogen oben zu halten sind. Dadurch wird die Belastung des unteren Rückenbereichs reduziert.
4. Die Belastung der Gelenke der unteren Extremitäten sollte, so gut es geht, durch Abfedern der Bewegung absorbiert werden. Man sollte sich 1 s Zeit nehmen, um die Position zu stabilisieren. Ich empfehle nicht mehr als fünf Wiederholungen pro Satz, da die Belastung der an dieser Übung beteiligten Sehnen und Bänder hoch ist.

HANDBUCH FUNCTIONAL TRAINING

ÜBER-KOPF-KNIEBEUGE

Ausgangspunkt

- **A |** Nehmen Sie eine stehende Position ein; Ihre Beine stehen schulterbreit auseinander. Heben Sie Ihre Arme dicht an Ihrem Kopf vorbei nach oben.

Ausführung

- **B |** Beugen Sie Ihre Beine und setzen Sie sich nach hinten unten in die tiefe Kniebeuge. Strecken Sie, während Sie Ihre Beine beugen, die Arme nach hinten, um sie hoch und senkrecht über sich zu halten.
Kehren Sie in die Ausgangsposition zurück.

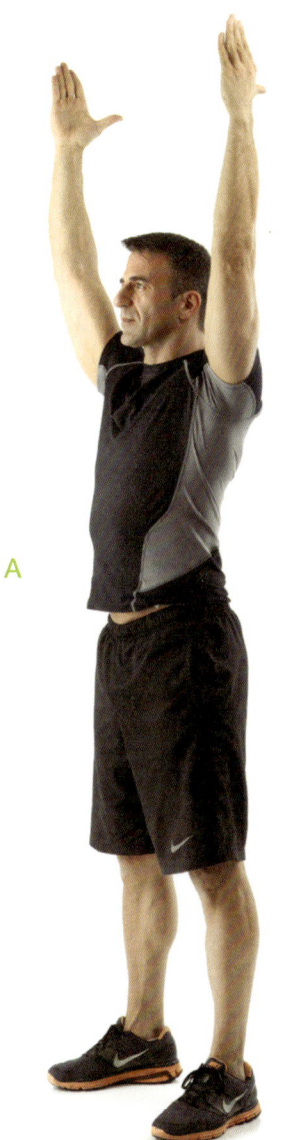
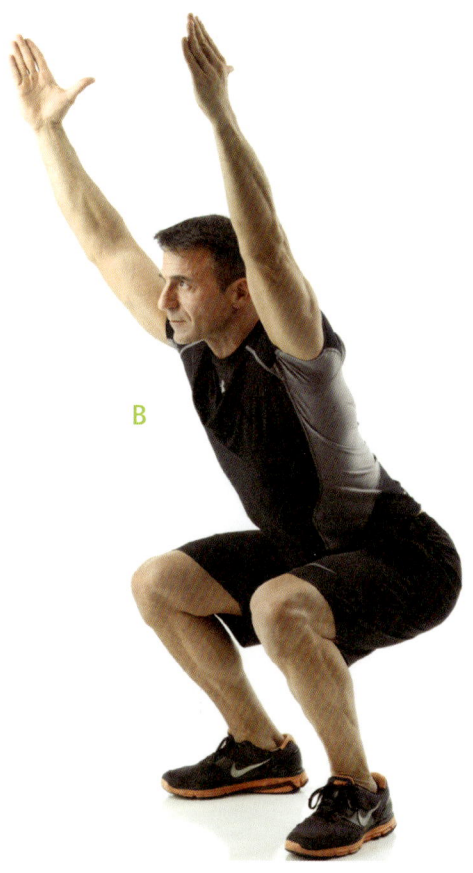

ÜBUNGEN MIT DEM EIGENEN KÖRPERGEWICHT

Erläuterung

Ich hatte schon immer eine Schwäche für Über-Kopf-Kniebeugen: Obwohl sie nicht sehr bekannt sind, handelt es sich um eine herausragende Übung. Über-Kopf-Kniebeugen erfordern Kontrolle und Balance. Dank des langen Hebels aktivieren sie die paraskapularen und paravertebralen Muskeln und die Muskeln, die den Oberarm zurückziehen (M. trapezius, die Außenrotatoren der Manschette, die rautenförmigen Muskeln), was zu deutlichen Haltungsverbesserungen führt. Diese Übungen sind wichtig, um den Körper für die schwereren „Grund"-Übungen vorzubereiten. Natürlich ist die Über-Kopf-Kniebeuge, zumindest für Anfänger, keine leichte Übung. Aus diesem Grund ist die Vorbereitung und die allmähliche Steigerung des Schwierigkeitsgrades sehr wichtig.

- *Erster Schritt:* Beginnen Sie mit einer normalen Beugung der Beine: Sobald Sie eine vollständige Kniebeuge erreicht haben, heben Sie einen Arm nach oben und zwar mit einer leichten Rumpfdrehung, um dem angehobenen Arm Rechnung zu tragen, kehren Sie dann zur stehenden Position zurück.
- *Zweiter Schritt:* Führen Sie eine Kniebeuge aus, bei der nur ein Arm von Anfang bis Ende angehoben ist.

Nun können Sie die komplette Übung absolvieren. Während der ersten beiden Ausführungen werden Sie überrascht sein, wenn Sie die Aktivierung der schrägen Muskeln spüren. Der nächste Schritt besteht natürlich darin, dass Sie mit einer Langhantel und/oder einer Kettlebell oder einem Sandsack über dem Kopf arbeiten.

HANDBUCH FUNCTIONAL TRAINING

„PRISONER" (HÄFTLING)-KNIEBEUGE

Ausgangspunkt

- A | Nehmen Sie eine stehende Position ein; Ihre Beine stehen schulterbreit auseinander. Verschränken Sie Ihre Hände hinter Ihrem Kopf; die Schulterblätter sind angezogen und die Ellbogen weit abgespreizt.

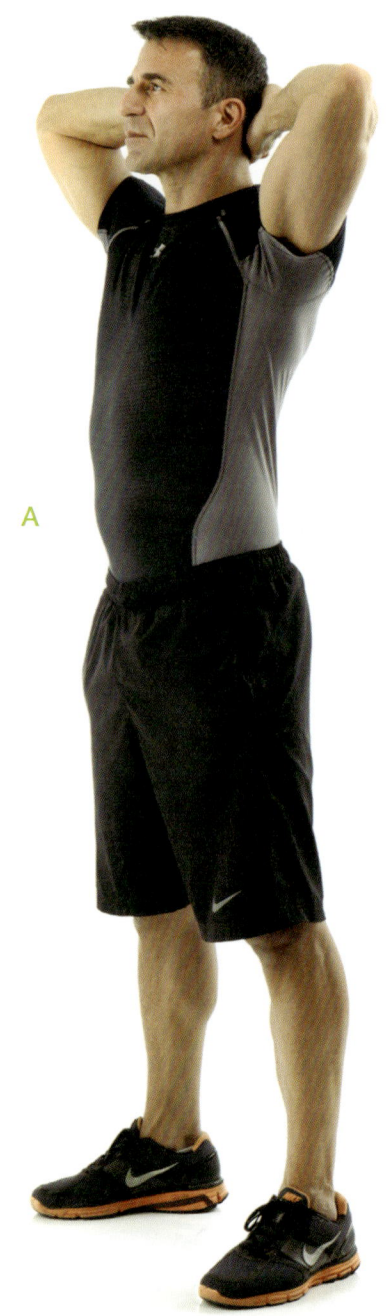

ÜBUNGEN MIT DEM EIGENEN KÖRPERGEWICHT

Ausführung

- **B |** Beugen Sie Ihre Beine auf kontrollierte Weise und setzen Sie sich nach hinten unten in die tiefe Kniebeuge.
  Betonen Sie, während Sie sich nach unten in die Kniebeuge begeben, das Abspreizen der Ellbogen.
  Richten Sie sich wieder auf und absolvieren Sie die geforderte Anzahl von Wiederholungen.

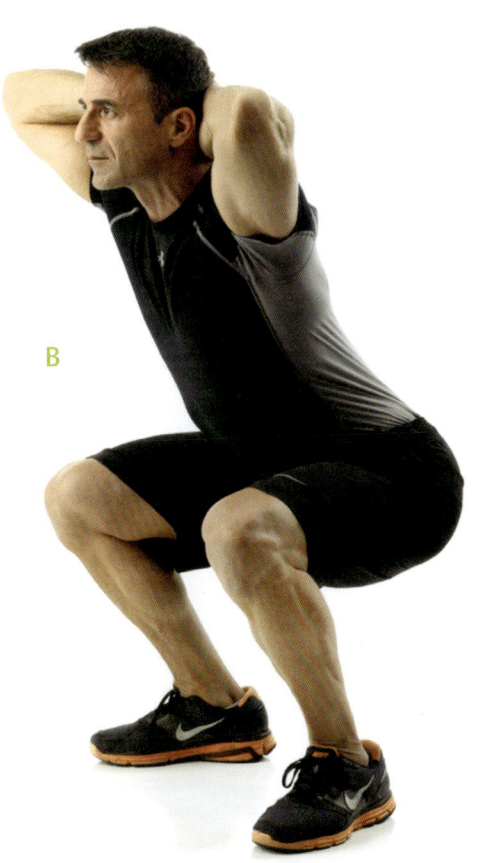

B

Erläuterung

Die Position der oberen Gliedmaßen aktiviert die paraskapulare Muskulatur und die Streckerkette des Rückens. Die Arme dienen auch als Ausgleichssystem, und ohne ihre Hilfe würden der Core-Bereich und die gesamten Bauchfaszien stärker stimuliert werden. Addieren Sie jetzt auch noch die Arbeit der unteren Gliedmaßen hinzu, und dann ist die Übung komplett. Dies ist eine ausgezeichnete Übung mit einer tollen Wirkung auf die Körperhaltung. Ihre allmähliche Steigerung ermöglicht die Ausführung von zunehmend komplexen Varianten, auch einfüßigen, immer in der „Prisoner"-Position.

EINBEINIGE KNIEBEUGE

Ausgangspunkt

- **A |** Heben Sie im Stehen das rechte Bein, strecken Sie es dann leicht nach hinten und beugen es.
Die Arme liegen an den Seiten an, aus Gründen der Koordination und um einen möglichen (und häufigen) Gleichgewichtsverlust zu kompensieren.

Ausführung

- **B |** Beugen Sie Ihre Beine und setzen Sie sich auf kontrollierte Weise nach hinten unten, bis Sie die tiefe Kniebeugeposition fast erreicht haben – oder eine ganz tiefe, wenn Ihre Gelenkbeweglichkeit das zulässt –, und neigen Sie Ihren Körper leicht nach vorne.
Richten Sie sich langsam auf, ohne das rechte Bein auf den Boden zu stellen.
Stabilisieren Sie Ihre Position und beginnen Sie von vorne.
Absolvieren Sie die geforderte Anzahl von Wiederholungen und führen Sie die Übung erneut mit dem anderen Bein aus.

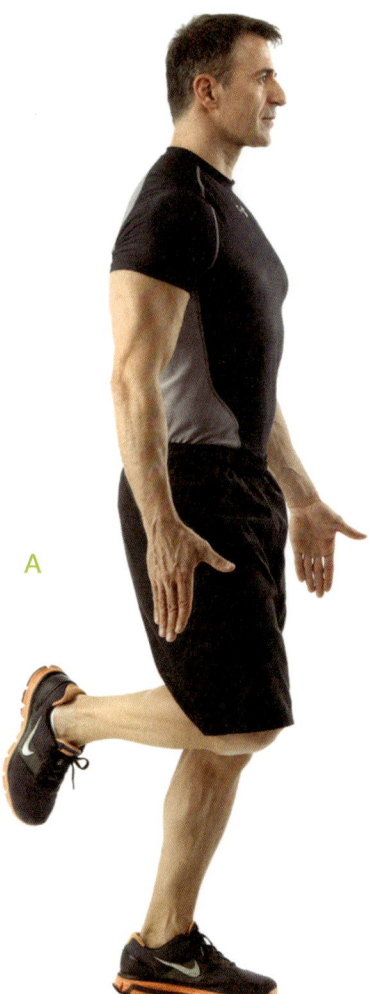
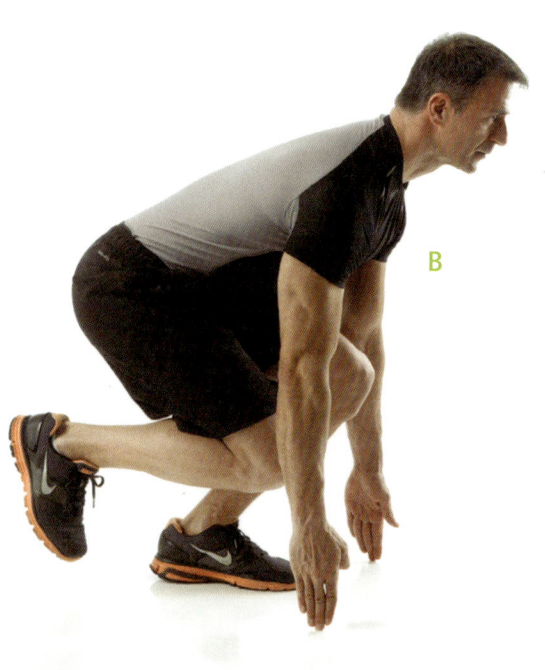

Erläuterung

Meiner Meinung nach ist dies die absolut beste Übung für die Gesäß- und Oberschenkelmuskulatur, besser noch als die frei stehenden Übungen. Die gesamte Körperlast, oder zumindest gut 80 % davon, wird auf die gesamte Hüftstreckerkette gebracht. Mit nur wenigen kontrollierten Wiederholungen werden Sie das Gefühl haben, dass Ihre Gesäß- und Quadrizepsmuskeln so intensiv belastet werden wie noch nie zuvor. Außerdem schult diese Übung die propriozeptiven Fähigkeiten – vielleicht die wichtigsten sportlichen Fähigkeiten –, die Koordination und das Gleichgewicht so gut wie nur wenige andere Übungen. Zur Überprüfung der Kniebeugetiefe sollten Sie den Boden mit den Fingerspitzen zumindest berühren. Die einbeinige Kniebeuge und alle ihre Varianten („Pistol"-Kniebeuge, einbeinige Kniebeuge & Sprung, einbeinige Burpees) sind nahezu obligatorische Übungen, wenn man an das sportliche Krafttraining denkt. Die Übung bietet auch viele Möglichkeiten der allmählichen Steigerung, vom Hinzufügen eines Sprungs in der Hockphase (einbeiniger Hocksprung) bis zu einer erhöhten Belastung durch Hinzufügen eines Sandsacks (einbeinige Kniebeuge mit geschultertem Sandsack) oder eines Medizinballs. Nach der Krafttrainingsphase mit olympischen Übungen und Grundübungen im Fitnessstudio ist die einseitige Arbeit ein Muss, zumindest für Elitesportler. Rugby, die Kampfsportarten, Judo, die Kampfkünste, Volleyball, Fußball, Basketball: In keiner Sportart kann diese Übung ignoriert werden. Selbst aus der Perspektive der bloßen Fitness gehört diese Übung als eine der effektivsten Übungen zur Entwicklung einer „brasilianischen" Gesäßmuskulatur auf das Siegertreppchen.

HANDBUCH FUNCTIONAL TRAINING

KNIEBEUGE AN DER WAND

Ausgangspunkt

- A | Nehmen Sie eine stehende Position nahe einer Wand ein. Spreizen Sie Ihre Füße schulterbreit, die Fußspitzen berühren die Wand.

Ausführung

- B | Öffnen Sie Ihre Arme zur Seite Ihres Rumpfes hin, so, als ob Sie die Wand umarmen möchten.

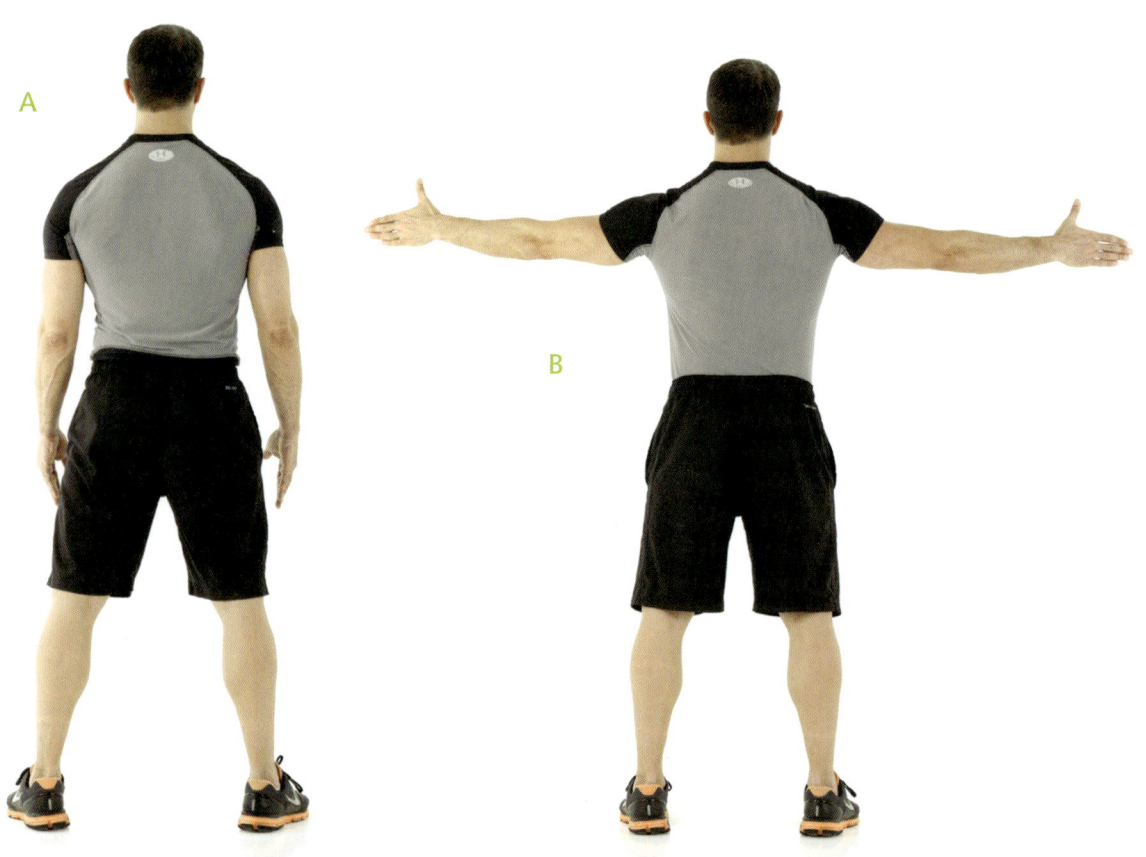

ÜBUNGEN MIT DEM EIGENEN KÖRPERGEWICHT

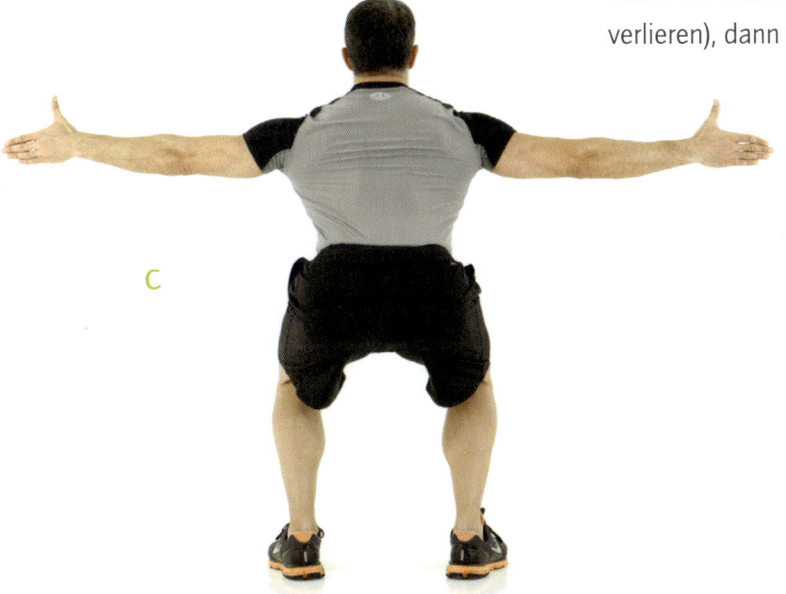

C | Beginnen Sie, Ihre Beine zu beugen, und setzen Sie sich in einer kontrollierten Art und Weise nach hinten unten in die Kniebeugestellung. Schieben Sie Ihr Hüftgelenk durch Beugung weit nach vorne und neigen Sie sich als Ausgleich mit der Brust nach vorne. Erreichen Sie Ihre Grenze (stoppen Sie, wenn Sie das Gefühl haben, die Balance zu verlieren), dann richten Sie sich wieder auf.

Erläuterung

Dies ist eine wunderbare, von Pavel Tsatsouline wieder hervorgeholte Übung. Es handelt sich um eine fantastische Vor- und vorbereitende Übung für Kniebeugen mit hohen Lasten. Diese Übung verbessert die Hüftgelenkfunktionalität sowie die Aktivierung der hinteren Oberschenkelmuskeln und der Oberschenkelmuskelgruppe. Sie stimuliert und kräftigt die paravertebrale Muskulatur erheblich, vor allem in der Lendengelenkebene. Wegen der Position der Arme werden auch die den Oberarm zurückziehenden Muskeln und die paraskapularen Muskeln belastet. Diese Übung ist ein Muss für jedes sportliche Training, zumindest in der Anfangsphase. Die Kräftigung der schwachen Glieder der kinematischen Ketten muss eines der vorrangigen Ziele für jeden Trainer, Personal Trainer oder Übungsleiter sein. Dafür ist diese Übung genau richtig.

HANDBUCH FUNCTIONAL TRAINING

LU. BE. LU. BE.
(AUSFALLSCHRITT – BEUGEN – AUSFALLSCHRITT – BEUGEN)

Ausgangspunkt

- **A |** Nehmen Sie eine stehende Position ein; Ihre Beine stehen zusammen.

Ausführung

Das Akronym „Lu. Be. Lu. Be." bezeichnet eine Reihenfolge von Bewegungen, nämlich: Ausfallschritt (rückwärts) – beugen – Ausfallschritt (vorwärts) – beugen.

- **B |** Bewegen Sie Ihr rechtes Bein (auf der Sagittalebene) nach hinten und machen Sie einen Ausfallschritt nach hinten.

- **C |** Bringen Sie Ihr rechtes Bein auf eine Ebene mit dem linken (auf der Frontalebene), wobei Sie Ihre Beine schulterbreit auseinanderhalten, und absolvieren Sie eine Kniebeuge.

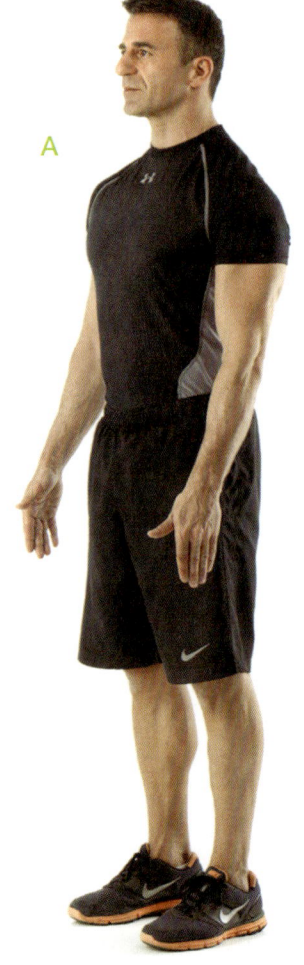
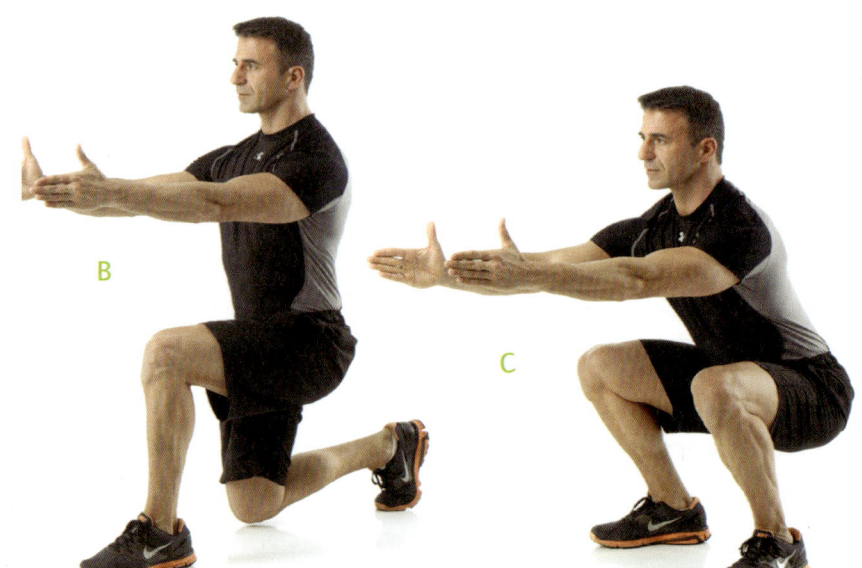

ÜBUNGEN MIT DEM EIGENEN KÖRPERGEWICHT

- **D |** Bringen Sie Ihr rechtes Bein nach vorne und machen Sie einen Ausfallschritt nach vorne.

- **E |** Führen Sie Ihr rechtes Bein dicht an das linke heran, und beugen Sie Ihre Beine, wobei die Beine und Füße zusammenbleiben. Bewegen Sie sich nach unten, wobei Ihre Fersen Bodenkontakt halten. Wiederholen Sie diese Reihenfolge mit Ihrem linken Bein. Absolvieren Sie die geforderte Anzahl von Wiederholungen.

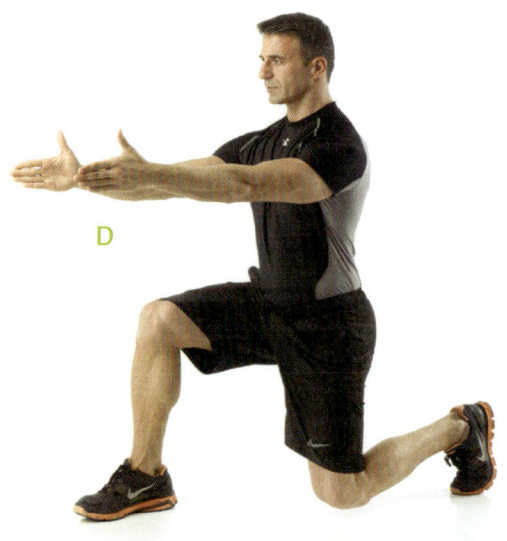

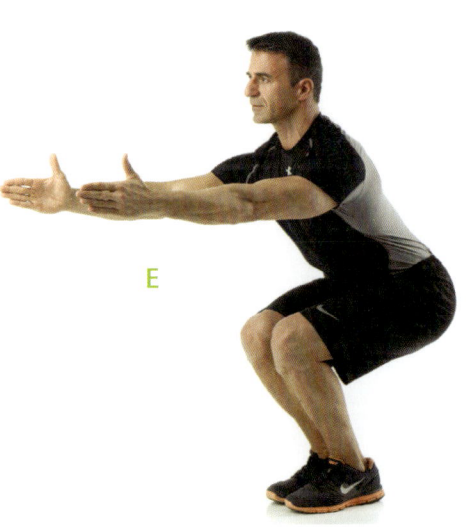

Erläuterung

Ich habe diese Übung entwickelt, indem ich über die Funktionen des Hüftgelenks, das sogenannte *Koxofemoralgelenk*, nachgedacht habe. Dieses Gelenk ist ein sehr bewegliches Gelenk (das beweglichste Gelenk nach den oberen Rückengelenken), mit mehreren Bewegungsebenen. Warum sollten wir uns auf Übungen auf der Frontal- oder Sagittalebene beschränken (d. h. auf Kniebeugen oder Ausfallschritte)? Warum sollten wir nicht die Muskeln, die an der Hüfte ansetzen, mit einer einzigen Übung trainieren und auf mehreren Ebenen arbeiten? Sie können den Unterschied spüren: Der M. quadriceps, M. glutaeus, die Adduktoren (ganz besonders!) und die Abduktoren sind an diesem fantastischen Bewegungsmix allesamt beteiligt. Es wird oft zu Unrecht behauptet, dass Körpergewichtsübungen leichter sind. Nun, ich werde eine Wette auf diese Übung abschließen. Absolvieren Sie Sätze zu vier Zyklen pro Bein, wobei Sie Ihre Beine abwechseln, und lassen Sie es mich wissen… und Sie haben nur mit Ihrem Körpergewicht gearbeitet! Versuchen Sie es mit zwei Hanteln, selbst leichten. Dies ist zweifellos eine ausgezeichnete Wahl für das sportliche Training sowie für Muskelaufbauprogramme und das Zirkeltraining.

HANDBUCH FUNCTIONAL TRAINING

GEH-AUSFALLSCHRITT

Ausgangspunkt

- A | Nehmen Sie eine stehende Position ein; Ihre Beine sind zusammen.

Ausführung

- B | Machen Sie mit Ihrem linken Bein einen Schritt nach vorne. Sie finden sich in der Ausfallschrittposition wieder (der Ausgangsstellung für Ausfallschritte).

- C | Knien Sie sich nieder, bis Ihr rechtes Knie den Boden berührt.

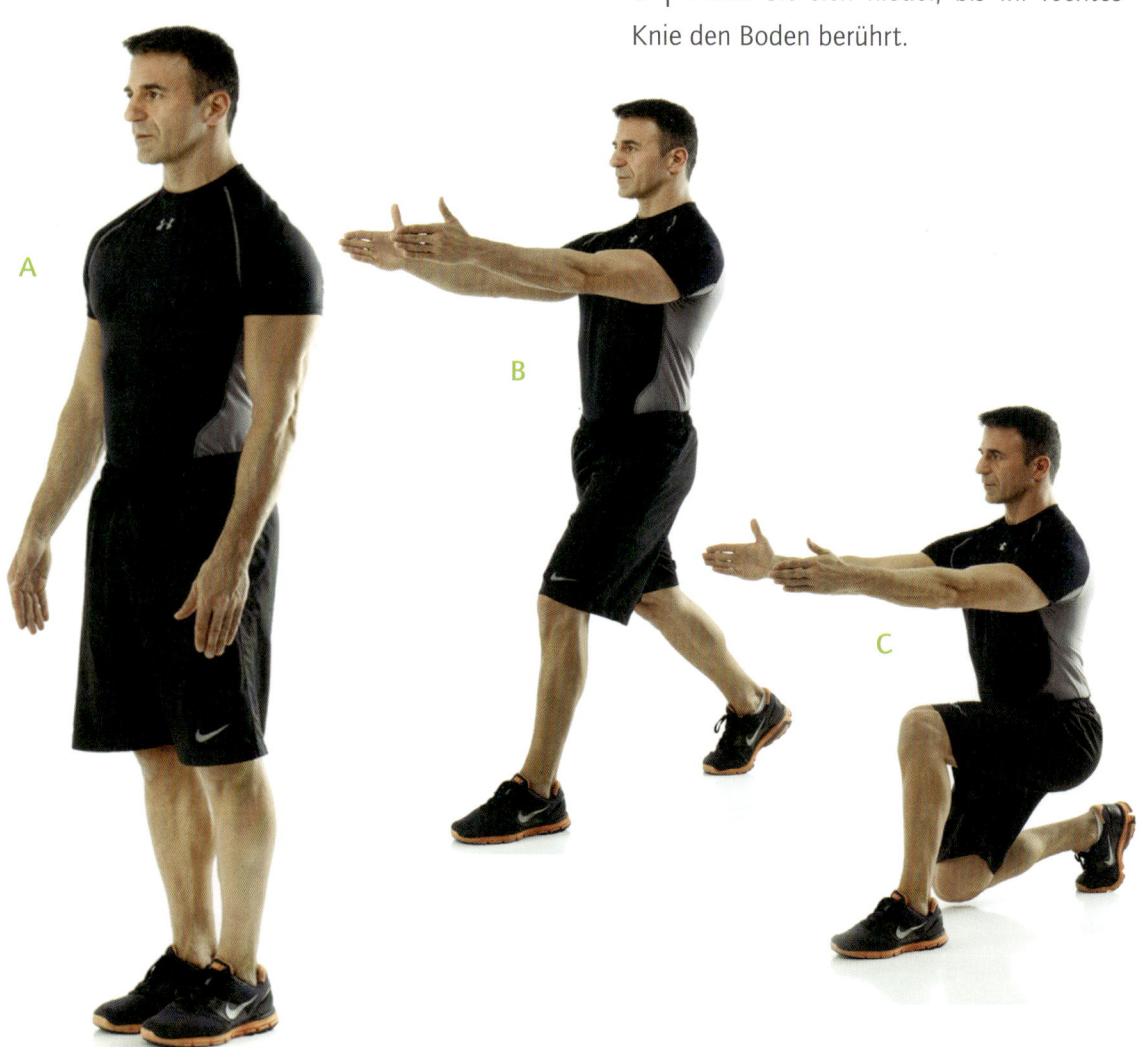

ÜBUNGEN MIT DEM EIGENEN KÖRPERGEWICHT

- **D** | Bringen Sie aus dieser Position Ihr rechtes Bein mit einem einzigen Schritt nach vorne oben.

- **E** | Knien Sie sich nieder, bis Ihr linkes Knie den Boden berührt. Absolvieren Sie die geforderte Anzahl von Wiederholungen.

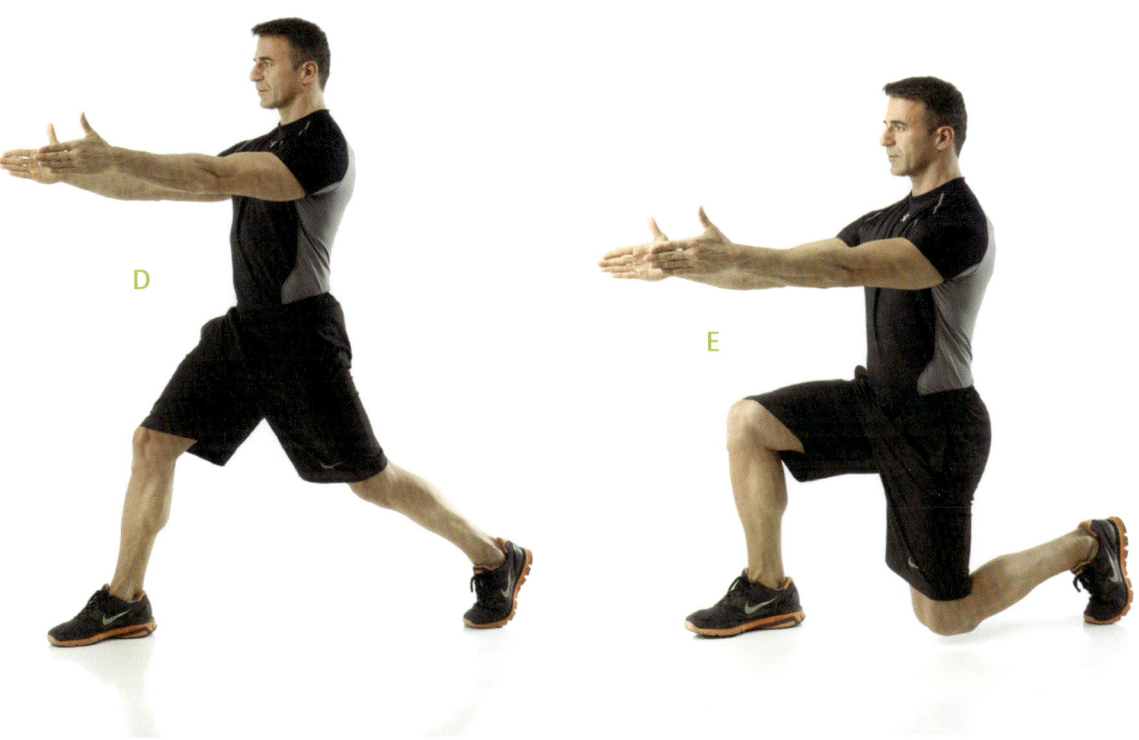

Erläuterung

Dies ist Funktionstraining par excellence. Wir haben hier die Aktion und die Funktion des Gesäßmuskels und der Hüftstreckmuskulatur in einer einzigen Bewegung. Der Ausfallschritt im Gehen bietet alles. Er aktiviert die Hüft- und Beckenstabilisatoren, die Adduktoren, die Bauchfaszien und die den Rumpf stabilisierenden Muskeln, und er bewirkt offensichtliche Haltungsverbesserungen. Obwohl diese Übung das Gleichgewicht, die Koordination und die propriozeptiven Fähigkeiten trainiert, wird sie in Fitnessstudios von den Männern völlig ignoriert. Sie absolvieren dieselbe Übung lieber im Stehen oder mit wechselnder Position der Beine. Das sind gute Übungen auch als Vorbereitung für unsere Übung, aber keine Alternative hinsichtlich der Effizienz. Warum? Lassen Sie mich ein unausgesprochenes Tabu lüften: Es handelt sich um eine anstrengende Übung, sehr anstrengend. Und sie bietet noch nicht einmal die Befriedigung einer schweren Last. Das ist zu viel für das Selbstwertgefühl derjenigen, die glauben, dass eine schwere Last im Training entscheidend ist, und wen kümmert es, wenn eine falsche Ausführung die Ergebnisse zunichtemacht. Und doch funktioniert der Geh-Ausfallschritt so wie nur wenige andere Übungen.

HANDBUCH FUNCTIONAL TRAINING

GEH-AUSFALLSCHRITT UND DREHUNG

Ausgangspunkt

- **A** | Nehmen Sie eine stehende Position ein, Ihre Arme sind zusammen, strecken Sie dann Ihre Arme nach vorne und verschränken Sie Ihre Hände miteinander. Ihre Bauchfaszien sind leicht kontrahiert, die Schulterblätter sind abgespreizt.

Ausführung

- **B** | Machen Sie mit Ihrem rechten Bein einen Schritt nach vorne und gleichzeitig:

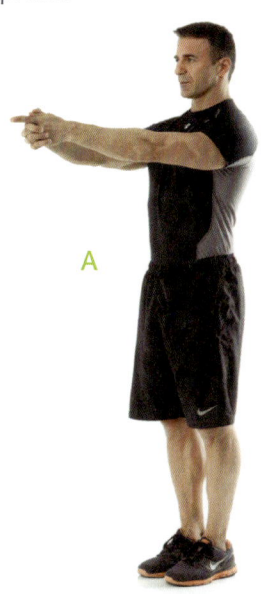
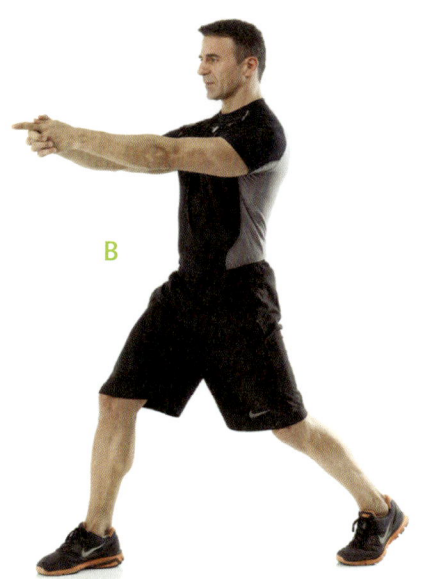

Erläuterung

Dies ist eine Weiterentwicklung der vorherigen Übung, daher ist sie auf jeden Fall funktional! Zusammenfassung: Es handelt sich um eine gute Übung für den M. glutaeus, die Oberschenkelmuskeln, den M. quadriceps und die Adduktoren. Die unterschiedliche Stellung der oberen Extremitäten während der Bewegung beeinflusst und modifiziert die Aktivierung der beteiligten kinematischen Ketten. In diesem Fall werden Sie einen größeren Reiz der Bauchfaszien, besonders der großen Bauchmuskeln, spüren: der inneren schrägen Muskeln, der äußeren schrägen Muskeln und der transversalen Muskeln. Der M. rectus abdominis beteiligt sich als Antagonist des M. quadratus lumborum vor allem mit einer Stabilisierungsfunktion, um eine übermäßige Belastung des lumbalen Abschnitts der Wirbelsäule zu verhindern. Ich möchte daran erinnern, dass Rumpfdrehungen und alle Bewegungen auf der Querebene in nahezu allen Leistungssportarten eine Schlüsselrolle spielen. Übungen, die mehrere unterschiedliche Ebenen betreffen, sind für die Entwicklung eines kompletten Sportlers äußerst effektiv. Diese Übung kann auch mit einer entgegengesetzten Drehung des Rumpfs, d. h. einer

ÜBUNGEN MIT DEM EIGENEN KÖRPERGEWICHT

C | 1. beugen Sie Ihr linkes Bein, bis Ihr Knie in einer halb knienden Stellung den Boden berührt; 2. kontrahieren Sie Ihr Abdomen und drehen Sie Ihren Rumpf zum vorne stehenden Bein (in diesem Fall das rechte Bein) hin, wobei Sie Ihre Arme gestreckt vor Ihrem Körper halten.

D | Machen Sie von dieser Position aus mit dem linken Bein einen Schritt nach vorne und gleichzeitig…

E | …senken Sie Ihr rechtes Knie in eine halbe Kniebeuge ab und drehen den Rumpf nach links. Absolvieren Sie die geforderte Anzahl von Wiederholungen.

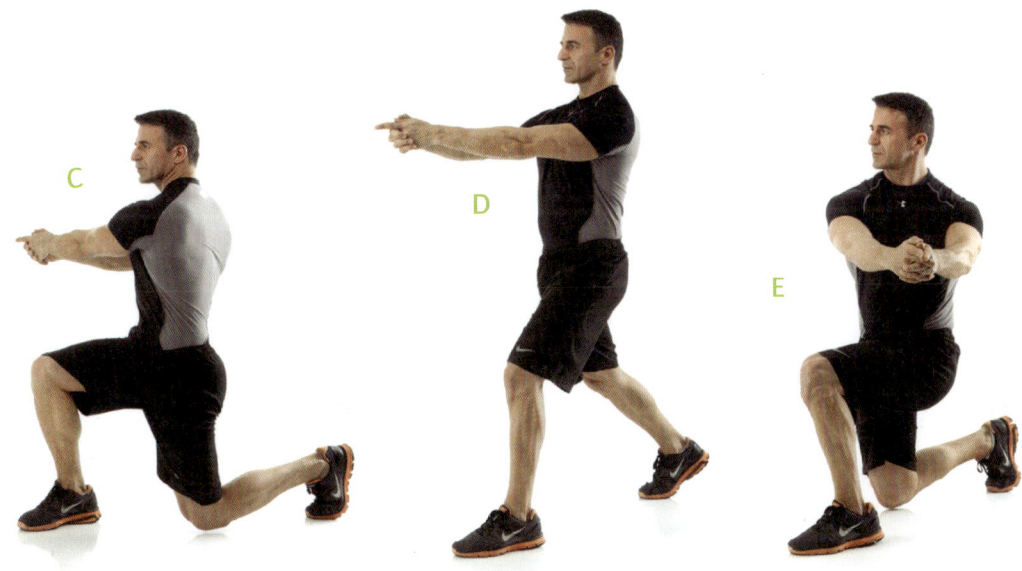

Drehung nach rechts und nach hinten, durchgeführt werden, während Sie das linke Bein nach vorne bringen. In diesem Fall werden Sie in der exzentrischen Phase eine größere Dehnung der schrägen Bauchmuskeln und des M. rectus femoris spüren. Wichtig: Die gemeinsame Aktivierung der unteren Extremitäten auf der Sagittalebene sowie des Rumpfs und der oberen Gliedmaßen auf der Querebene destabilisiert den ganzen Körper. Destabilisierende Übungen kommen im sportlichen Training immer wieder vor, manchmal in zu großem Ausmaß. Sie werden oft Übungen sehen, die auf instabilen Oberflächen durchgeführt werden, wie Übungen auf Pezzibällen oder Propriozeptionsboards. Eigentlich ist dies nicht immer die richtige Wahl, weil die Destabilisierung oft ihrer eigenen Progression folgt. Absolvieren Sie eine Übung auf einer instabilen Unterlage nicht als ersten Schritt (Wir wurden nicht auf „Avatars fliegenden Inseln", sondern auf festem Boden geboren!). Absolvieren Sie die Übung mit einer asymmetrischen oder beweglichen Last, um Instabilität zu erzeugen. Eine instabile Stützgrundlage sollte zu einem späteren Zeitpunkt angestrebt werden.

HANDBUCH FUNCTIONAL TRAINING

GEH-AUSFALLSCHRITT UND BEUGUNG

Ausgangspunkt

- **A |** Stehen Sie so, dass Ihre Beine und Füße zusammen sind, strecken Sie dann die Arme über den Kopf und verschränken Sie die Hände miteinander. Die Bauchfaszien sind leicht kontrahiert (stellen Sie sich vor, Sie würden die Rippen näher an Ihr Becken bringen).

Ausführung

- **B |** Machen Sie mit Ihrem rechten Bein einen Schritt nach vorne und gleichzeitig:

- **C |** 1. beugen Sie Ihr linkes Knie in eine halbe Kniebeuge; 2. beugen Sie Ihren Rumpf zur Seite in Richtung Ihres vorderen Beins (in diesem Fall Ihr rechtes Bein).

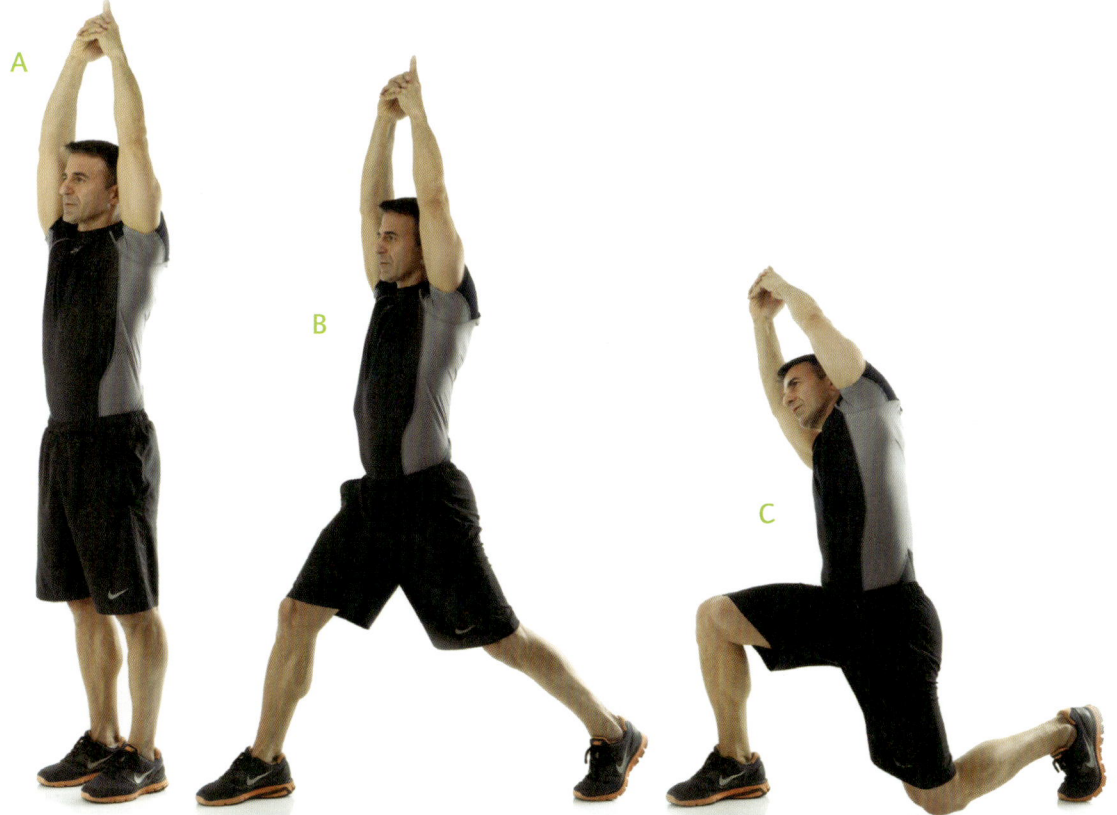

ÜBUNGEN MIT DEM EIGENEN KÖRPERGEWICHT

- D | Bringen Sie von dieser Position aus Ihr linkes Bein nach vorne und gleichzeitig…

- E | …senken Sie Ihr rechtes Knie und beugen Sie Ihren Rumpf zur linken Seite hin. Absolvieren Sie die geforderte Anzahl von Wiederholungen.

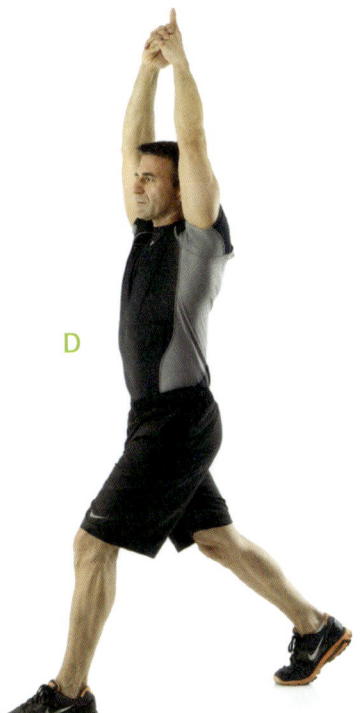

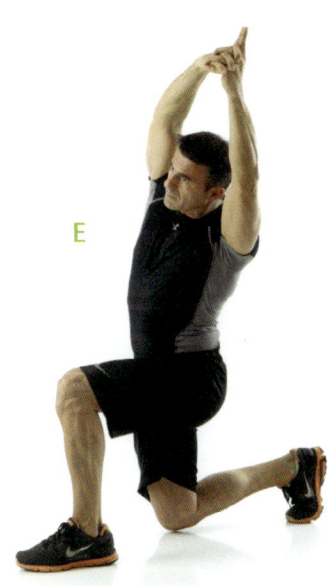

Erläuterung

Was über die vorherige Übung gesagt wurde, trifft auch hier zu: Diese Übung ist sehr gut für den M. glutaeus, die Oberschenkelmuskeln, die Adduktoren und den M. quadriceps. Die Position, die die oberen Gliedmaßen während dieser Übung einnehmen, belastet verschiedene kinematische Ketten. Sie werden eine größere Aktivität der Bauchfaszien, vor allem der inneren und äußeren schrägen Muskeln, spüren. Auch hier übernimmt der M. rectus abdominis eine stabilisierende Funktion, wodurch er den Rumpf vor einer übermäßigen Dehnung und übermäßigem Kippen schützt. Auch die paravertebralen und die den Oberarm zurückziehenden Muskeln – die paraskapularen Muskeln, Außenrotatoren der Manschette, der M. trapezius und der hintere Deltamuskel – werden allesamt stimuliert. Die Festigkeit dieser Kette gewährleistet eine bessere und richtige Körperhaltung. Diese Übung kann auch mit einer Rückwärtsbewegung des Rumpfs durchgeführt werden, d. h. mit einer Beugung nach rechts, während Sie das linke Bein nach vorne führen. In diesem Fall werden Sie eine stärkere Dehnung der schrägen Muskeln und des M. rectus femoris des hinteren Beins in der exzentrischen Phase spüren. Eine Übung, die Sie immer wieder praktizieren und an der Sie arbeiten sollten. Da sie schrittweise zur Destabilisierung hinführt, hat diese Übung auch eine hervorragende propriozeptive Wirkung.

HANDBUCH FUNCTIONAL TRAINING

„PRISONER"-GEH-AUSFALLSCHRITT

Ausgangspunkt

- **A |** Nehmen Sie eine stehende Position ein; Ihre Beine sind zusammen, Ihre Hände sind im Nacken verschränkt; Ihre Schulterblätter sind angezogen.

Ausführung

- **B |** Machen Sie mit Ihrem linken Bein einen Schritt nach vorne und senken Sie Ihr rechtes Knie kontrolliert ab, bis es den Boden in einer halben Kniebeugestellung berührt.

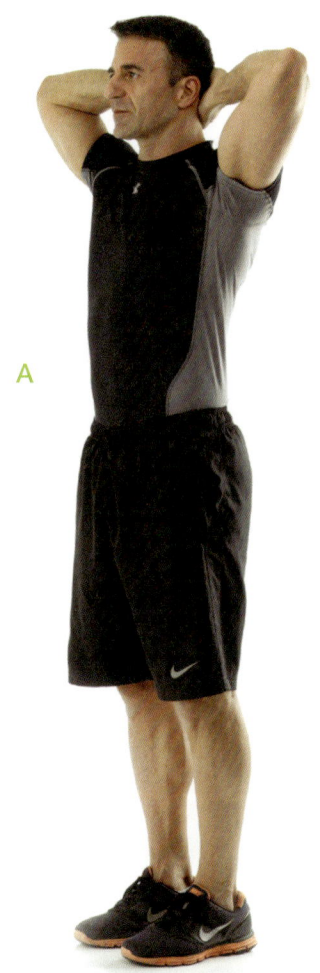
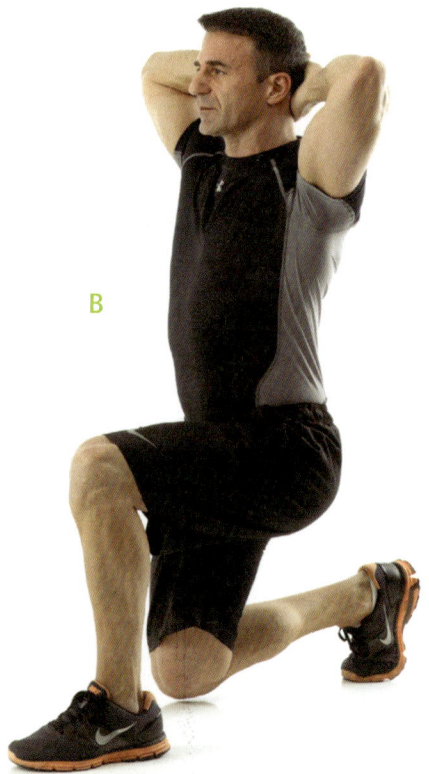

ÜBUNGEN MIT DEM EIGENEN KÖRPERGEWICHT

- **C |** Richten Sie sich wieder auf.

- **D |** Machen Sie mit Ihrem rechten Bein einen Schritt nach vorne und senken Sie Ihr linkes Knie ab. Kehren Sie in die Ausgangsposition zurück, und fahren Sie mit der geforderten Anzahl von Wiederholungen fort.

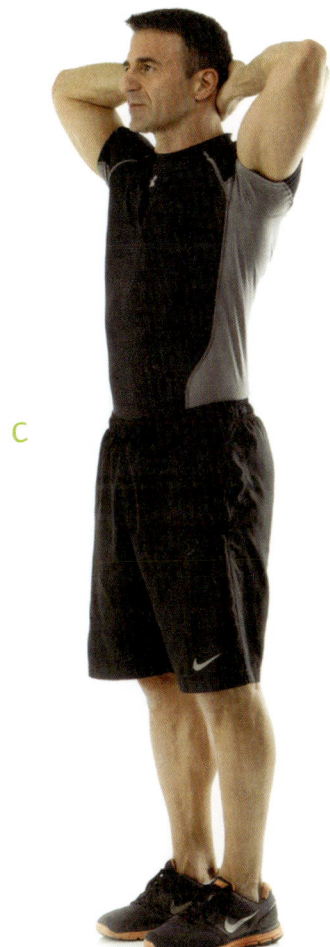

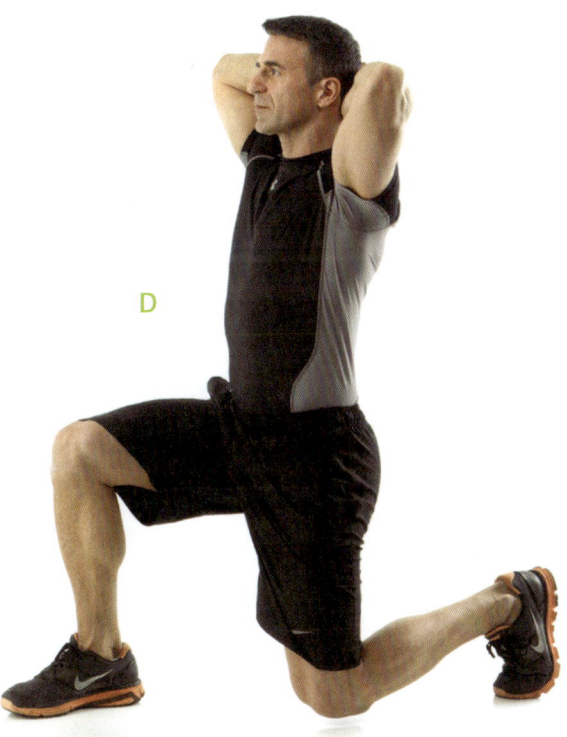

Erläuterung

Diese Übung trainiert den M. glutaeus, die Oberschenkelmuskeln, die Adduktoren und den M. quadriceps sowie die Bauchfaszien. Die Position der oberen Gliedmaßen aktiviert die paraskapularen Muskeln und die Streckerkette des Rückens. Außerdem steigert die Ausführung des Geh-Ausfallschritts, ohne die Hilfe der oberen Extremitäten, wodurch die Koordination und das Gleichgewicht verbessert werden, die Aktivierung der Bauchfaszien, die den Rumpf stabilisieren. Diese Übung trägt auch zur Entwicklung der Propriozeption, Koordination und des Gleichgewichts bei. Es handelt sich um eine ausgezeichnete Übung mit einem hohen funktionalen Haltungswert. Denken Sie daran, der Körper sollte wie ein maßgeschneidertes Outfit sein. Das ist unser Ziel.

HANDBUCH FUNCTIONAL TRAINING

MONSTER-AUSFALLSCHRITT, ELLBOGEN INNEN

Ausgangspunkt

- A | Nehmen Sie eine stehende Position ein; Ihre Beine sind zusammen, Ihre Hände sind im Nacken verschränkt; Ihre Schulterblätter sind angezogen.

Ausführung

- B | Heben Sie Ihr rechtes Bein an, wobei Sie den anderen Oberschenkel und das Bein beugen.

- C | Strecken Sie Ihr rechtes Bein.

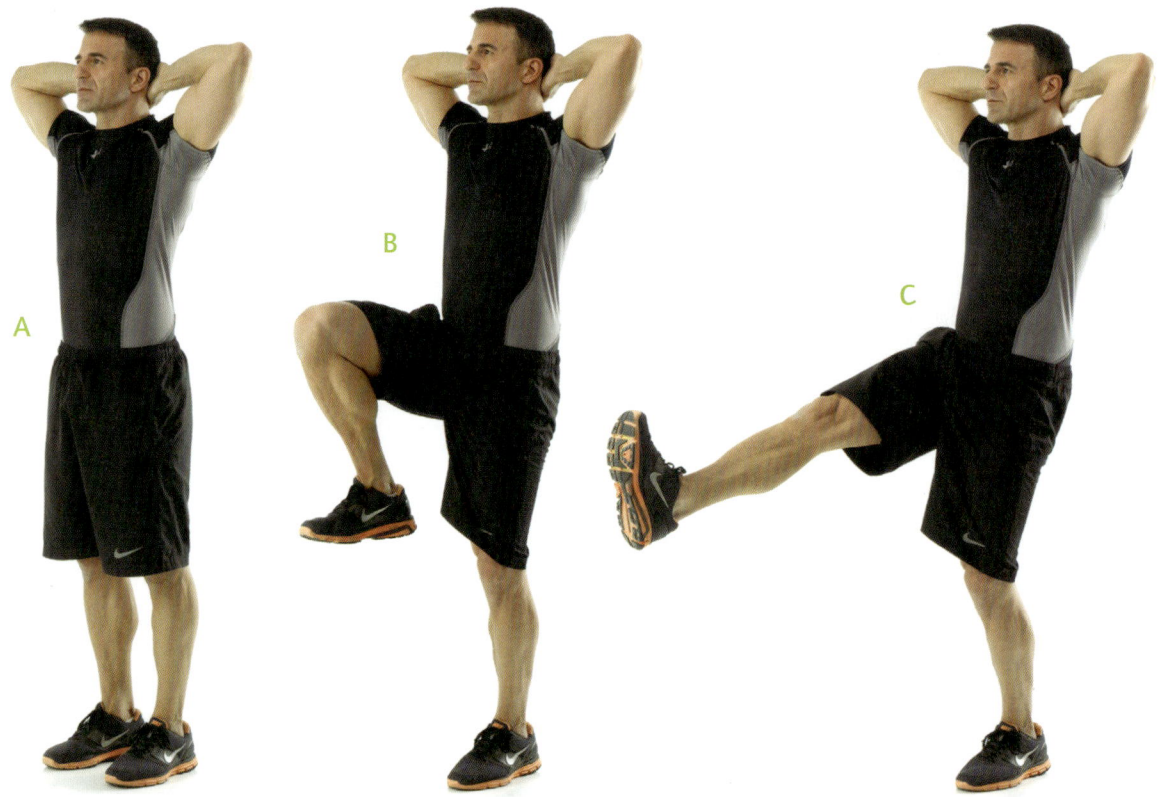

Erläuterung

Ich liebe diese Übung. Und ich glaube, dass ich auch von ihr geliebt werde, da ich einer ihrer größten Förderer bin. Kurz gesagt, diese Übung ist umfassend, neben der Tatsache, dass sie für den Körper ein Ganzkörpertraining darstellt. Die Position der oberen Gliedmaßen aktiviert die paraskapulare Muskulatur und die Rückenstreckerkette, was Auswirkungen auf die Körperhaltung hat, die nach kurzer Zeit sichtbar sind. Die Gehphase, aufgeteilt in Beugung-Streckung und die alternierende Vorwärtsbewegung der Extremitäten, erfordert erhebliche Kontrolle, Koordination und propriozeptive Fähigkeiten.

ÜBUNGEN MIT DEM EIGENEN KÖRPERGEWICHT

- **D |** Machen Sie einen Schritt nach vorne und gleichzeitig:

- **E |** 1. senken Sie Ihr linkes Knie; 2. drehen Sie Ihren Rumpf, beugen Sie Ihren Oberkörper nach vorne und seitlich nach unten, wobei Sie Ihren rechten Ellbogen auf der Innenseite Ihres rechten Oberschenkels auf eine Höhe mit Ihrem Knie bringen.

- **F |** Beugen Sie nun Ihren linken Oberschenkel und Ihr Bein, und richten Sie sich wieder aus der halben Kniebeuge auf. Wiederholen Sie die Bewegung auf der anderen Seite, und absolvieren Sie die geforderte Anzahl von Wiederholungen.

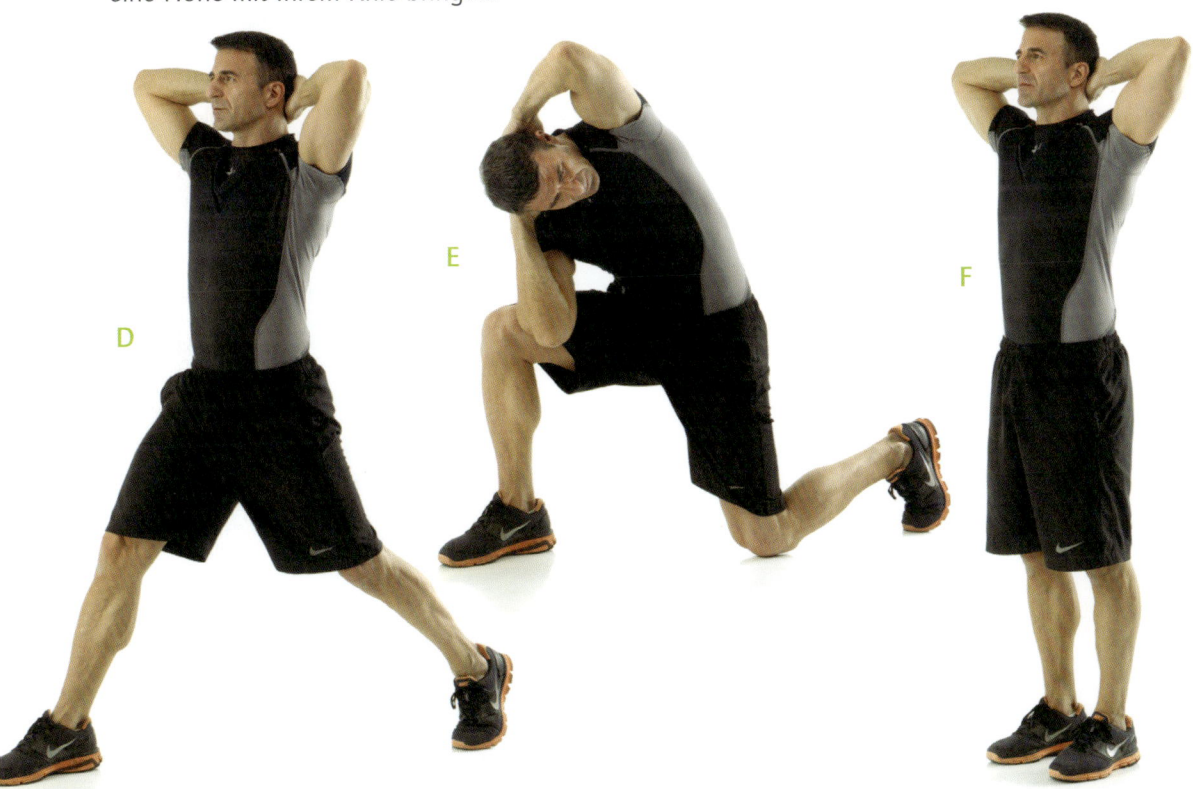

Das Absolvieren des Ausfallschritts ohne die Hilfe der oberen Extremitäten zur Unterstützung der Koordination und des Gleichgewichts steigert die Aktivierung aller Bauchfaszien. Dies verleiht dem Rumpf Stabilität und trainiert zusätzlich die propriozeptiven Fähigkeiten. Die seitliche Rumpfbeugung stimuliert die schrägen Muskeln umfassend. Während der nach oben und nach vorne gerichteten Beugephase des gegenseitigen Beins wird der M. rectus abdominis so sehr belastet wie bei wenigen anderen Übungen. Es handelt sich um eine hervorragende funktionale Übung mit einem hohen Haltungswert.

HANDBUCH FUNCTIONAL TRAINING

MONSTER-AUSFALLSCHRITT, ELLBOGEN AUSSEN

Ausgangspunkt

- **A |** Stehen Sie mit geschlossenen Beinen, Ihre Hände sind im Nacken verschränkt; Ihre Schulterblätter sind angezogen.

Ausführung

- **B |** Heben Sie Ihr rechtes Bein, wobei Sie den gleichseitigen Oberschenkel und das Bein beugen.

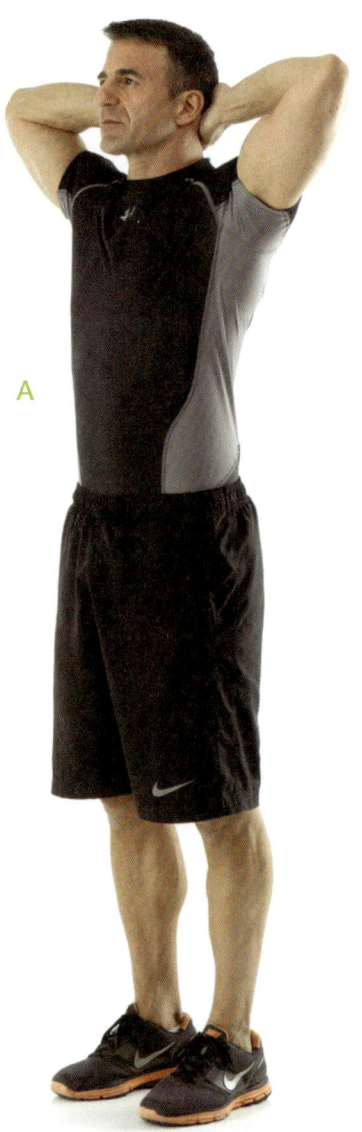
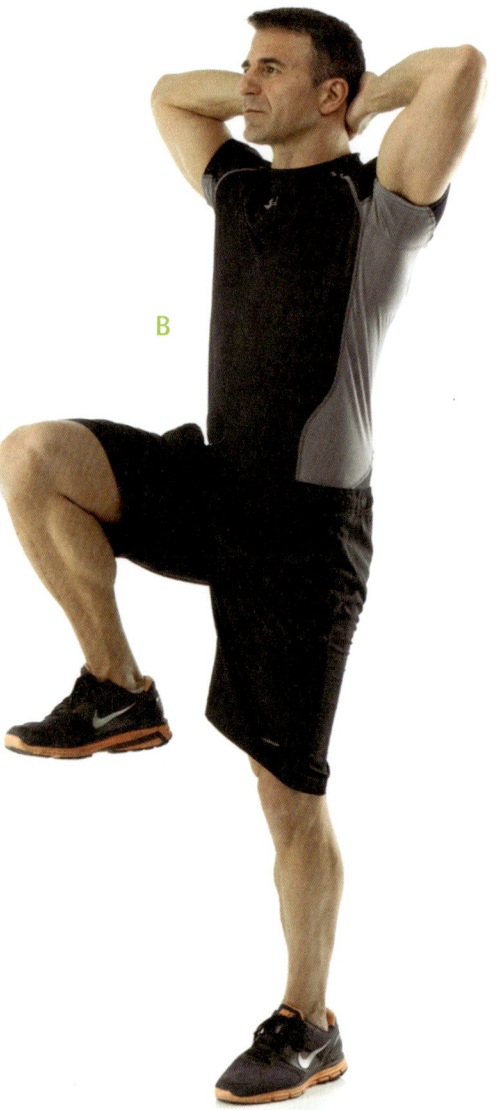

ÜBUNGEN MIT DEM EIGENEN KÖRPERGEWICHT

- **C |** Strecken Sie Ihr rechtes Bein.
- **D |** Machen Sie gleichzeitig einen Schritt nach vorne:
- **E |** 1. Senken Sie Ihr linkes Knie ab; 2. drehen und beugen Sie Ihren Oberkörper nach rechts, wobei Sie Ihren linken Ellbogen auf die Außenseite Ihres rechten Oberschenkels bringen.

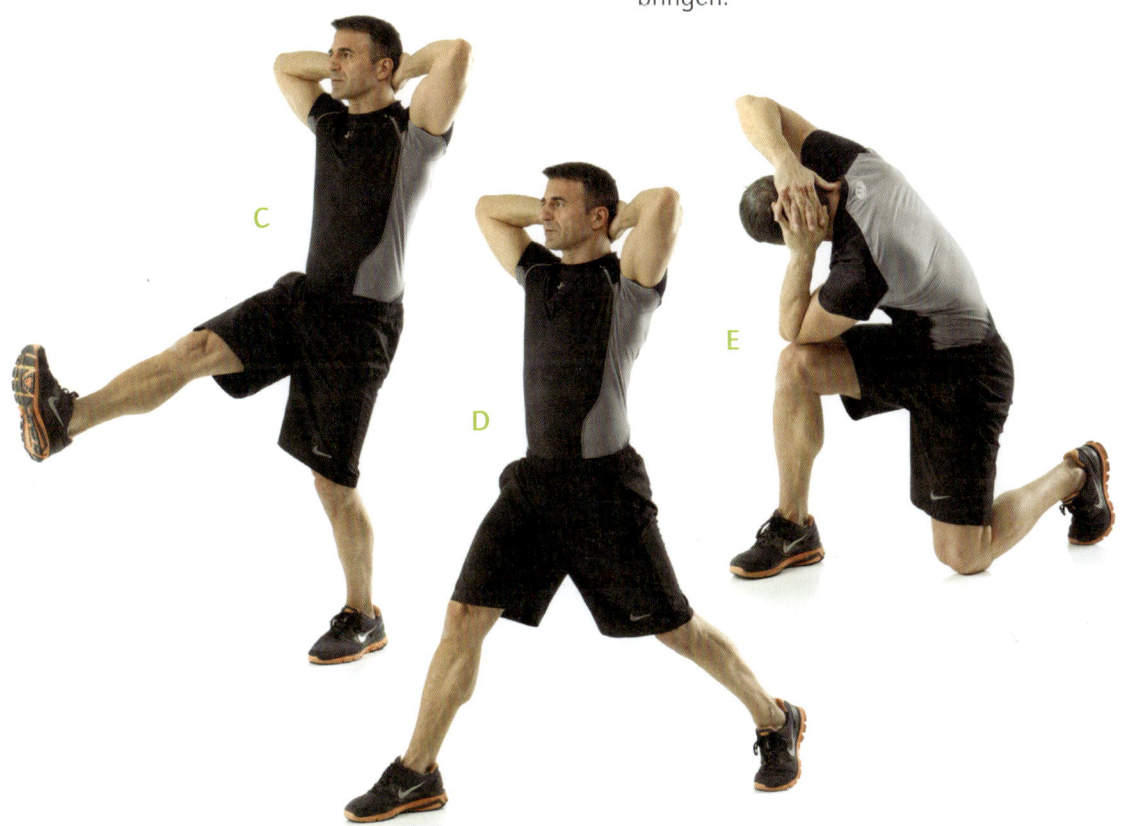

Erläuterung

Diese Übung ähnelt der vorherigen Übung, zumindest, was die Arbeit der unteren Gliedmaßen anbetrifft. Die Position der oberen Gliedmaßen aktiviert die paraskapulare Muskulatur und die Rückenstreckerkette. Die Gehphase, aufgeteilt in Beugung-Streckung und die alternierende Vorwärtsbewegung der Glieder, erfordert große Kontrolle und erhebliche Koordination. Das Absolvieren des Ausfallschritts ohne die Hilfe der oberen Extremitäten zur Unterstützung der Koordination und des Gleichgewichts erhöht die Aktivierung der Bauchfaszien. Dies verleiht dem Rumpf Stabilität und trainiert auch die propriozeptiven Fähigkeiten. Die Drehung des Rumpfs wirkt synergistisch auf die inneren schrägen und die gegenseitigen äußeren schrägen Muskeln. Es handelt sich um eine hervorragende funktionale und die Haltung verbessernde Übung.

HANDBUCH FUNCTIONAL TRAINING

KRABBE

Ausgangspunkt

- **A |** Strecken Sie aus der Hockposition der Kniebeuge, wobei Ihre Beine etwas breiter als die Schultern auseinanderstehen, Ihre Arme nach vorne, halten Sie dabei Ihre Handflächen nach innen gedreht.

Ausführung

Halten Sie Ihr Becken tief und imitieren Sie den Seitwärtsgang einer Krabbe. Folgen Sie der Abbildung:

- **B |** Bewegen Sie Ihr linkes Bein schnell ca. 20-30 cm nach innen und…

- **C |** …verschieben Sie sofort im Anschluss Ihr rechtes Bein nach außen. Absolvieren Sie die Anzahl der geforderten Schritte und wiederholen Sie die Übung in die entgegengesetzte Richtung.

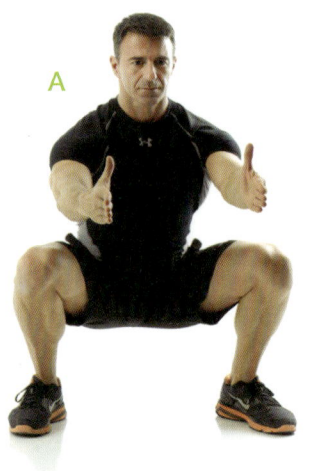
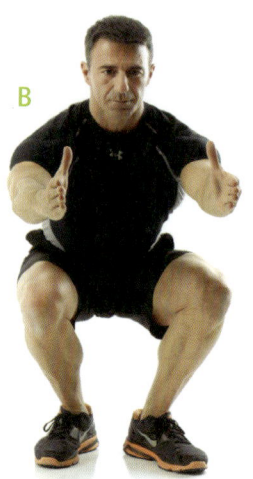
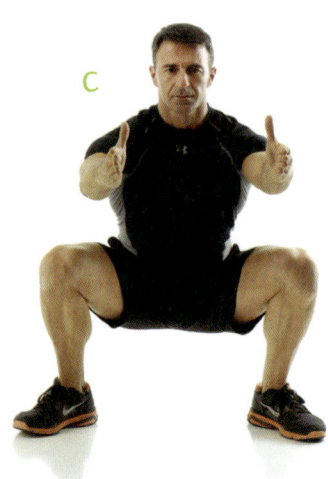

Erläuterung

Die Hockstellung ist in den Kontaktsportarten weit verbreitet, z. B. im Rugby, American Football, Judo, Ringen, Sumo, den gemischten Kampfkunstsportarten (Mixed Martial Arts – MMA) und in anderen Sportarten. Diese Übung trainiert alle beteiligten Muskelketten und alle geforderten Fähigkeiten. Die Quadrizepsmuskeln, die Adduktoren, Gesäßmuskeln und die gesamten Bauchfaszien werden gründlich belastet. Insbesondere die Quadrizepsmuskeln arbeiten nahezu isometrisch, während die Adduktoren als Hüftstabilisatoren arbeiten. Die laktazide Komponente ist sehr hoch, vor allem, wenn Sie auf Zeit arbeiten. Das Ziel besteht darin, während der seitlichen Verschiebung in der Hockstellung zu bleiben, ohne das Becken auf und ab zu bewegen. Es handelt sich um eine sehr wirkungsvolle Übung.

ÜBUNGEN MIT DEM EIGENEN KÖRPERGEWICHT

ÜBER-KOPF-KRABBE

Ausgangspunkt

- **A |** Strecken Sie aus der Hockposition der Kniebeuge, wobei Ihre Beine etwas breiter als Ihre Schultern auseinanderstehen, Ihre Arme über den Kopf, halten Sie dabei Ihre Handflächen nach innen gedreht.

Ausführung

Halten Sie Ihr Becken tief und imitieren Sie den Seitwärtsgang einer Krabbe. Folgen Sie der Abbildung:

- **B |** Bewegen Sie Ihr linkes Bein schnell ca. 20-30 cm nach innen und…
- **C |** …verschieben Sie sofort im Anschluss Ihr rechtes Bein nach außen.

Absolvieren Sie die Anzahl der geforderten Schritte und wiederholen Sie die Übung in die entgegengesetzte Richtung.

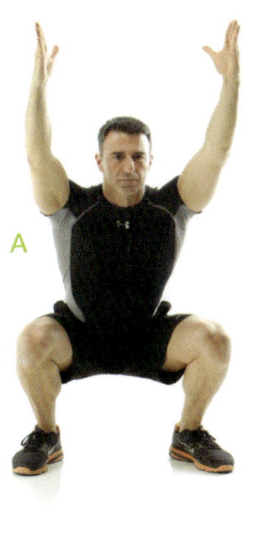
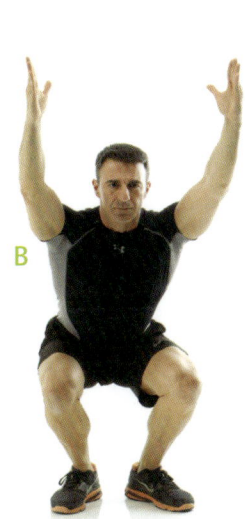
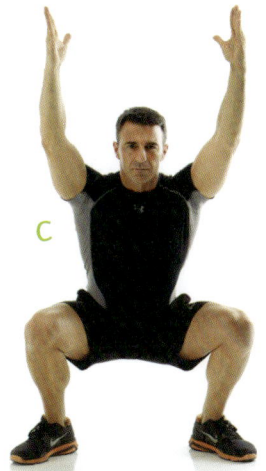

Erläuterung

Diese Über-Kopf-Übungen sind hervorragend, aber in Fitnessstudios fast unbekannt. Haltung und Position reichen nicht aus, um ihre Auswirkungen auf den Körper in Bezug auf das Nerven- und Muskel-Skelett-System zu erklären. Wie oben erwähnt, ist die Hockstellung weit verbreitet in Kontaktsportarten wie Rugby und American Football, aber auch im Judo, Ringen, Sumo, in den MMA und in anderen Sportarten. Die Quadrizepsmuskeln, Adduktoren, Gesäßmuskeln und die gesamten Bauchfaszien werden gründlich belastet. Die laktazide Komponente ist sehr hoch, vor allem, wenn Sie auf Zeit arbeiten. Die Position der beiden über dem Kopf gestreckten Arme stimuliert die gesamte paravertebrale und paraskapulare Muskulatur und auch die den Oberarm zurückziehenden Muskeln, was erheblich zur Verbesserung der Körperhaltung beiträgt. Das Ziel besteht natürlich darin, während der Übungsausführung in der Hocke zu bleiben, ohne das Becken auf und ab zu bewegen.

HANDBUCH FUNCTIONAL TRAINING

SURF-AUSFALLSCHRITT

Ausgangspunkt

- **A |** Machen Sie aus dem Stand mit Ihrem rechten Bein einen Schritt nach vorne; Ihre Arme sind zur Seite hin geöffnet, um das Halten des Gleichgewichts zu erleichtern. Heben Sie Ihre linke Ferse und Ihren rechten Vorfuß an, sodass Sie nur noch auf Ihrer rechten Ferse und Ihrer linken Fußspitze ruhen.

Ausführung

- **B |** Senken Sie Ihr linkes Knie in eine halbkniende Position ab.
Richten Sie sich wieder auf und absolvieren Sie die geforderte Anzahl von Wiederholungen. Wiederholen Sie die Übung, wobei Sie Ihr linkes Bein nach vorne bringen.

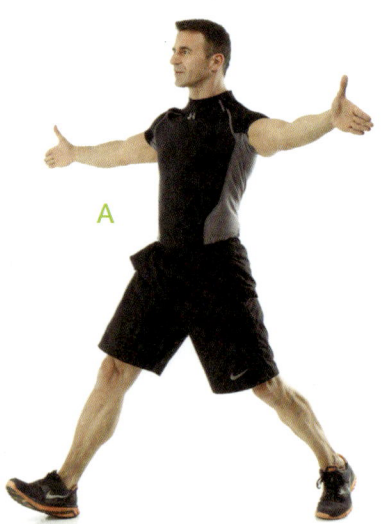
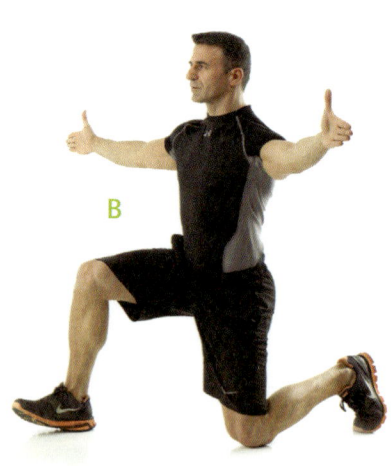

Erläuterung

Ich habe diese Übung für einen Wettkampfsurfer entwickelt, einschließlich des wettkampfvorbereitenden Teils seines sportlichen Trainings. Erst danach merkte ich, wie wertvoll diese Übung auch für andere Sportarten, die hohe Anforderungen an das Gleichgewichtsvermögen, die propriozeptiven Fähigkeiten und die Pivotmuskeln stellen, sein kann. Natürlich hat die Übung auch einen hohen Wert für die gesamte Streckmuskulatur und stabilisierende Muskulatur der Hüfte und der Beine: die Schienbein- und Wadenbeinmuskeln, die Waden-, Oberschenkel-, Quadrizepsmuskeln, die Adduktoren und die Gesäßmuskeln. Angesichts der instabilen Position ist auch die Arbeit der Bauchfaszien wichtig. Der ganze Core-Bereich ist an allen Phasen der Übung beteiligt. Das interessante Element, im Vergleich zu normalen Ausfallschritten, besteht darin, dass andere – wenn ich so sagen darf – kinematische Ketten belastet werden, oder auf jeden Fall sind sie auf andere Weise beteiligt, was schon etwas bedeutet. Diese Übung ist ein wichtiger Maßstab für alle Sportarten, in denen derartige Synergien wichtig sind. Dazu gehören Skaten, rhythmische Gymnastik, Eis- oder Rollhockey und Surfen.

ÜBUNGEN MIT DEM EIGENEN KÖRPERGEWICHT

AUSFALLSCHRITT NACH HINTEN

Ausgangspunkt

- **A |** Stehen Sie mit geschlossenen Beinen; Ihre Arme liegen am Körper an, Ihre Handflächen zeigen nach vorne.

Ausführung

- **B |** Bewegen Sie Ihr rechtes Bein entlang einer diagonal nach außen führenden Kurve nach hinten.

- **C |** Beugen Sie Ihr Bein, wobei Sie Ihr rechtes Knie absenken. Machen Sie aus dieser Position mit Ihrem linken Bein einen weiteren Schritt nach hinten, wobei Sie das gleichseitige Knie absenken. Absolvieren Sie die geforderte Anzahl von Wiederholungen.

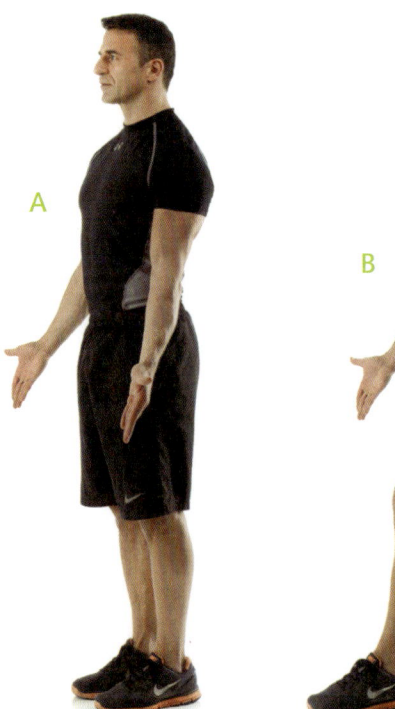
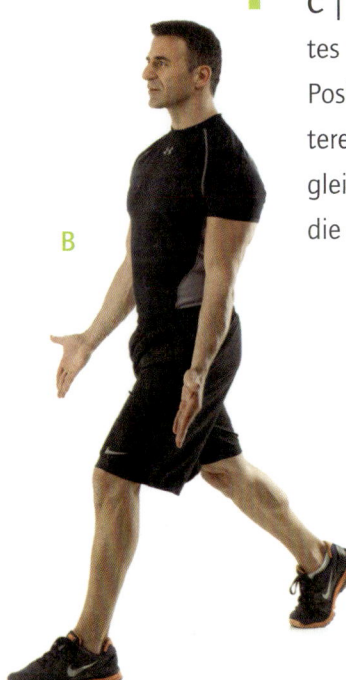
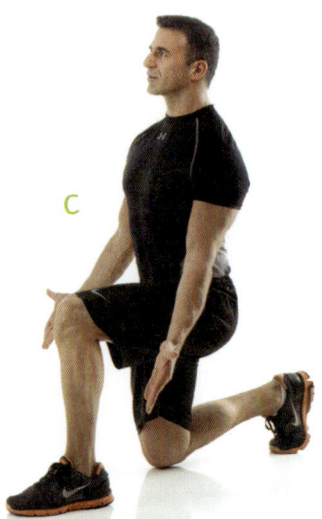

Erläuterung

Alle Übungen, die eine Rückwärtsbewegung beinhalten, erfordern ein gewisses Maß an Kontrolle, Koordination und Gleichgewicht, das erheblich über dem liegt, das für Vorwärtsbewegungen erforderlich ist. Der Grund ist einfach: Unser erstes Kontrollsystem, die Sicht, fehlt. Neben der Aktivierung der Hüftstreckerkette – Gesäß-, Oberschenkel- und Quadrizepsmuskeln – ist die Beteiligung der Adduktorengruppe interessant. Diese Muskeln arbeiten sowohl als Hüftstabilisatoren als auch aktiv als Beuger und Strecker, entsprechend der Position der gegenseitigen Extremität. Die leicht schräge Bewegungsbahn des Beins bei der aktiven Bewegung nach hinten dient dazu, eine breitere und damit festere, stabilere Unterstützungsbasis herzustellen. Diese Bewegungsbahn aktiviert die Adduktoren in einem höheren Ausmaß, als es bei einer parallelen Bewegungsbahn der Fall wäre.

„LORD"-AUSFALLSCHRITT NACH HINTEN

Ausgangspunkt

- A | Stehen Sie mit geschlossenen Beinen und am Körper anliegenden Armen.

Ausführung

- B | Im Vergleich zur vorherigen Übung müssen Sie bei dieser Übung die Beckendrehung erhöhen. Drehen Sie Ihre Hüfte und führen Sie Ihr rechtes Bein auf einer nach innen gerichteten, diagonalen Bewegungsbahn nach hinten, weit über die Projektion Ihres linken Beins hinaus. Sie müssen eigentlich ein Bein hinter dem anderen mit einem mittellangen Schritt kreuzen, wobei Sie einen viel größeren Winkel als 180° bilden. Ihr linker Fuß dreht sich leicht. Die Endstellung ähnelt der Anfangsbewegung eines Knicks.

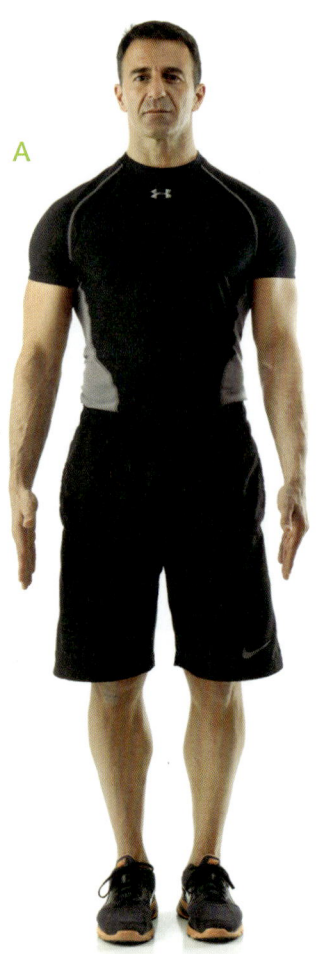

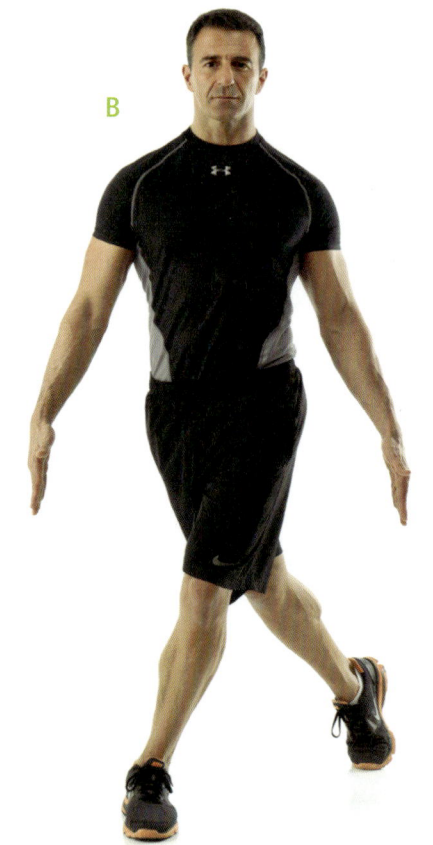

ÜBUNGEN MIT DEM EIGENEN KÖRPERGEWICHT

- **C |** Beugen Sie Ihre Beine, wobei Sie Ihr rechtes Knie direkt hinter Ihre linke Ferse absenken (Sie werden eine Dehnung im linken Gesäßmuskel spüren).

- **D |** Richten Sie sich wieder in die ursprüngliche Standposition auf und absolvieren Sie die Übung mit dem anderen Bein. Absolvieren Sie die geforderte Anzahl von Wiederholungen.

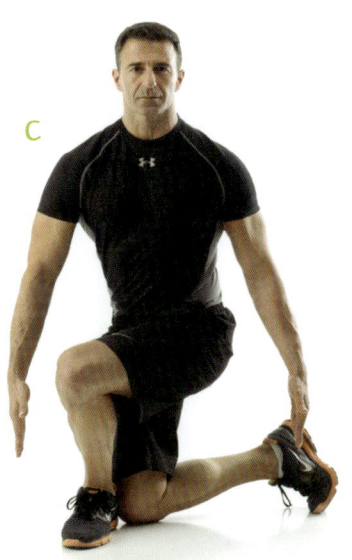

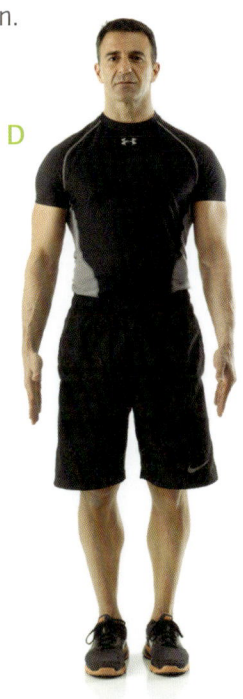

Erläuterung

Der Begriff *Lord* ist der Tatsache geschuldet, dass die Bewegung den Knicks imitiert, den man ausführte, um Aristokraten zu huldigen, die Wert darauf legten, dass man ihre Macht anerkannte. Diese Bewegung erfordert während der Ausführung große Kontrolle, und in der exzentrischen Phase kommt es zu einer erheblichen Streckung des gesamten Hüftgelenks und der Muskeln, die an diesem Gelenk ansetzen, aber auch des Knie- und Sprunggelenks. Es handelt sich um eine gute Beweglichkeitsübung. Diese Übung ist nicht nur für jene Sportarten wertvoll, bei denen die oben erwähnten Gelenke großen Belastungen ausgesetzt werden, sondern auch für die Kampf-, Kontakt- und Gedränge-Sportarten, wie Ringen, Rugby, American Football und die MMA. Wenn die Übung sorgfältig „dosiert" und in ein Ad-hoc-Trainingsprogramm integriert wird, wird sie für alle Sportler von Vorteil sein, die starke Dysmetrien der Beine aufweisen, oder für Sportler, die sich von Verletzungen und Operationen im Bereich der Knie und Hüfte erholen. Im letzteren Fall sollte die Übung in den zweiten Teil jedes Rehaprogramms aufgenommen werden. Eine ähnliche Übung, die als Vorbereitung dieser Übung dient, ist der „Inline"-Ausfallschritt, bei dem die Bewegung nach vorne gerichtet ist und die Füße sich auf derselben Linie nach vorne bewegen. Das Halten des Gleichgewichts ist einfacher, aber gleichzeitig ist die Dehnung der Hüfte geringer.

HANDBUCH FUNCTIONAL TRAINING

KREUZ-AUSFALLSCHRITT

Ausgangspunkt

- A | Stehen Sie mit geschlossenen Beinen und machen Sie mit dem rechten Bein einen Schritt nach vorne.

Ausführung

- B | Senken Sie Ihr linkes Knie ab, bis es den Boden berührt.

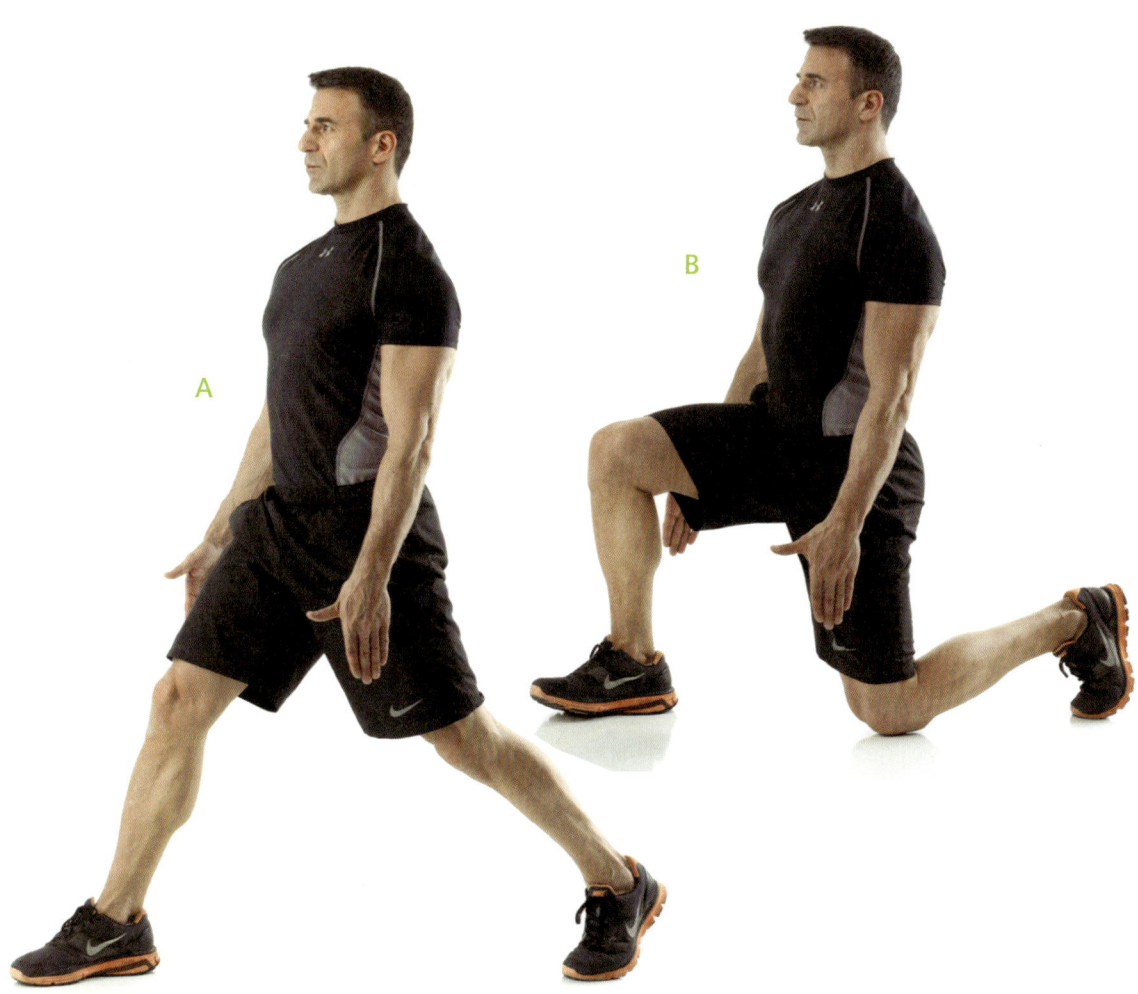

ÜBUNGEN MIT DEM EIGENEN KÖRPERGEWICHT

- **C und D** | Springen Sie nach oben, wobei Sie gleichzeitig die Position Ihrer Beine wechseln (linkes Bein nach vorne, rechtes Bein nach hinten). Stabilisieren Sie sich in dieser Position.

- **E** | Wiederholen Sie die Übung, wobei Sie dieses Mal Ihr rechtes Knie zum Boden hin absenken. Absolvieren Sie die geforderte Anzahl von Wiederholungen.

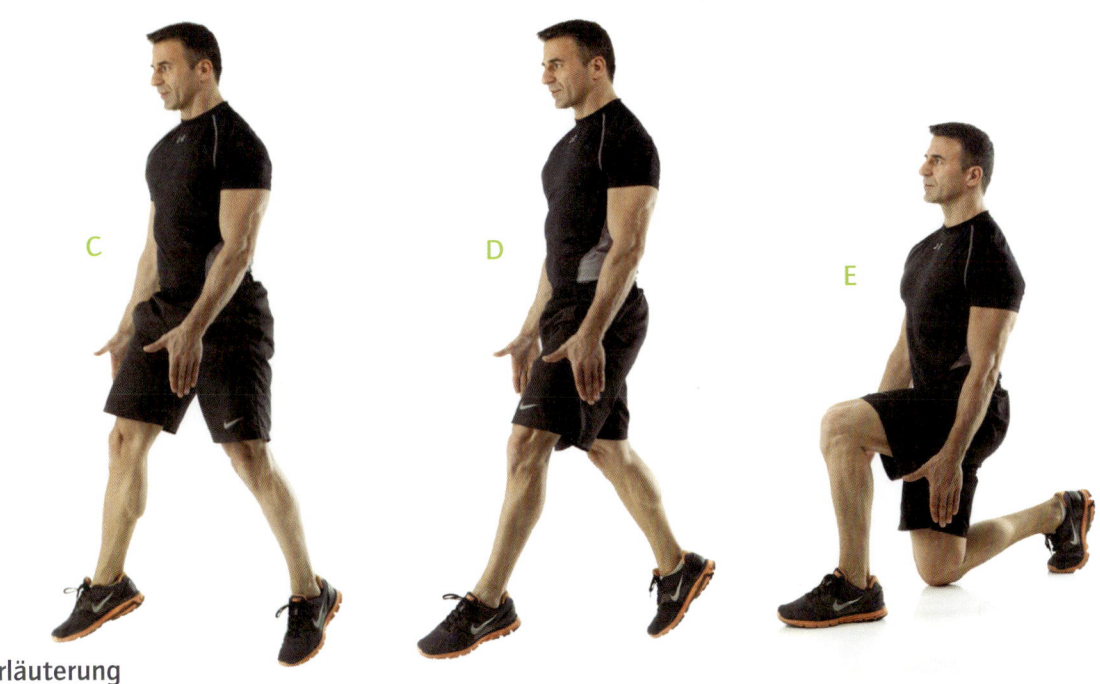

Erläuterung

Sicherlich sollte diese Übung erst nach mehreren Monaten des sportlichen Trainings in das Programm aufgenommen werden. Sie erfüllt voll und ganz die Aktion und Funktion der Hüftstreckerkette; außerdem enthält sie eine plyometrische Belastung (Springen und Abfedern) und stellt damit eine große Belastung der neuralen Komponenten (Rekrutierung der IIx-Fasern) dar. Hinzu kommen zur Abrundung noch die Anforderungen an das Gleichgewichtsvermögen, die Koordination und die propriozeptiven Fähigkeiten. Eine Warnung: Alle plyometrischen Belastungen haben ausgesprochen starke Auswirkungen auf die Muskel- und vor allem die Sehnenkomponenten. Aus diesem Grund halte ich es für wichtig, dass man bei dieser Übung die Anzahl der Wiederholungen pro Satz auf maximal fünf begrenzt. Natürlich kann diese Zahl im Rahmen eines leistungssportlichen Trainings höher sein, da Sie nach den wenigen, aber unverzichtbaren zusätzlichen Vorteilen suchen, die Sie brauchen, um die Leistung deutlich zu verbessern. Es ist daher wichtig, sich daran zu erinnern, dass neben der Liste der Vorteile auch die Liste der Risiken länger wird: Ein Sportler ist sich dessen bewusst, ein normaler Mensch nicht. Insgesamt jedoch ist dies eine wirkungsvolle Übung.

HANDBUCH FUNCTIONAL TRAINING

FROSCHSPRUNG

Ausgangspunkt

- **A |** Gehen Sie in die Kniebeuge, indem Sie sich wie ein Frosch in die Hocke begeben. Ihre Finger berühren den Boden, Ihr Rücken ist gerade und befindet sich in einer neutralen Position (achten Sie darauf, sich nicht nach vorne zu beugen).

Ausführung

- **B |** Springen Sie nach oben und imitieren Sie die Bewegung eines Froschs. Kontrollieren Sie die Rückkehr zum Boden, indem Sie in der aufgerichteten Position eine kurze Pause einlegen, damit Sie sich stabilisieren.

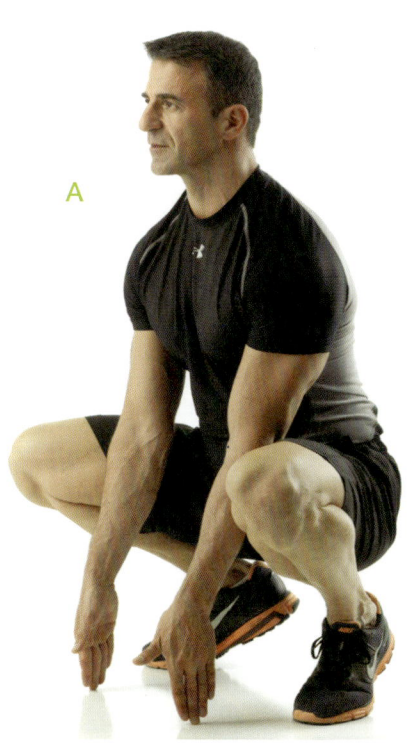
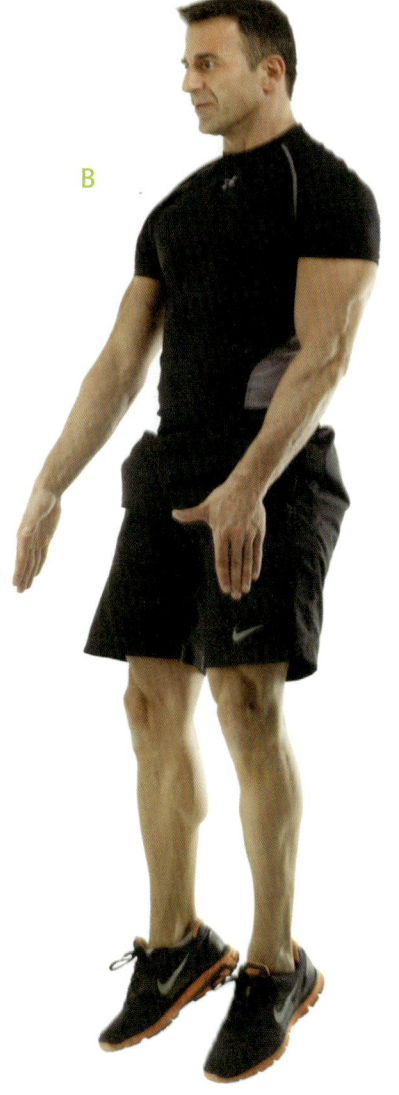

ÜBUNGEN MIT DEM EIGENEN KÖRPERGEWICHT

- **C und D** | Kehren Sie zurück in die Kniebeugeposition, springen Sie dann wieder nach oben. Absolvieren Sie die geforderte Anzahl von Wiederholungen.

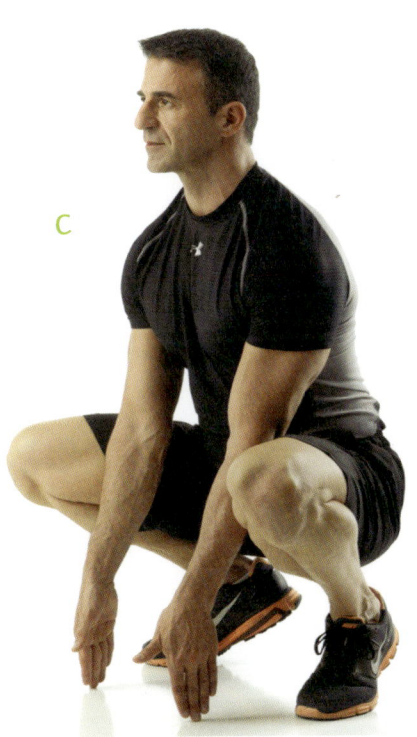
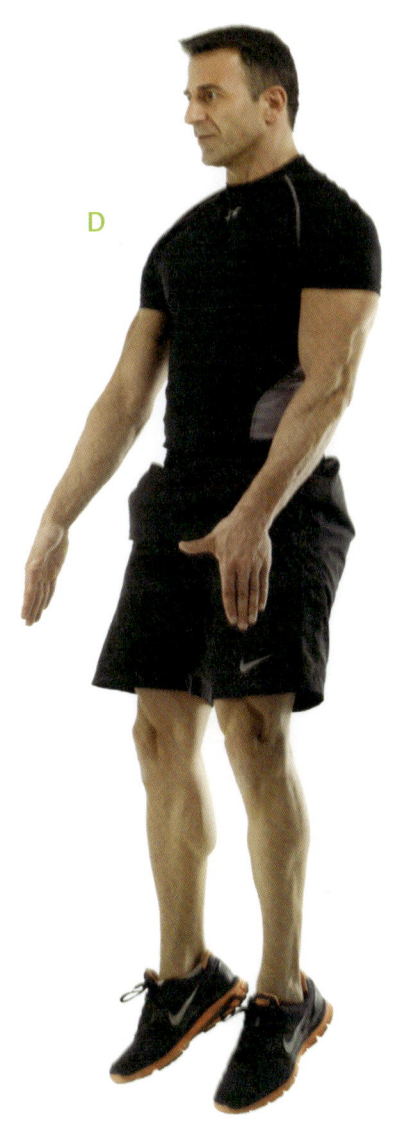

Erläuterung

Wie oben erwähnt, sind die plyometrischen Übungen durch eine Reihe von Merkmalen gekennzeichnet, die sie einzigartig machen. Hier haben wir die Funktionalität: Beugung-Streckung des Oberschenkels und Antrieb, Aktion und Funktion der Hüftstreckerkette. Außerdem wirkt diese Übung auf die neuralen Komponenten und daher auf die Rekrutierung. Einfach gesagt: Sie wirkt auf die Kraft! Die propriozeptiven Fähigkeiten, die motorische Koordination und das Raum-Zeit-Verhalten vervollständigen das Bild. Es handelt sich um eine unterschätzte Übung, mit der Sie beginnen sollten.

HANDBUCH FUNCTIONAL TRAINING

BURPEES

Ausgangspunkt

- **A |** Gehen Sie in die Hocke, wie ein Frosch. Ihre Finger berühren den Boden, Ihr Rücken ist gerade und befindet sich in der neutralen Position (achten Sie darauf, dass Sie sich nicht nach vorne beugen).

Ausführung

- **B |** Strecken Sie, während Sie sich auf den Händen abstützen, Ihre Beine und Ihr Becken, indem Sie einen kleinen Sprung nach hinten ausführen.

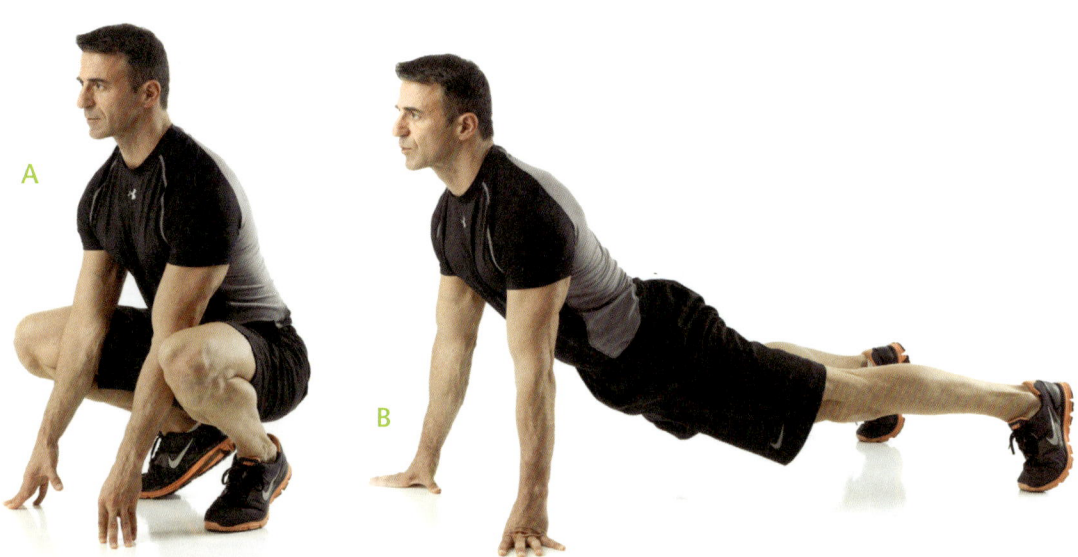

Erläuterung

Amerikaner lieben Burpees. Es handelt sich um eine wirklich umfassende Übung, eine Bewegung, die sowohl dynamisch als auch funktional ist. Sie ist funktional, weil sie Aktion und Funktion der Hüftstreckerkette kombiniert; sie ist plyometrisch, weil das Befehlssignal den Muskel in einem sehr kurzen Fenster von ca. 100 Millisekunden erreicht (Paillard[17], 1982). Burpees stellen auch eine wirklich signifikante kardiovaskuläre und kardiorespiratorische Belastung dar. In den USA wird diese Übung als Test verwendet, um die Ausdauerkraft eines Sportlers zu messen. Das interessante Merkmal ballistischer Übungen (wozu auch die plyometrischen Übungen gehören) für Sportler aller Disziplinen, vom Bodybuilding bis zum Laufen, liegt in der Tatsache, dass sie Hennemans[18] Gesetz zu untergraben scheinen.

---

[17] Paillard J. (1982). Apraxia and the neurophysiology of motor control, in *Philosophical Transactions of the Royal Society B: Biological Sciences*, 298: 111-134

[18] Henneman E., Somjen G., and Carpenter DO. (1965). Functional significance of cell size in spinal motoneurons, in *Journal of Neurophysiology*, 28: 560-580. – Henneman E. and Olson CB. (1965). Relations between structure and function in the design of skeletal muscles, in *Journal of Neurophysiology*, 28: 581-598. – Henneman E, Somjen G, and Carpenter DO. (1965). Excitability and inhibitability of motoneurons of different sizes, in *Journal of Neurophysiology*, 28: 599-620.

ÜBUNGEN MIT DEM EIGENEN KÖRPERGEWICHT

- **C |** Kehren Sie unter Ausnutzung der elastischen Kraft mit einem weiteren Sprung in die Ausgangsposition zurück.

D | Springen Sie jetzt nach oben und klatschen Sie Ihre Hände über Ihrem Kopf zusammen. Landen Sie und stabilisieren Sie Ihre Position. Gehen Sie wieder in die Hocke und beginnen Sie von vorne.

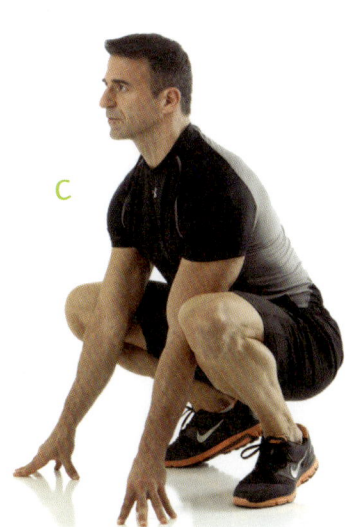

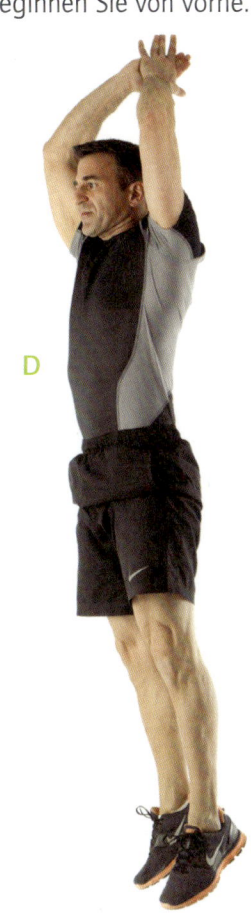

Kurz gesagt, Hennemans Gesetz (1965) besagt, dass, wenn Sie eine Last während einer Übung heben, die ersten Fasern, die aktiviert werden, die roten Typ-I-Fasern sind. Wenn die Müdigkeit einsetzt, werden auch IIa-Fasern *(schnelle oxidative glykolytische Fasern)* rekrutiert, und schließlich, wenn wir unser Limit erreichen, werden IIx- *(schnell zuckende)* Fasern rekrutiert. In Studien an Hochspringern und anschließend an anderen Kategorien von Sportlern wurde gezeigt, dass ballistische Übungen dieses Gesetz untergraben: Bei einem Körpergewicht, das mehr oder weniger 40 % des Maximums entspricht, deutete ausgeprägte elektromyografische Aktivität auf die Aktivierung von Typ-IIx-Fasern hin. Also? Also führen Sie diese Übung aus, und integrieren Sie sie in jedes Trainingsprogramm. Es wird funktionieren!

HANDBUCH FUNCTIONAL TRAINING

EINBEINIGER KICK

Ausgangspunkt

- A | Nehmen Sie eine stehende Position ein, wobei Ihre Beine etwas mehr als schulterbreit auseinanderstehen.
Heben Sie Ihren rechten Arm über Ihren Kopf.

Ausführung

- B | Gehen Sie in die Kniebeuge, bis Ihre rechte Hand auf dem Boden aufsetzt.

- C | Senken Sie Ihr Becken weiter ab und strecken Sie Ihr rechtes Bein auf einer seitlichen Bewegungsbahn zwischen Ihrem rechten Arm und Ihrem linken Bein.

- D | Bringen Sie Ihr rechtes Bein mit einer einzigen Bewegung wieder zurück in die Ausgangs-Hockposition.

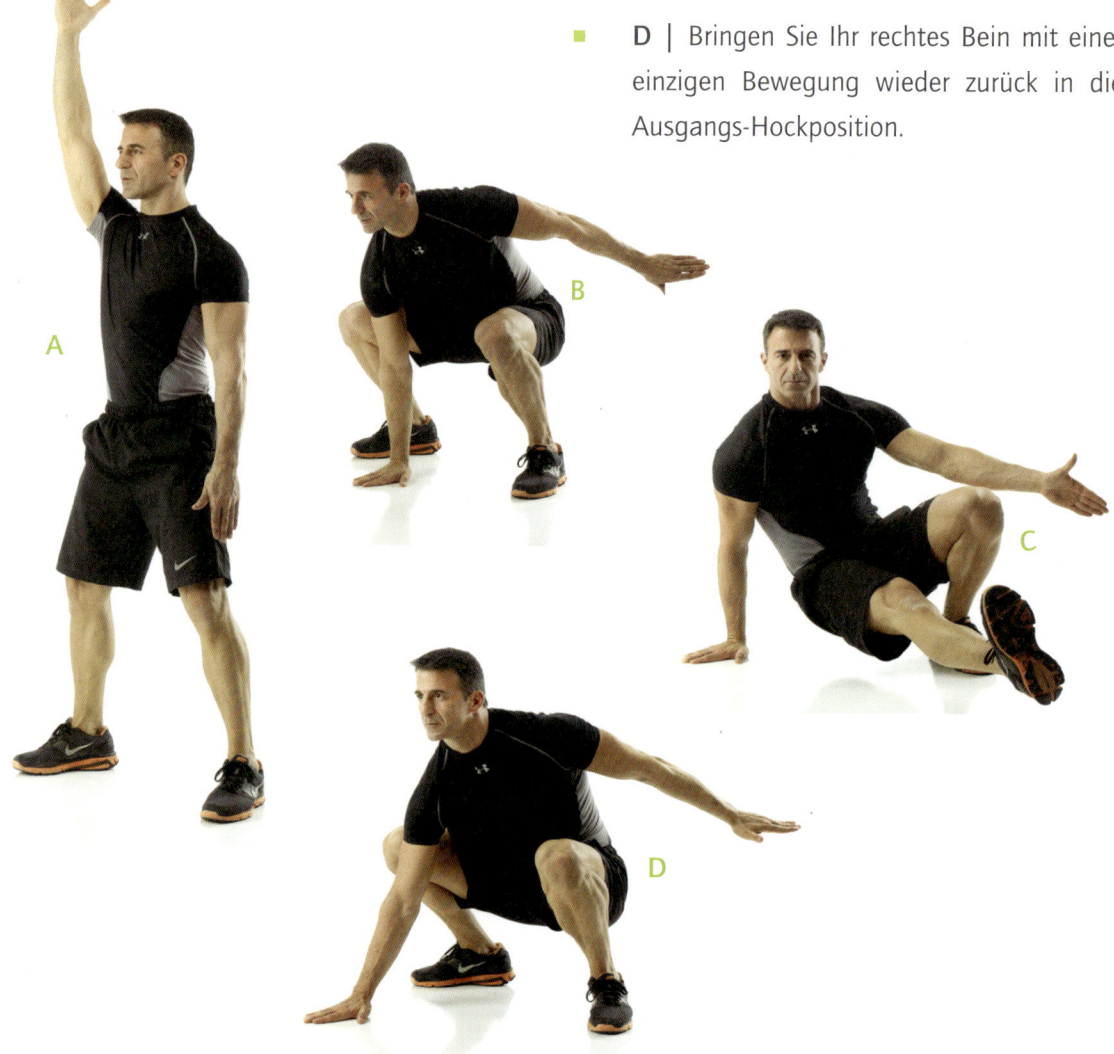

ÜBUNGEN MIT DEM EIGENEN KÖRPERGEWICHT

- **E |** Richten Sie sich auf, lösen Sie Ihre rechte Hand vom Boden und heben Sie Ihren linken Arm an.

- **G |** Strecken Sie Ihr linkes Bein auf einer diagonalen Bewegungsbahn zwischen Ihrem linken Arm und Ihrem rechten Bein.

- **F |** Wiederholen Sie den Vorgang auf der anderen Seite: Jetzt ist es der linke Arm, der während der Hocke nach unten geführt wird, bis die Hand auf dem Boden ruht.

- **H |** Bringen Sie Ihr linkes Bein mit einer einzigen Bewegung in die Hockposition zurück. Stehen Sie wieder auf und heben Sie Ihre rechte Hand hoch und beginnen Sie wieder von vorne, bis Sie die geforderte Anzahl von Wiederholungen absolviert haben.

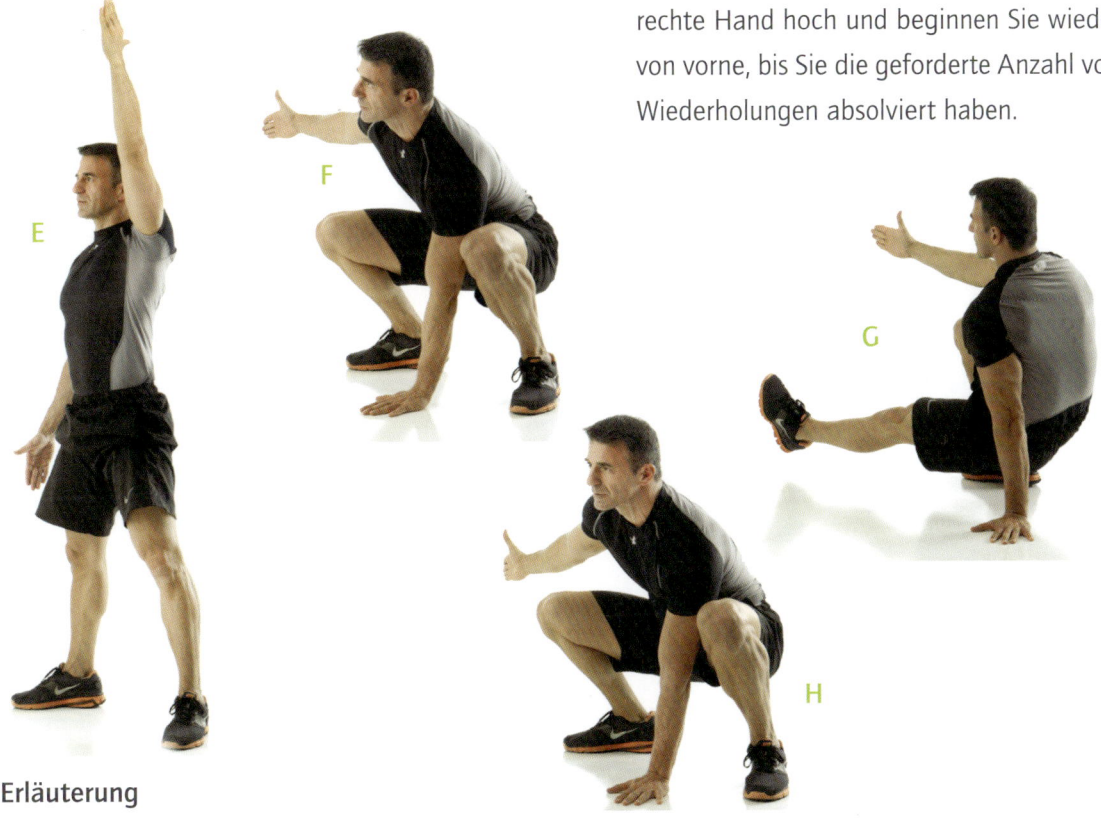

Erläuterung

In Anbetracht der beteiligten Muskelketten hat diese Übung eine sehr überzeugende Wirkung sowohl auf die Koordination und die propriozeptiven Fähigkeiten als auch auf das Herz-Kreislauf-System. Sie beinhaltet Aktion und Funktion sowohl des Hüftgelenks als auch seiner synergistischen Gelenke. Ich betrachte sie als eine Beweglichkeitsübung, das heißt, sie ist geeignet, um die Beweglichkeit in Gelenksystemen, die oft nur wenig verwendet werden, oder zumindest wenig zusammen verwendet werden, freizusetzen und wiederzuerlangen. Das heißt, die Übung ist funktional. Die Komplexität der Bewegung und der beteiligten Muskelketten wird durch die Belastung, der das kardiovaskuläre und kardiorespiratorische System ausgesetzt ist, bestätigt.

HANDBUCH FUNCTIONAL TRAINING

JUMPING JACK („HAMPELMANN")

Ausgangspunkt

- A | Stehen Sie mit an den Seiten angelegten Armen.

Ausführung

- B | Beginnen Sie zu hüpfen, wobei Sie Ihre Beine öffnen und schließen.
Begleiten Sie die Bewegung durch das Abspreizen Ihrer Arme zur Seite und nach oben hin.
Absolvieren Sie die geforderte Anzahl von Wiederholungen.

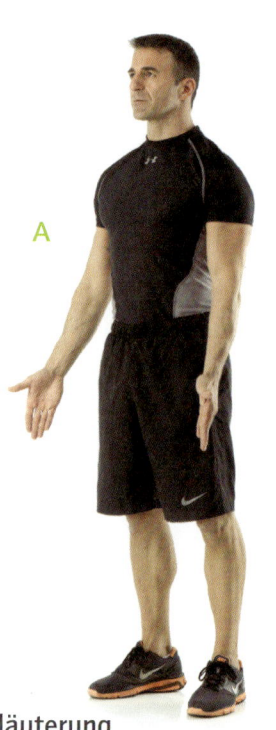

Erläuterung

Der „Hampelmann" wird im Allgemeinen als Aufwärmübung verwendet, aber unterschätzen Sie diese Übung nicht. Zunächst handelt es sich um eine plyometrische Übung, die Koordination und motorische Kontrolle erfordert. Daneben stellt sie eine erhebliche Belastung der kardiovaskulären und kardiorespiratorischen Systeme dar. Sie ist hervorragend, wenn sie in Zirkeln zwischen die Übungen eingeschoben wird, aber auch als integraler Bestandteil von Trainingsprogrammen, die dynamische Arbeit der unteren Gliedmaßen und die damit verbundenen Reaktionen beinhalten. Daneben ist sie sehr effektiv für die gesamte Muskulatur der Wade und wegen der Synergie, die sie von den Tarsalmetatarsal-, Sub-Astragalus- und Tibial-tarsal-Gelenken fordert. Um es deutlich zu sagen, wenn diese Synergie nicht vorhanden ist, können Sie zwar all Ihre Muskelketten entwickelt haben, aber Sie werden immer noch über einen schlechten Antrieb verfügen. Denken Sie über diese Abfolge nach:
1. Schneller Hampelmann 1 x 20 s – 2. Hochsprung 1 x 20 s – 3. Hüpfen 1 x 20 s – 4. Burpees 1 x 20 s – 5. Wiederholen Sie diese Folge 3-5 x. Ausprobieren heißt glauben!

ÜBUNGEN MIT DEM EIGENEN KÖRPERGEWICHT

„SEAL JACK"

Ausgangspunkt

- **A |** Stehen Sie mit geschlossenen Beinen und strecken Sie Ihre Arme vor Ihrem Körper aus.

Ausführung

- **B |** Beginnen Sie zu hüpfen, öffnen und schließen Sie die Beine. Klatschen Sie gleichzeitig Ihre Hände vor Ihrem Körper zusammen.

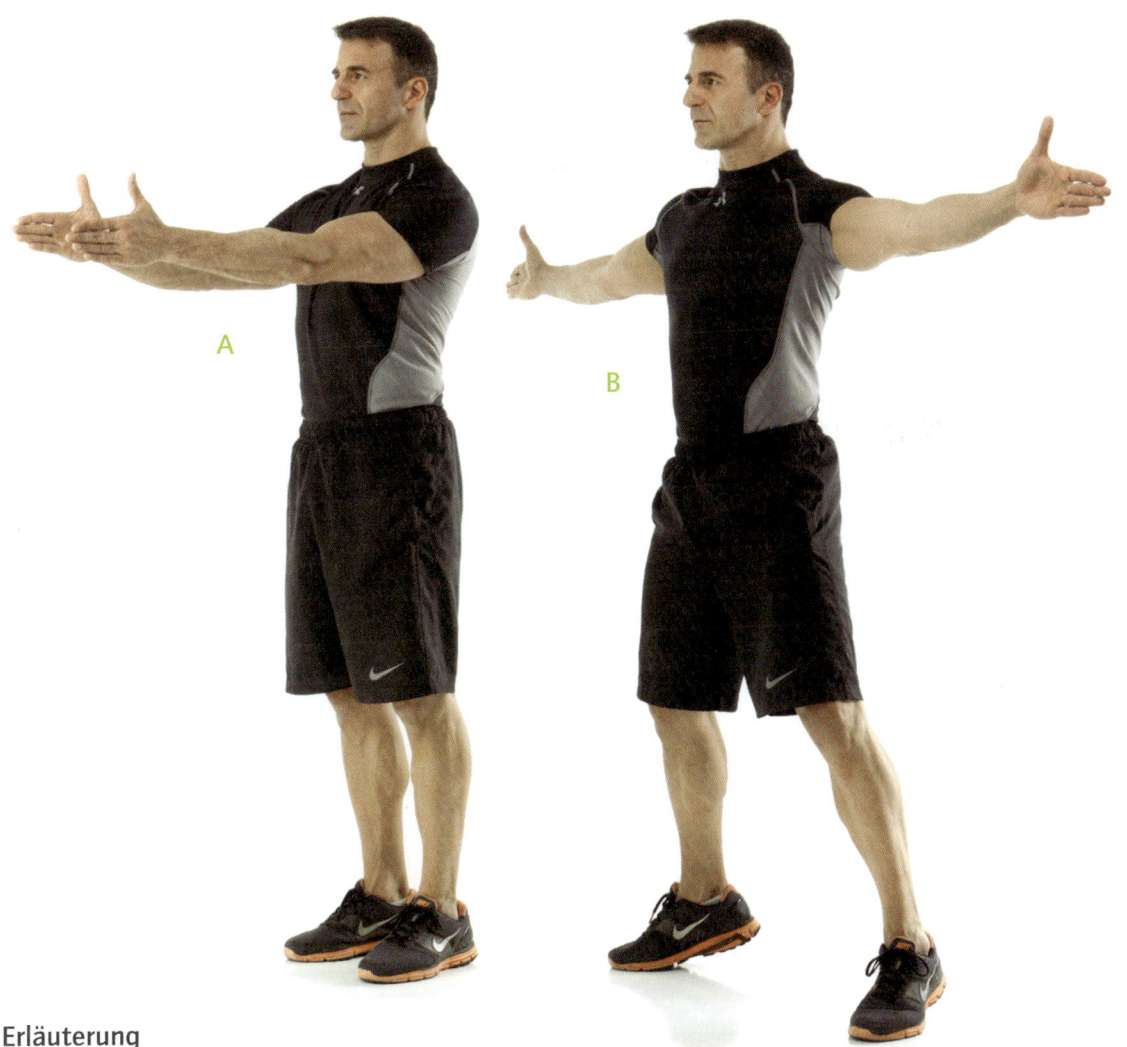

Erläuterung

Für diese Übung gilt das Gleiche, das für den „Hampelmann" gesagt wurde. Zur Entwicklung dieser Übung gehört das Kreuzen der Beine, wenn die Beine geschlossen werden, wobei sie abwechselnd nach vorne gebracht werden. Mit der Weiterentwicklung der Übung nimmt natürlich ihre Schwierigkeit zu.

HANDBUCH FUNCTIONAL TRAINING

„GATE JACK"

Ausgangspunkt

- A | Stehen Sie mit an den Seiten angelegten Armen.

Ausführung

Auch wenn diese Bewegung der vorhergehenden scheinbar ähnlich ist, trifft dies nicht zu. Hier springen Sie nicht nach oben und öffnen Ihre Beine, sondern:

- B | Sie lassen sich fallen und öffnen Ihre Beine.
  Gleichzeitig greifen Sie Ihre Knie mit den Händen.
  Dann halten Sie unten inne.
  Dann hüpfen Sie, um Ihre Beine zu schließen und kehren in die Ausgangsposition zurück.

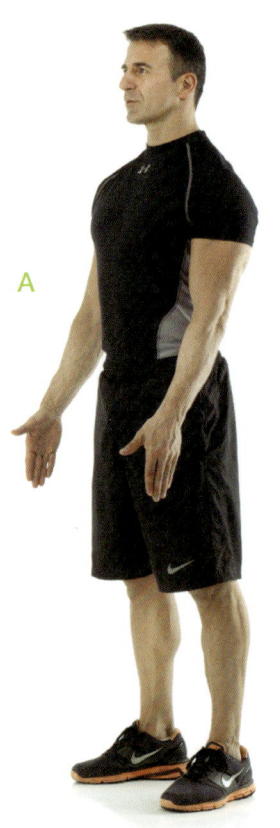
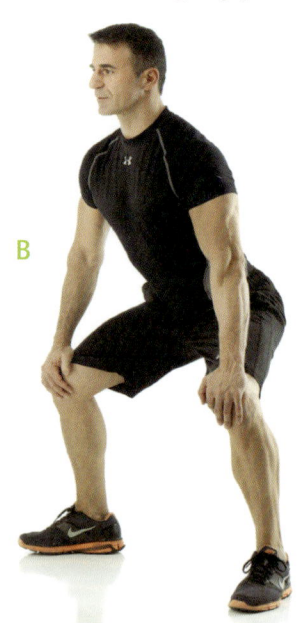

Erläuterung

Das Interessante an dieser Übung ist, dass sie eine Sequenz umkehrt – dynamische Muskeln, bremsende Muskeln –, die bei sportlichen Leistungen normalerweise absolviert wird. Das ist etwas, was Sie nerval spüren. Wenn man die Aufmerksamkeit auf die exzentrische Phase der Bewegung richtet, besteht ein weiteres interessantes Merkmal darin, dass eine höhere Spannung der beteiligten Muskelketten entwickelt wird. Sie werden dies nach ein paar Sprüngen bemerken. Es handelt sich um eine weitere unterschätzte Übung, die wiederentdeckt werden sollte.

ÜBUNGEN MIT DEM EIGENEN KÖRPERGEWICHT

SKIPPING

Ausgangspunkt

- **A |** Stehen Sie mit geschlossenen Beinen und an den Seiten angelegten Armen.

Ausführung

Skipping ist fast wie Laufen auf der Stelle, aber nur fast.

- **B |** Beginnen Sie, auf der Stelle zu laufen, und heben Sie dabei Ihre Beine so hoch wie möglich an.
- **C |** Folgen Sie der Bewegung Ihrer unteren Extremitäten synergistisch und alternierend mit Ihren Armen: rechtes Bein – linker Arm, linkes Bein – rechter Arm.

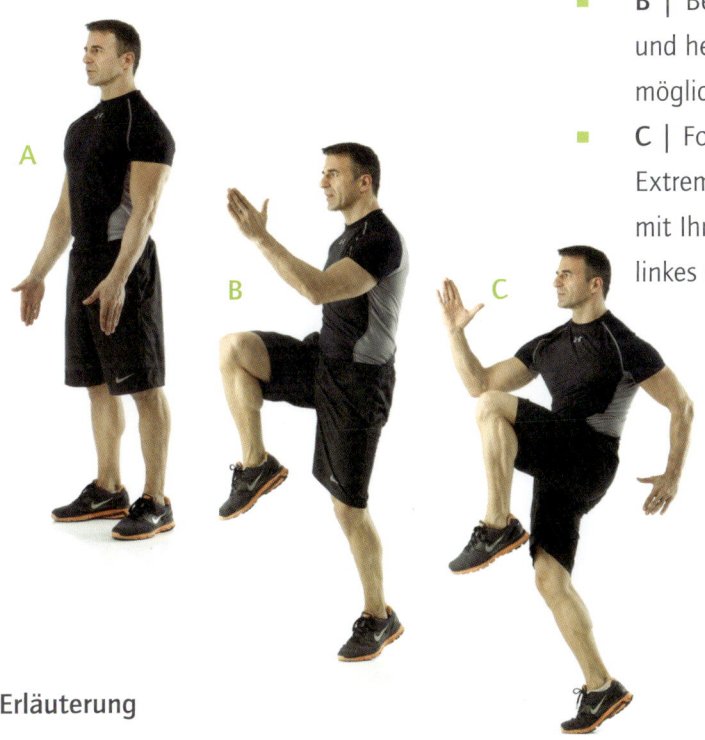

Erläuterung

„Skipping" ist eine Übung auf Zeit mit großer kardiovaskulärer und kardiorespiratorischer Wirkung. Ihre Intensität wird durch die tatsächliche Frequenz der Laufschritte auf der Stelle gesteuert. Wenn Sie versuchen, den Lauf auf der Stelle so stark wie möglich zu beschleunigen, werden Sie die Wirksamkeit dieser Übung spüren, die, was nicht überrascht, ein Bestandteil aller vorbereitenden und sportlichen Trainingsprotokolle ist. Das Abwechseln einer niedrigen und hohen Frequenz ist eine ausgezeichnete Idee, um alle organischen Systeme zu beteiligen. Ich persönlich verwende das „Skipping" auch, um die sportliche Biografie einer Person zu testen. Lassen Sie mich das erklären. Laufen ist eine Aktivität, die wir von Kindheit an ausführen oder ausführen sollten. Aber wie einfach die Bewegung auch zu sein scheint, fordern Sie eine untrainierte Person, oder jemanden, der nach dem Alter von 14 Jahren begonnen hat, Sport zu treiben, auf, zu laufen: Er wird einen unbeholfenen, ungeschickten und schlecht koordinierten Eindruck hinterlassen. Dies sagt viel über seine Vergangenheit aus und über die Methode, die man bei dieser Art von Person anwenden muss. Ein rotes Häkchen und Hut ab vor dieser Übung.

HANDBUCH FUNCTIONAL TRAINING

STARTER

Ausgangspunkt

- **A** | Nehmen Sie die Hockposition eines Sprinters an der Startlinie ein: Ihre Hände ruhen am Boden vor Ihnen; Ihre Beine befinden sich hinter Ihnen, ein Bein etwas vor dem anderen.

Ausführung

- **B und C** | Lassen Sie Ihre Hände am Boden und strecken Sie Ihre Beine abwechselnd, sodass Sie die Laufaktion imitieren. Absolvieren Sie diese Übung über den geforderten Zeitraum.

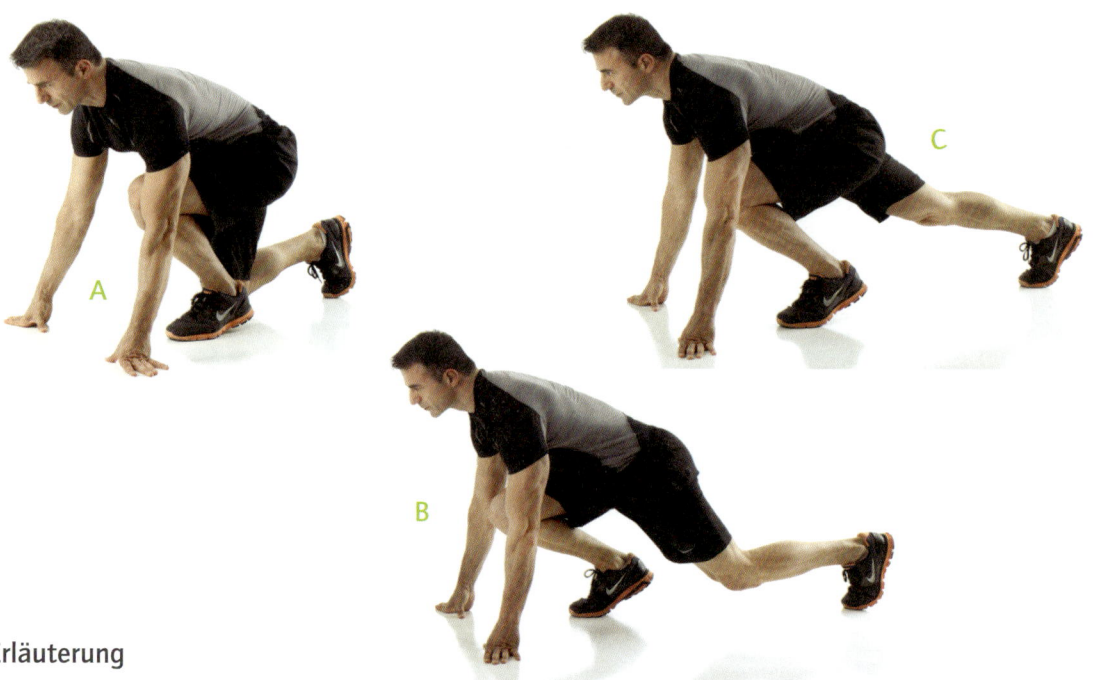

Erläuterung

Diese Übung stellt eine hohe kardiovaskuläre Belastung dar und trainiert gleichzeitig die Core-Muskeln und die Schulterblattstabilisatoren. Es handelt sich um eine wirkungsvolle Übung, die geeignet ist, in das Zirkeltraining für Rugby, American Football, Ringen, die MMA, Kampfsportarten und Tennis aufgenommen zu werden. Ich habe den im Folgenden dargestellten Minizirkel für Tennisspieler im letzten Abschnitt ihrer Vorbereitung verwendet:

1. „Skipping" über 20 s
2. „Starter" über 20 s
3. „Jumping Jack" über 20 s
4. „Gate Jack" über 20 s
5. Wiederholen Sie diese Sequenz 5-10 x.

ÜBUNGEN MIT DEM EIGENEN KÖRPERGEWICHT

SPRUNG AUS DEM KNIENSTAND

Ausgangspunkt

- A | Knien Sie auf dem Boden, Ihre Gesäßmuskeln sind von den Fersen abgehoben und Ihre Arme befinden sich an Ihren Seiten.

Ausführung

- B | Sammeln Sie Energie und springen Sie mit einer explosiven Bewegung der Hüften und mit Unterstützung der Arme auf Ihre Füße, sodass Sie sich in einer tiefen Kniebeuge wiederfinden.
Kehren Sie in die Ausgangsposition zurück. Absolvieren Sie die geforderte Anzahl von Wiederholungen.

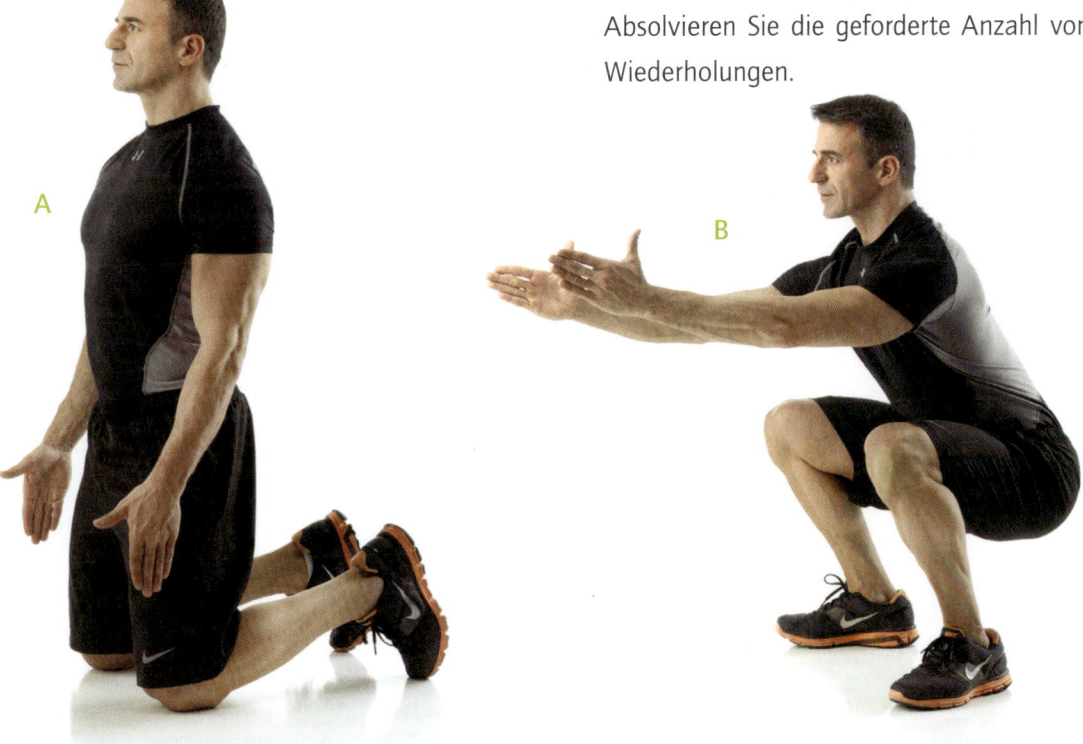

Erläuterung

Der Sprung aus den Knien ist eine fantastische Übung, um die Aktion und die Funktion des Hüftgelenks und der mit ihm verbundenen kinematischen Ketten zu verstärken. Mir wurde diese Übung von dem großen Trainer Martin Rooney beigebracht. Für jede Sportart, die Anforderungen an die Schnellkraft, Explosivität und andere Ausdrucksformen der Schnellkraft stellt, ist die Bewegung in dieser Übung sehr gut geeignet. Diese Übung kann auch in Kombination mit dem Kreuzheben mit einer Langhantel oder dem Reißen einer Kettlebell ausgeführt werden. Kreisen Sie diese Übung rot ein!

HANDBUCH FUNCTIONAL TRAINING

DOPPELSPRUNG AUS DEM KNIENSTAND

Ausgangspunkt

- **A |** Knien Sie auf dem Boden, die Gesäßmuskeln sind von den Fersen abgehoben, und die Arme befinden sich an Ihren Seiten.

Ausführung

- **B |** Sammeln Sie Energie und springen Sie mit einer explosiven Bewegung der Hüften und mit Unterstützung der Arme auf Ihre Füße, sodass Sie fast in einer tiefen Kniebeuge landen.

- **C |** Sammeln Sie aus dieser Position aufs Neue Energie und springen Sie so hoch wie möglich. Landen Sie und kehren Sie in die Kniendposition zurück. Wiederholen Sie die Bewegung und absolvieren Sie die geforderte Anzahl von Wiederholungen.

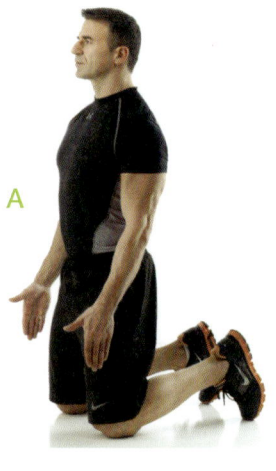
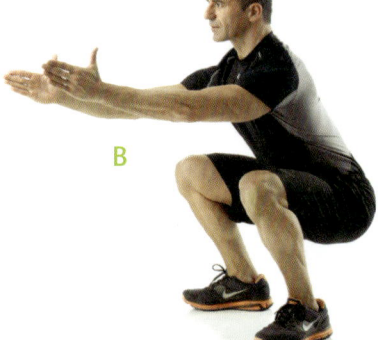
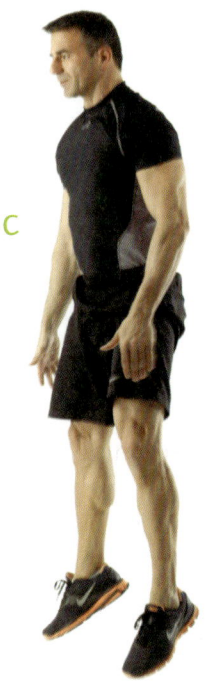

Erläuterung

Diese fantastische Übung enthält eine doppelte plyometrische Bewegung, die außergewöhnlich wirkungsvoll für das Training der Explosivkraft ist. Basketball, Volleyball, Beachvolleyball, Rugby, American Football, Powerlifting, Kampfsportarten, die MMA: Der doppelte Sprung aus dem Knien ist für all diese Sportarten geeignet. Er wirkt nicht nur auf die neuralen, sondern auch auf die Muskelkomponenten. Die Tatsache, dass diese Übung in der Folge auch andere motorische Qualitäten und Fähigkeiten trainiert, ist nicht zu unterschätzen. Diese Übung kann auch in Kombination mit dem Kreuzheben mit einer Langhantel oder dem Reißen einer Kettlebell ausgeführt werden.

ÜBUNGEN MIT DEM EIGENEN KÖRPERGEWICHT

KREUZSPRUNG AUS DER HALB KNIENDEN POSITION

Ausgangspunkt

- **A |** Nehmen Sie eine halb kniende Position ein, wobei Ihr rechtes Knie und Ihr linker Fuß auf dem Boden ruhen, Ihre Arme liegen an den Seiten an.

Ausführung

- **B und C |** Sammeln Sie Energie, unterstützen Sie die Bewegung mit Ihren Armen und springen Sie nach oben, wobei Sie die Position Ihrer Beine umkehren.

- **D |** Kehren Sie in die Ausgangsposition zurück, wobei Sie die Bewegung nach unten abbremsen, um zu verhindern, dass Ihr Knie auf dem Boden aufschlägt. Absolvieren Sie die geforderte Anzahl von Wiederholungen.

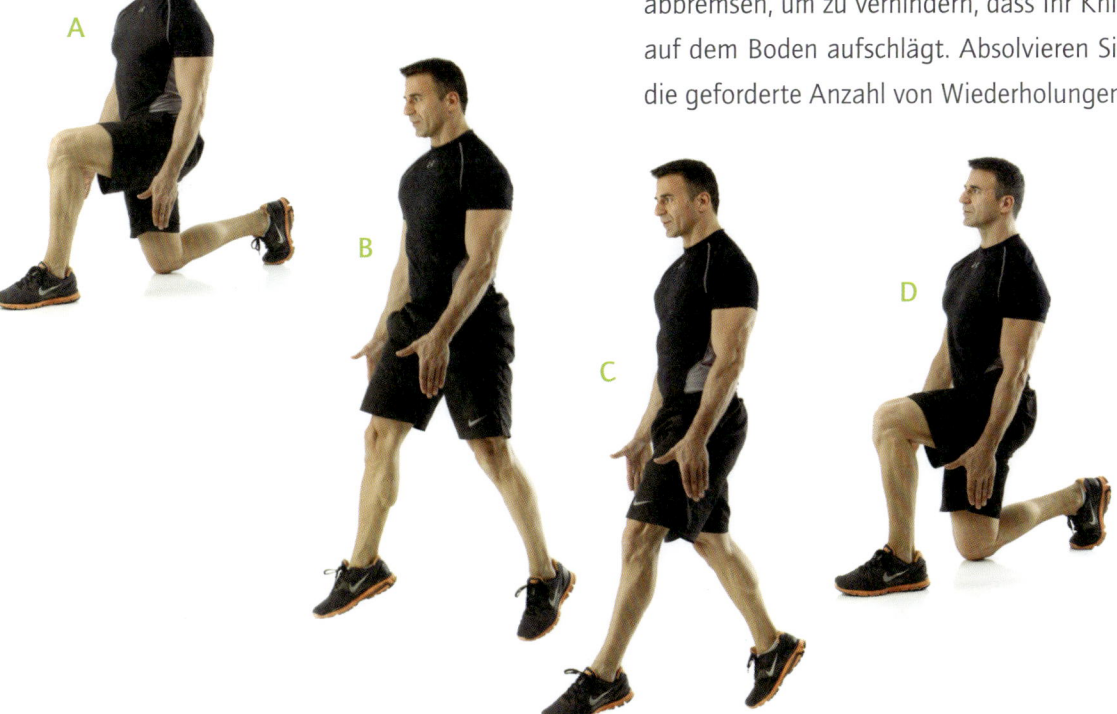

Erläuterung

Diese Übung bedeutet mehr Arbeit an der Explosivkraft und beinhaltet zusätzlich eine hochkontrollierte exzentrische Bewegungsphase. Es handelt sich um eine funktionale Bewegung. Was für die vorherige Übung erwähnt wurde, gilt auch hier, mit einer zusätzlichen Warnung: Gleichgewicht und Propriozeption auf der Sagittalebene werden in einem größeren Ausmaß stimuliert und der Trainingsreiz ist größer, zumindest, wenn man die Übung mit dem Körpergewicht ausführt. Ich glaube, dass jährlich zwei Mesozyklen mit plyometrischen Übungen immer im Athletiktraining für fortgeschrittene Sportler enthalten sein sollten.

HANDBUCH FUNCTIONAL TRAINING

ALTERNIERENDER HALBER AUSFALLSCHRITT

Ausgangspunkt

- A | Nehmen Sie eine halb kniende Position ein, wobei Ihr linkes Knie und Ihr rechter Fuß auf dem Boden ruhen, Ihre Arme sind nach vorne gestreckt.

Ausführung

- B | Heben Sie Ihre Beine leicht an und Ihr linkes Knie vom Boden ab. Ihr Rumpf ist nach vorne geneigt. Diese in sich geschlossene Position muss während der gesamten Übung beibehalten werden.

- C | Beginnen Sie nun, die Position der Beine umzukehren, zunächst langsam, dann schneller, wobei Sie Ihren Körper und den Körperschwerpunkt niedrig halten. Ihr Rumpf ist weiterhin leicht nach vorne geneigt.

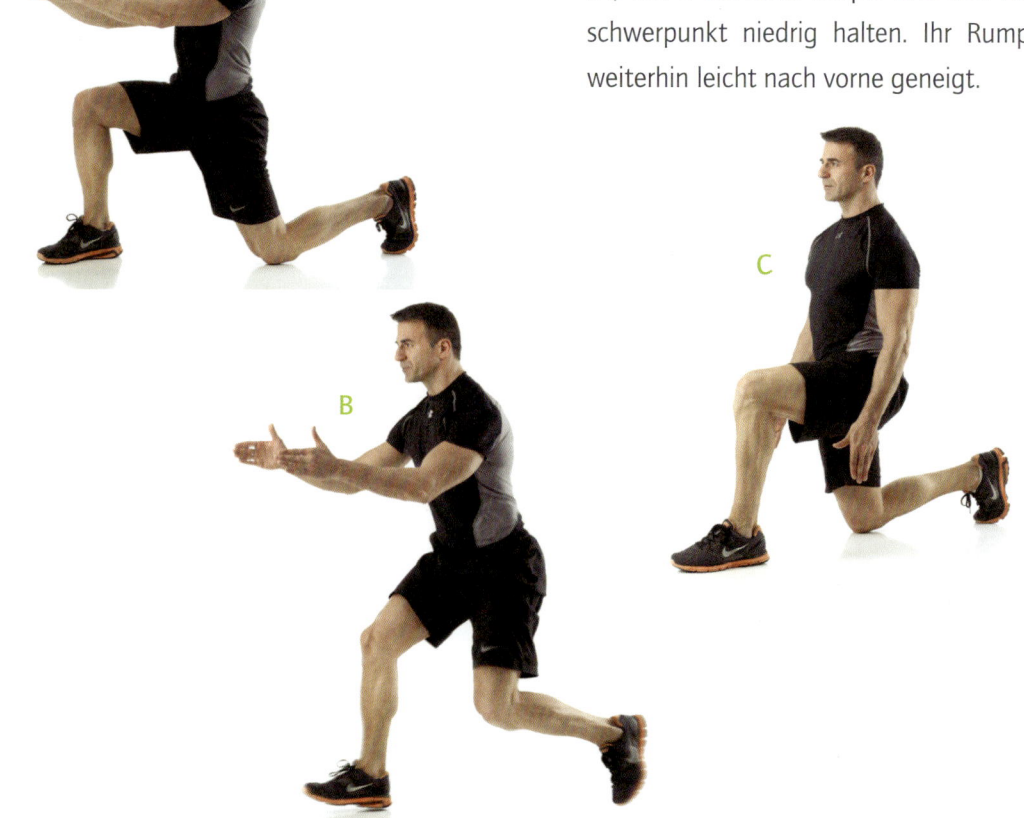

Erläuterung

In vielen Sportarten wird die Funktionalität der Hüftstreckerkette durch ihr schwächstes Glied, den M. quadriceps, begrenzt. Diese Übung stimuliert den M. quadriceps auf harte, funktionale Weise und kräftigt ihn fortlaufend.

10.5 CORE-TRAINING

CRUNCH AUF EINEM SEIL

Ausgangspunkt

- A | Sie liegen in Rückenlage auf dem Boden, Ihre Beine sind im 90°-Winkel gebeugt. Legen Sie ein Seil unter Ihre Lendenregion und legen Sie Ihre Hände, zur Faust geballt, in Ihren Nacken.

Ausführung

- B | Atmen Sie aus und heben Sie Ihren Rumpf mit einer kontrollierten Bewegung an, wobei Sie Ihre Rippen und Ihr Becken näher zusammenbringen.
Atmen Sie ein und führen Sie Ihren Rumpf und Ihre Schultern wieder zurück zum Boden. Absolvieren Sie die geforderte Anzahl von Wiederholungen.

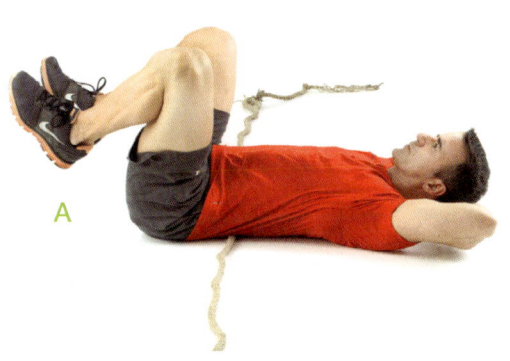

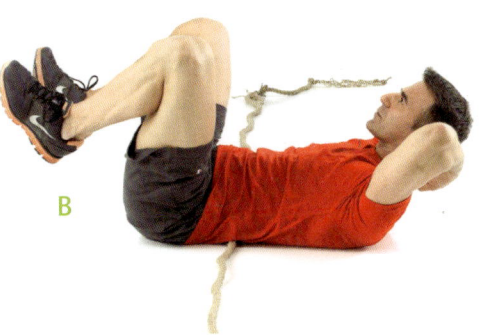

Erläuterung

Die Amerikaner haben die klassische Crunch-Übung, die in Fitnessstudios absolviert wird, als töricht und gefährlich „gebrandmarkt". Auch wenn ich die gebotene Vorsicht walten lasse, muss ich ihnen recht geben. Die maßgeblichsten Biomechanik- und Anatomie-Lehrbücher behaupten, dass eine halbstarre Struktur wie die Wirbelsäule, die durch mehrere bewegliche Segmente nebeneinander gebildet wird, umso mehr Spannung ertragen kann, je mehr Kurven sie in ihrem Verlauf aufweist. Bei der klassischen Crunch-Übung in der Position mit flach auf dem Boden liegenden Rücken verlieren wir mindestens eine dieser Kurven: das Lenden-„Scharnier". Wir sind daher gerade in dem Bereich anfälliger, in dem die größte Entladung der von unten wirkenden Kräfte beim Gehen und von oben, d. h. durch das Gewicht des Rumpfs und der oberen Glieder, stattfindet. Mit einem Seil unterhalb der Lendenkurve wird die Wirbelsäule in einer neutralen Position gehalten, wodurch ihre Integrität gewahrt bleibt. Sie werden feststellen, dass das Seil seltsamerweise weder stört noch Verletzungen bewirkt, und dass, im Gegenteil, die Schwierigkeit der Übung erheblich gesteigert wird.

HANDBUCH FUNCTIONAL TRAINING

V-CRUNCH AUF EINEM SEIL

Ausgangspunkt

- **A |** Sie liegen in Rückenlage auf dem Boden, Ihre Beine sind halb angehoben. Legen Sie ein Seil unter Ihre Lendenregion. Strecken Sie Ihre Arme nach oben und bringen Sie Ihr Kinn nahe an Ihre Brust (etwa 10 cm von ihr entfernt).

Ausführung

- **B |** Atmen Sie aus, heben Sie sich mit beiden Armen nach oben und bringen Sie Ihren Rumpf in Richtung eines imaginären Punkts seitlich neben Ihrem rechten Fuß, langsam und mit einer kontrollierten Bewegung. Bewegen Sie sich langsam wieder nach unten, wobei Sie einatmen.

- **C |** Atmen Sie aus, heben Sie sich mit beiden Armen nach oben und bringen Sie Ihren Rumpf in Richtung eines imaginären Punkts seitlich neben Ihrem linken Fuß. Bewegen Sie sich langsam wieder nach unten, wobei Sie einatmen, und wiederholen Sie die Übung, bis Sie die geforderte Anzahl von Wiederholungen absolviert haben.

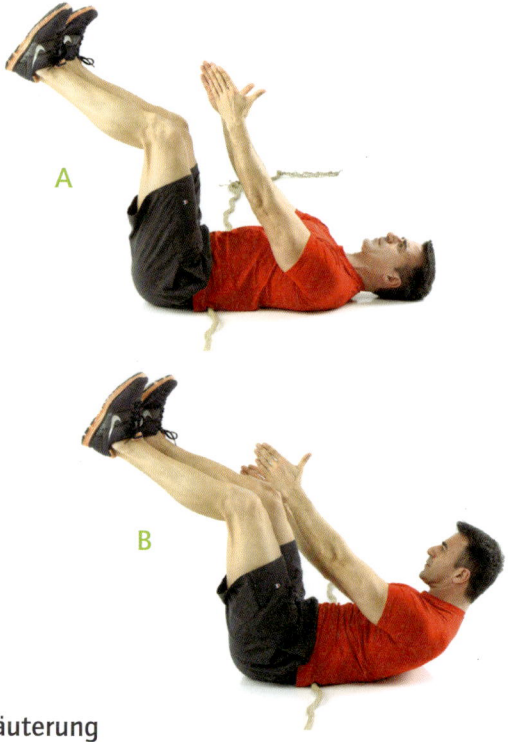

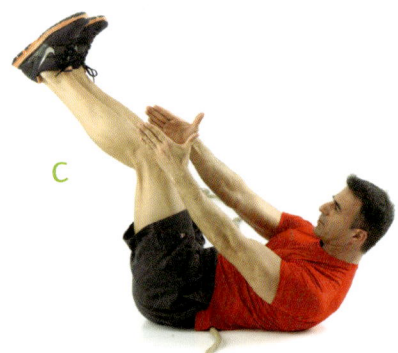

Erläuterung

Was für die vorherige Übung in Bezug auf die Neutralstellung der Wirbelsäule und die Hilfe des Seils gesagt wurde, gilt auch hier. Eine weitere Besonderheit ist die Bewegungsbahn, der der Körper während der Übung folgen muss: Es handelt sich um ein enges V, ohne besondere Verdrehungen, und die Bewegungsbahn folgt den Innervationen der schrägen Muskeln und ermöglicht es ihnen, stärker zu kontrahieren (der Ursprung und die Ansatzstelle nähern sich im Vergleich zu anderen Ausführungen viel mehr an). Sie werden das Ergebnis sofort spüren: ein starker Reiz der Bauchfaszien, einschließlich der „tiefen Bauchmuskeln"! Ich hoffe, dass ich diesen Begriff nicht mehr hören werde …

ÜBUNGEN MIT DEM EIGENEN KÖRPERGEWICHT

UMGEKEHRTER SEIL-CRUNCH

Ausgangspunkt

- **A |** Sie liegen in Rückenlage auf dem Boden, Ihre Beine sind aufgestellt. Legen Sie ein Seil unter Ihre Lendenregion und legen Sie Ihre Hände, zu Fäusten geballt, in Ihren Nacken.

Ausführung

- **B |** Atmen Sie aus, beugen Sie Ihr Becken und bringen Sie es nach oben, näher an Ihren Rumpf, langsam und mit einer kontrollierten Bewegung.
  Atmen Sie ein und kehren Sie langsam zum Boden zurück.
  Absolvieren Sie die geforderte Anzahl von Wiederholungen.

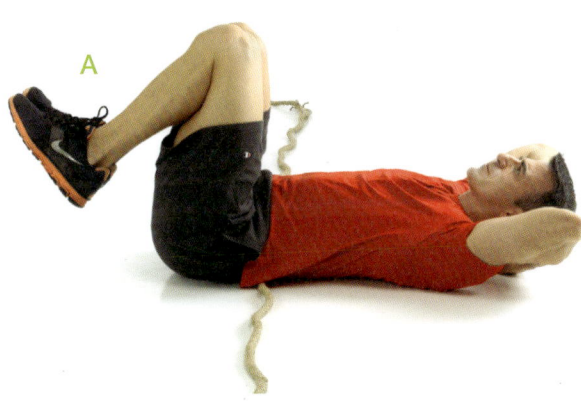

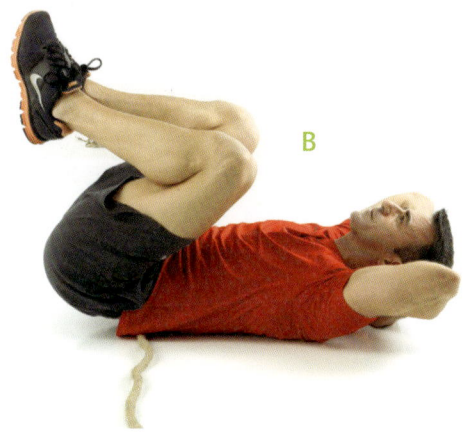

Erläuterung

Dies ist eine schwierige Übung, die gut ausgebildete, leistungsfähige und starke Bauchfaszien erfordert. Punkt eins: Ihre Hände befinden sich im Nacken und sind nicht an irgendeiner Stange an der Wand oder am Boden verankert, sodass Sie keine Chance haben, sich mit den Armen oder dem Trapezmuskel zu helfen. Punkt zwei: Um effektiver zu sein, muss die Bewegung mit der Atmung koordiniert werden. Punkt drei: Die Last ruht fast vollständig auf dem M. rectus abdominis, wobei der Reihe nach die Fasern unter und über der Nabelschnur rekrutiert werden. Punkt vier: Das Seil bewirkt, dass die Übung schwieriger wird. Dies ist eine der Übungen, die verwendet werden, um die wahre Kraft des M. rectus abdominis zu überprüfen. Ich habe mehrere Trainer getroffen, die große Schwierigkeiten hatten, die Übung auszuführen, und die sie aus diesem Grund eingeführt haben.

HANDBUCH FUNCTIONAL TRAINING

BRETTPOSITION

Ausgangspunkt/Ausführung

- A | Sie liegen in Bauchlage auf dem Boden. Legen Sie Ihre Unterarme auf den Boden, wobei Ihre Ellbogen sich senkrecht unter Ihren Schultern befinden; Ihre Füße stehen in einem 90°-Winkel zu den Beinen.

Stellen Sie sich vor, Ihr Körper sei ein Brett, und heben Sie ihn an, sodass Ihre Beine, Ihr Becken und Ihr Rumpf eine Linie bilden. Ihre Unterarme und Ihre Fußspitzen bilden die Stützpunkte.

Kontrahieren Sie Ihre Bauchmuskeln leicht, wobei Sie die Rippen nach innen hin schließen, und bringen Sie sie nahe ans Becken. Halten Sie diese Position die vorgegebene Zeit über bei.

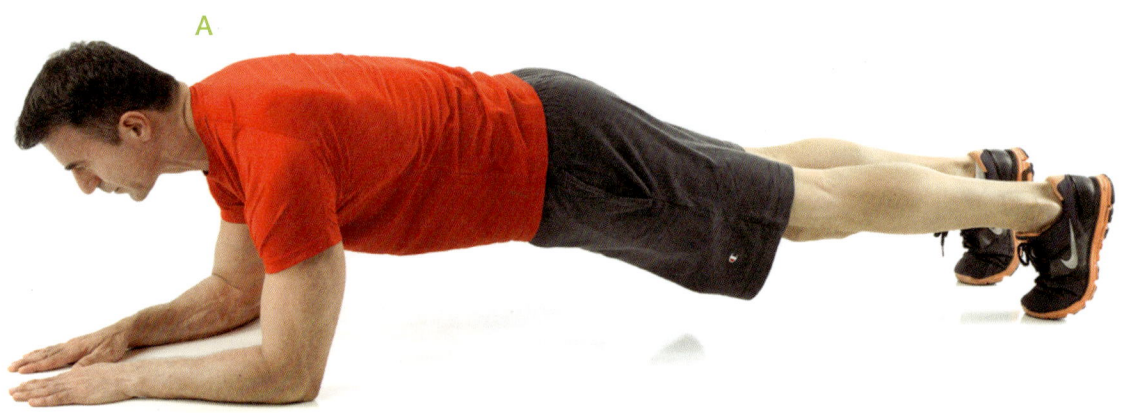

Erläuterung

In Fitnessstudios hat das Bauchfaszientraining den Charakter einer Seifenoper angenommen: „1.001 Möglichkeiten, Crunches durchzuführen". Im Gegenteil, die primäre Funktion der Bauchfaszien besteht in der Rumpfstabilisation – gefolgt von Seitbeugung, Drehung und Atmung –, und dies ist die einfachste und direkteste Übung, um die Rumpfstabilisation zu trainieren. Es ist wichtig, dass die Ellbogen sich senkrecht zu den Schultern befinden und der Rücken die Neutralstellung einnimmt, das heißt, dass die physiologischen Krümmungen beibehalten werden. Hierbei ist der M. rectus abdominis einer der wichtigsten stabilisierenden Muskeln und der erste Antagonist des M. quadratus lumborum. Wenn Ihr Muskel nachgibt, werden Sie sofort das Gefühl von Belastung und Spannung im unteren Rückenbereich haben. Dies ist eine großartige Übung, die oft unterschätzt wird. Vielleicht, weil sie zu einfach ist?

ÜBUNGEN MIT DEM EIGENEN KÖRPERGEWICHT

SEITBRETTPOSITION

Ausgangspunkt

- A | Platzieren Sie aus einer Seitlageposition Ihren rechten Unterarm auf dem Boden, wobei Ihre Schulter sich senkrecht über Ihrem Ellbogen befindet; Ihre Füße lagern übereinander.
Heben Sie Ihren linken Arm an, sodass er gerade nach oben zeigt.

Ausführung

- B | Stellen Sie sich vor, Sie seien ein Brett, und heben Sie Ihr Becken nach oben. Sie ruhen jetzt auf der Außenseite Ihres rechten Fußes und dem gleichseitigen Unterarm.
Bleiben Sie über die geforderte Anspannungszeit in dieser Position, mindestens 10 s.
Wiederholen Sie die Übung auf dem anderen Unterarm, also auf dem linken.

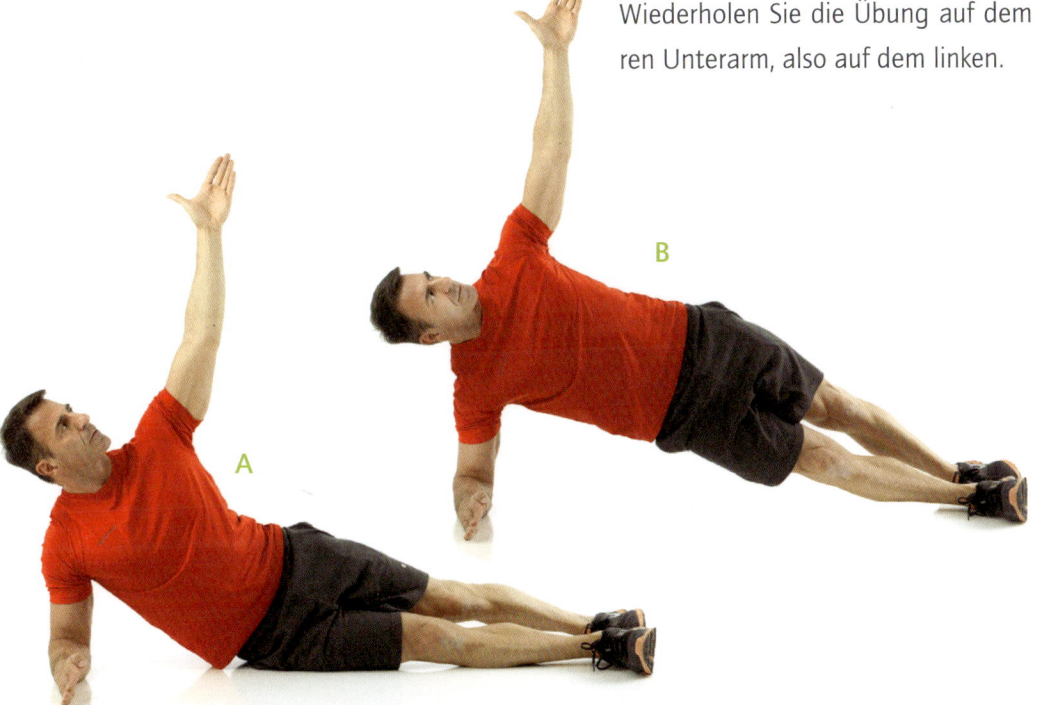

Erläuterung

Dies ist eine Weiterentwicklung der vorherigen Übung. Sie erfordert vergleichsweise mehr Kontrolle und stimuliert in einem größeren Ausmaß die schrägen Muskeln auf beiden Körperseiten. Sie stärkt auch die Stabilisatoren des Oberarmknochens und Schulterblatts, die Rotatorenmanschette und die paravertebralen Muskeln. Dies ist eine weitere Bewegung, die mysteriöserweise wenig angewandt und sehr unterschätzt wird, obwohl sie schnelle Fortschritte ermöglicht. In ästhetischer Hinsicht sind die Auswirkungen auf die Taille signifikant und in kurzer Zeit sichtbar.

HANDBUCH FUNCTIONAL TRAINING

ALLE VIER UND DREHEN

Ausgangspunkt

- **A |** Beugen Sie in der Vierfüßlerstellung Ihren linken Arm und führen Sie Ihre gleichseitige Hand in Ihren Nacken.

Ausführung

- **B |** Drehen Sie Ihre linke Rumpfseite und Ihren linken Arm mit einer leichten Kontraktion der Bauchmuskulatur nach innen und bringen Sie Ihren linken Ellbogen geringfügig hinter Ihren rechten Ellbogen.

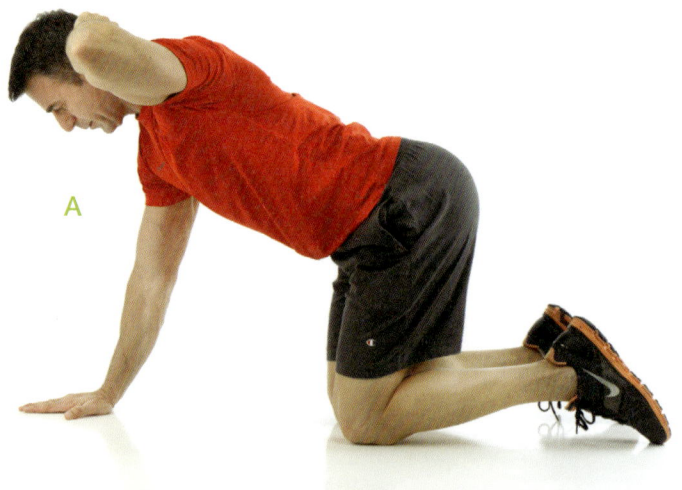

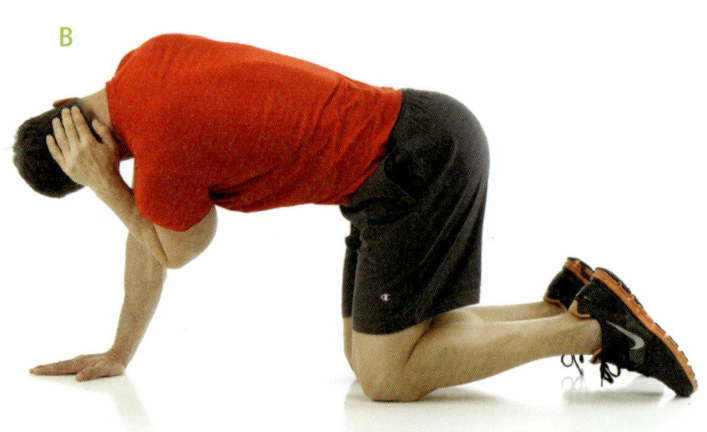

ÜBUNGEN MIT DEM EIGENEN KÖRPERGEWICHT

- **C |** Kehren Sie langsam in die Ausgangsposition zurück, aber brechen Sie die Drehung nicht ab. Fahren Sie mit der Drehung fort, bis diese durch die Spannung gebremst wird.

- **D und E |** Wiederholen Sie die geforderte Anzahl von Wiederholungen und beenden Sie die Übung, indem Sie die Drehung von der entgegengesetzten Seite ausführen.

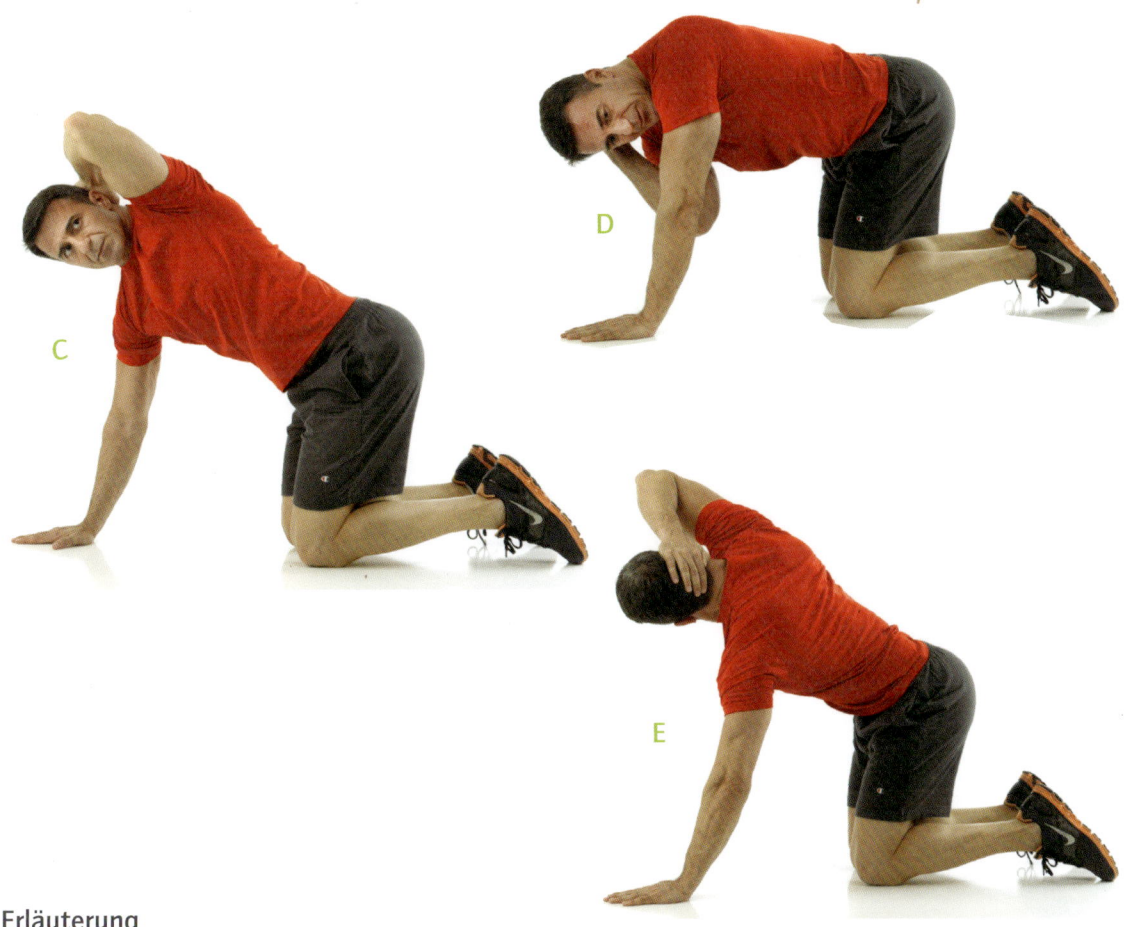

Erläuterung

Diese Übung wurde mir von Brett Klika beigebracht, einem cleveren, jungen kalifornischen Trainer. Die Übung sieht einfach aus, ist es aber nicht. Der entscheidende Punkt ist die Kontraktion des M. rectus abdominis, des wirklichen Antagonisten des M. quadratus lumborum. Bei dieser Übung stellt er sicher, dass die Ausführung korrekt und der Rücken geschützt ist. Halten Sie den M. rectus abdominis kontrahiert, und er wird automatisch die (sonst kontraindizierte) Rumpfdrehung begrenzen, und die Bauchfaszien trainieren; lockern Sie ihn, und Ihr Rücken wird schon bald dafür leiden. Ausprobieren heißt glauben!

HANDBUCH FUNCTIONAL TRAINING

VERDREHEN IN DER BRETTSTELLUNG

Ausgangspunkt

- **A |** Legen Sie sich auf Ihren Bauch, Ihre Unterarme befinden sich auf dem Boden und Ihre Ellbogen senkrecht unter Ihren Schultern, Ihre Füße befinden sich in einem 90°-Winkel zu Ihren Beinen.
Stellen Sie sich vor, Ihr Körper sei ein Brett, bilden Sie mit Ihren Beinen, Ihrem Becken und Ihrem Rumpf ein Brett; als Stützpunkte dienen Ihre Unterarme und Fußspitzen.

Ausführung

- **B |** Stützen Sie sich nun auf Ihrem rechten Unterarm nach vorne, beugen Sie Ihren linken Arm und führen Sie die gleichseitige Hand in Ihren Nacken.

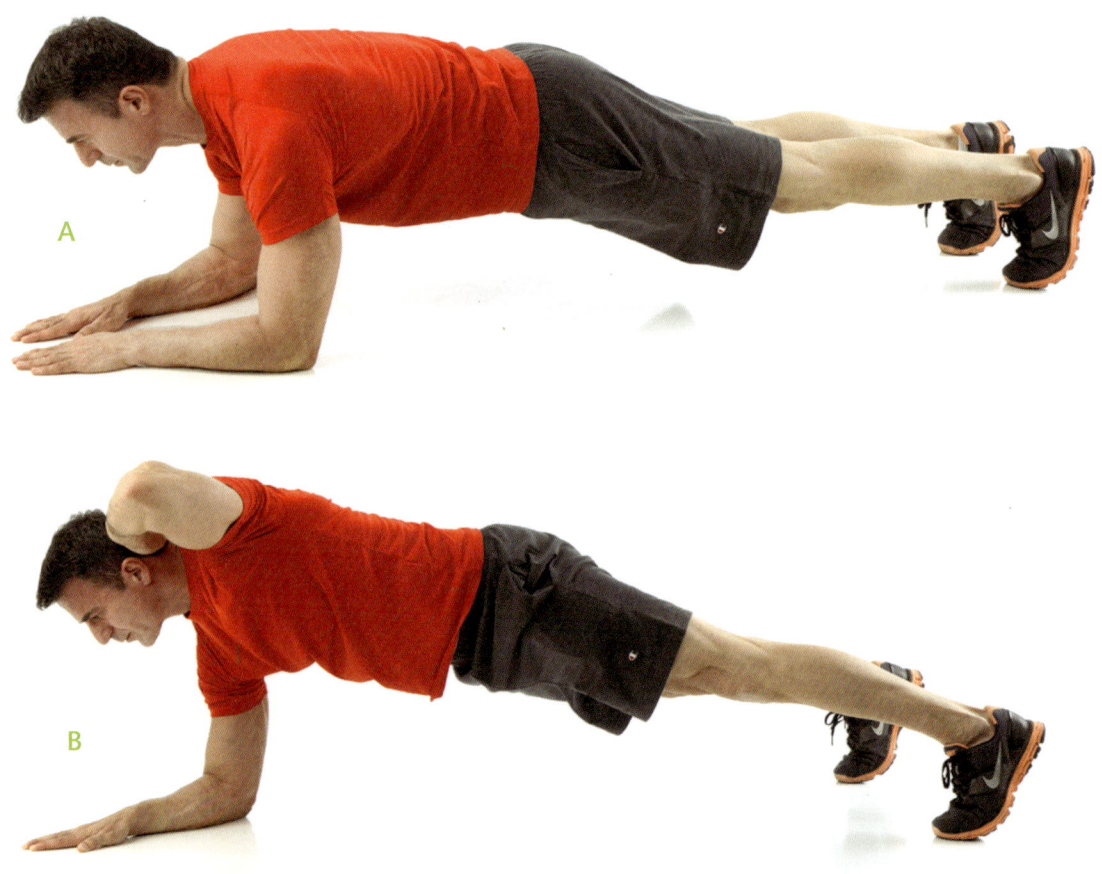

ÜBUNGEN MIT DEM EIGENEN KÖRPERGEWICHT

- **C** | Halten Sie einen Drei-Punkte-Stütz – beide Füße und der rechte Unterarm –, drehen Sie Ihren Rumpf leicht und berühren Sie Ihren rechten Ellbogen mit Ihrem linken Ellbogen (ohne dass er den Boden berührt).

- **D** | Kehren Sie in die Ausgangsposition zurück und absolvieren Sie die geforderte Anzahl von Wiederholungen. Absolvieren Sie die Übung zum Schluss auf der anderen Seite, wobei Sie Ihren rechten Arm beugen und sich auf Ihrem linken Unterarm abstützen.

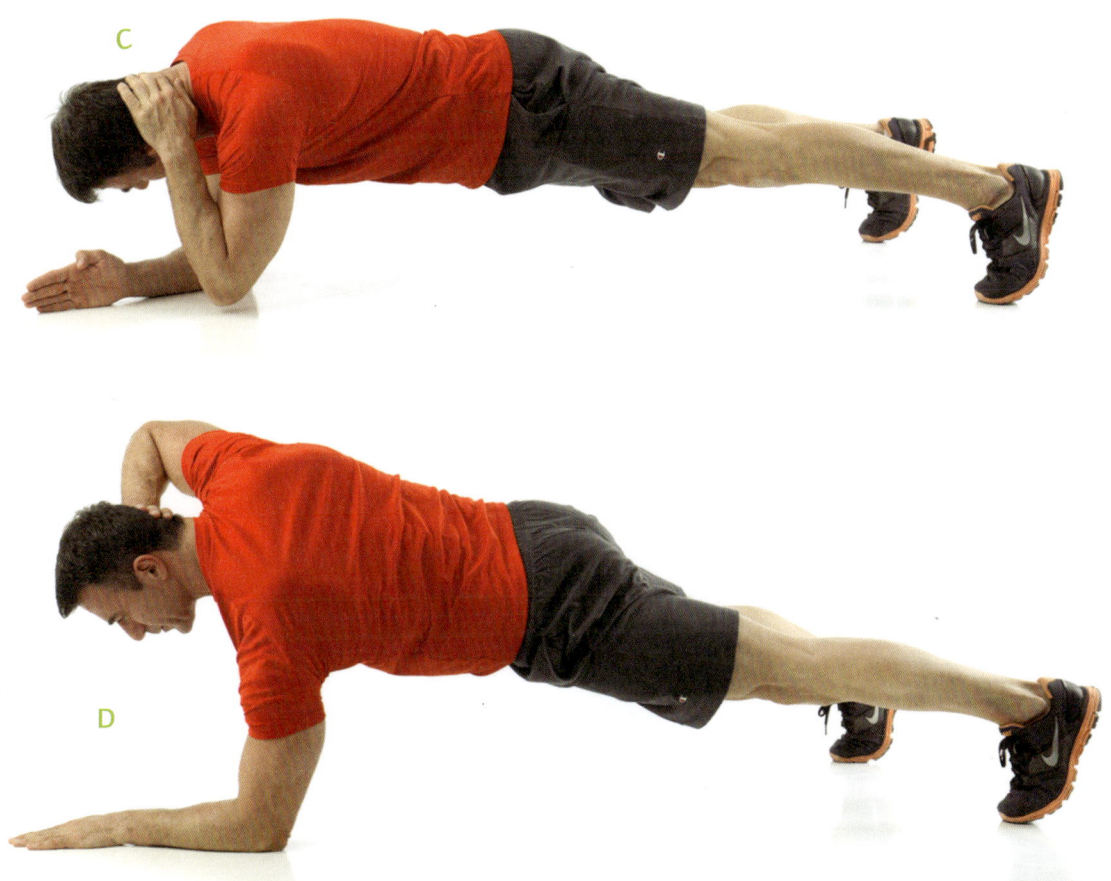

Erläuterung

Dies ist eine sehr belastende Übung, die für Anfänger sicherlich ungeeignet ist. Stabilisation, Rotation und Beugung, diese Übung beinhaltet all dies. Es ist eine der besten Übungen zur Kräftigung der Bauchfaszien. Entscheidend ist, dass das Becken in einer stabilen Position gehalten wird, trotz zwei destabilisierender Faktoren: 1. Stütz auf nur drei Gliedmaßen; 2. Rumpfdrehung.

HANDBUCH FUNCTIONAL TRAINING

VERDREHEN IN DER SEITBRETTSTELLUNG

Ausgangspunkt

- **A |** Platzieren Sie in der Seitlageposition Ihren rechten Unterarm auf dem Boden, wobei Ihre Schulter sich senkrecht über Ihrem Ellbogen befindet; Ihre Füße lagern übereinander.
  Heben Sie Ihren linken Arm an und beugen Sie ihn, wobei Sie die gleichseitige Hand in Ihren Nacken bringen.
  Stellen Sie sich vor, Sie seien ein Brett, und heben Sie Ihr Becken an. Sie werden von der Außenseite Ihres rechten Fußes und Ihrem rechten Unterarm gestützt.

Ausführung

- **B |** Drehen Sie nun mit einer kontrollierten Bewegung Ihren Rumpf, wobei Sie Ihren rechten Ellbogen nach links führen, ohne ihn auf dem Boden abzusetzen.

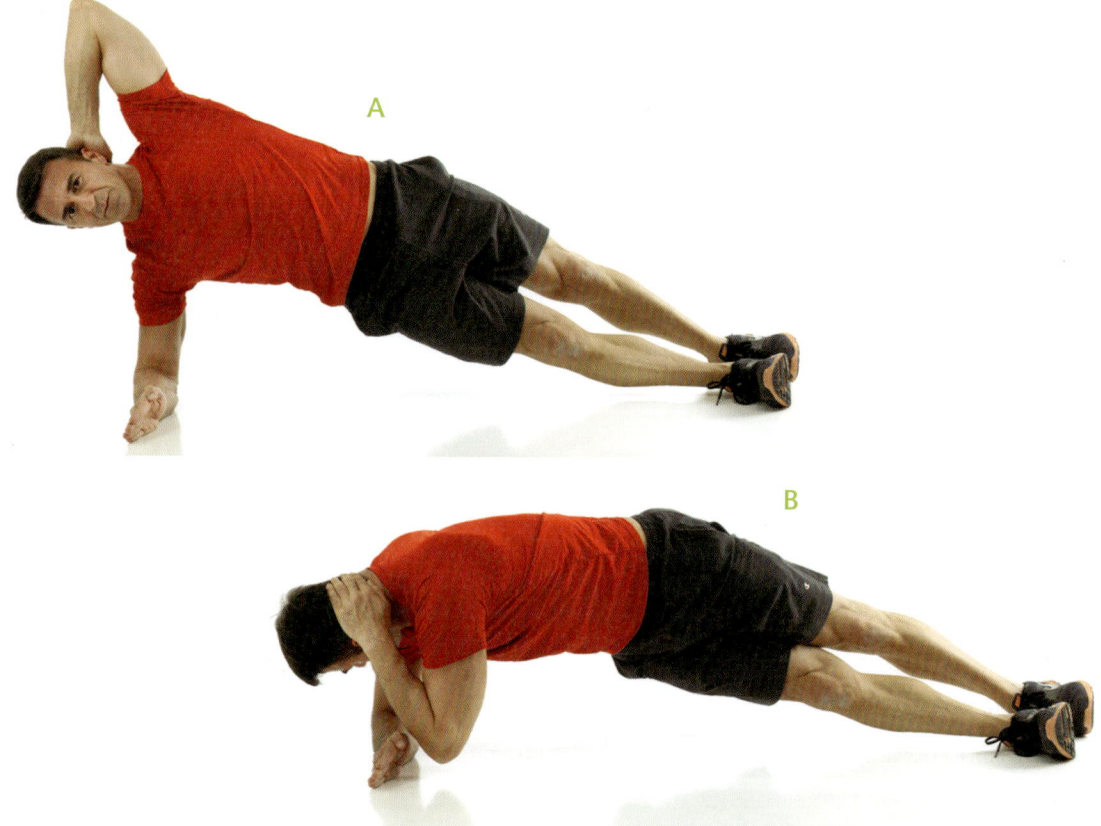

ÜBUNGEN MIT DEM EIGENEN KÖRPERGEWICHT

- **C |** Kehren Sie in die Ausgangsposition zurück und absolvieren Sie die geforderte Anzahl von Wiederholungen. Wiederholen Sie die Übung auf der anderen Seite.

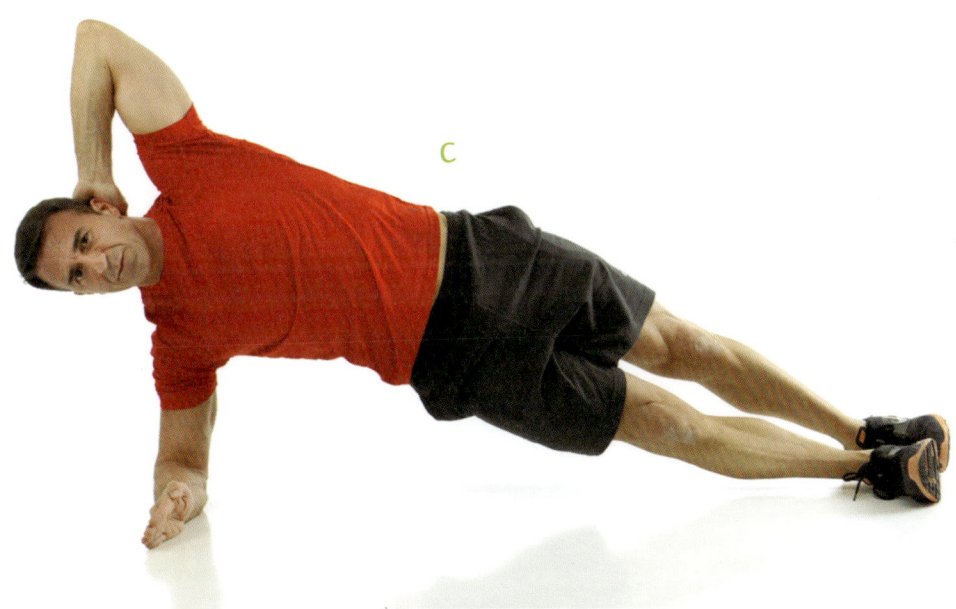

Erläuterung

Das ist eine wirkungsvolle funktionale Übung. Die Bauchfaszien werden wirklich auf eine harte Probe gestellt, besonders der M. transversus und die inneren und äußeren schrägen Bauchmuskeln; das Gleichgewicht und die Koordination werden ebenfalls gründlich trainiert. Die Übung ist zur Vorbereitung des Körpers auf schweres Heben hervorragend geeignet und herausragend für all jene Sportarten, bei denen Drehungen und Beugungen des Oberkörpers an der Tagesordnung sind: Rugby, American Football, Basketball, Kampfsportarten, die MMA, Volleyball, Beachvolleyball, Fußball, selbst Bogenschießen.

HANDBUCH FUNCTIONAL TRAINING

DREHEN IN DER SEITBRETTSTELLUNG

Ausgangspunkt

- **A |** Platzieren Sie in einer Seitlageposition Ihren rechten Unterarm auf dem Boden, wobei Ihre Schulter sich senkrecht über Ihrem Ellbogen befindet; Ihre Füße lagern übereinander.
Heben Sie Ihren linken Arm, sodass er gerade nach oben zeigt.

Ausführung

- **B |** Stellen Sie sich vor, Sie seien ein Brett und heben Sie Ihr Becken an. Sie werden von der Außenseite Ihres rechten Fußes und Ihrem rechten Unterarm gestützt.

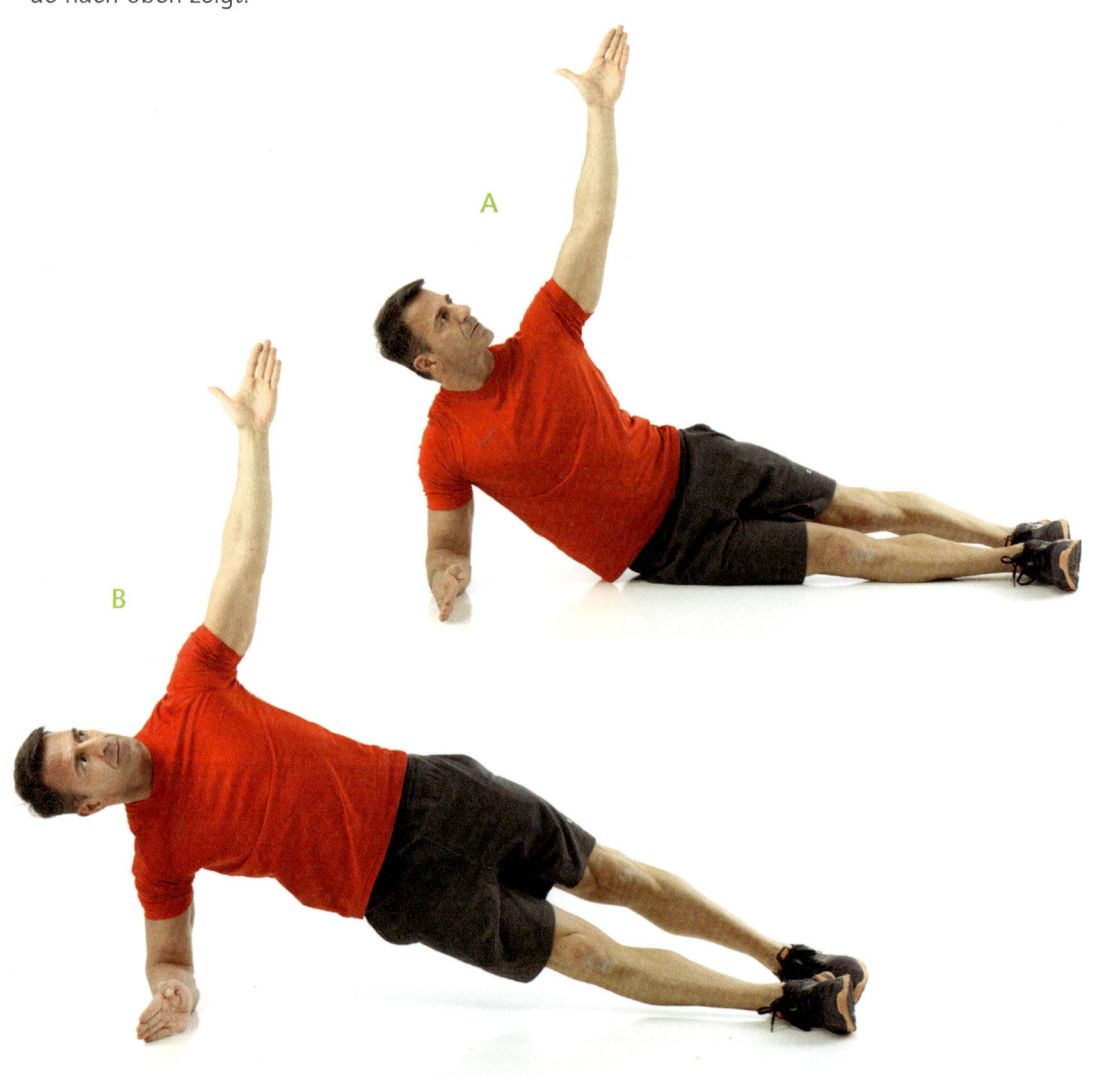

ÜBUNGEN MIT DEM EIGENEN KÖRPERGEWICHT

- **C |** Drehen Sie Ihren Rumpf langsam, wobei Sie Ihren linken Arm unter Ihre Seite drehen, in den Raum zwischen Ihrem Rumpf und dem Boden. Ihre Füße bewegen sich nicht, die Drehung hängt völlig von den Hüften und dem Becken ab. Drehen Sie sich langsam zurück nach oben, absolvieren Sie die geforderten Wiederholungen und wiederholen Sie die Übung auf der anderen Seite.

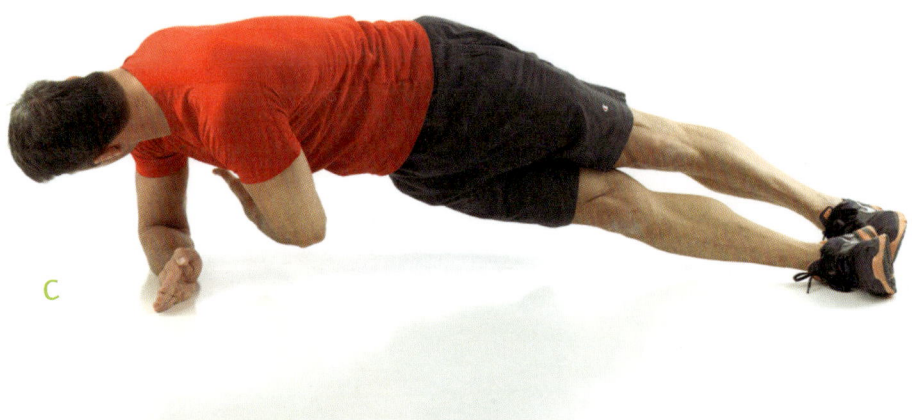

Erläuterung

Dies ist wahrscheinlich die beste Übung für den M. transversus und die schrägen Muskeln. Sie stabilisiert, rotiert und beugt die Bauchfaszien. Darüber hinaus bedeutet sie einen sehr starken Reiz für die Schulterblattstabilisatoren und die Muskeln der Rotatorenmanschette, die dadurch stark beansprucht werden, dass der Oberkörper seine Haltung während der Ausführung der Übung ändert. In gleicher Weise ist die gesamte paravertebrale Muskulatur an der Aktion beteiligt.

LEOPARDENBRETT

Ausgangspunkt

- A | Nehmen Sie die Brettstellung ein und stellen Sie sich vor, Ihr Körper sei ein Brett; ruhen Sie auf Ihren Unterarmen und Ihren Fußspitzen, die sich im 90°-Winkel zu Ihren Beinen befinden.
Schließen Sie Ihre Hände zu einer Faust und führen Sie sie dicht zusammen.

Ausführung

- B | Halten Sie Ihr Becken tief und in einer Linie, bewegen Sie sowohl Ihren linken Unterarm als auch Ihr rechtes Bein gleichzeitig vorwärts.

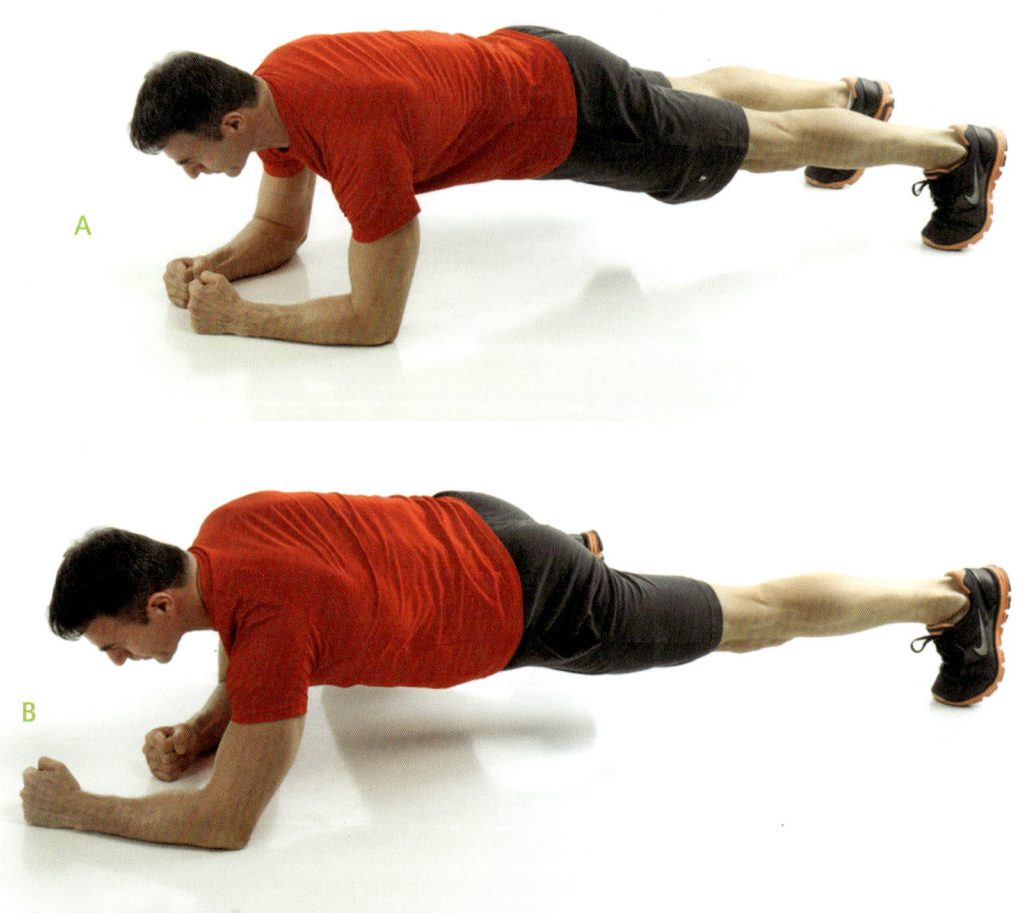

ÜBUNGEN MIT DEM EIGENEN KÖRPERGEWICHT

- **C |** Drehen Sie sich auf Ihrem linken Unterarm und Ihrem rechten Fuß, um Ihren rechten Arm und Ihr linkes Bein nach vorne zu bringen.

- **D |** Fahren Sie mit der Bewegung fort, um die vorgegebene Strecke zurückzulegen.

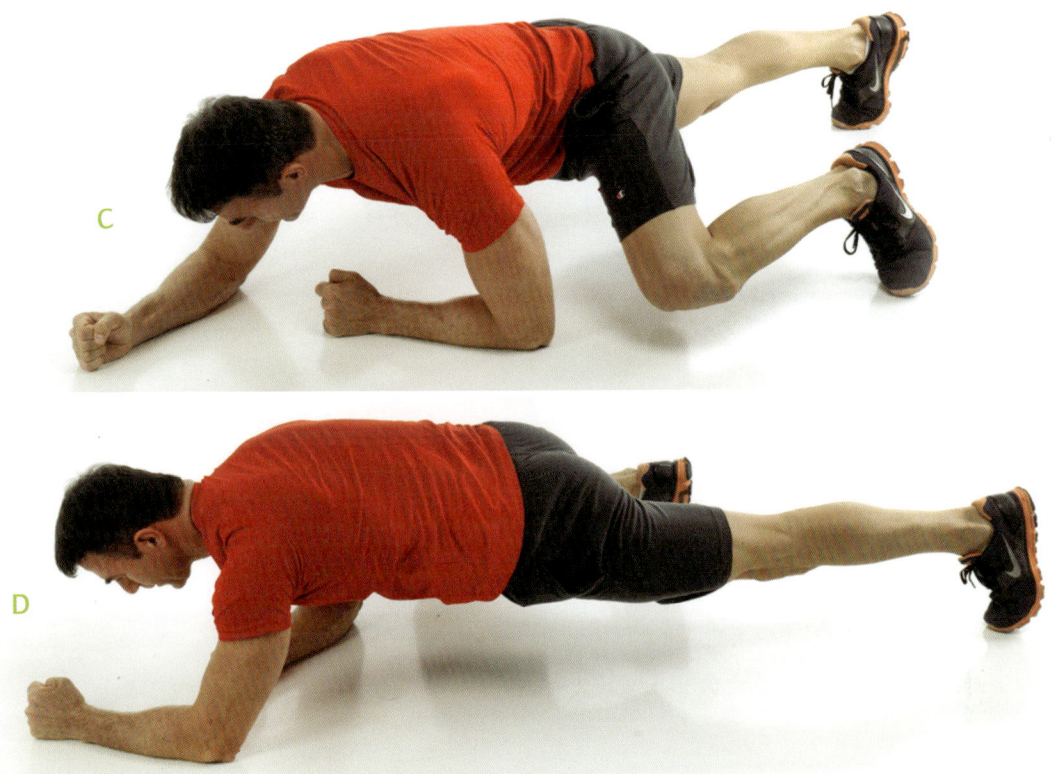

Erläuterung

Dies ist eine hochdynamische Bewegung, die die gesamten Bauchfaszien beansprucht. In Bezug auf die Bewegungsmuster reproduziert die Übung das Leopardenkrabbeln, an das man sich aus der Militärzeit erinnert, mit dem „kleinen" Unterschied, dass man sich nicht auf allen unteren und oberen Gliedmaßen abstützt, sondern nur auf den Fußspitzen und den Unterarmen. Der Körper ist aufgehängt, und die Rumpfmuskulatur ist ständig angespannt. Es handelt sich um eine hervorragende funktionale Übung. Sie beinhaltet Stabilisierung, Beugung, Drehung sowie Koordination, Propriozeption und Balance. Es handelt sich auch um eine Bewegung, die Spaß macht und sich für verschiedene Trainingsziele eignet. Diesen Aspekt sollten Sie ebenfalls nicht unterschätzen. Ich benutze diese Übung als Übergangselement in Core-Zirkeln. So wähle ich zum Beispiel eine Crunch-Übung und eine für die Stabilisierung am Ort, und ich verwende das Leopardenbrett als ein Zwischenspiel zwischen ihnen. Kreisen Sie diese Übung rot ein.

HANDBUCH FUNCTIONAL TRAINING

SEITGANGBRETT

Ausgangspunkt

- A | Nehmen Sie die Brettstellung ein und stellen Sie sich vor, Ihr Körper sei ein Brett; ruhen Sie auf Ihren Unterarmen und Fußspitzen, die sich im 90°-Winkel zu Ihren Beinen befinden.
Schließen Sie Ihre Hände zu Fäusten und führen Sie sie eng zusammen.

Ausführung

- B | Halten Sie die Ausgangsposition bei und verschieben Sie Ihren Körper langsam zur Seite hin, indem Sie diese Reihenfolge befolgen: rechtes Bein…

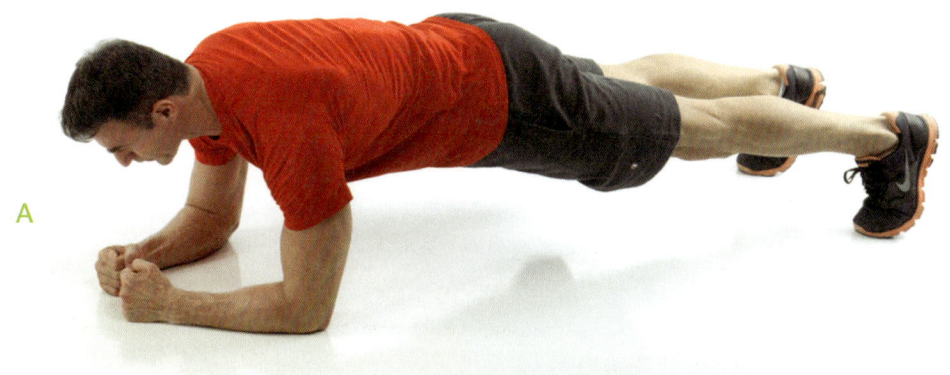

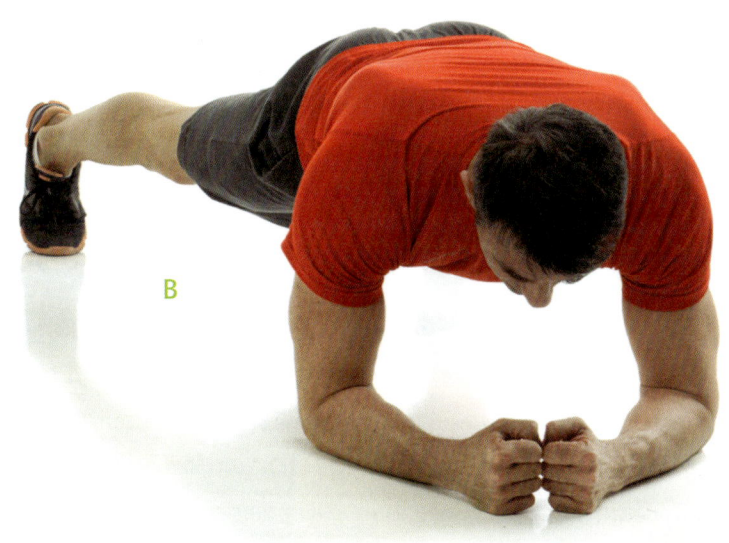

ÜBUNGEN MIT DEM EIGENEN KÖRPERGEWICHT

- **C |** …rechter Arm…
- **D |** …linker Arm, linkes Bein. Absolvieren Sie 5-10 Verschiebungen in eine Richtung, dann doppelt so viele zurück.

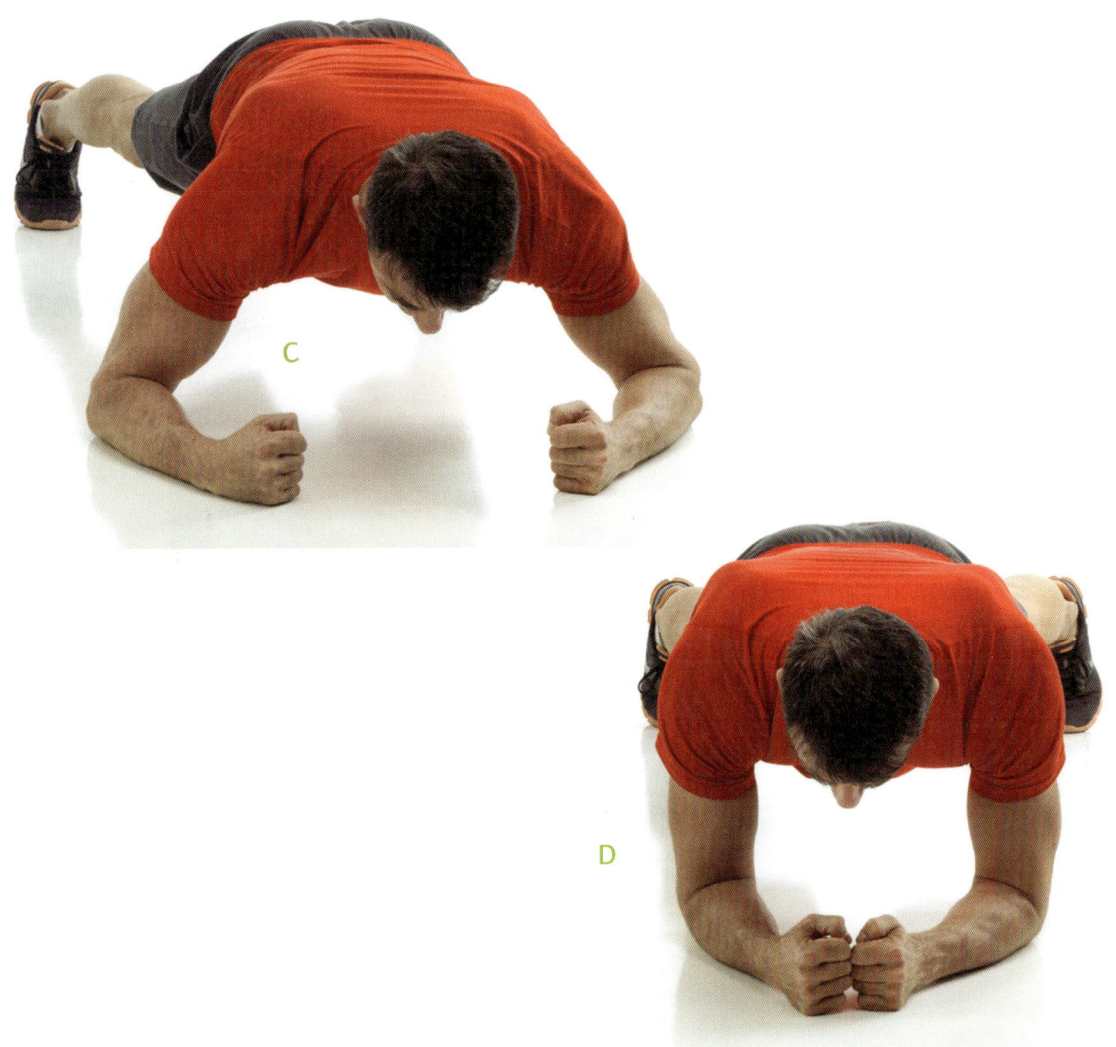

Erläuterung

Diese Übung enthält keine komplexen Bewegungen, aber sie ist wegen der Kontrolle und der Spannung, der sie die beteiligten kinematischen Ketten aussetzt, sehr intensiv. Das Verschieben des Körpers, während man die Spannung der Bauchfaszien beibehält, ist nicht einfach; außerdem belastet das Verschieben abwechselnd die gesamte Core-Muskulatur. Wiederum ist die Stabilisierung durch den geraden M. rectus abdominis entscheidend für eine korrekte Ausführung, da dieser Muskel das Lendengelenk schützt. Mehr gibt es nicht zu sagen. Dies ist eine ausgezeichnete Übung.

HANDBUCH FUNCTIONAL TRAINING

KRABBENBRETT

Ausgangspunkt

- A | Nehmen Sie die Brettstellung ein, Ihre Arme sind gestreckt.

Ausführung

- B und C | Behalten Sie die Ausgangsposition bei und verschieben Sie Ihren Körper zur Seite, wobei Sie die folgende Reihenfolge beachten: rechtes Bein, linker Arm…

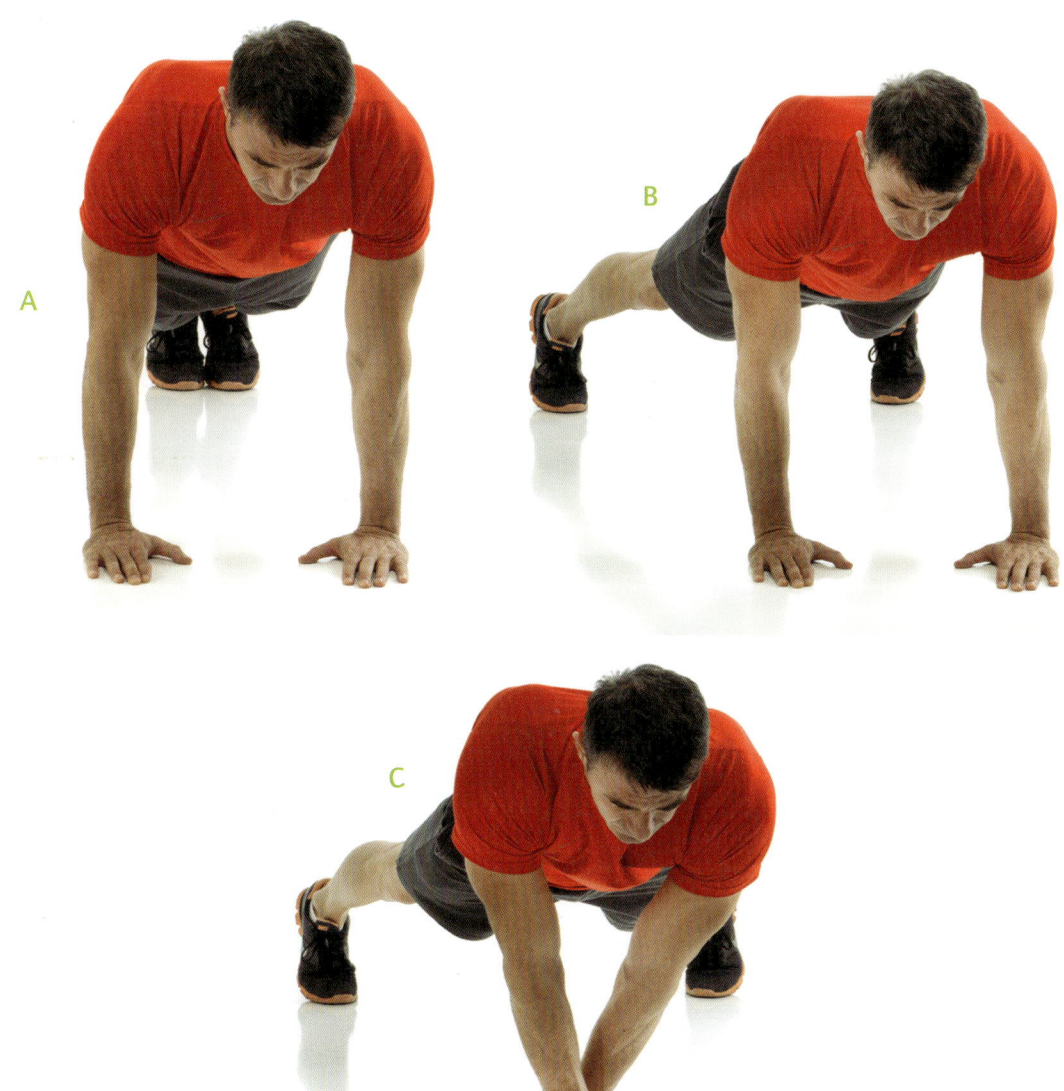

ÜBUNGEN MIT DEM EIGENEN KÖRPERGEWICHT

- **D und E |** …rechter Arm, linkes Bein. Absolvieren Sie 5-10 Verschiebungen in eine Richtung, dann doppelt so viele zurück.

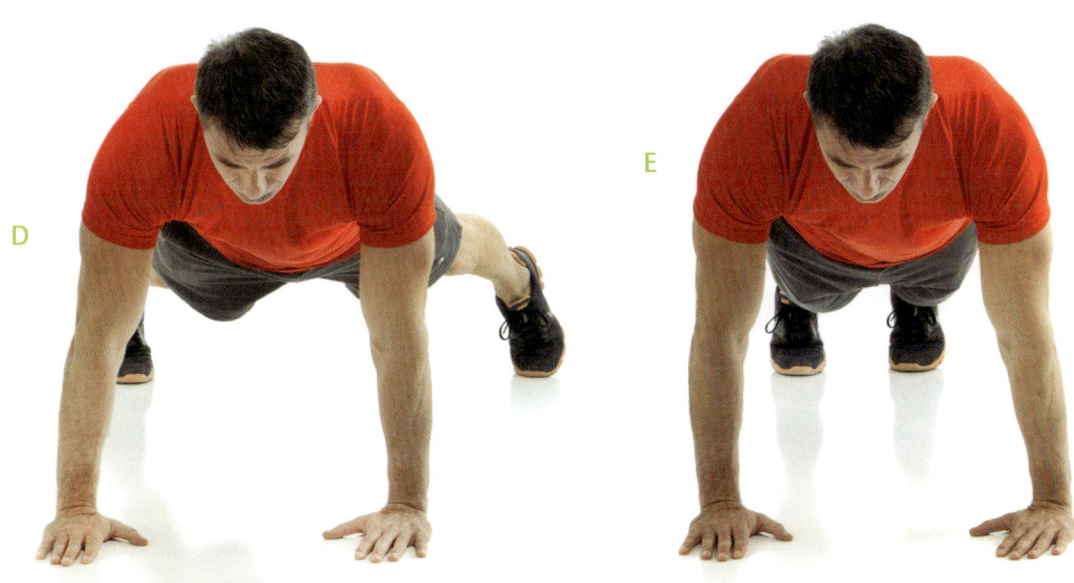

Erläuterung

Was für die letzte Übung gesagt wurde, gilt auch für diese Übung, mit dem Unterschied, dass Sie sich auf Ihren Händen statt Ihren Unterarmen abstützen. In biomechanischer Hinsicht bedeuten gestreckte Arme die Beteiligung von zwei zusätzlichen Gelenken im Vergleich zur vorherigen Übung: die Ellbogen- und Handgelenke. Das bedeutet, es gibt vier weitere Systeme, die bei der „Entladung" der Spannung auf den Boden beteiligt sind (die Gelenke und Gelenkkapseln). Zusammenfassend: Der M. trizeps brachii ist an der Streckung des Unterarms gegen den Arm beteiligt, der M. pectoralis und der M. latissimus dorsi tragen zur Stabilisierung des Rumpfs bei. Der M. pectoralis wird auch jedes Mal aktiviert, wenn die Arme sich überkreuzen, wobei er seine typische Aktion durchführt: Beugung auf der Querebene.

HANDBUCH FUNCTIONAL TRAINING

SEITLICHE BEUGUNG DES BEINS IN DER BRETTSTELLUNG

Ausgangspunkt

- **A |** Nehmen Sie die Brettstellung ein, die Hände liegen eng beieinander und ruhen auf den Handkanten auf dem Boden.

Ausführung

- **B |** Behalten Sie die Ausgangsposition bei, beugen Sie Ihren rechten Oberschenkel zur Seite hin und versuchen Sie, ihn enger an den rechten Arm zu führen.

- **C |** Kehren Sie in die Ausgangsposition zurück und wiederholen Sie die Bewegung mit dem anderen Bein. Absolvieren Sie die geforderte Anzahl von Wiederholungen (mindestens fünf auf jeder Seite).

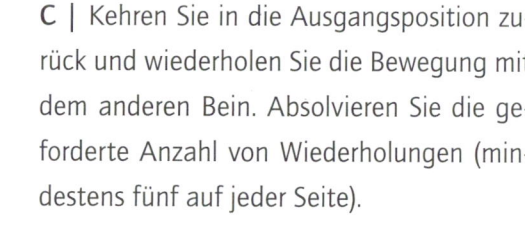
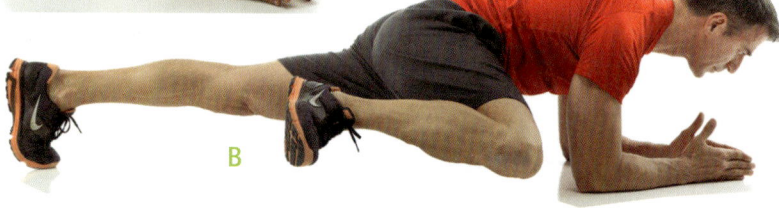
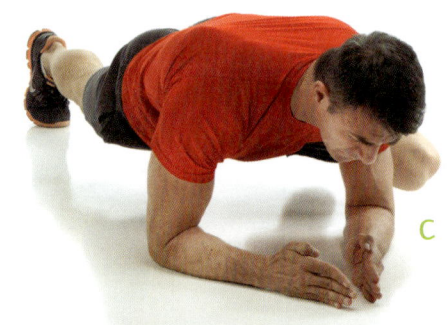

Erläuterung

Dies ist eine hervorragende Core-Übung, speziell für die schrägen Bauchmuskeln, die hier wirklich sehr stimuliert werden. Konzentrieren Sie sich auf Ihre Rumpf- und Beckenposition. Schließen Sie Ihre Rippen leicht, bringen Sie sie näher an Ihr Becken heran und kontrahieren Sie den M. rectus abdominis. Dies ist Ihre Grundposition, die seitliche Bewegung der Beine darf Sie nicht von diesem Ziel ablenken. Es handelt sich um eine Grundbewegung, die im Rahmen des sportlichen Trainings sehr sinnvoll für alle Sportarten ist. Ich wiederhole: für *alle*, aber auch für die allgemeine Gesundheit und das Wohlbefinden. Kreisen Sie diese Übung rot ein.

ÜBUNGEN MIT DEM EIGENEN KÖRPERGEWICHT

BEUGUNG DES BEINS NACH VORNE IN DER BRETTSTELLUNG MIT GESTRECKTEN ARMEN

Ausgangspunkt

- A | Nehmen Sie die Brettstellung ein, Ihre Arme sind gestreckt.

Ausführung

- B | Behalten Sie die Grundposition bei und beugen Sie Ihren rechten Oberschenkel nach vorne, wobei Sie das Knie zur Brust führen.
- C | Kehren Sie in die Ausgangsposition zurück.
- D | Absolvieren Sie dieselbe Übung mit dem linken Bein.

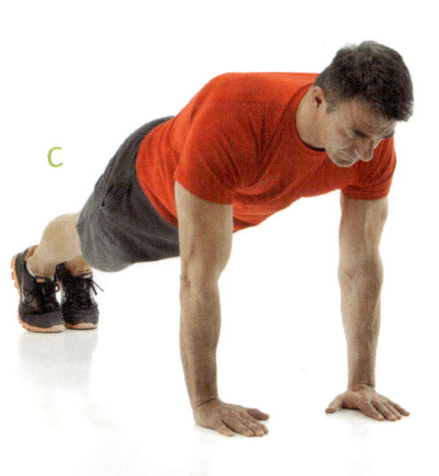
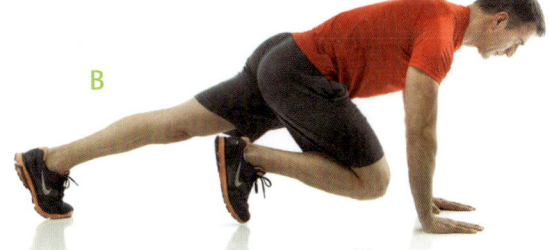
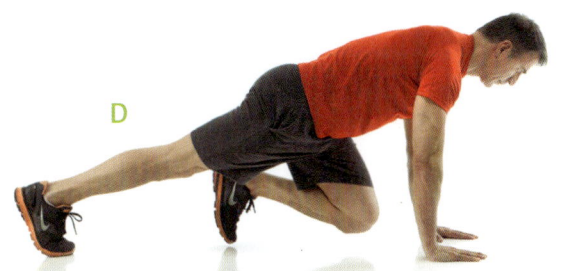

Erläuterung

Was für die letzte Übung gesagt wurde, gilt auch für diese Übung. Die Position mit gestreckten Armen ermöglicht eine bessere Lockerung von Spannungen der Wirbelsäule; zur Stabilisierung, die für den gesamten Core-Bereich gefordert ist, kommt die dynamische Kontraktion des M. rectus abdominis und der schrägen Muskeln, die gegen die durch die Bewegung der unteren Gliedmaßen induzierte Destabilisierung ankämpfen müssen, hinzu. Es handelt sich zweifellos um eine hervorragende Übung.

HANDBUCH FUNCTIONAL TRAINING

GEHBEWEGUNGEN MIT DEN ARMEN IN DER BRETTSTELLUNG

Ausgangspunkt

- **A |** Nehmen Sie die Brettstellung ein, Ihre Arme sind gestreckt.
  Kontrahieren Sie den M. rectus abdominis, wobei Sie Ihre Rippen leicht gegen Ihr Becken schließen und Ihren Nabel (nicht den Lendenbereich) nach oben drücken.

Ausführung

- **B |** Halten Sie Ihre Füße ruhig und beginnen Sie, sich langsam nach vorne zu bewegen, zuerst mit einem Arm…

- **C |** …und dann mit dem anderen.

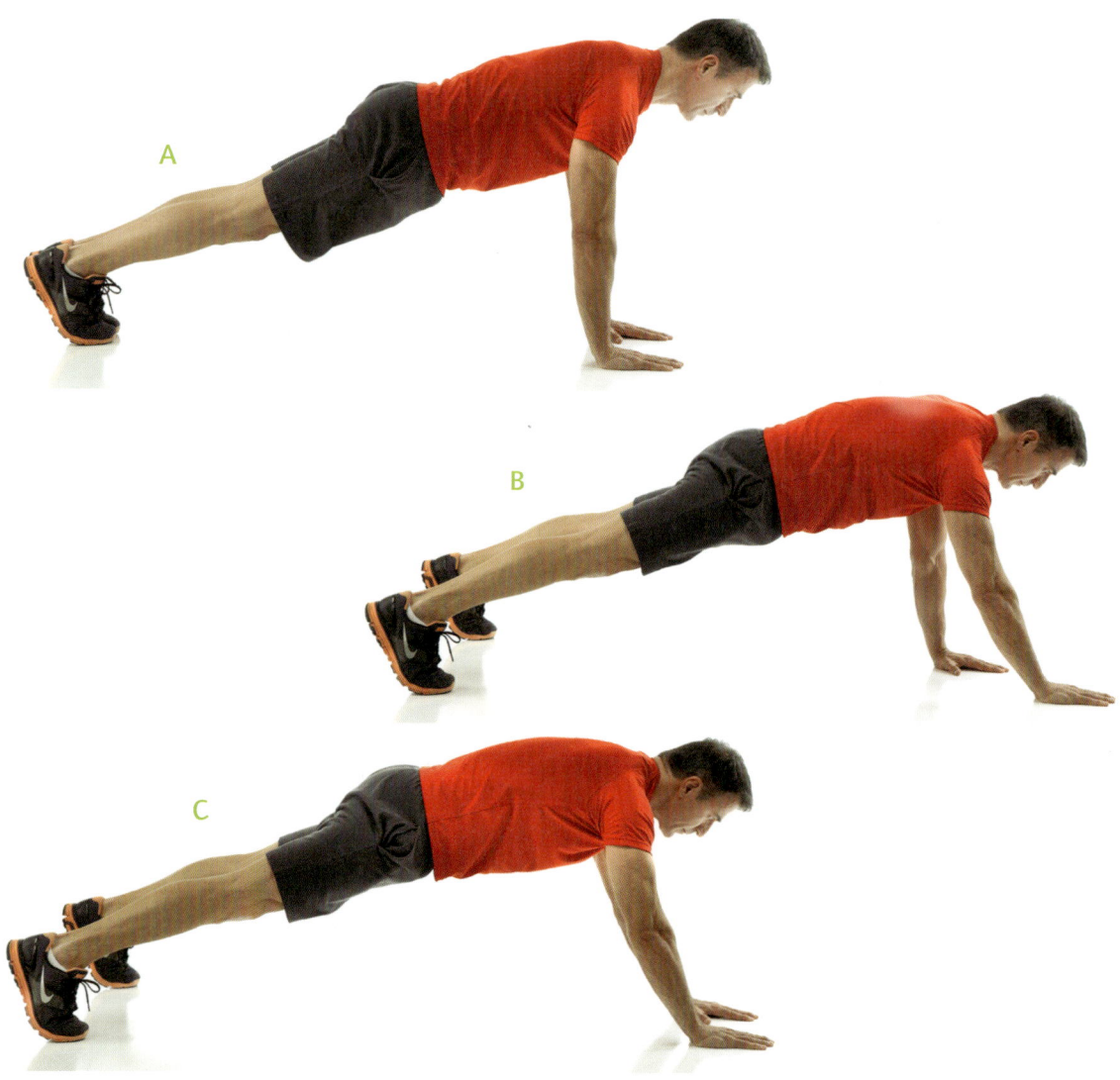

ÜBUNGEN MIT DEM EIGENEN KÖRPERGEWICHT

- **D |** Bewegen Sie sich weiter nach vorne. Sie spüren eine zunehmende Aktivierung der Core-Muskeln.

- **E |** Stoppen Sie, wenn die Spannung hoch ist. Halten Sie die isometrische Kontraktion 3 s lang, dann bewegen Sie sich langsam wieder zurück.

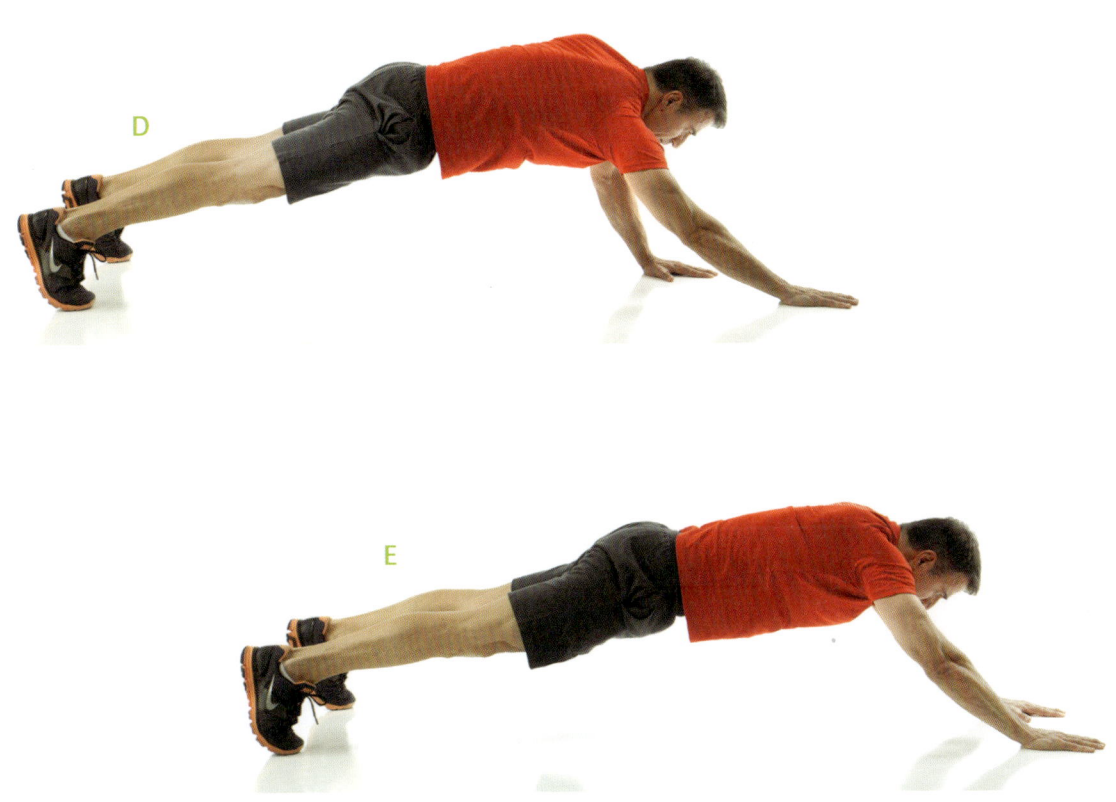

Erläuterung

Dies ist eine der wenigen Übungen, die die Kraft der Bauchfaszien auf die Probe stellen. Die Intervention des M. rectus abdominis als Antagonist des M. quadratus lumborum ist von entscheidender Bedeutung. Die ganze Last ruht auf dem Lendenbereich, wenn der M. rectus abdominis nicht aktiviert ist. Arbeiten Sie, indem Sie die stationäre Dauer der kritischen Phase der Bewegung schrittweise verlängern.

KILLER-CRUNCH IM STEHEN

Ausgangspunkt

- **A |** Stehen Sie mit weiter als schulterbreit auseinandergestellten Beinen. Strecken Sie Ihre Arme vor Ihrem Körper in Brustkorbhöhe aus und verschränken Sie Ihre Hände miteinander, wobei Sie eine „Pistole" simulieren.

Ausführung

- **B |** Kontrahieren Sie Ihren M. rectus abdominis, indem Sie Ihre Rippen leicht zum Becken hin zusammenführen, und rotieren Sie Ihre Arme und Ihren Rumpf schnell zur rechten Seite.

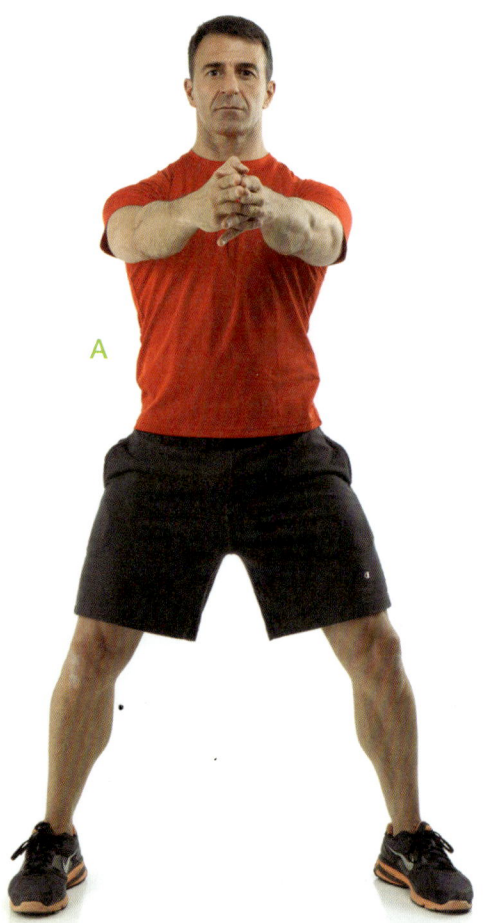
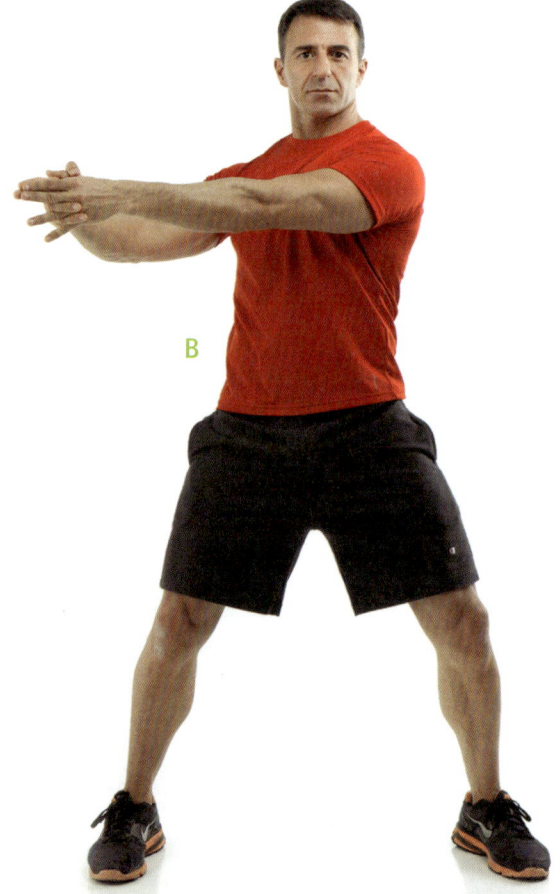

ÜBUNGEN MIT DEM EIGENEN KÖRPERGEWICHT

- **C |** Absolvieren Sie die geforderte Anzahl von Wiederholungen (mindestens fünf) und wiederholen Sie die Übung auf der anderen Seite.

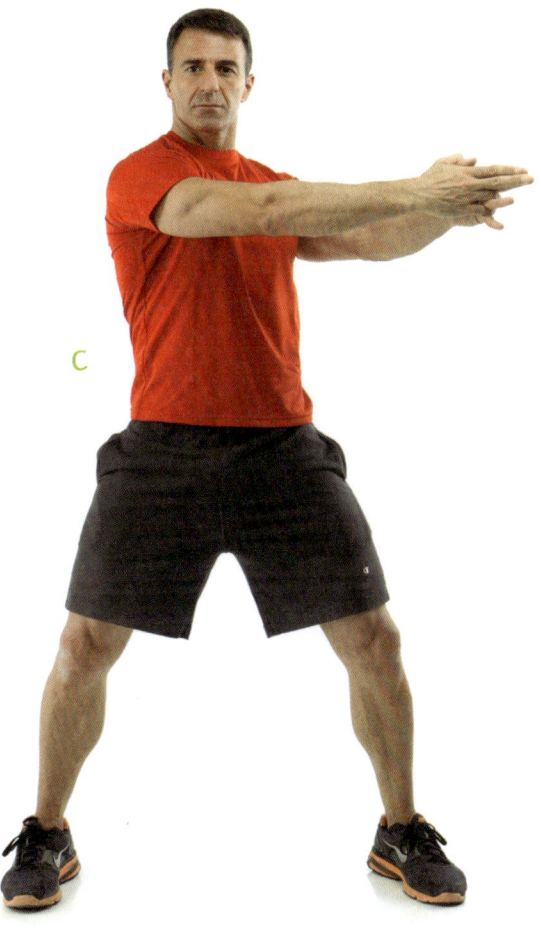

Erläuterung

Wir sind Zweibeiner. Wir müssen die aufrechte Körperhaltung berücksichtigen, uns mit dieser physiologischen Realität beschäftigen und unsere Muskeln im Stehen trainieren. Bei dieser Bewegung spielt die Wirkung des M. rectus abdominis eine wichtige Rolle für die Stabilisierung des Rumpfs und den Schutz der Lendenregion. Ebenso wichtig ist die Aktivierung des M. transversus und der schrägen Bauchmuskeln, da diese Muskeln dynamisch an der Übung beteiligt sind. Bei der Ausführung der Bewegung müssen Sie mehr als eine einfache Twistbewegung, also Drehung von einer Seite zur anderen, durchführen (eine Übung, die Sie häufig in Fitnessstudios sehen, wo sie mithilfe eines Holzstabs hinter dem Rücken durchgeführt wird), da diese Art von Ausführung einen Nervenreflex, den *myotatischen Reflex* (Dehnreflex), aktiviert, der die Wirkung der beteiligten Muskeln unterstützt und schließlich ihre Arbeitsbelastung reduziert. Ihr Ziel besteht stattdessen darin, Ihren Rumpf in eine Richtung zu drehen. Kehren Sie in die Ausgangsposition zurück und wiederholen Sie die Drehung auf der gleichen Seite erneut. Absolvieren Sie die Anzahl der geforderten Wiederholungen, bevor Sie die gleiche Anzahl von Wiederholungen auf der gegenüberliegenden Seite absolvieren.

BOXER-CRUNCH IM STEHEN

Ausgangspunkt

- **A |** Stehen Sie mit schulterbreit auseinandergestellten und leicht gebeugten Beinen. Atmen Sie ein und dehnen Sie Ihren Bauch aus.

Ausführung

- **B |** Atmen Sie aus und komprimieren Sie Ihr Abdomen auf eine entschlossene, kräftige Art und Weise, so, als ob man Sie in den Magen boxen würde.
Wiederholen Sie diese Übung 3-5 x.

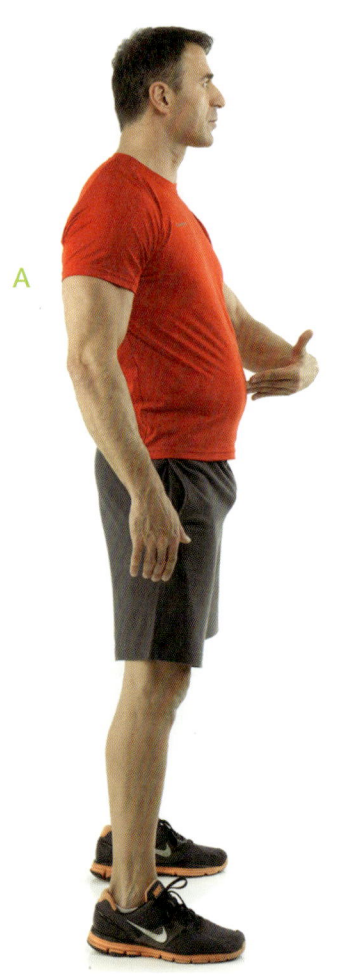
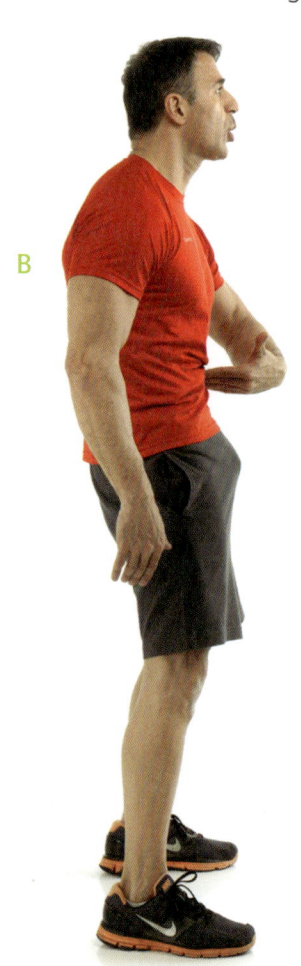

Erläuterung

Der M. transversus trägt fast die gesamte Arbeitsbelastung. Diese wirkungsvolle Übung stimuliert auch das Zwerchfell, unseren wichtigsten Atemmuskel, was leicht zu Hyperventilation, Schwindel und einem Rückgang der Spannung führen kann. Dies erklärt die begrenzte Anzahl von Wiederholungen.

ÜBUNGEN MIT DEM EIGENEN KÖRPERGEWICHT

PITCHER-CRUNCH IM STEHEN

Ausgangspunkt

- A | Nehmen Sie eine stehende Position ein und stützen Sie sich nur auf dem linken Bein ab; das rechte Bein ist gebeugt und angehoben.
Strecken Sie Ihren linken Arm nach vorne und heben Sie Ihren rechten Arm an.

Ausführung

- B | Stellen Sie sich vor, Sie hielten einen Stein in Ihrer rechten Hand und müssten ihn werfen. Holen Sie mit Ihrem Arm nach hinten über Ihrem Kopf aus und drehen Sie dabei Ihren Rumpf von links nach rechts.

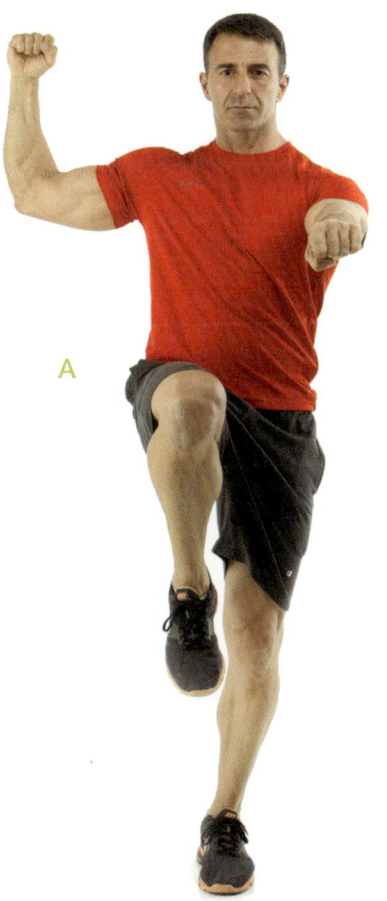

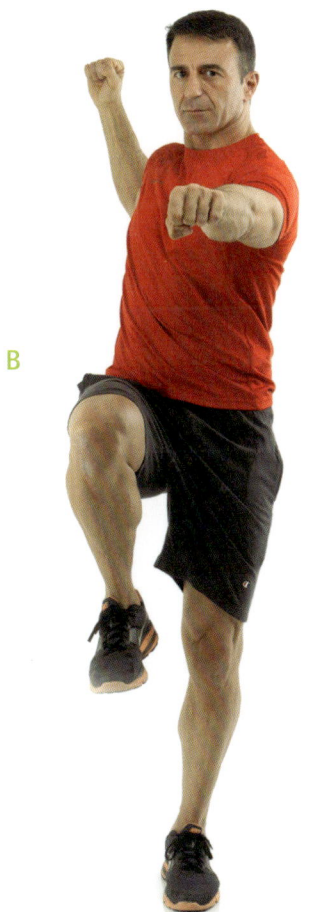

- **C |** Halten Sie Ihr Gleichgewicht und „werfen Sie den Stein" schnell nach unten. Die Bewegungsbahn Ihrer Hand verläuft diagonal von einer Position über Ihrem Kopf zur Seite Ihres linken Knies. Achten Sie noch immer darauf, das Gleichgewicht nicht zu verlieren; heben Sie Ihren Rumpf und absolvieren Sie die geforderte Anzahl von Wiederholungen (zu Beginn 3-5).

- **D |** Kehren Sie zur Standposition zurück, dieses Mal auf dem rechten Bein, und bereiten Sie sich darauf vor, die Übung mit der anderen Körperseite durchzuführen.

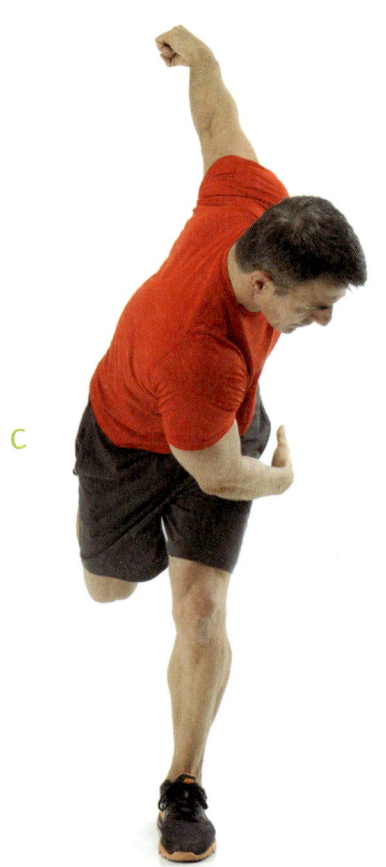

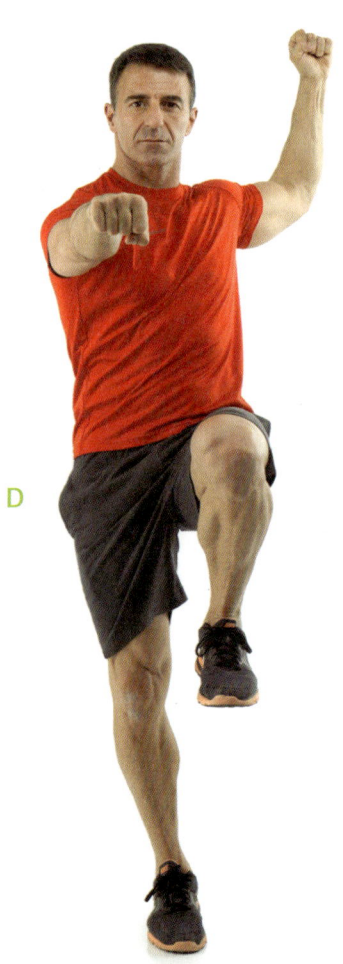

Erläuterung

Es gibt nur wenige Übungen, die so komplex und belastend wie diese sind. Sie ist nicht für Anfänger geeignet, auch wenn diese Bewegung in einer großen Anzahl von Sportarten und Aktivitäten weit verbreitet ist. Diese Übung bietet die gesamte Palette an Anforderungen: Propriozeption, Gleichgewicht, Koordination, Stabilisierung und die Beteiligung der gesamten vorderen Muskelkette sowie der

ÜBUNGEN MIT DEM EIGENEN KÖRPERGEWICHT

- **E |** Stellen Sie sich vor, Sie hielten einen Stein in Ihrer linken Hand und holen Sie mit dem angehobenern Arm aus.

- **F |** „Werfen Sie den Stein" in Richtung der unteren rechten Ecke, wobei Sie darauf achten, Ihr Gleichgewicht beizubehalten. Absolvieren Sie die geforderte Anzahl von Wiederholungen.

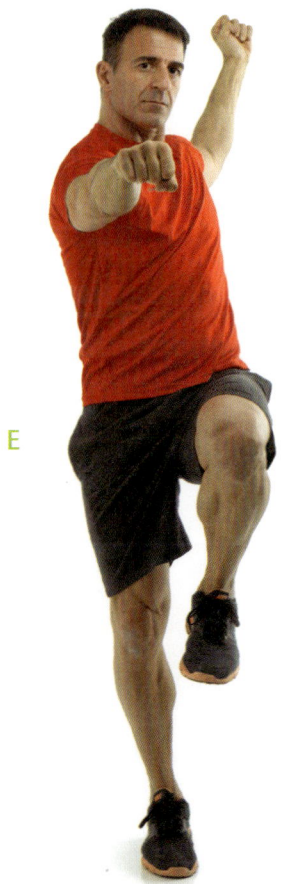

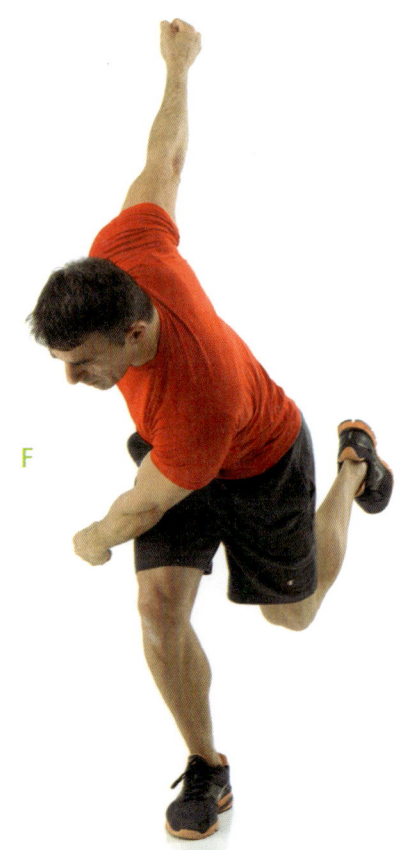

Core-Muskulatur. Ich möchte die Bedeutung der Bauchfaszien sowohl in der Wurf- und Abbremsphase als auch während der erneuten Ausholphase und wenn der Oberkörper sich wieder aufrichtet und nach oben streckt, besonders betonen. Die Aktion des M. rectus abdominis ist in dieser Phase besonders wichtig, weil der Körper destabilisiert ist. Aus diesem Grund sollten Sie Ihren Oberschenkel, der sich in Relation zum Rumpf in einer aufgehängten Position befindet, beugen, wenn Sie die Bewegung zurückspulen, indem Sie Ihren Oberkörper anheben: Diese Bewegung wird den M. rectus abdominis aktivieren, sodass Sie Stabilität und Balance finden.

HANDBUCH FUNCTIONAL TRAINING

HOLZHACKER-CRUNCH IM STEHEN

Ausgangspunkt

- A | Stehen Sie mit schulterbreit auseinandergestellten, leicht gebeugten Beinen. Strecken Sie Ihre Arme in Brustkorbhöhe vor Ihrem Körper aus und verschränken Sie Ihre Hände miteinander, wobei Sie sich vorstellen, eine Axt zu schwingen.
  Atmen Sie ein und holen Sie zum Schlag aus, indem Sie Ihre Arme auf einer diagonalen Bewegungsbahn in Richtung der oberen rechten Ecke hin strecken.

Ausführung

- B | Atmen Sie aus, kontrahieren Sie den M. rectus abdominis und führen Sie Ihre Arme schnell auf einer schrägen Bewegungsbahn zur linken Seite hin. Wiederholen Sie die Bewegung 5 x.

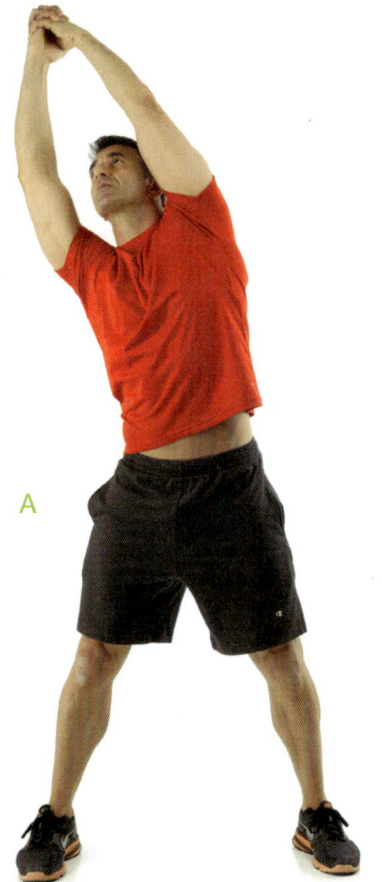

A

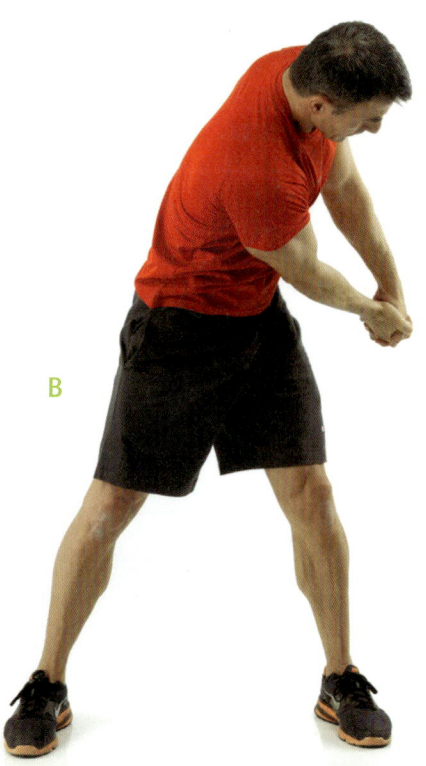

B

ÜBUNGEN MIT DEM EIGENEN KÖRPERGEWICHT

- **C und D |** Absolvieren Sie die Bewegung weitere 5 x auf der anderen Seite: Holen Sie aus, indem Sie sich zur oberen linken Ecke hin strecken, und führen Sie die Schwungbewegung nach unten zur gegenüberliegenden Seite hin aus.

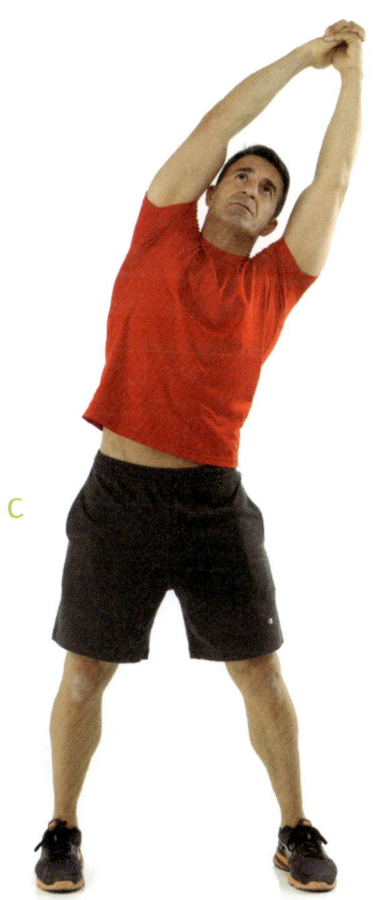
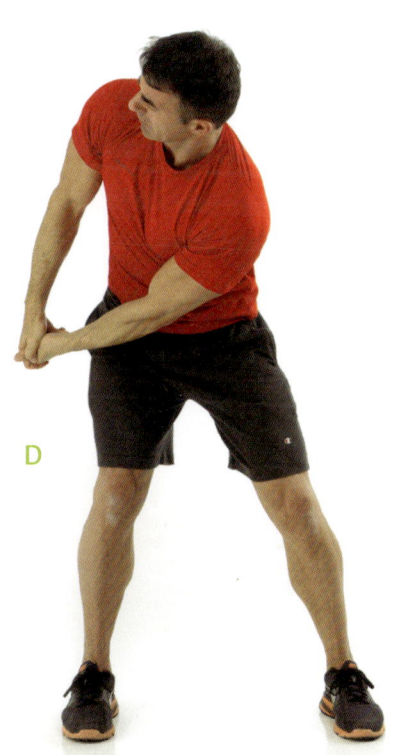

Erläuterung

Der Holzhacker-Crunch ist eine komplette funktionale Bewegung, an der die gesamte Core-Muskulatur beteiligt ist. Der M. rectus abdominis trägt zur Stabilisierung des Rumpfs bei; der M. transversus wird durch das kraftvolle Einatmen aktiviert; die schrägen Muskeln arbeiten während der gesamten schnellen Kontraktion diagonal.

HANDBUCH FUNCTIONAL TRAINING

MONSTER-CRUNCH IN HALB KNIENDER STELLUNG (ELLBOGEN NACH AUSSEN)

Ausgangspunkt

- **A |** Nehmen Sie eine halb kniende Position ein; das rechte Bein ist gebeugt und ruht auf dem Fuß; das linke Bein ist ebenfalls gebeugt und ruht auf dem Knie und Fuß. Verschränken Sie Ihre Hände im Nacken.

Ausführung

- **B |** Atmen Sie aus, beugen Sie Ihren Rumpf zur Seite hin und führen Sie Ihren linken Ellbogen zur Außenseite des rechten Knies.

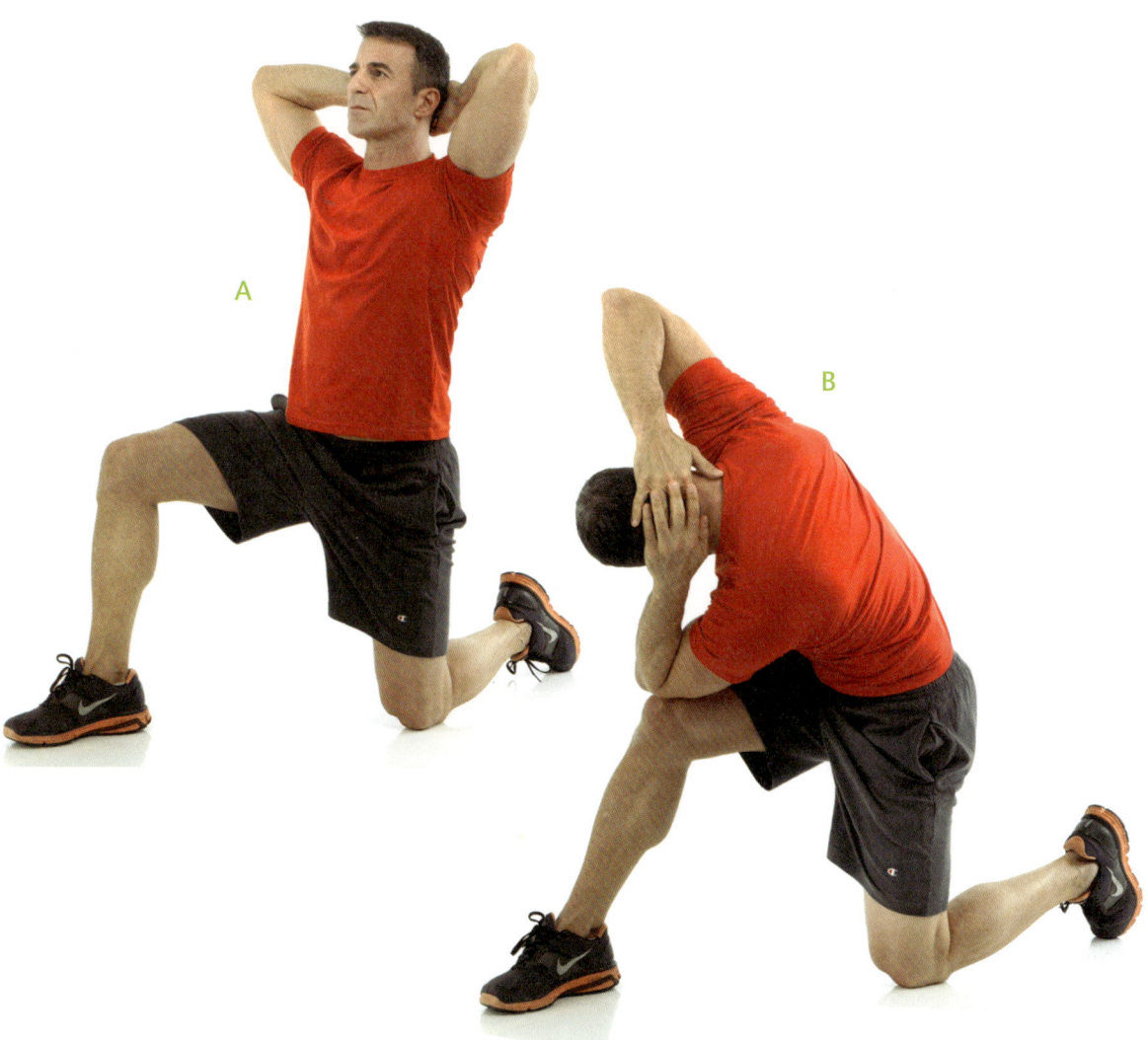

ÜBUNGEN MIT DEM EIGENEN KÖRPERGEWICHT

- **C** | Kehren Sie in die Ausgangsposition zurück und wiederholen Sie die Übung mindestens 10 x.

- **D** | Wechseln Sie die Position der Beine und absolvieren Sie die Bewegung auf der anderen Seite mit der gleichen Anzahl von Wiederholungen.

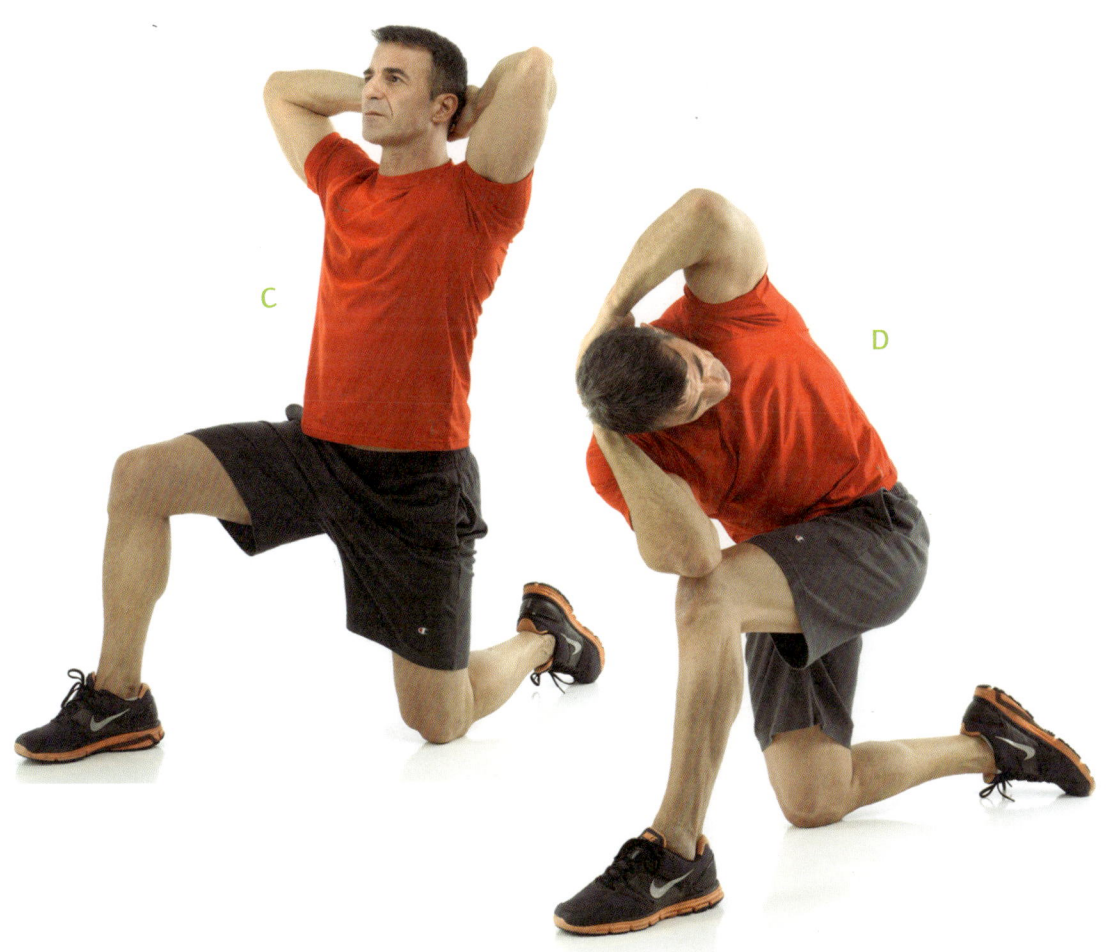

Erläuterung

Dies ist eine sehr einfache Übung, um mit dem funktionalen Training der Core-Region zu beginnen. Sie ist eine der ersten Übungen, die man vermitteln sollte, um die verschiedenen Komponenten der Bauchfaszien, die der Reihe nach ins Spiel kommen, zu aktivieren. Diese Übung ist auch sehr gut zur Mobilisierung der Lendenregion und des Beckens geeignet.

HANDBUCH FUNCTIONAL TRAINING

MONSTER-CRUNCH IN HALB KNIENDER STELLUNG (ELLBOGEN NACH INNEN)

Ausgangspunkt

- **A |** Nehmen Sie eine halb kniende Position ein; das rechte Bein ist gebeugt und ruht auf dem Fuß; das linke Bein ist ebenfalls gebeugt und ruht auf dem Knie und Fuß. Verschränken Sie Ihre Hände im Nacken.

Ausführung

- **B |** Atmen Sie aus, beugen Sie den Rumpf zur Seite hin und führen Sie den rechten Ellbogen zur Innenseite des rechten Knies.

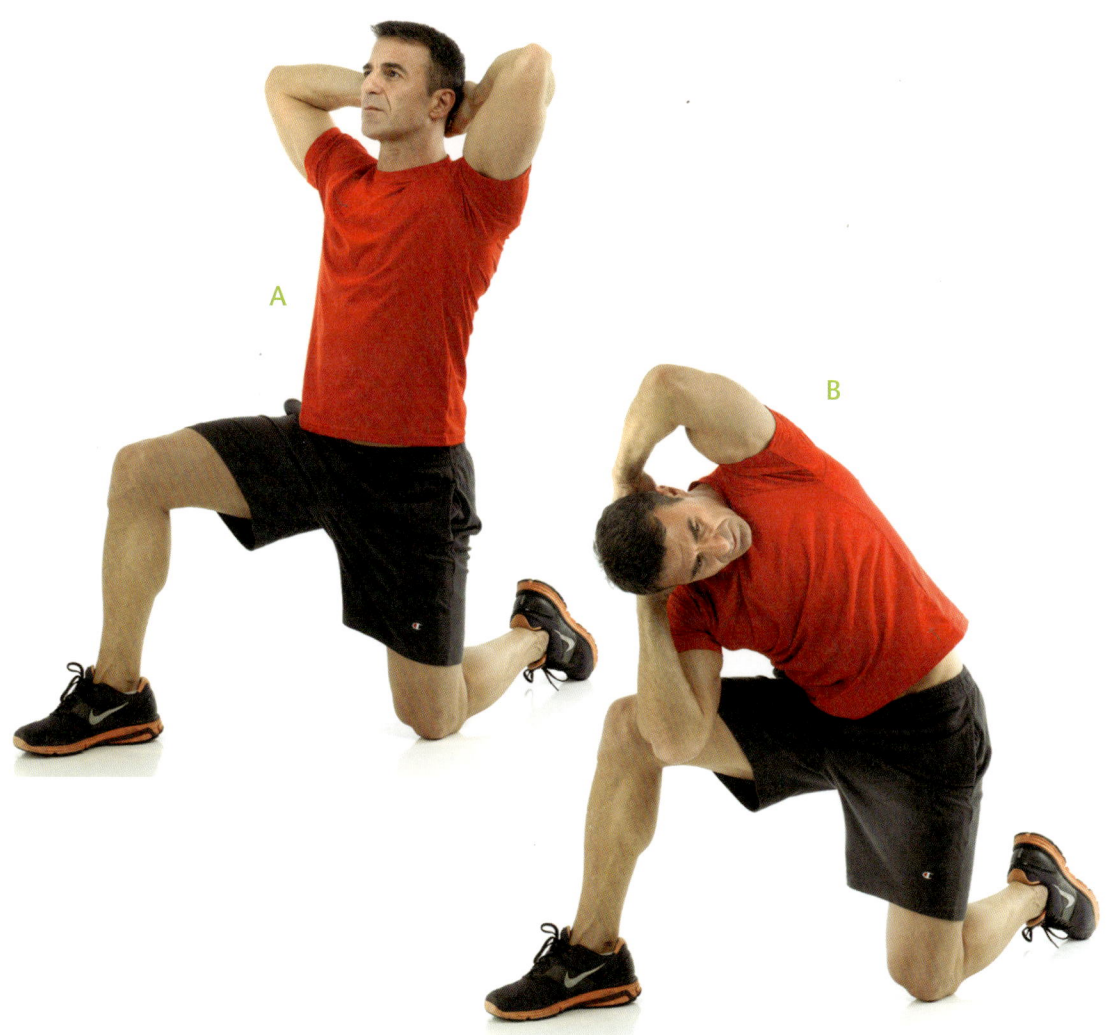

- **C** | Kehren Sie in die Ausgangsposition zurück und wiederholen Sie die Übung mindestens 10 x.
- **D** | Wechseln Sie die Position Ihrer Beine und absolvieren Sie die Bewegung auf der anderen Seite mit der gleichen Anzahl von Wiederholungen.

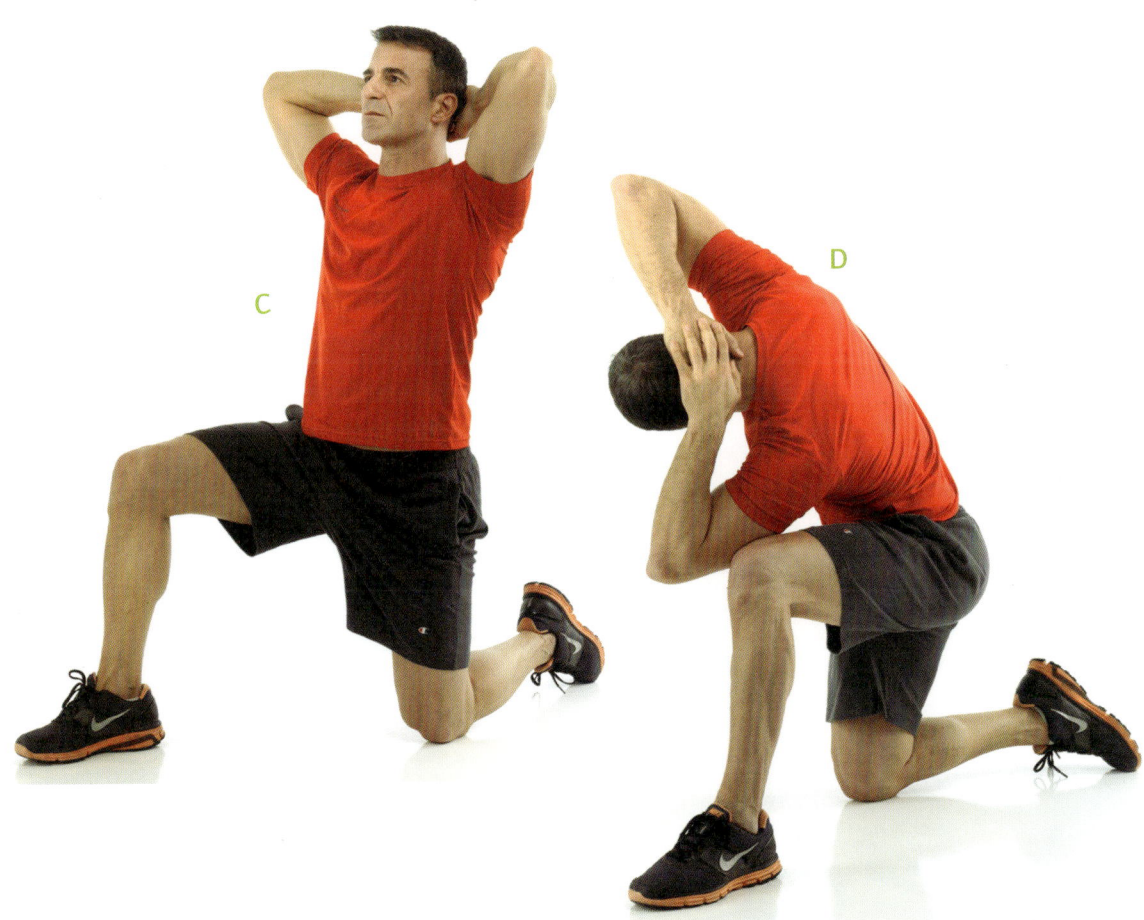

Erläuterung

Das, was für die vorherige Übung gesagt wurde, gilt auch für diese Übung. Der Hauptunterschied zwischen den beiden Übungen liegt in der Stimulation der schrägen Muskeln: Bei der vorherigen Übung werden die großen, schrägen Muskeln etwas mehr belastet, während bei dieser Übung die kleinen, schrägen Muskel etwas mehr belastet werden. Die restlichen Core-Muskeln sind völlig aktiviert. Beide Übungsvarianten eignen sich hervorragend für das Erlernen der Bauchfaszienaktivierung. Auch diese Übung eignet sich zur Mobilisierung der Lendenregion und des Beckens.

HANDBUCH FUNCTIONAL TRAINING

KILLER-CRUNCH IN HALB KNIENDER STELLUNG

Ausgangspunkt

- **A** | Nehmen Sie eine halb kniende Position ein; das rechte Bein ist gebeugt und ruht auf dem Fuß; das linke Bein ist ebenfalls gebeugt und ruht mit dem Knie und Fuß auf dem Boden.
Strecken Sie Ihre Arme in Brustkorbhöhe vor Ihrem Körper aus und verschränken Sie Ihre Hände.

Ausführung

- **B** | Atmen Sie aus und kontrahieren Sie den M. rectus abdominis, um Ihren Rumpf zu stabilisieren, drehen Sie Ihre Arme und Ihren Rumpf dann schnell nach rechts. Absolvieren Sie diese Übung 5-10 x.

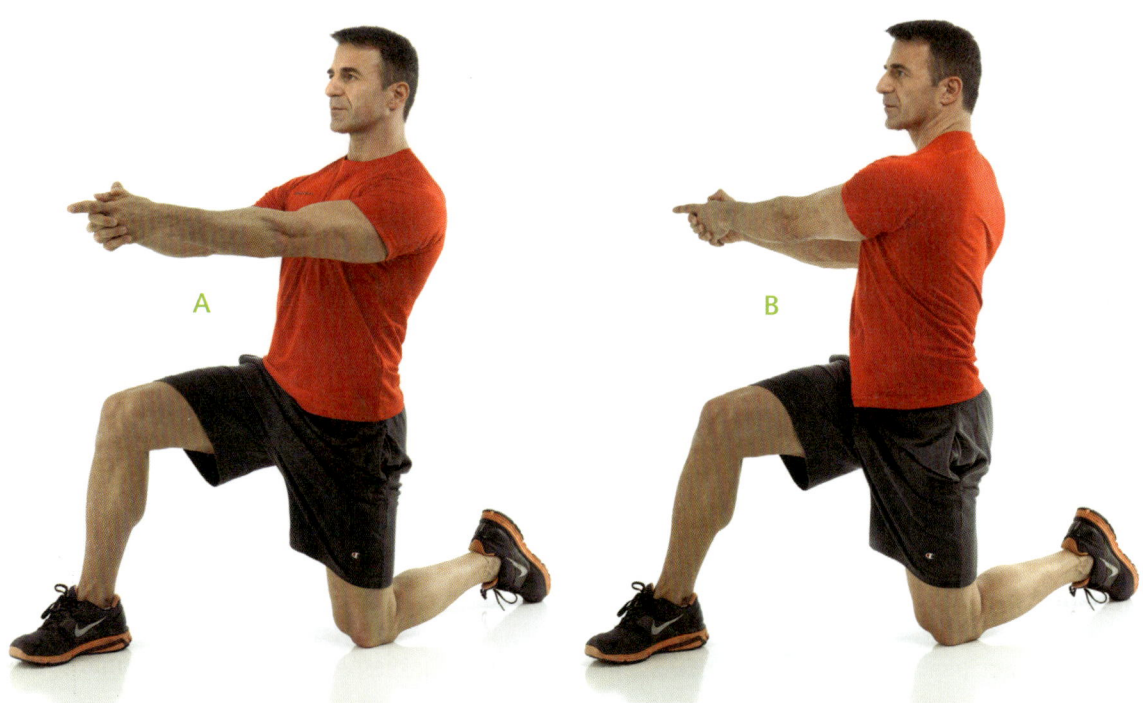

ÜBUNGEN MIT DEM EIGENEN KÖRPERGEWICHT

- **C |** Wechseln Sie Ihre Beinposition, sodass Sie dieses Mal mit dem rechten Knie auf dem Boden ruhen.

- **D |** Drehen Sie nun Ihre Arme und Ihren Rumpf nach links, wobei Sie auch diese Bewegung durch Ihre Ausatmung unterstützen. Absolvieren Sie ebenso viele Wiederholungen.

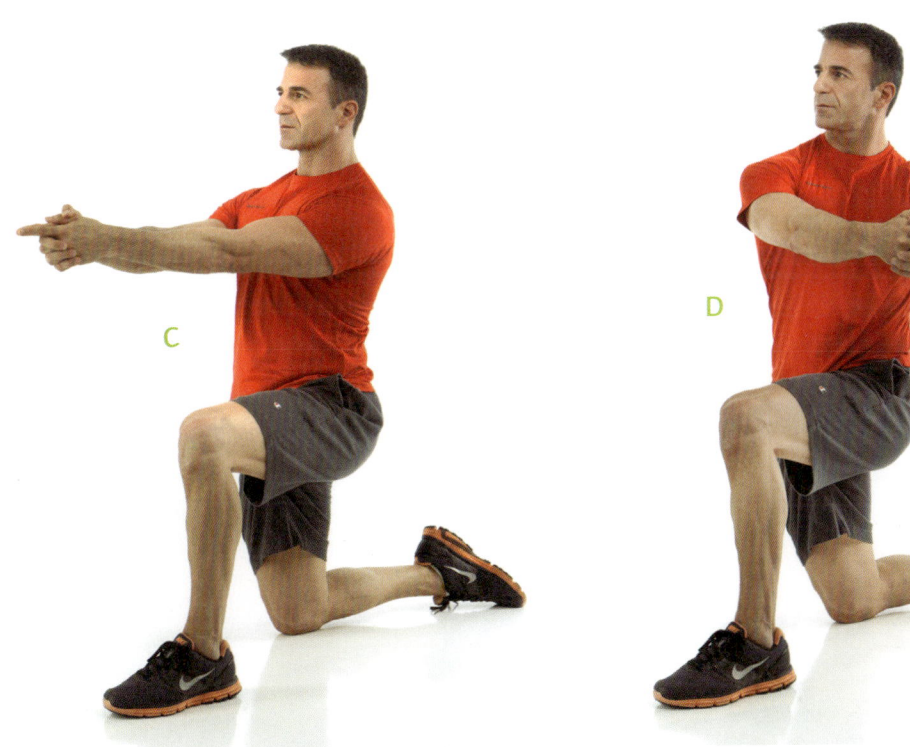

Erläuterung

Ich mag Übungen im Stehen oder in halb kniender Position: Die Bauchfaszien sind dabei physiologisch und funktional aktiviert und Sie verlieren nie den Kontakt mit der Welt um Sie herum. Der Schwerpunkt dieser Übung ist nicht nur die Rumpfdrehung, die durch den M. rectus abdominis gesteuert wird, sondern auch die durch die Drehung des Rumpfs verursachte Destabilisierung und die durch das Rumpfgewicht vermittelte Beschleunigung. Dies sind umfassende Übungen: Sie können sie mögen oder nicht, aber Sie sollten in jedem Programm enthalten sein.

KILLER-CRUNCH IM KNIEN

Ausgangspunkt

- **A** | Nehmen Sie eine kniende Position ein; Ihre Beine sind gebeugt und ruhen auf den Knien und Füßen auf dem Boden. Strecken Sie Ihre Arme in Brustkorbhöhe vor Ihrem Körper aus und verschränken Sie Ihre Hände.

Ausführung

- **B** | Atmen Sie aus und kontrahieren Sie den M. rectus abdominis, um Ihren Rumpf zu stabilisieren, drehen Sie Ihre Arme und Ihren Rumpf dann schnell nach rechts.

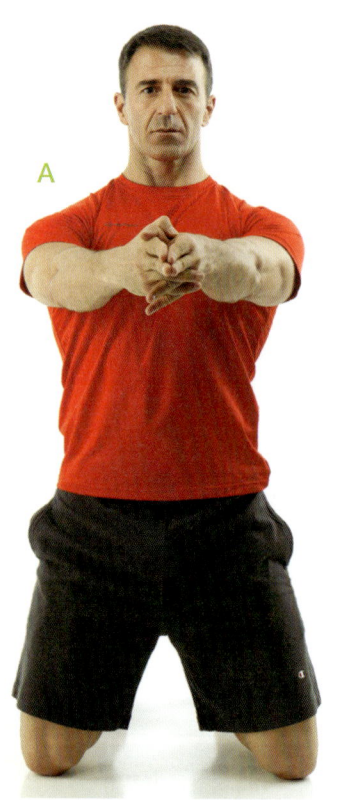
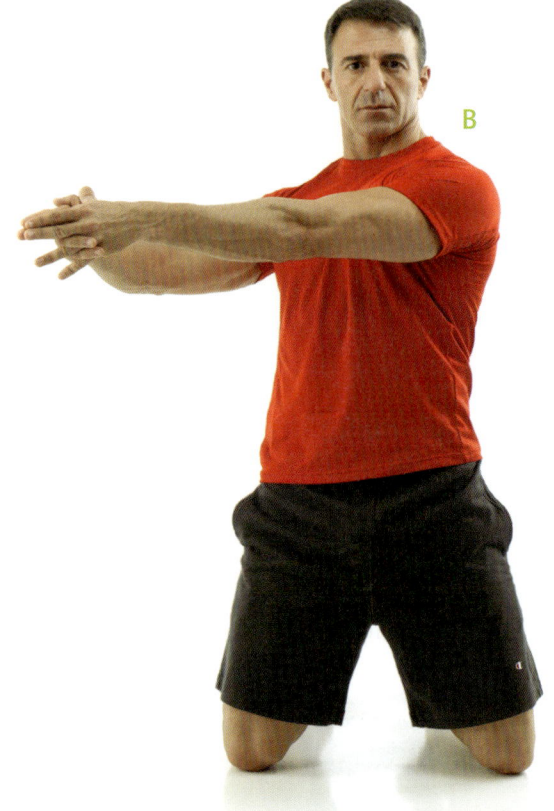

ÜBUNGEN MIT DEM EIGENEN KÖRPERGEWICHT

- **C |** Kehren Sie zur Zentralstellung zurück und absolvieren Sie diese Bewegung 5-10 x.
- **D |** Wiederholen Sie die Bewegung auf der anderen Seite ebenfalls 5-10 x.

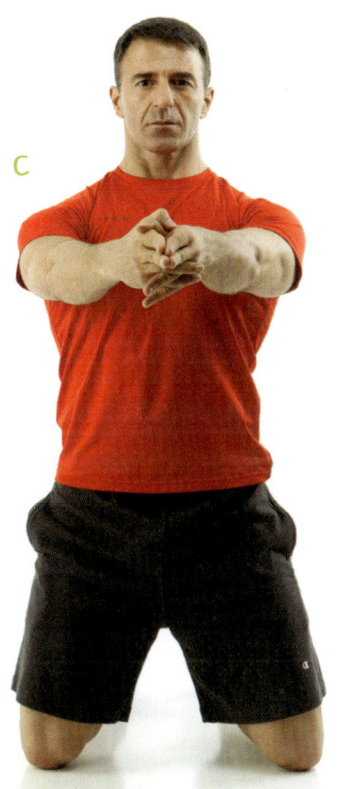
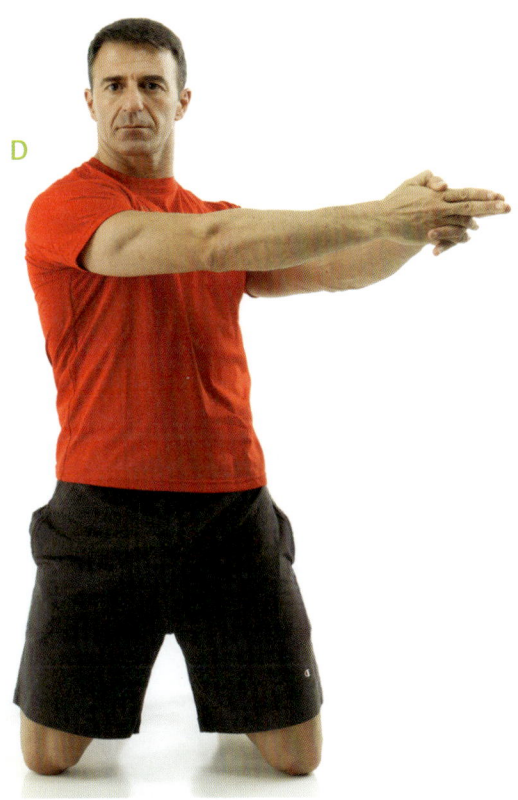

Erläuterung

Die kniende Position isoliert die Aktivität der Bauchmuskeln und -faszien sowie der Hüftmuskeln in einem höheren Ausmaß. In dieser Übung ist die Aktion des M. rectus abdominis sehr wichtig für die Stabilisierung des Rumpfs und den Schutz der Lendenregion. Ebenso wichtig ist die Aktivierung des M. transversus und der schrägen Bauchmuskeln, da sie dynamisch an der Übung beteiligt sind. Wie bereits für die stehende Variante (Killer-Crunch im Stehen, S. 204) betont, sollte die Bewegung auch in diesem Fall über eine einfache „Twist"-Bewegung, d. h. eine Drehung von einer Seite zur anderen, hinausgehen, da diese Art der Ausführung einen Nervenreflex, den *myotatischen Reflex* (Dehnreflex), aktiviert, der die Aktion der beteiligten Muskeln erleichtert. Was Sie tun müssen, ist, den Rumpf in eine Richtung zu drehen. Kehren Sie in die Ausgangsposition zurück und wiederholen Sie die Übung auf der gleichen Seite. Erst nachdem Sie die Anzahl der geforderten Wiederholungen absolviert haben, können Sie sich zur entgegengesetzten Seite bewegen.

10.6 OBERKÖRPERÜBUNGEN

(AMERIKANISCHER) LIEGESTÜTZ

Ausgangspunkt

- A | Nehmen Sie die Brettposition auf gestreckten Armen ein, d. h.:
Körper in der Bauchlage, gerade wie ein Brett.

Die Arme sind gestreckt und werden durch die schulterbreit auseinanderstehenden Hände gestützt.
Die Füße befinden sich dicht nebeneinander und haben mit dem Vorderfuß Bodenkontakt.

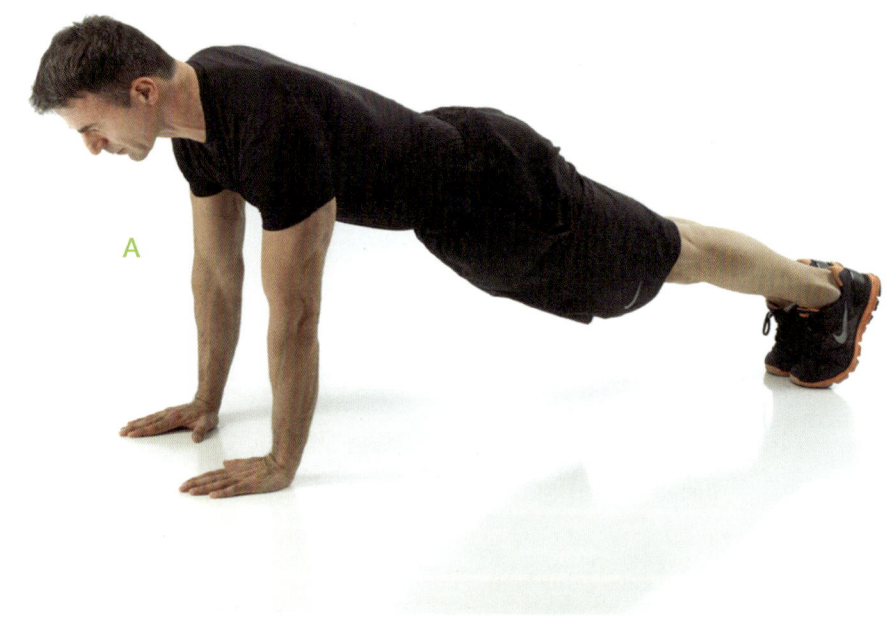

ÜBUNGEN MIT DEM EIGENEN KÖRPERGEWICHT

Ausführung

- **B** | Lassen Sie Ihren Körper langsam fallen; Ihre Arme und Ellbogen liegen eng an den Seiten an, Ihre Ellbogen sind nach hinten gedreht. Sobald Sie auf dem Boden sind, drücken Sie Ihren Körper nach oben, wobei Sie sich mit den Handgelenken und dem unteren Teil Ihrer Handinnenflächen nach oben hebeln. Absolvieren Sie die geforderte Anzahl von Wiederholungen.

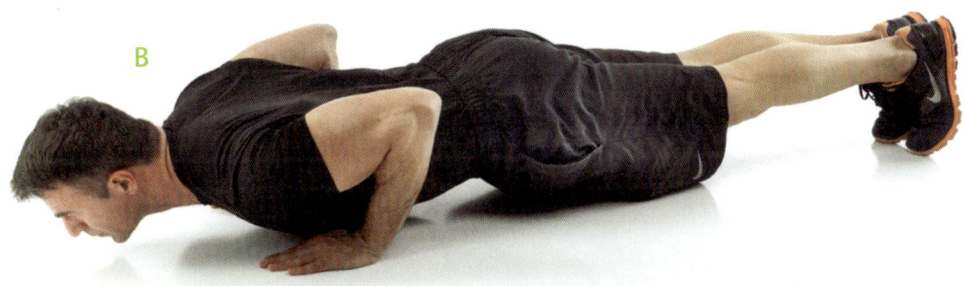

Erläuterung

Liegestütze sind Kult in den USA. Wie könnte man dem widersprechen? Diese Übung wird oft schlecht ausgeführt, aber sie ist außergewöhnlich wirkungsvoll für den Oberkörper. Der entscheidende Punkt ist die Position der Arme, die sich sowohl in der ansteigenden als auch absteigenden Phase nahe am Rumpf befinden müssen. Die häufigsten Fehler bei Liegestützen sind:

- Man nennt sie *Beugebewegungen;* ich muss Sie daran erinnern, dass eine Beugung keinen Bodenstütz aufweist.
- Man führt sie mit weit auseinandergestellten Armen aus; wenn man dies tut, ist die Belastung für die Muskeln des oberen Rückens höher, was zu Entzündungen führen kann.
- Man führt sie nur teilweise aus, d. h. mit einer unvollständigen Bewegung, wodurch die Kyphoseaktion des M. pectoralis, M. latissimus dorsi und der vorderen Brustmuskeln erhöht wird.

Bei den amerikanischen Liegestützen arbeiten Sie mehr an den schwachen Gliedern der beteiligten kinematischen Kette – dem M. triceps brachii und den Schlüsselbeinfaszien des M. pectoralis major – mit keiner Erhöhung der Belastung der Gelenke und Gelenkkapseln und ohne Verkürzung des M. pectoralis. Kreisen Sie diese Übung rot ein.

HANDBUCH FUNCTIONAL TRAINING

SPINNEN-LIEGESTÜTZE

Ausgangspunkt

- **A |** Liegen Sie in Bauchlage, Ihre Hände befinden sich unmittelbar unterhalb Ihrer Schultern; Ihre Arme und Ellbogen liegen eng an den Seiten an.

Ausführung

- **B |** Drücken Sie Ihren Körper nach oben, wobei Sie sich mit Ihren Handgelenken und dem unteren Teil Ihrer Handinnenflächen nach oben hebeln.

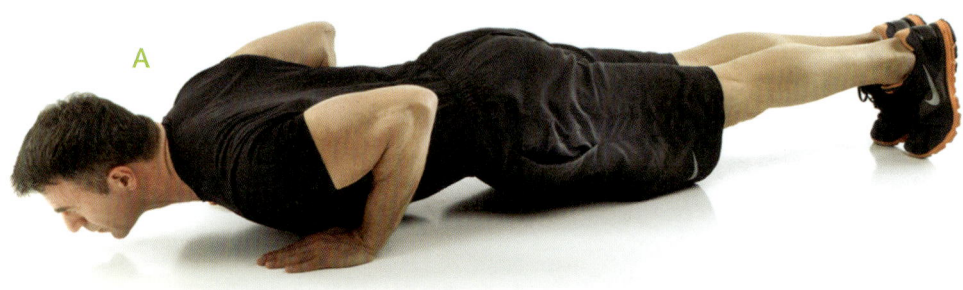

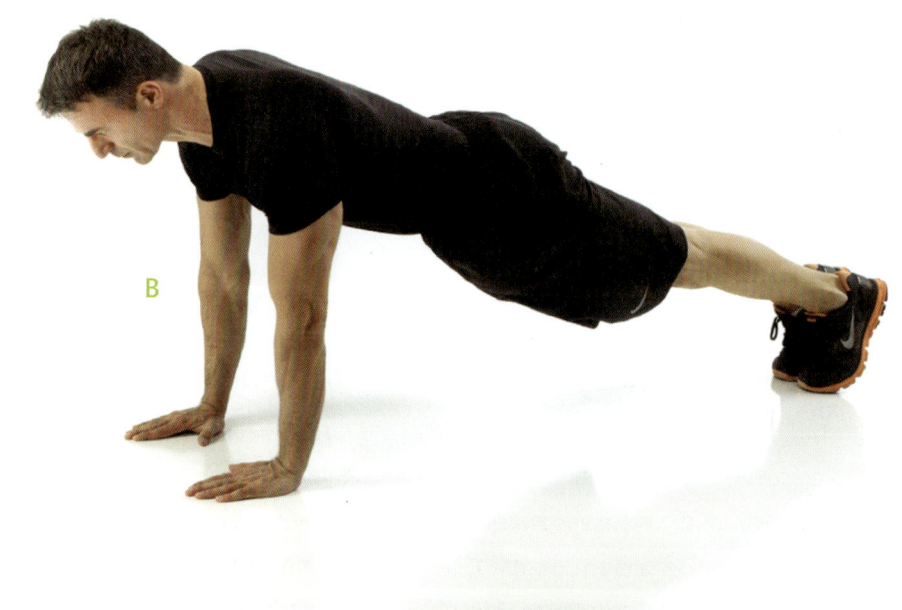

ÜBUNGEN MIT DEM EIGENEN KÖRPERGEWICHT

- **C** | Beugen Sie bei der Abwärtsbewegung Ihren linken Oberschenkel zur Seite und führen Sie Ihr Knie dicht an Ihren linken Arm heran.

- **D** | Richten Sie sich wieder auf und wiederholen Sie den Liegestütz mit Ihrem rechten Oberschenkel. Absolvieren Sie die geforderte Anzahl von Wiederholungen.

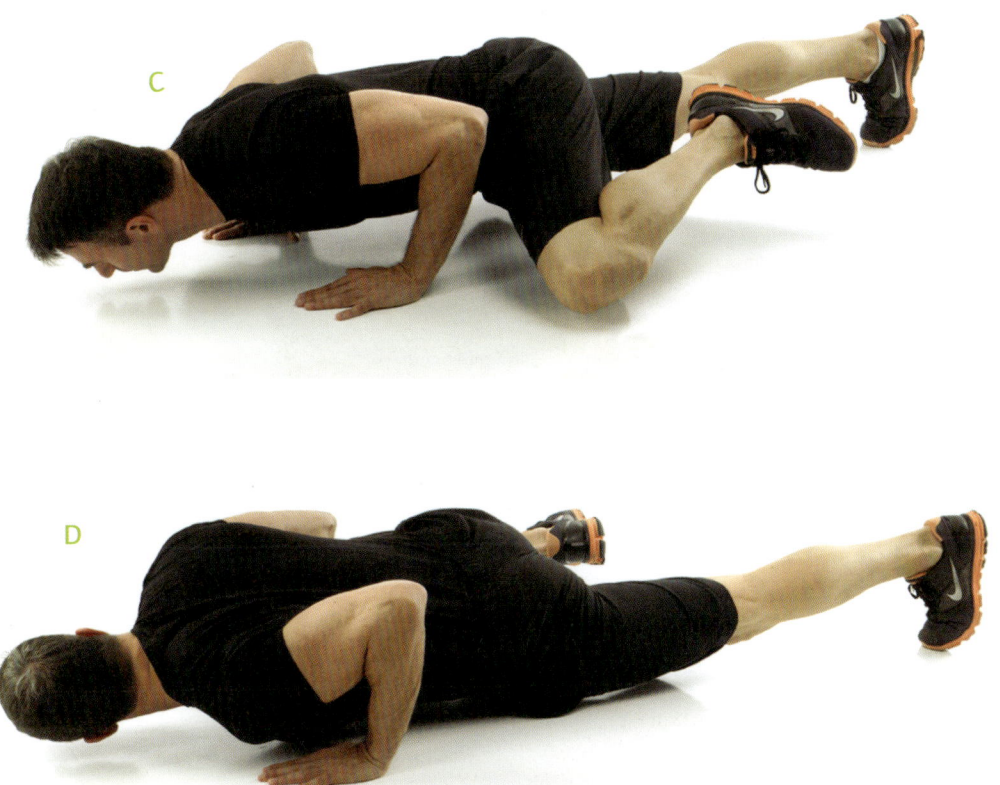

Erläuterung

Wir haben bereits gesehen, wie die Änderung der Gliedmaßenposition die Wirkungen der Übung modifiziert, da wir andere Muskelsysteme aktivieren, die ansonsten weniger stimuliert wären. Beim Spinnen-Liegestütz bewirkt die Änderung der Position der unteren Gliedmaßen eine verstärkte Aktivierung der Core-Muskeln. Dies geschieht sowohl während der stabilisierenden Aktion als auch während der dynamischen, da die seitliche Beugung des Oberschenkels die schrägen Muskeln aktiviert, die als Beuger auf einer Seite und als Stabilisatoren auf der anderen Seite wirken. Ebenso erhöht die destabilisierende Aktion abwechselnd den Reiz für die oberen Gliedmaßen.

HANDBUCH FUNCTIONAL TRAINING

LIEGESTÜTZ MIT WECHSELNDEN BEINEN

Ausgangspunkt

- **A |** Liegen Sie in der Bauchlage, Ihre Hände befinden sich unmittelbar unterhalb Ihrer Schultern; Ihre Arme und Ellbogen liegen eng an den Seiten an.

Ausführung

- **B |** Drücken Sie Ihren Körper nach oben, wobei Sie sich mit Ihren Handgelenken und dem unteren Teil Ihrer Handinnenflächen nach oben hebeln.

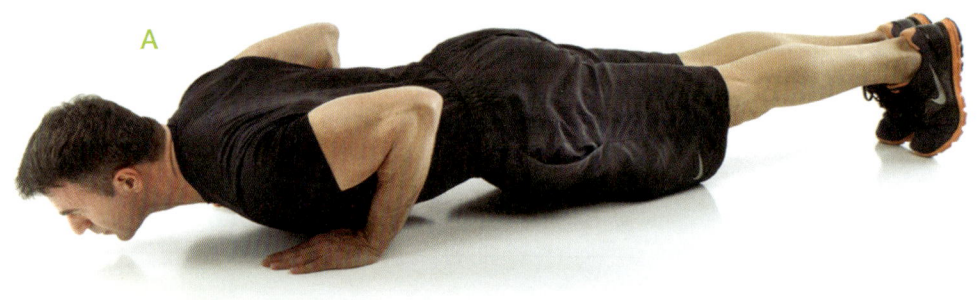

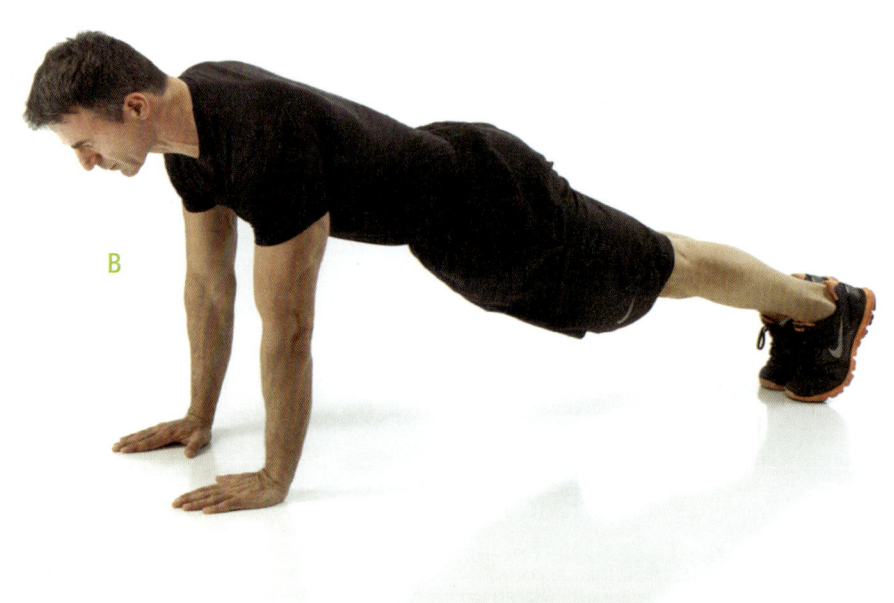

ÜBUNGEN MIT DEM EIGENEN KÖRPERGEWICHT

- **C |** Strecken Sie, während Sie sich absenken, Ihren linken Oberschenkel nach oben.
- **D |** Richten Sie sich wieder auf und wiederholen Sie die Streckaktion mit Ihrem rechten Oberschenkel.

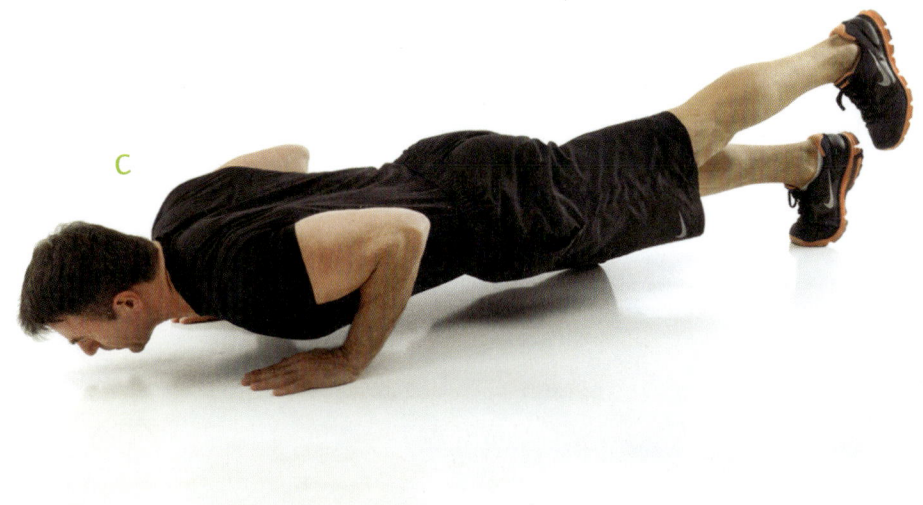

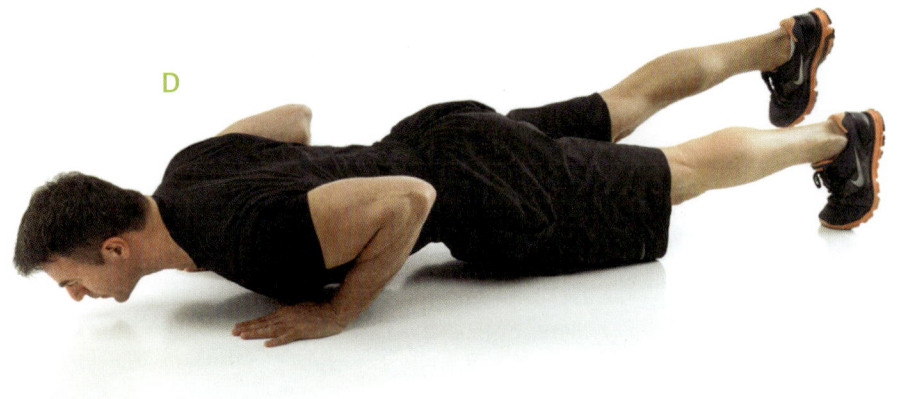

Erläuterung

Das Gleiche, das für die vorherige Übung gesagt wurde, gilt auch hier. Bei dieser Übung sind unter anderem die Core-Muskeln und der M. glutaeus maximus stärker beteiligt.

UHREN-LIEGESTÜTZE

Ausgangspunkt

- **A |** Sie liegen in der Bauchlage, Ihre Hände befinden sich unmittelbar unterhalb Ihrer Schultern; Ihre Arme und Ellbogen liegen eng an den Seiten an.

Ausführung

- **B |** Drücken Sie Ihren Körper nach oben, wobei Sie sich mit Ihren Handgelenken und dem unteren Teil Ihrer Handinnenflächen nach oben hebeln.

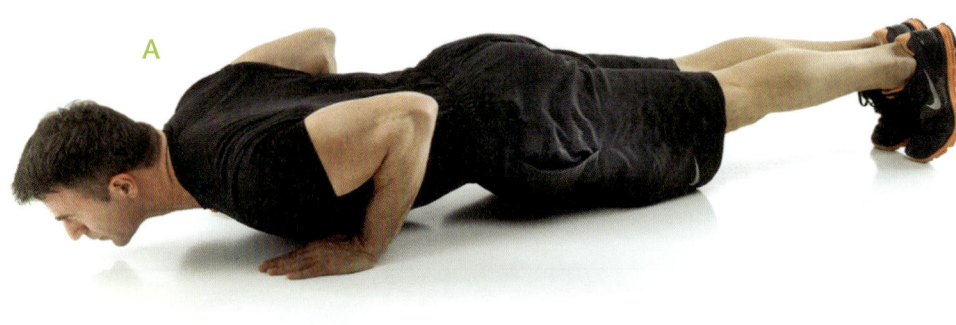

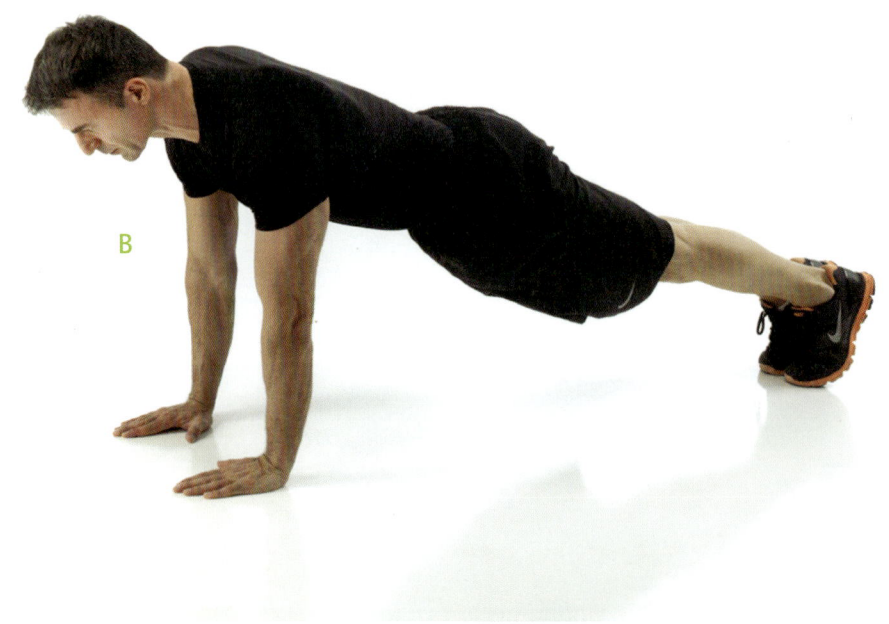

ÜBUNGEN MIT DEM EIGENEN KÖRPERGEWICHT

- **C |** Spreizen Sie, während Sie sich nach unten bewegen, Ihren linken Oberschenkel ab, indem Sie ihn vom anderen Oberschenkel wegbewegen.

- **D |** Richten Sie sich wieder auf und wiederholen Sie die Abspreizbewegung mit Ihrem rechten Bein.

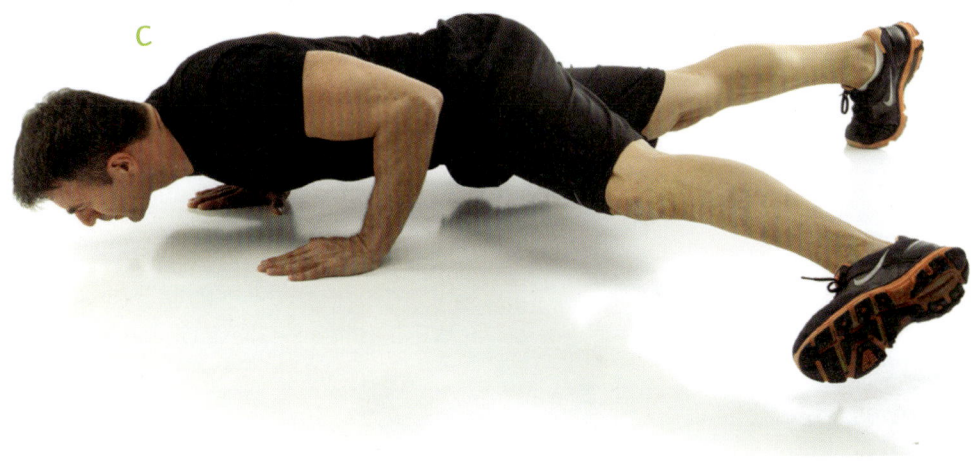

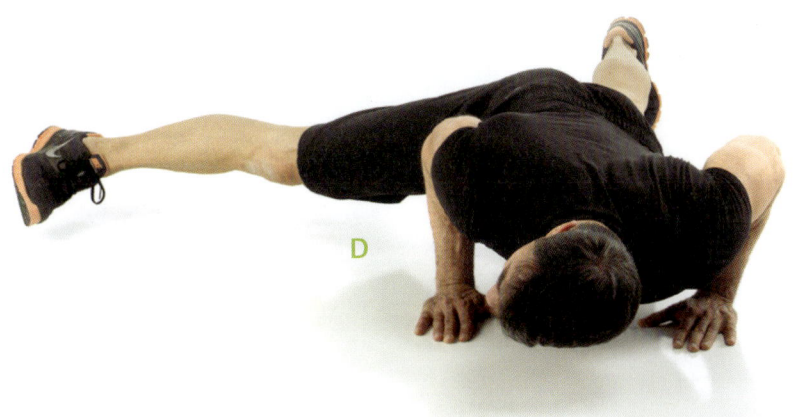

Erläuterung

Diese Übung ähnelt dem Spinnen-Liegestütz, ohne jedoch dieselbe zu sein (S. 222). Bei dieser Übung wird tatsächlich die Seitbeugung vom ganzen Bein durchgeführt, einem langen Hebel; daher ist die seitliche Beugeaktion erheblich destabilisierender. Im Wesentlichen werden die oben erwähnten Muskeln – der M. pectoralis, der M. triceps und die schrägen Muskeln – in einem größeren Ausmaß aktiviert.

HANDBUCH FUNCTIONAL TRAINING

PLYOMETRISCHE LIEGESTÜTZE

Ausgangspunkt

- A | Sie liegen in der Bauchlage, Ihre Hände befinden sich unmittelbar unterhalb Ihrer Schultern; Ihre Arme und Ellbogen liegen eng an den Seiten an.

Ausführung

- B | Während Sie Ihre Handgelenke und den unteren Teil der Handflächen als Hebel benutzen, drücken Sie Ihren Körper schnellkräftig nach oben, sodass Ihre Hände und der obere Teil Ihres Körpers sich für einen Augenblick in der Luft befinden, ohne den Boden zu berühren. Gewinnen Sie wieder Kontakt mit dem Boden, stabilisieren Sie Ihre Position und beginnen Sie von vorne. Wiederholen Sie diese Übung maximal 5 x.

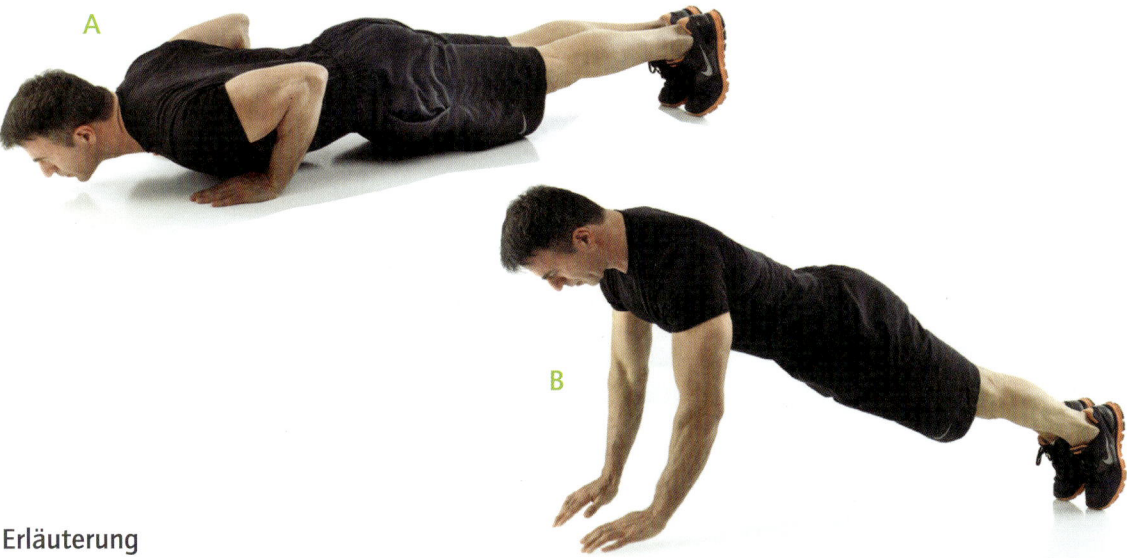

Erläuterung

Plyometrische Übungen wurden immer als Grundlage des leistungssportlichen Trainings betrachtet und auch als eines der Probleme, wenn sie nicht sauber ausgeführt werden oder auf Zufallsbasis in ein Trainingsprogramm eingefügt wurden. Zunächst ist zu sagen, dass sie nicht leichtfertig angegangen werden dürfen: zu hohes Anheben des Oberkörpers, in die Hände klatschen… was zu einem heftigen Trauma der Handgelenke, der Ellbogen- und Schultergelenke führt! Wie in der Übungsbeschreibung angedeutet, sollte Ihr anfänglicher Kraftaufwand gering sein, gerade ausreichend, um Sie vom Boden abzuheben. Nur wenige Übungen steigern so die Kraft und Schnellkraft wie plyometrisches Training, aber… absolvieren Sie diese Übungen mit Vorsicht.

ÜBUNGEN MIT DEM EIGENEN KÖRPERGEWICHT

„BEAST"-LIEGESTÜTZE

Ausgangspunkt

- **A |** Sie liegen in der Bauchlage, die Hände befinden sich unmittelbar unterhalb Ihrer Schultern; Ihre Arme und Ellbogen liegen eng an den Seiten an.

Ausführung

- **B |** Senken Sie Ihren Oberkörper ab, indem sie die Ellbogen beugen. Benutzen Sie Ihre Handgelenke und den unteren Teil Ihrer Handflächen als Hebel und drücken Sie Ihren Körper schnellkräftig nach vorne und oben, so, als ob Sie sich selbst nach vorne werfen würden.

- **C |** Federn Sie den Aufprall auf dem Boden mit Ihren Armen ab und kehren Sie in die Ausgangsposition zurück. Holen Sie zur nächsten schnellkräftigen Bewegung aus und absolvieren Sie die geforderte Anzahl von Wiederholungen, zu Anfang nicht mehr als fünf.

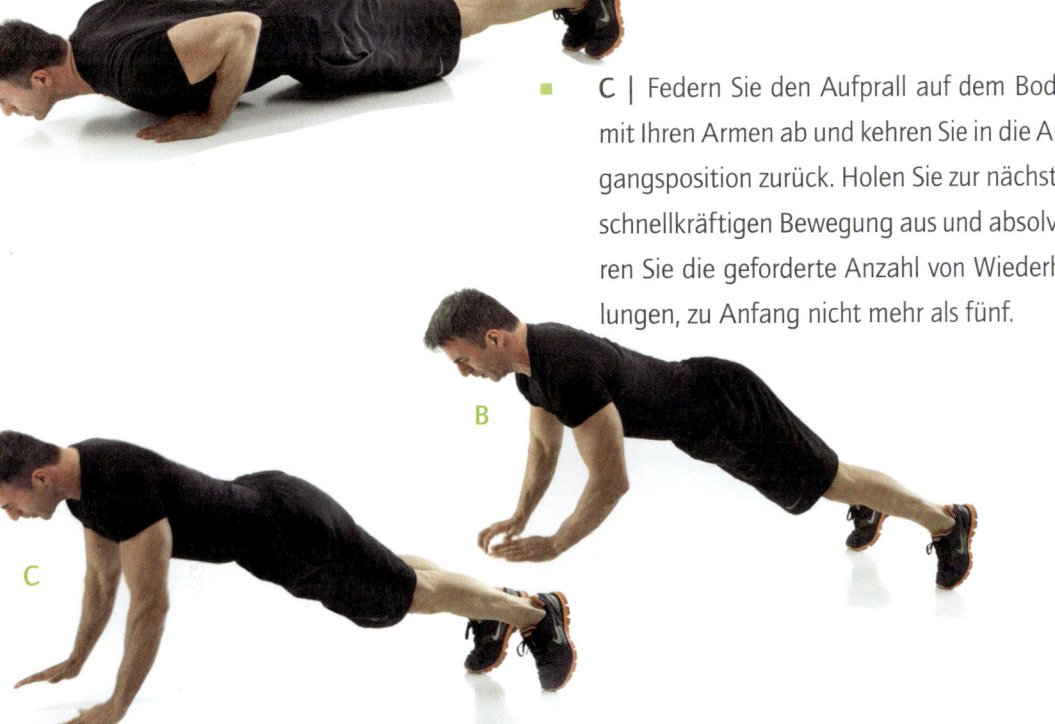

Erläuterung

Dies ist sicherlich keine Übung für Anfänger, und sie will diesen Anschein auch nicht erwecken. Sehr wenige Menschen können sich den Luxus der „Beast"-Liegestütze erlauben. Sie sind natürlich ein Teil des Wrestling- und Kampfsporttrainings. Es handelt sich bei dieser Übung um plyometrisches Training zur n-ten Potenz, daher gelten die Pros und Kontras, die im Zusammenhang mit der vorherigen Übung genannt wurden, auch hier.

HANDBUCH FUNCTIONAL TRAINING

LACERTA-LIEGESTÜTZE

Ausgangspunkt

- **A |** Sie liegen in der Bauchlage auf dem Boden.
  Heben Sie Ihren Rumpf an; Ihre Arme sind gestreckt, Ihre Schultern befinden sich senkrecht über Ihren Händen, Ihre Beine liegen auf dem Boden.

Ausführung

- **B |** Beginnen Sie, auf Ihren Armen zu krabbeln, oder ziehen Sie sich vielmehr allein mithilfe Ihrer Arme nach vorne.

- **C |** Führen Sie zuerst den einen, dann den anderen Arm nach vorne. Legen Sie die geforderte Distanz zurück.

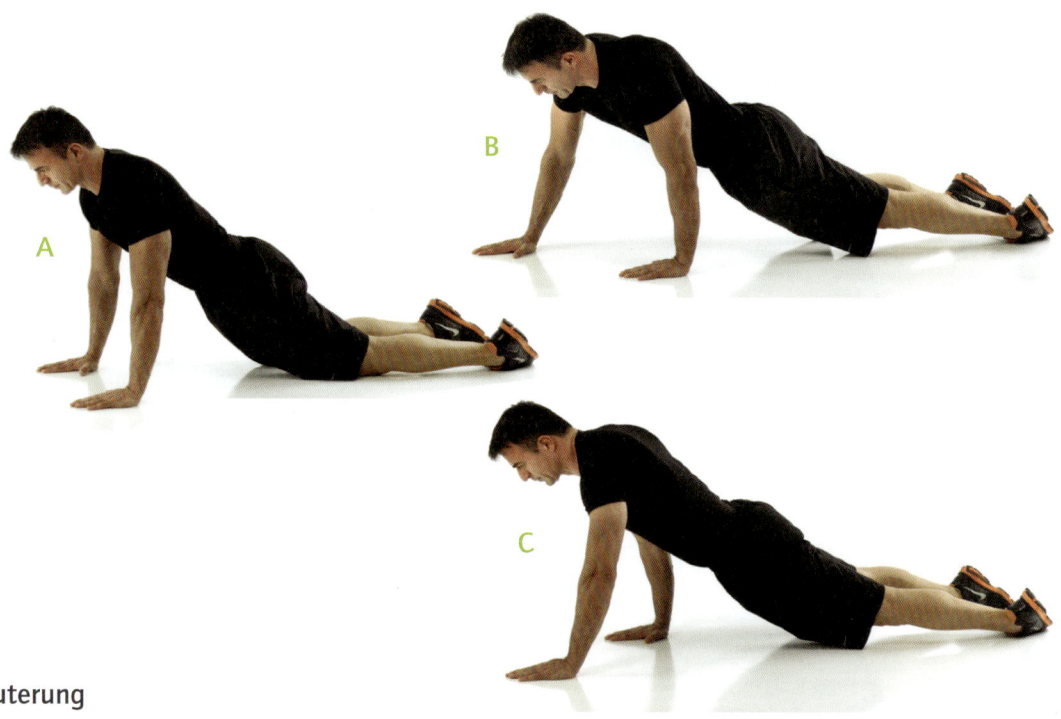

Erläuterung

Einer der Kritikpunkte an Übungen mit freien Gewichten lautet, dass sich darunter keine Übungen befinden, die den M. latissimus dorsi trainieren, es sei denn, sie verwenden eine Stange für Klimmzüge (etwas, was nicht unbedingt jedermanns Sache ist, da es bedeutet, das eigene Körpergewicht anzuheben). Falsch! Es gibt zwei Übungen, die den M. latissimus dorsi trainieren und sogar sehr gut: die „Lacerta-Liegestütze" und der „Floor Pull" (S. 242). Was die erstgenannte Übung angeht: Jedes Mal, wenn der Rumpf aufgehängt ist, sorgen sowohl der M. pectoralis als auch der M. latissimus dorsi synergistisch für seine Stabilität. Zusammenfassend: Der M. pectoralis, M. latissimus dorsi, M. triceps und M. deltoideus werden durch diese innovative Übung maximal stimuliert, was Sie schon bald merken werden.

ÜBUNGEN MIT DEM EIGENEN KÖRPERGEWICHT

LEOPARDEN-LIEGESTÜTZE

Ausgangspunkt

- A | Sie liegen in der Bauchlage, Ihre Hände befinden sich unmittelbar unterhalb Ihrer Schultern; Ihre Arme und Ellbogen liegen eng an den Seiten an.

Ausführung

- B | Drücken Sie Ihren Körper nach oben.

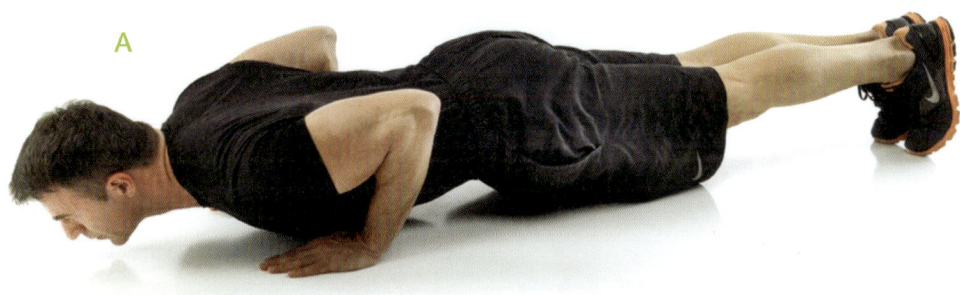

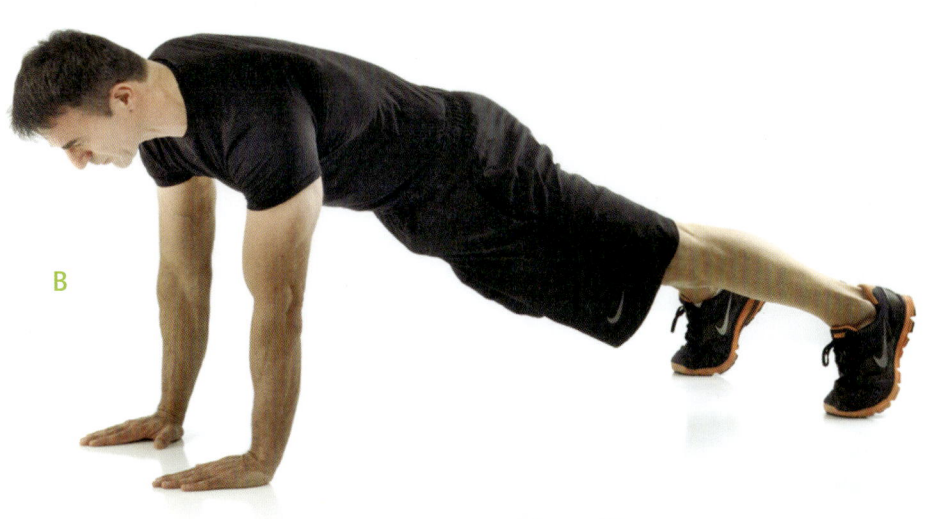

HANDBUCH FUNCTIONAL TRAINING

- **C** | Bewegen Sie den rechten Arm und das linke Bein gleichzeitig nach vorne.
- **D** | Senken Sie sich ab, wobei Sie Ihre Arme so nah wie möglich am Körper halten.

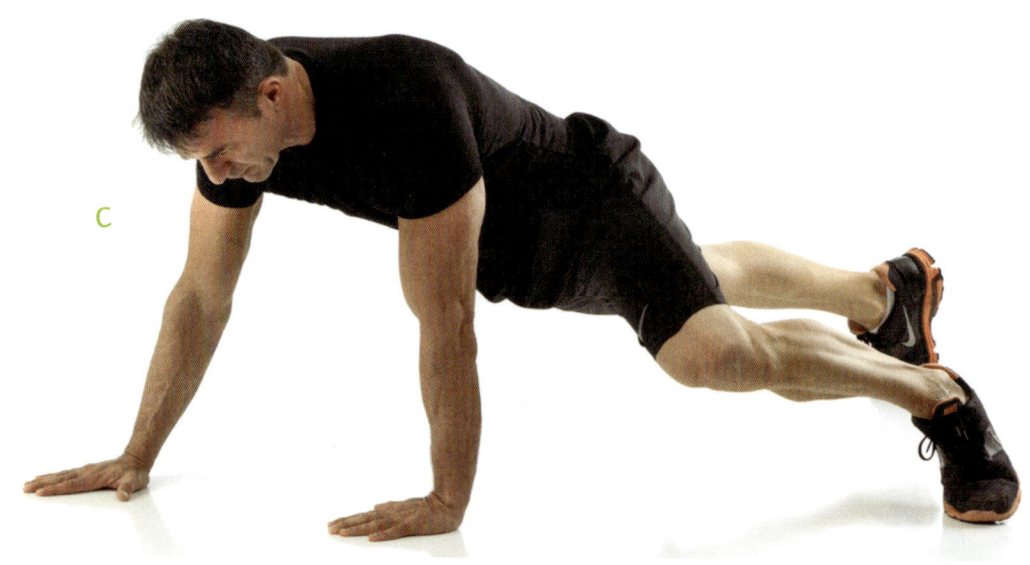

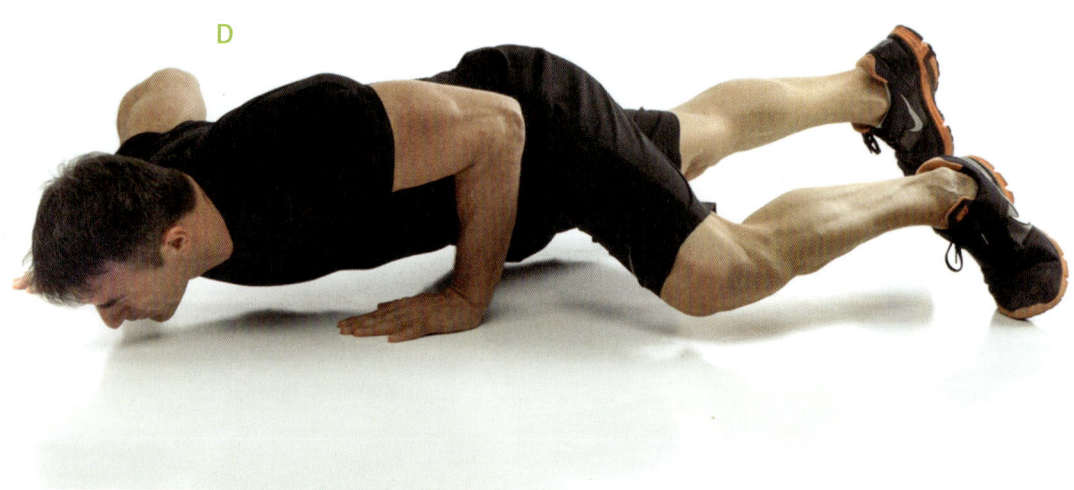

ÜBUNGEN MIT DEM EIGENEN KÖRPERGEWICHT

- **E |** Bewegen Sie nun den linken Arm und das rechte Bein nach vorne.

- **F |** Senken Sie sich zum Boden hin ab, wobei Sie Ihre Hände noch immer eng am Körper halten. Fahren Sie auf diese Weise fort, abwechselnd mit Ihren Beinen und Armen, bis Sie die geforderte Anzahl von Wiederholungen absolviert haben.

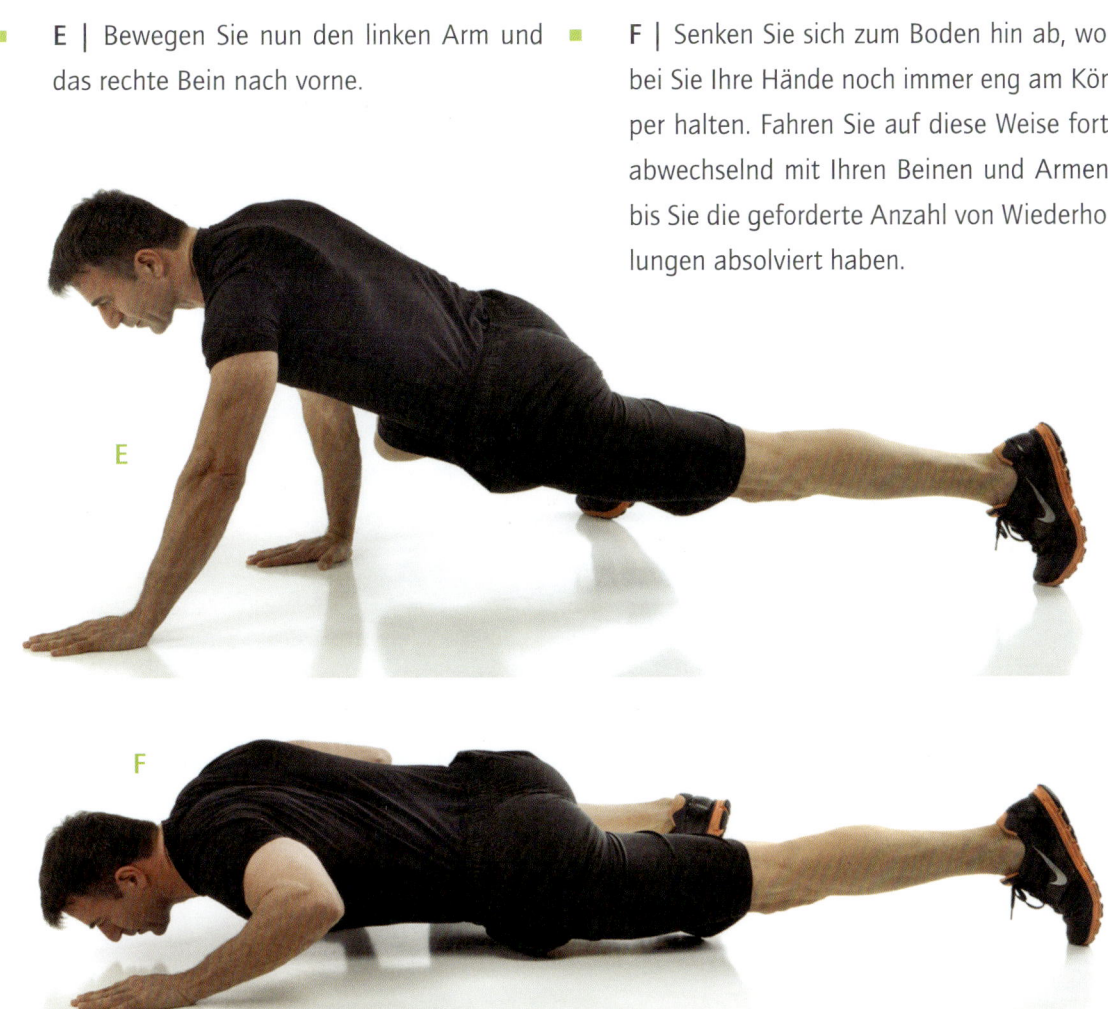

Erläuterung

Dies ist eine sehr umfassende Übung für den ganzen Körper, nicht nur für den M. pectoralis. Der M. pectoralis entspringt einer Reihe von Auffingerungen am Brustbein, auf der Rippen- und Schlüsselbeinebene. Der distale Ansatz liegt allerdings in der beweglichen Bizepsrinne des Humerus. Es ist somit klar, dass die Beteiligung der verschiedenen Bänder des M. pectoralis von der Position des Humerus während der Streckübungen abhängt. Dies ist der Grund, warum man im Fitnessstudio auf ansteigenden, geraden und geneigten Bänken trainiert. Beim Leoparden-Liegestütz variiert die Position des Humerus von Wiederholung zu Wiederholung; damit wird der gesamte M. pectoralis mit all seinen Komponenten aktiviert. Ich würde die Beteiligung des M. latissimus dorsi, M. trapezius, M. triceps und M. deltoideus nicht unterschätzen.

ASYMMETRISCHE LIEGESTÜTZE

Ausgangspunkt

- **A** | Sie liegen in der Bauchlage, Ihre Hände befinden sich unmittelbar unterhalb Ihrer Schultern; Ihre Arme und Ellbogen liegen eng an den Seiten an.

Ausführung

- **B** | Heben Sie sich wie ein Brett vom Boden ab.

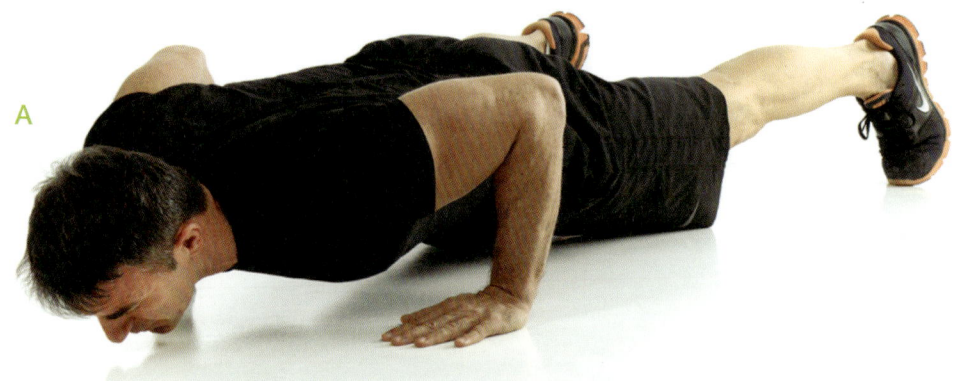

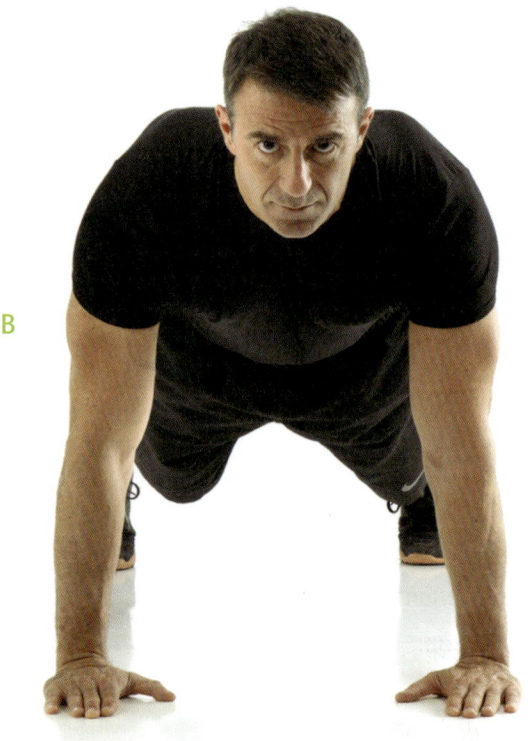

ÜBUNGEN MIT DEM EIGENEN KÖRPERGEWICHT

- **C |** Beugen Sie nun Ihre Arme auf eine kontrollierte Weise und senken Sie sich ab, bringen Sie Ihren Körper gegen Ihren linken Arm. Wenn Sie Ihr Gewicht gegen einen Arm bringen, muss ein weites „Fenster" zwischen dem gegenüberliegenden Arm, dem Unterarm und dem Boden zu sehen sein.

- **D |** Richten Sie sich wieder auf und wiederholen Sie den Vorgang, bringen Sie Ihr Gewicht gegen Ihren rechten Arm.

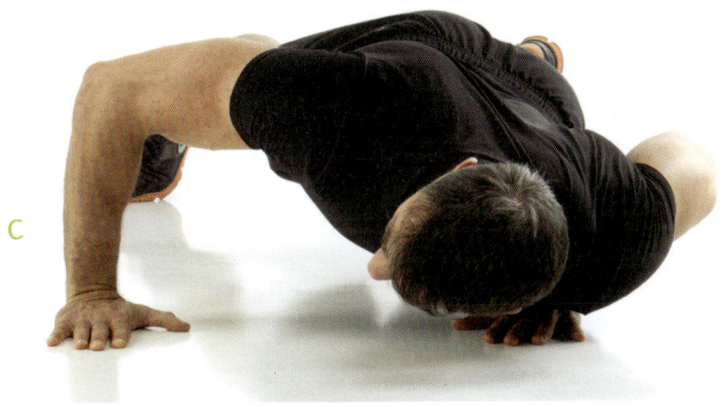

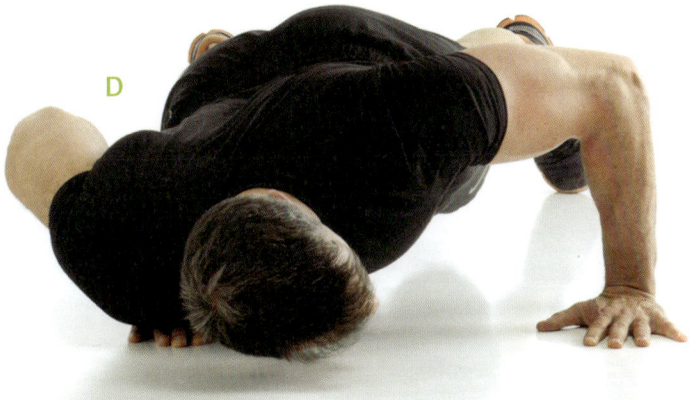

Erläuterung

Wenn Sie die Last von einer Seite auf die andere verlagern, bedeutet dies eine gesteigerte Stimulation der kontraktilen Aktivität der Brustmuskulatur auf der Seite des Arms, in dessen Richtung Sie Ihren Körper verlagern, und der Dehnaktivität der Brustmuskulatur auf der Seite des Arms, von dem Sie sich fortbewegen. Dies ist keine Übung für alle, da die Belastung entlang der oberen Rückenmuskulatur nicht gering ist. Diese Übung ist sicherlich geeignet für alle Kontaktsportarten wie die Kampfsportarten, die MMA, Ringen, Rugby und American Football.

HANDBUCH FUNCTIONAL TRAINING

DYNAMISCHE SEITLICHE LIEGESTÜTZE

Ausgangspunkt

- A | Sie liegen in Bauchlage, Ihre Hände befinden sich unmittelbar unter Ihren Schultern; Ihre Arme und Ellbogen liegen eng an den Seiten an.

Ausführung

- B | Heben Sie sich vom Boden ab, als ob Ihr Körper ein einzelnes Brett wäre.

- C | Verlagern Sie sich auf Ihre rechte Seite und kreuzen Sie den linken Arm hinter dem rechten.

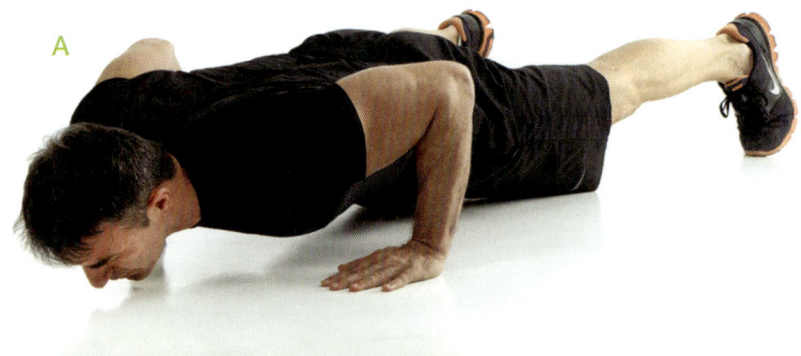

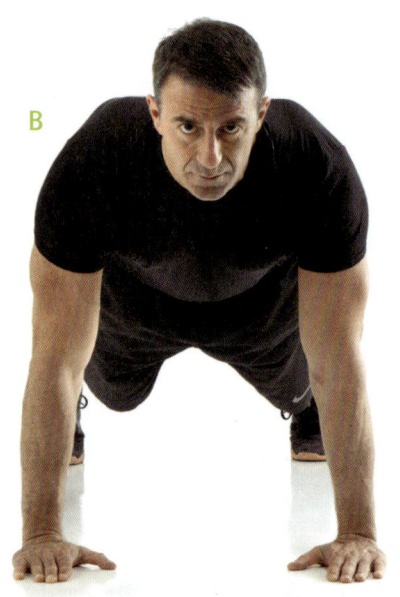

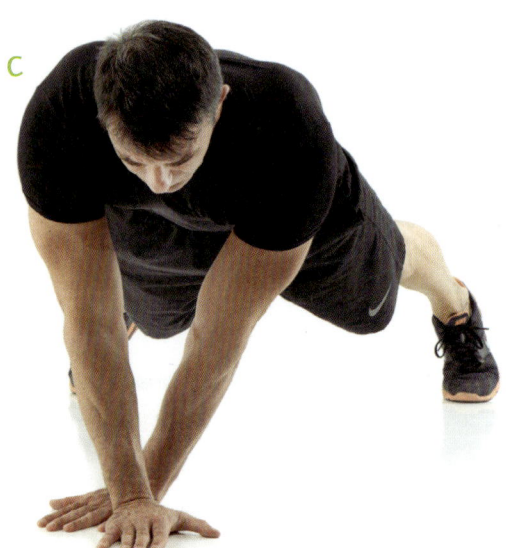

ÜBUNGEN MIT DEM EIGENEN KÖRPERGEWICHT

- **D |** Verschieben Sie den rechten Arm nach rechts und führen Sie einen Liegestütz aus.

- **E |** Kehren Sie in die Ausgangsposition zurück, indem Sie den rechten Arm hinter dem linken Arm kreuzen, und verlagern Sie dann den linken Arm.

- **F |** Verlagern Sie sich nach links und kreuzen Sie den rechten Arm hinter dem linken. Verlagern Sie auch den linken Arm und führen Sie einen weiteren Liegestütz aus.

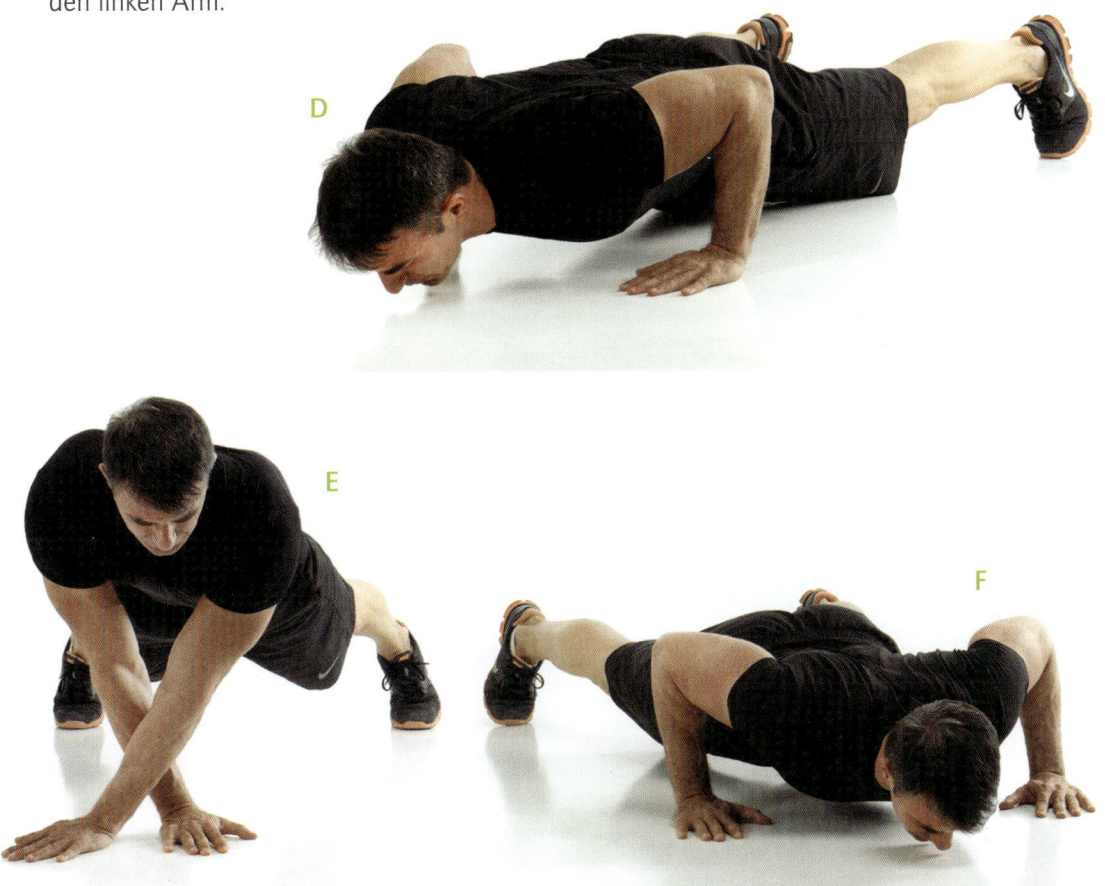

Erläuterung

Diese Übung ist interessant. Zu einem normalen Liegestütz, d. h. zu einer Brust-Schulter-Rumpf-Stimulation, fügen wir eine Überkreuzbewegung hinzu, indem wir die Richtung ändern. Dies bedeutet nicht nur eine noch größere Aktivierung des M. pectoralis, sondern auch des M. latissimus dorsi, der zusammen mit dem M. pectoralis zur Rumpfstabilisierung beiträgt. Hinzu kommt die Beteiligung des M. serratus und der gesamten Core-Muskulatur, wobei die Beteiligung des M. triceps und M. deltoideus auch nicht zu vergessen ist.

HANDBUCH FUNCTIONAL TRAINING

DIAMANTEN-LIEGESTÜTZE

Ausgangspunkt

- **A |** Sie liegen in Bauchlage, Ihre Hände befinden sich unmittelbar unter Ihren Schultern; Ihre Arme und Ellbogen liegen eng an den Seiten an.
  Führen Sie Ihre Hände zusammen, bis die Daumen und Zeigefinger beider Hände sich fast berühren. Der Zwischenraum zwischen den Händen ähnelt der Form eines Diamanten (daher der Name der Übung).
  Heben Sie Ihren Körper wie ein Brett an.

Ausführung

- **B |** Beugen Sie Ihre Arme, wobei Sie Ihre Ellbogen eng am Rumpf halten, und senken Sie Ihren Körper ab. Versteifen Sie nicht Ihre Schulterblätter, aber erlauben Sie Ihnen, der Bewegung während des Absenkens mit ihrer Adduktion zu folgen.

- **C |** Heben Sie Ihren Körper wieder an, indem Sie Ihre Arme nach oben strecken.

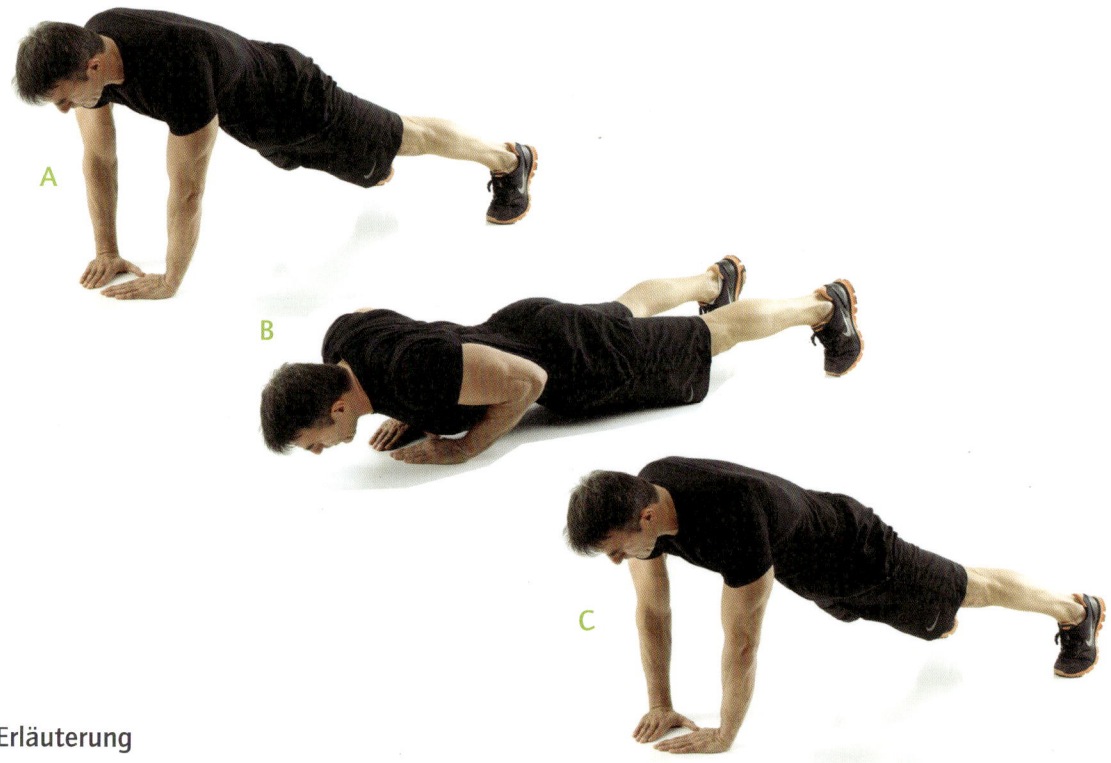

Erläuterung

Diese Übung ist nicht für jeden geeignet. Sie erfordert Beweglichkeit, vor allem im Handgelenk. Aber sie ist extrem effektiv. Die Last liegt vor allem auf dem M. triceps, M. pectoralis, M. trapezius und auf den Rautenmuskeln.

ÜBUNGEN MIT DEM EIGENEN KÖRPERGEWICHT

PLYOMETRISCHER LIEGESTÜTZZIRKEL FÜR TAPFERE

Ausgangspunkt

- **A |** Sie liegen in Bauchlage, Ihre Hände befinden sich unmittelbar unter Ihren Schultern; Ihre Arme und Ellbogen liegen eng an den Seiten an.
  Heben Sie Ihren Körper an, indem Sie Ihre Arme strecken.

Ausführung

- **B |** Beugen Sie Ihre Arme und bewegen Sie sich wieder nach unten. Beginnen Sie nun mit folgender Sequenz:

- **C |** Strecken Sie Ihre Arme sehr schnell; klatschen Sie während der kurzen Flugphase in die Hände.

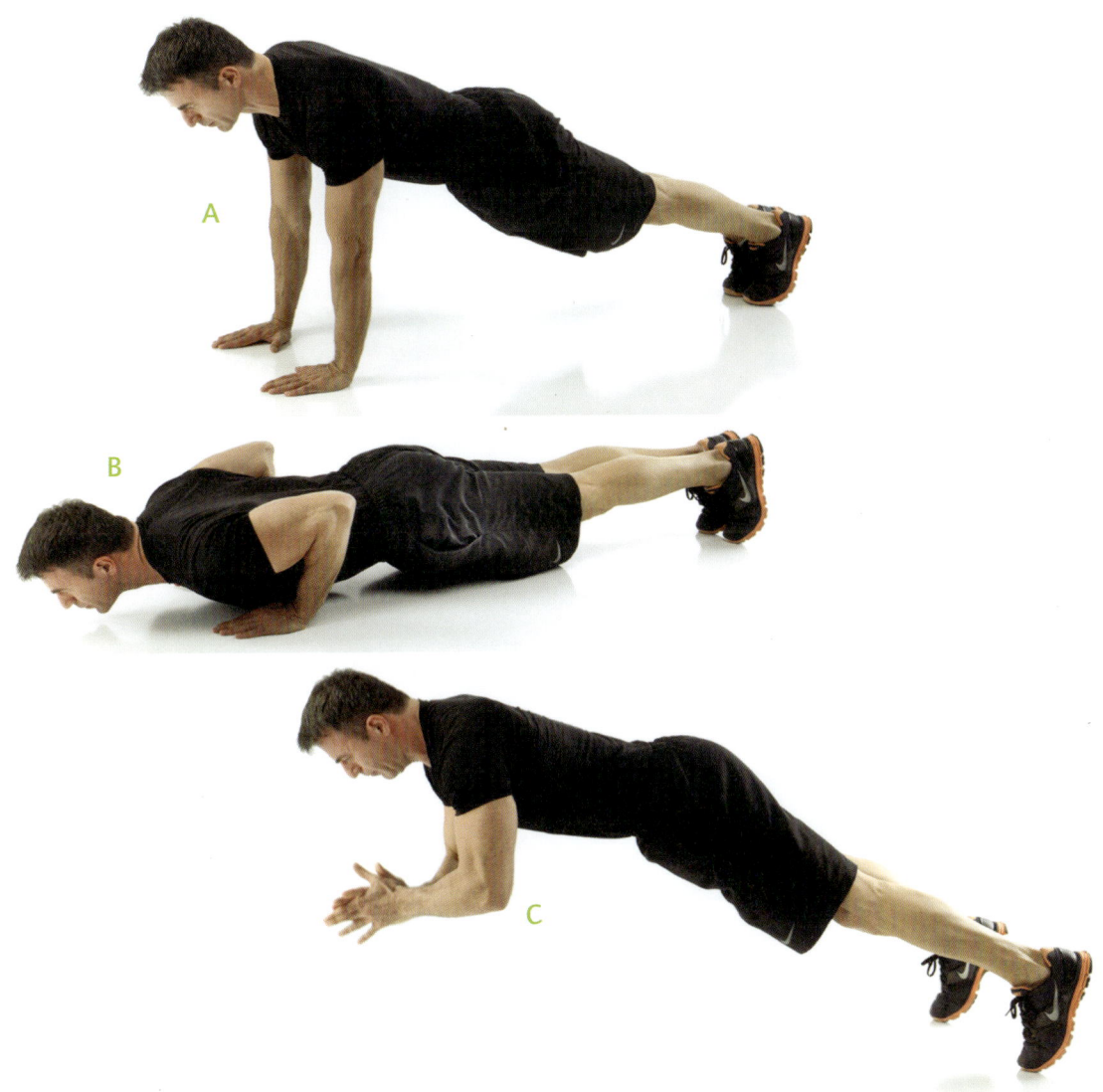

HANDBUCH FUNCTIONAL TRAINING

- **D |** Stützen Sie sich wieder ab; bewegen Sie sich schnell nach unten und…

- **E |** …strecken Sie Ihre Arme wieder sehr schnell; schlagen Sie sich während der Flugphase gegen die Brust.

- **F |** Stützen Sie sich wieder ab; bewegen Sie sich schnell nach unten und…

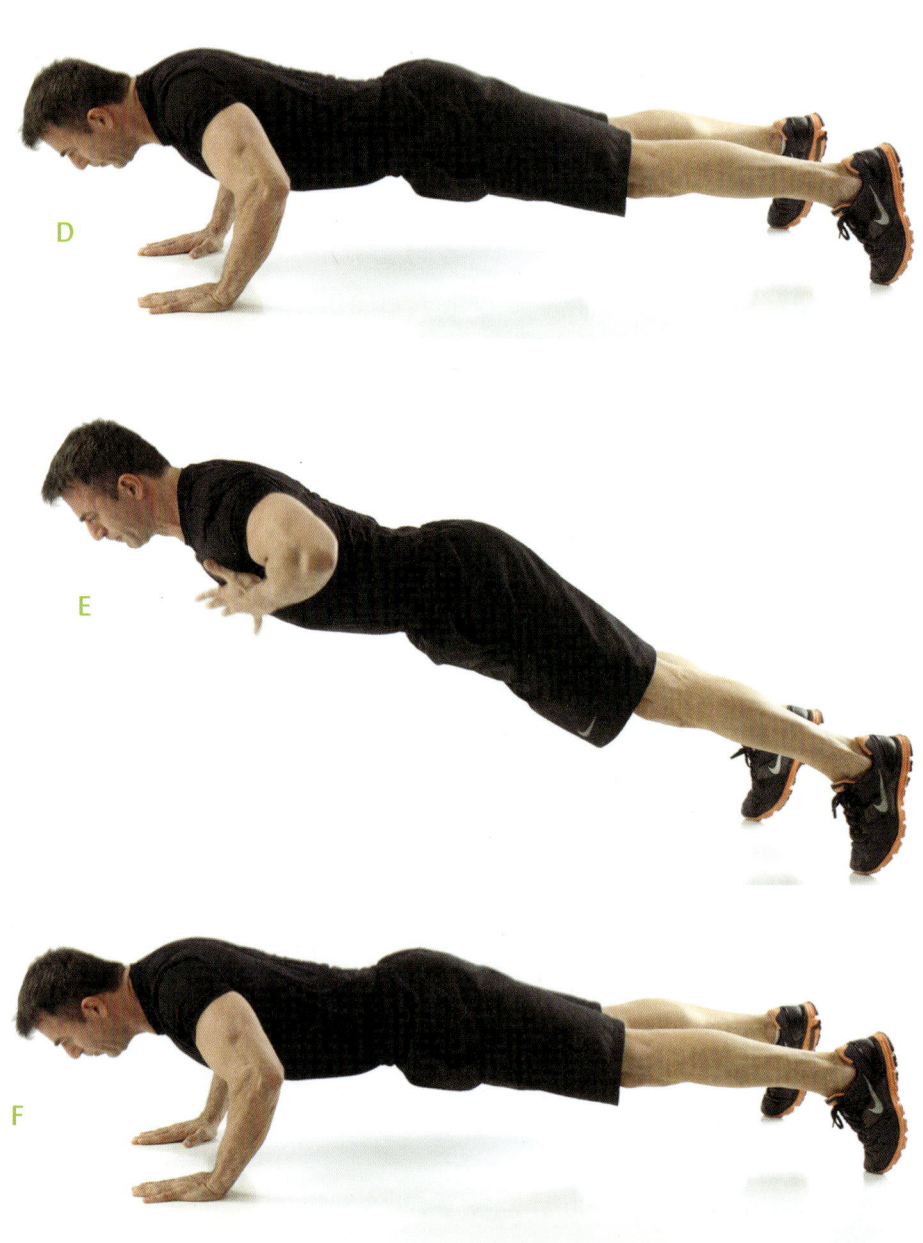

ÜBUNGEN MIT DEM EIGENEN KÖRPERGEWICHT

- **G |** …strecken Sie die Arme erneut sehr schnell; schlagen Sie während der Flugphase mit beiden Händen gegen Ihren Bauch.

- **H |** Stützen Sie sich wieder ab; senken Sie sich schnell ab und…

- **I |** …strecken Sie Ihre Arme erneut sehr schnell; klatschen Sie während der Flugphase hinter dem Rücken, in Höhe der Lendenregion, Ihre Hände zusammen. Stützen Sie sich ein letztes Mal ab.

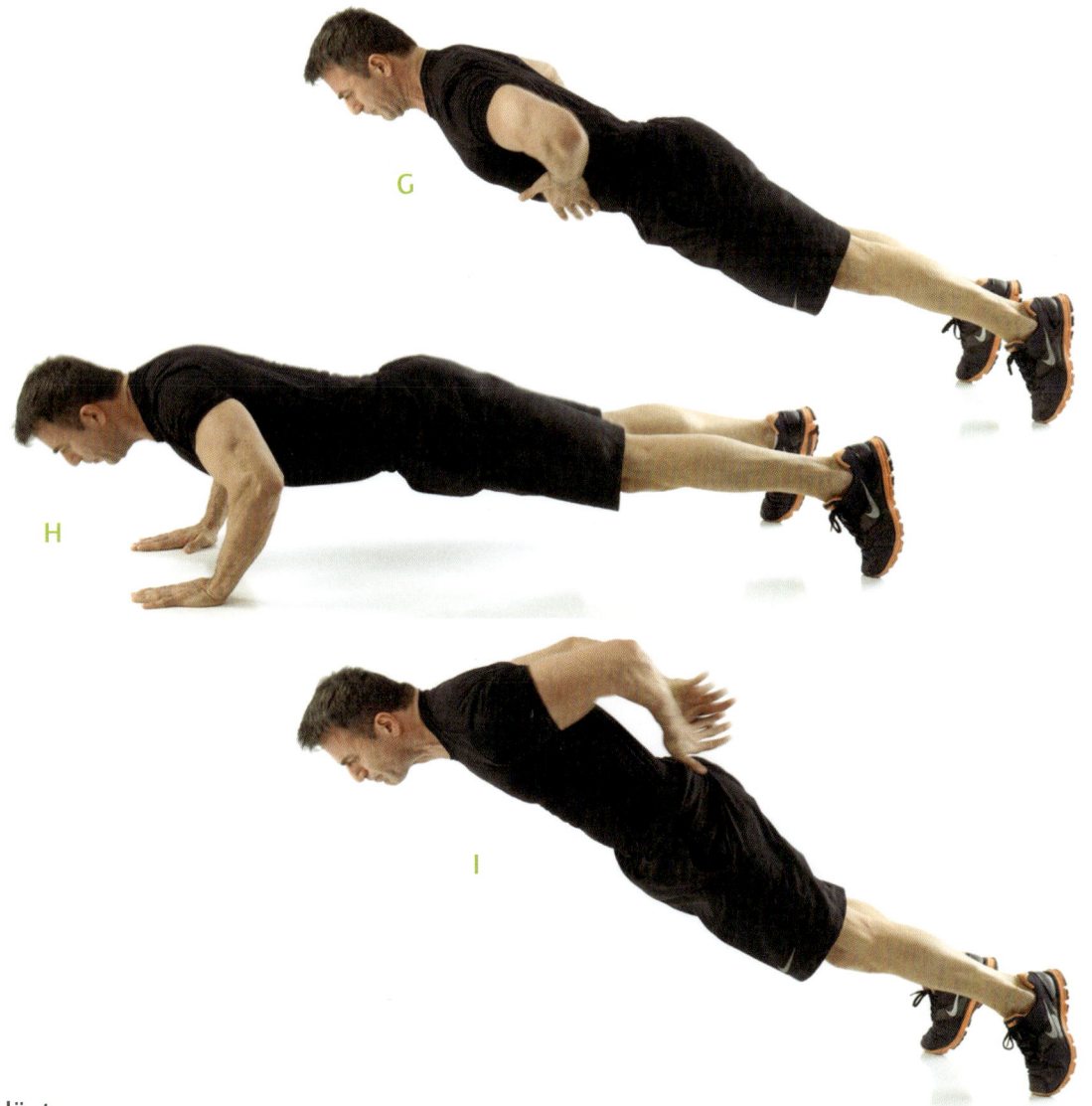

Erläuterung

Es gibt hier nicht viel zu erläutern. Es handelt sich um einen sehr harten plyometrischen Zirkel, der nur für wenige Menschen geeignet ist… aber nicht für ganz so wenige. Sie sollten es einmal versuchen…

HANDBUCH FUNCTIONAL TRAINING

FLOOR PULL

Ausgangspunkt

- A | Sie liegen in Bauchlage auf dem Boden; stützen Sie sich auf Ihren Unterarmen ab, der obere Teil Ihres Rumpfs ist angehoben.

Ausführung

- B | Strecken Sie Ihre Arme nach vorne, Ihre Hände sind zu Fäusten geschlossen. Setzen Sie Ihre Unterarme auf den Boden und drücken Sie Ihre Fäuste gegen den Boden.

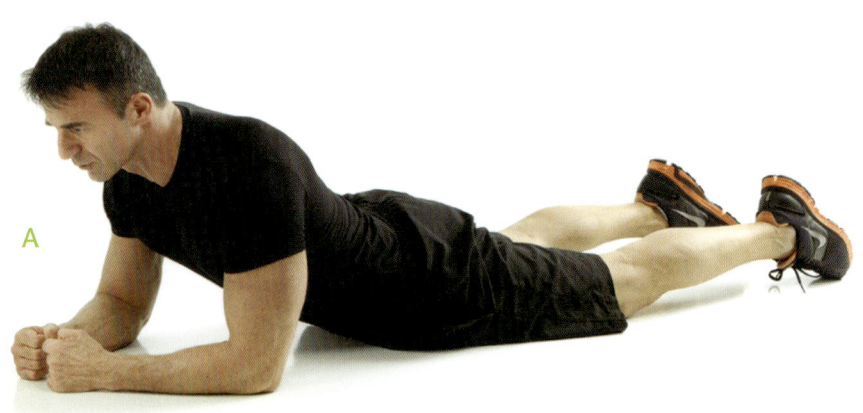

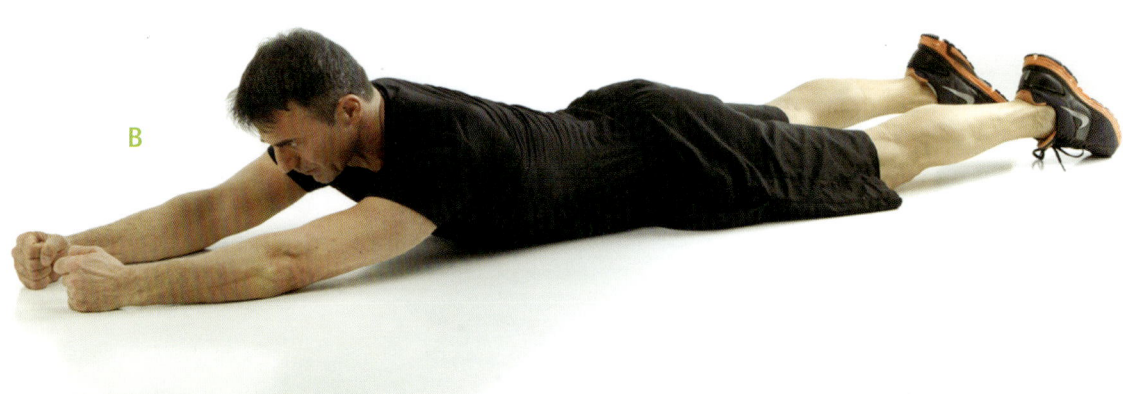

ÜBUNGEN MIT DEM EIGENEN KÖRPERGEWICHT

- **C |** Setzen Sie Ihre Fäuste als Hebel ein und ziehen Sie Ihren Körper nach vorne.

- **D |** Bringen Sie Ihre Unterarme und Fäuste wieder nach vorne und ziehen Sie sich nach vorne. Absolvieren Sie die geforderten Wiederholungen oder legen Sie die geforderte Distanz zurück.

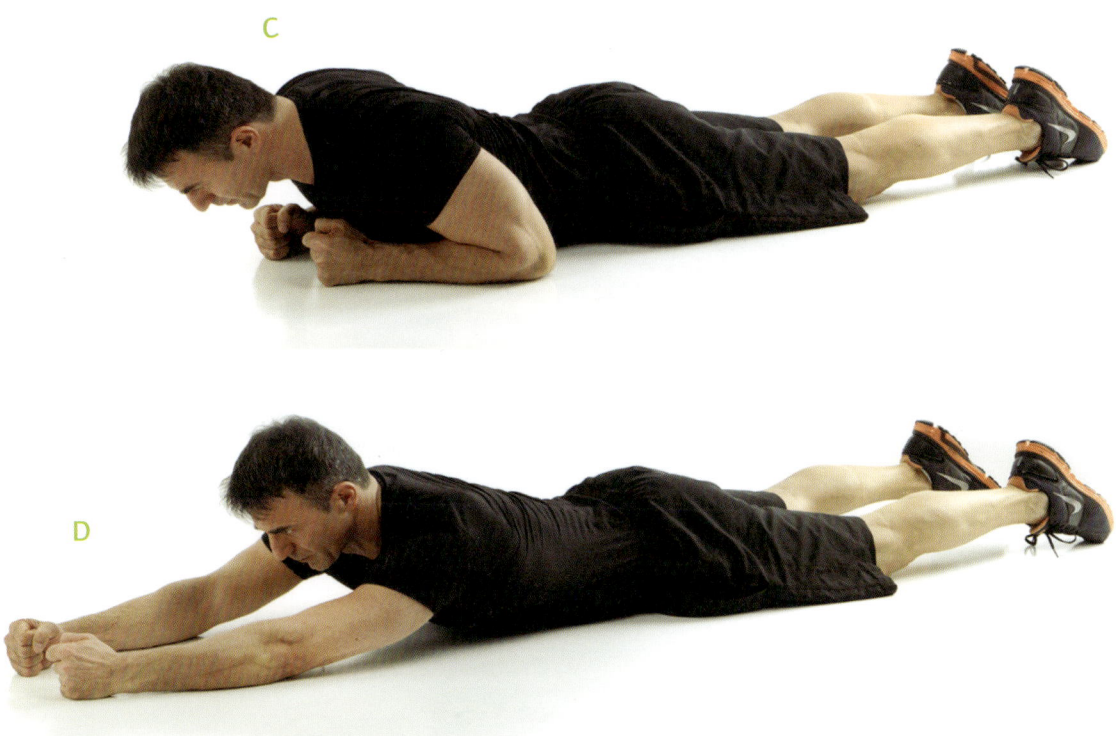

Erläuterung

Einer der Kritikpunkte an Körpergewichtsübungen besteht darin, dass es darunter keine Übungen gibt, die die Rückenmuskeln trainieren, abgesehen von Klimmzügen an einer Stange und deren Varianten. Dies ist nicht wahr. Wie zu erwarten, gibt es zumindest zwei solche Übungen: den „Lacerta-Liegestütz" (S. 230) und insbesondere den „Floor Pull". Diese wunderbare Übung, die ich den großen Martin Rooney praktizieren sah, imitiert eine Zugbewegung auf der Frontalebene (wie die Lat-Maschine) und aktiviert vor allem den M. latissimus dorsi, M. pectoralis, M. trapezius und M. biceps sowie das lange Ende des M. triceps. Mein Rat lautet, zu Beginn die Arme nicht zu weit nach vorne zu strecken – jeder ist in der Lage, die Übung auf diese Weise durchzuführen –, dann verlängern Sie allmählich den Hebel. Dies bedeutet größere Gewinne für den M. latissimus dorsi!

GROSSER FLOOR PULL

Ausgangspunkt

- A | Sie liegen in Bauchlage auf dem Boden; stützen Sie sich auf Ihren Unterarmen ab, der obere Teil Ihres Rumpfs ist angehoben. Formen Sie Ihre Hände zu Fäusten.

Ausführung

- B | Strecken Sie Ihre Arme nach vorne, wobei Sie sie etwa 0,5 m voneinander entfernt halten. Setzen Sie Ihre Unterarme auf den Boden und drücken Sie Ihre Fäuste gegen den Boden.

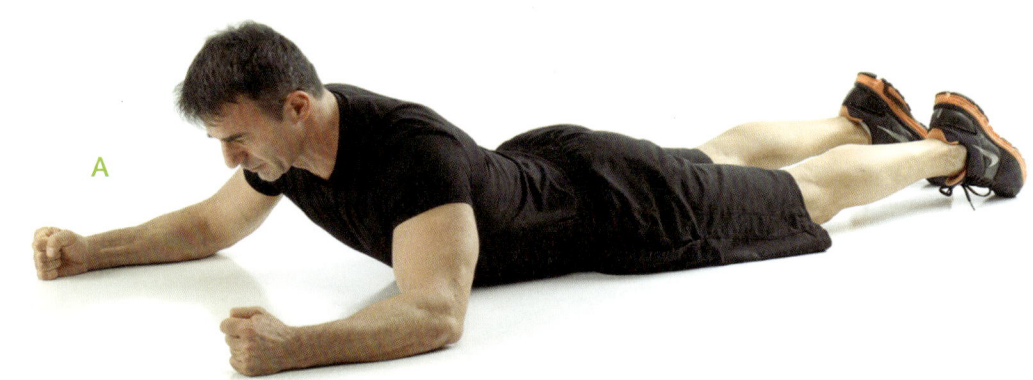

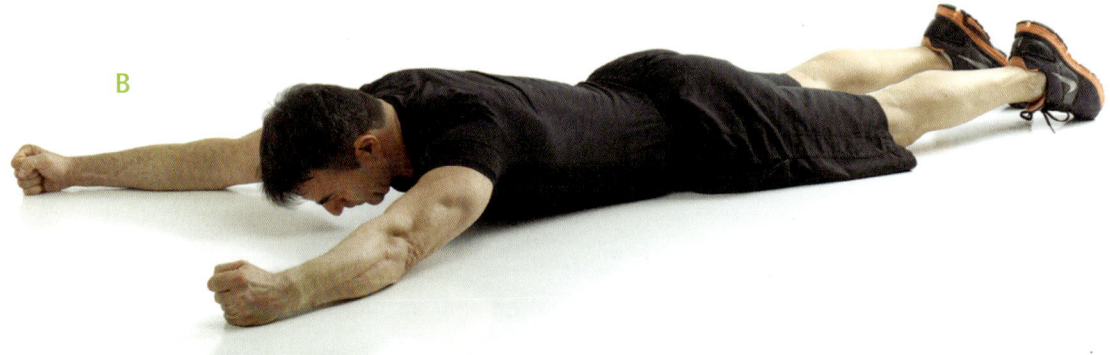

ÜBUNGEN MIT DEM EIGENEN KÖRPERGEWICHT

- **C |** Setzen Sie Ihre Fäuste als Hebel ein und ziehen Sie Ihren Körper nach vorne.

- **D |** Bringen Sie Ihre Unterarme und Fäuste wieder nach vorne und ziehen Sie sich nach vorne. Absolvieren Sie die geforderten Wiederholungen oder legen Sie die geforderte Distanz zurück.

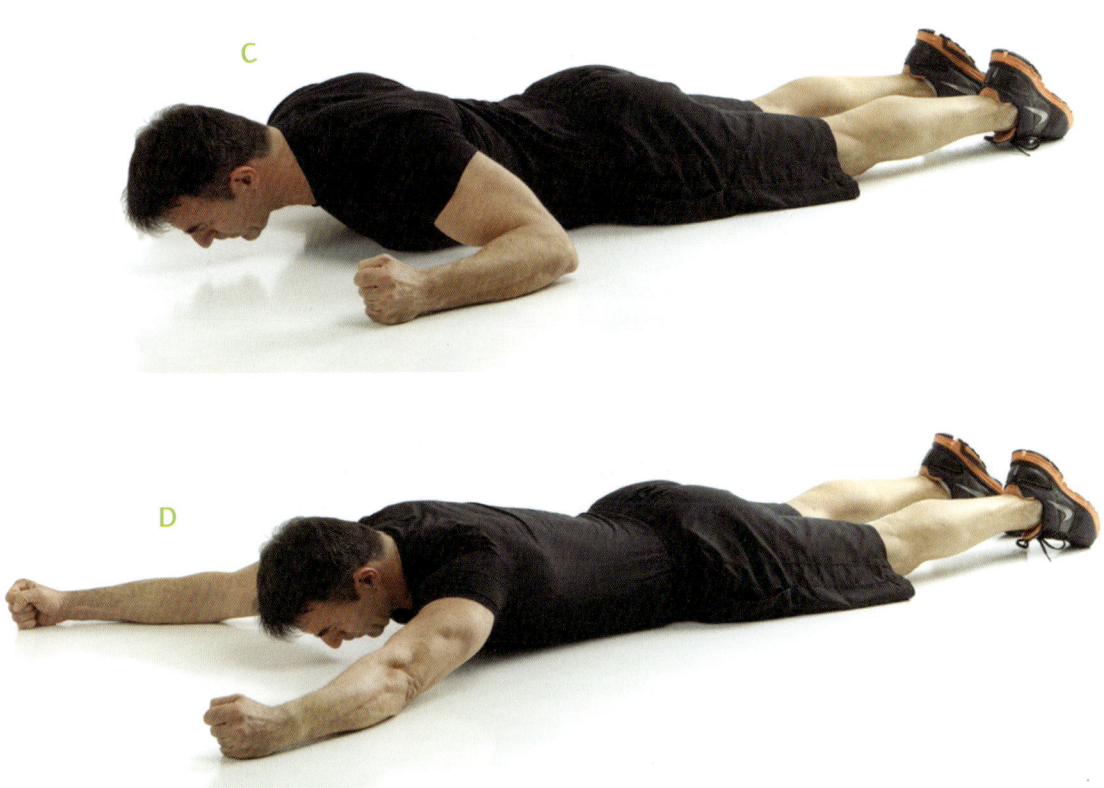

Erläuterung

Diese Bewegung ähnelt der vorherigen Übung. Die Armadduktionsbewegung in Relation zum Rumpf ist enger als beim „Floor Pull", aber der Hebel ist weniger vorteilhaft. Er aktiviert tendenziell die oberen Bänder des M. latissimus dorsi. Der Arbeitswinkel ist jedoch anders. Ich möchte diesbezüglich daran erinnern, dass der M. latissimus dorsi der Muskel des menschlichen Körpers ist, der die größte Oberfläche hat, und, um ihn umfassend zu trainieren, muss man Übungen auf der Frontalebene mit anderen Übungen auf der Sagittalebene kombinieren. Auf diesen beiden Ebenen, und auf den Ebenen dazwischen, muss man in mehreren Winkeln arbeiten.

HANDBUCH FUNCTIONAL TRAINING

ABWECHSELNDER FLOOR PULL

Ausgangspunkt

- A | Sie liegen in Bauchlage auf dem Boden; stützen Sie sich auf Ihren Unterarmen ab, der obere Teil Ihres Rumpfs ist angehoben. Formen Sie Ihre Hände zu Fäusten.

Ausführung

- B | Strecken Sie Ihren rechten Arm nach vorne und setzen Sie den Unterarm auf den Boden.

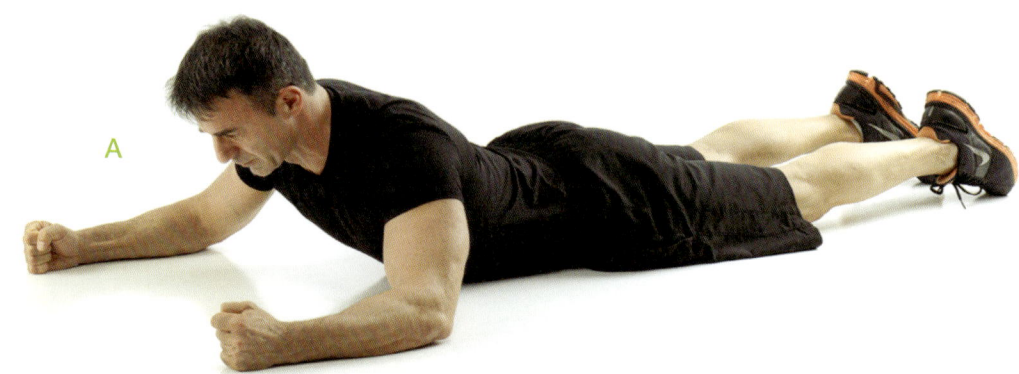

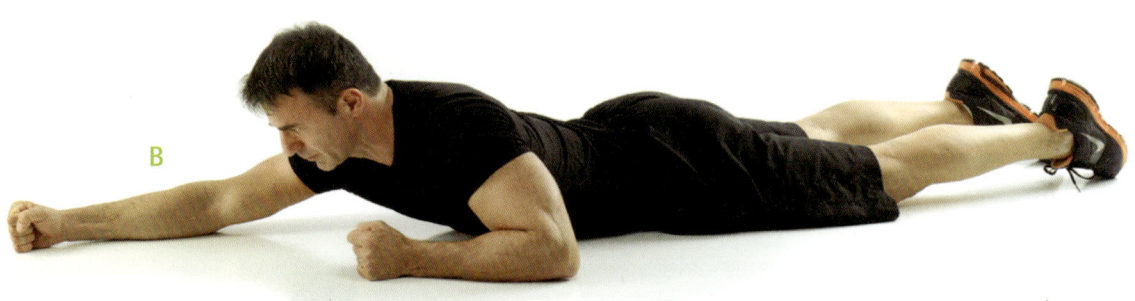

ÜBUNGEN MIT DEM EIGENEN KÖRPERGEWICHT

■ **C |** Benutzen Sie die rechte Faust als Hebel, ziehen Sie Ihren Körper nach vorne und bringen Sie gleichzeitig Ihren linken Arm und Unterarm nach vorne.

■ **D |** Üben Sie Druck auf die linke Faust aus, ziehen Sie Ihren Körper nach vorne und führen Sie Ihren rechten Arm und Unterarm erneut nach vorne. Machen Sie auf diese Weise weiter, bis Sie die geforderten Wiederholungen absolviert oder die geforderte Distanz zurückgelegt haben.

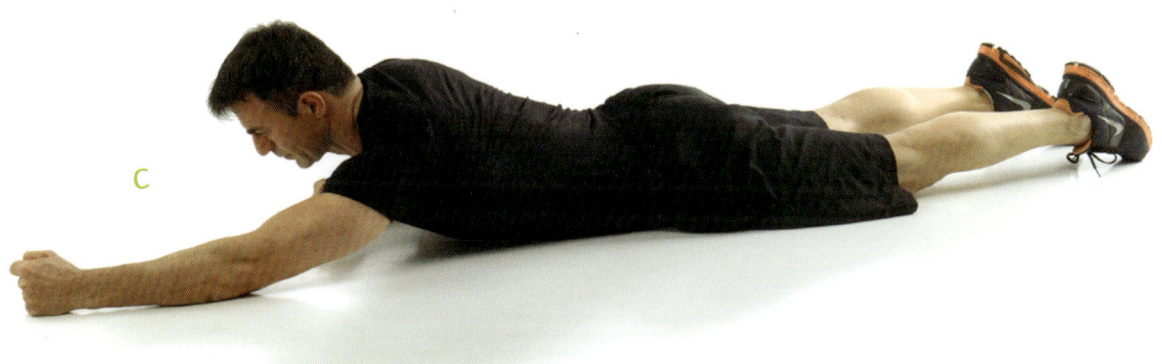

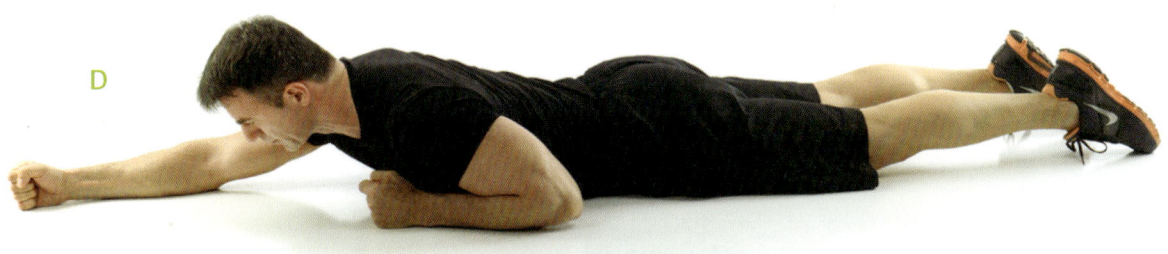

Erläuterung

Alternierende Arbeit hat einen größeren Trainingseffekt auf den M. latissimus dorsi, da die Zugbewegung des Körpers insgesamt nur von einer Extremität getragen wird.

HANDBUCH FUNCTIONAL TRAINING

BODENPRESSE

Ausgangspunkt

- **A |** Sie liegen in Bauchlage auf dem Boden. Sie ruhen auf den Unterarmen, wobei Sie diese eng am Rumpf halten, während der obere Teil Ihres Rumpfs angehoben ist.

Ausführung

- **B |** Üben Sie mit den Händen und Unterarmen Druck auf den Boden aus und, indem Sie den durch Ihr eigenes Gewicht erzeugten Widerstand überwinden, drücken Sie Ihren Körper nach hinten, indem Sie Ihre Arme allmählich strecken.

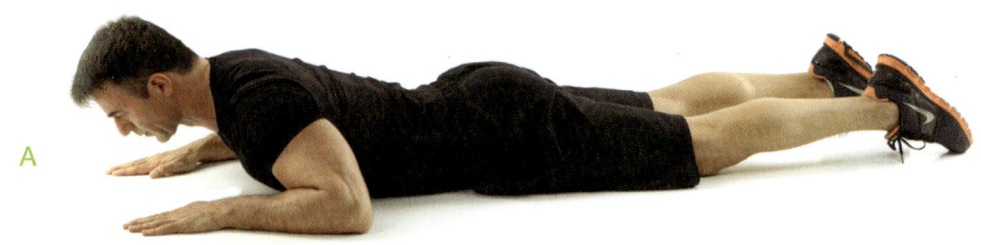

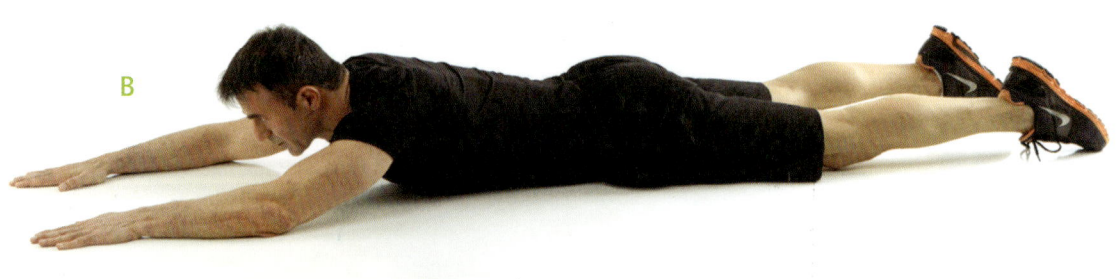

ÜBUNGEN MIT DEM EIGENEN KÖRPERGEWICHT

- **C |** Bringen Sie Ihre Unterarme und Hände wieder zu Ihrem Brustkorb.
- **D |** Drücken Sie Ihren Körper wieder nach hinten. Absolvieren Sie die geforderten Wiederholungen oder legen Sie die geforderte Distanz zurück.

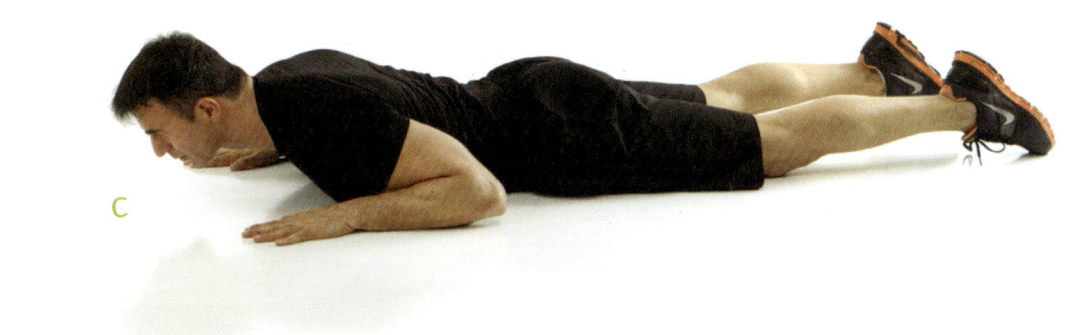

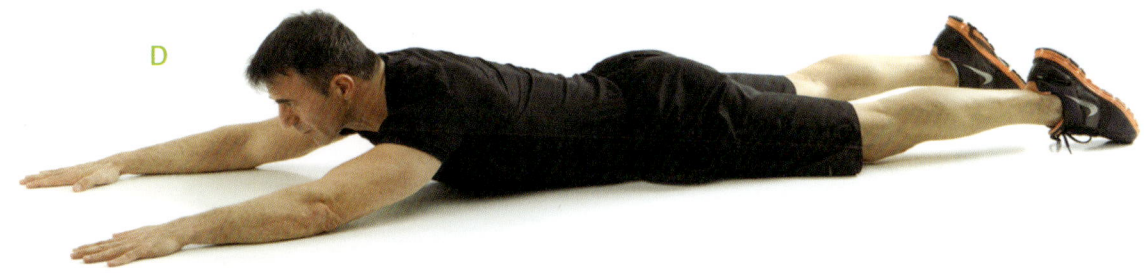

Erläuterung

Diese Bewegung ist das Gegenteil des „Floor Pulls" (S. 242), und sie ist sicherlich härter, da wir aufgrund unseres atavistischen Erbes hinsichtlich einer Zugbewegung stärker sind als hinsichtlich einer Streckbewegung. Die Übung aktiviert die Antagonisten der bei der vorherigen Übung stimulierten Muskeln, also vor allem den M. deltoideus und den M. triceps.

ALTERNIERENDE BODENPRESSE

Ausgangspunkt

- A | Sie liegen in Bauchlage auf dem Boden; stützen Sie sich auf Ihren Unterarmen ab, wobei Sie diese eng am Rumpf halten.

Ausführung

- B | Üben Sie mit der linken Hand und dem linken Unterarm Druck auf den Boden aus, strecken Sie Ihren Arm allmählich und drücken Sie Ihren Körper nach hinten.

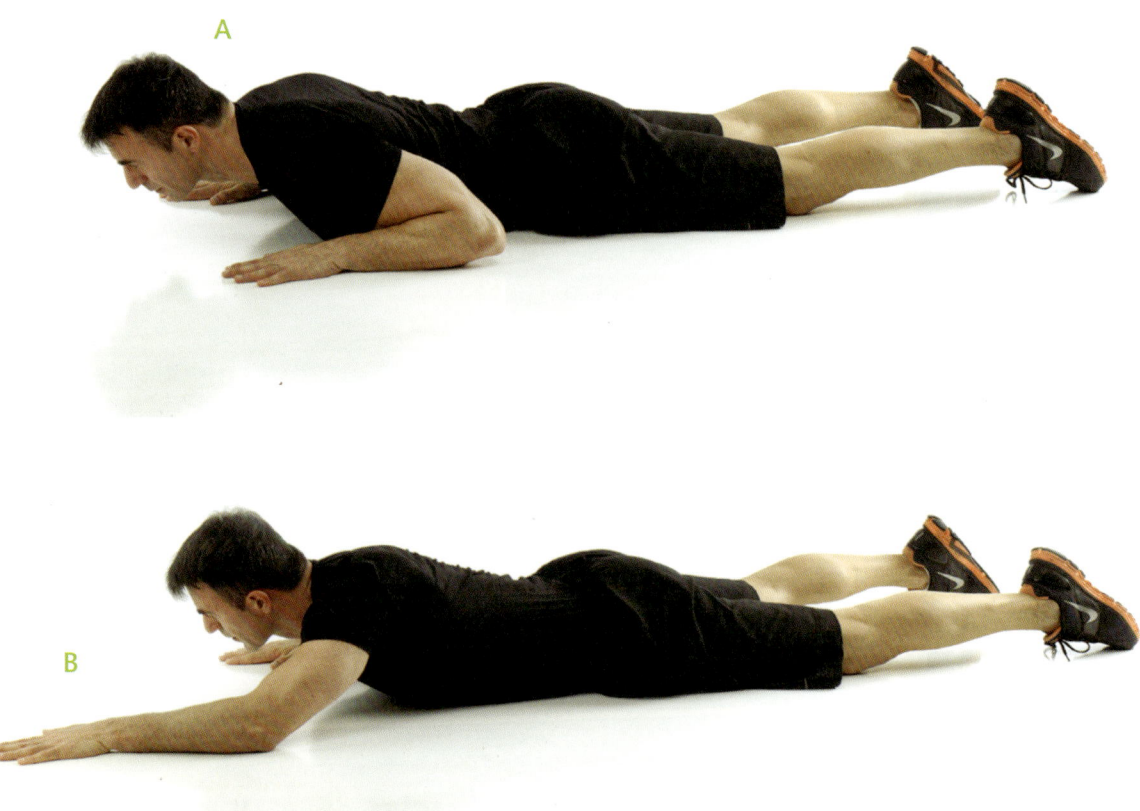

Erläuterung

Diese Übung ist sicherlich härter als die vorherige Übung, da nur ein Arm gleichzeitig den Körperwiderstand überwinden muss. Was vorher gesagt wurde, gilt also auch hier… und zwar doppelt!

ÜBUNGEN MIT DEM EIGENEN KÖRPERGEWICHT

- **C |** Wenden Sie nun dieselbe Kraft mit Ihrem rechten Unterarm und Ihrer rechten Hand an, strecken Sie diesen Arm und drücken Sie Ihren Körper wieder nach hinten.

C

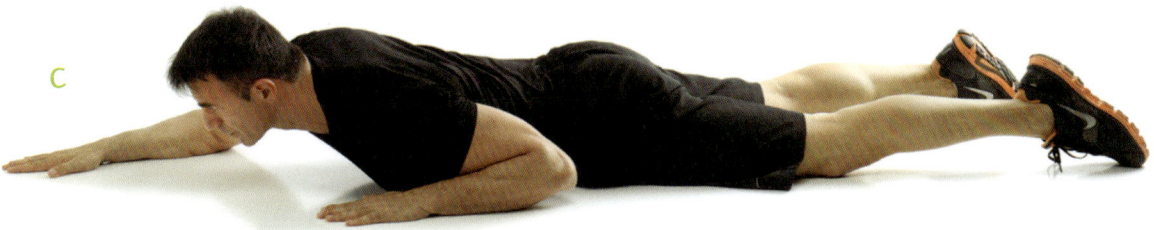

WAND-LIEGESTÜTZE

Ausgangspunkt

- Positionieren Sie sich nahe an eine Wand, Ihre Arme sind gestreckt, Ihr Körper angehoben, Ihre Füße ruhen an der hinter Ihnen befindlichen Wand und üben Druck aus.

Ausführung

- Behalten Sie die Ausgangsposition bei, beugen Sie Ihre Arme und senken Sie Ihren Rumpf und Ihre Beine ab. Bewegen Sie Ihre Füße, als ob Sie an der Wand entlang zum Boden hinuntergehen würden.

- Heben Sie Ihre Arme, Ihren Rumpf und Ihre Beine zusammen an, wobei Sie Ihre Füße wieder mit zwei kleinen Schritten aufwärts bewegen.

- Absolvieren Sie die geforderte Anzahl von Wiederholungen.

Erläuterung

Ich habe gesehen, wie Meister Alberto Gallazzi diese fantastische, aber harte Übung absolviert hat. Die Wandunterstützung ist der Schlüssel zur Ausführung der Wand-Liegestütze und zu ihren Wirkungen. Sie werden erleben, wie Ihre Core-Muskeln, die oberen Extremitäten und der Rumpf arbeiten wie nie zuvor.

11

KAPITEL

DER SANDSACK

DER SANDSACK

11.1 BESCHREIBUNG

11.1.1 Ursprünge

Die Ursprünge vieler unkonventioneller Trainingsgeräte sind im Lauf der Zeit verloren gegangen, in den Sitten der Gesellschaften oder Vereinigungen von Individuen. Wer kann sagen, wer der erste Mann war, der aus purer Notwendigkeit einen Sack mit Sand oder Steinen füllte und begann, ihn zu heben? Der erste großflächige Einsatz von Sandsäcken wird der Armee zugeschrieben. Soldaten, die sich an Orten fit halten mussten, an denen die Suche nach oder der Bau einer Turnhalle oft sehr schwer war, begannen, die Gewichte zu verwenden, die sie zur Hand hatten, also die Sandsäcke, die für Schützengräben und Befestigungen verwendet wurden. Ein Sandsack ist ein Sack (aus Jute, Plastik oder anderen Arten synthetischen Materials), der teilweise mit Sand gefüllt ist, also mit einem Gewicht, das je nach der Menge und Art des enthaltenen Materials variiert. Dieses Trainingsgerät hat viele Vorteile, die vor allem mit seiner Form zu tun haben:

1. Die Last, d. h. das Gewicht der Sandsacks, bringt mehrere Effekte: Kraft, Hypertrophie, Gewichtsverlust und andere.

2. Die Tatsache, dass die Lastverschiebungen innerhalb des äußeren Behälters dem Sandsack eine destabilisierende Aktion verleihen, die eine Reihe von anderen physiologischen Faktoren aktiviert: Propriozeption, Gleichgewicht, Pivotmuskeln.
3. Die Wirkung, die durch das „tote Gewicht" erzeugt wird, sorgt dafür, dass die wahrgenommene Belastung höher als das tatsächliche Gewicht ist.

11.1.2 Powerbag und K-Bag

Der **Powerbag** ist ein Sandsack, der für den klassischen Einsatz im Fitnessstudio angepasst ist. Wir reden immer noch von einem Sack aus Kunststoff oder anderem synthetischen Material, der Sand und zusammengepresstes Papier enthält. Im Vergleich zu einem Sandsack zeichnet sich der Powerbag aber aus durch:

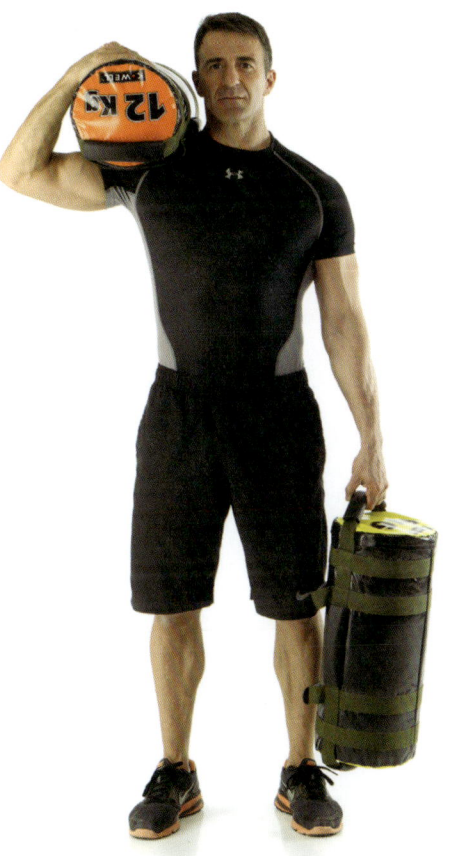

- ein festes Gewicht im Bereich von 4-35 kg (auch wenn man Sandsäcke mit einem Gewicht von über 20 kg nur selten findet);
- eine nur geringfügig destabilisierende Wirkung, da sein Innenmaterial weniger beweglich ist; dies kann ein Vorteil oder ein Nachteil sein, je nach dem Trainingszustand der Person, mit der man es zu tun hat;
- seine Kompaktheit und somit einfachere Verwendbarkeit.

HANDBUCH FUNCTIONAL TRAINING

Der Powerbag ist ein Patent, bestehend aus einem Sack mit zwei Schlaufen und einer einzigen Griffart. Aus praktischen Gründen bevorzuge ich jedoch den **K-Bag** mit sechs Schlaufen und drei unterschiedlichen Griffarten.

Die Schlaufen erlauben drei Griffarten:

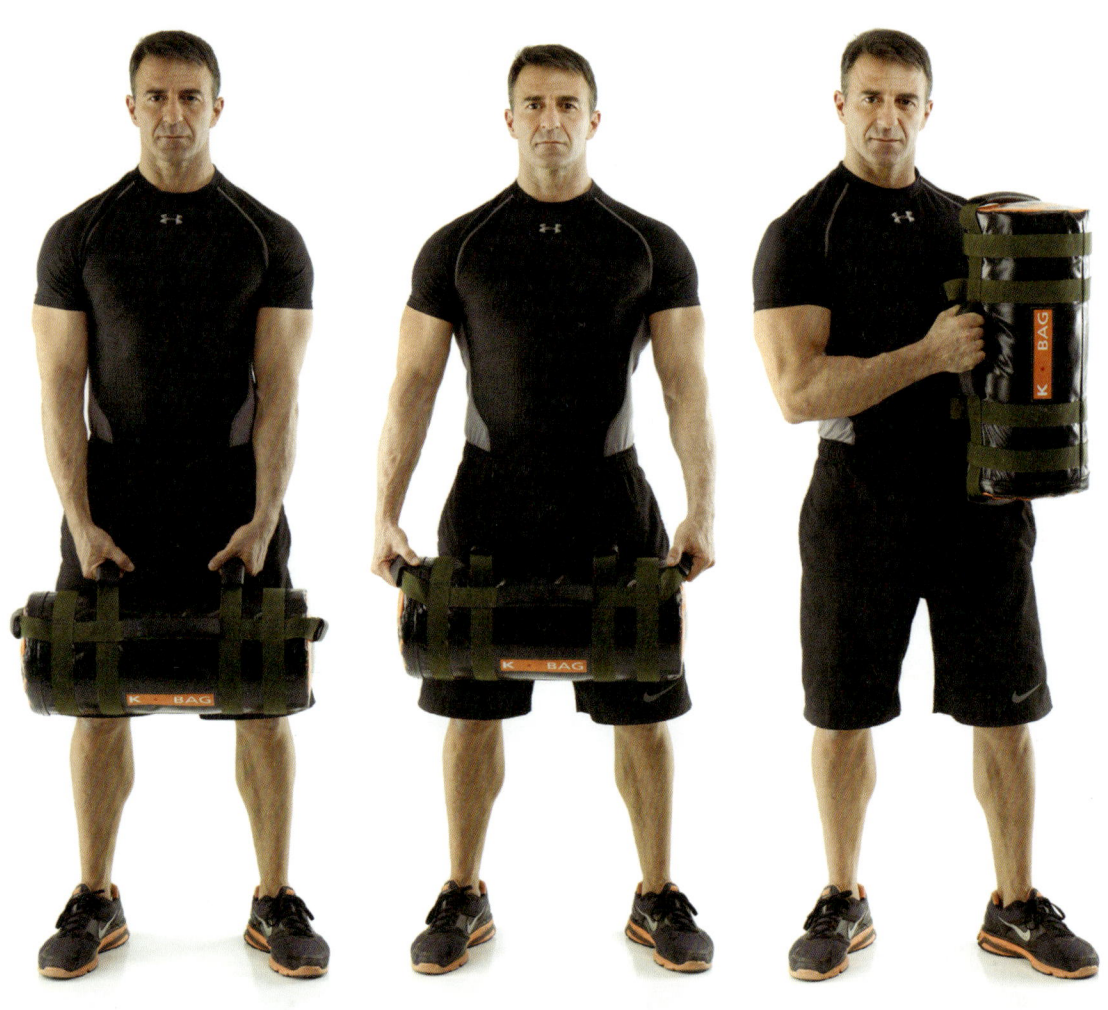

Mittelgriff *Breiter Griff (Seitschlaufen)* *Bärengriff (Längsschlaufen)*

11.1.3 Grundpositionen

Der Besitz eines Sandsacks bedeutet, dass man ein mobiles Fitnessstudio mit sich herumträgt, das immer und jederzeit zur Verfügung steht. Ich persönlich glaube, dass Sie mit einem Sandsack und Kettlebells gut klarkommen, wo auch immer Sie sind. Nur wenige Sportgeräte verfügen über eine derartige Flexibilität. Die Tatsache, dass ein Trainingsgerät einfach ist, darf jedoch nicht dazu führen, dass Sie denken, dass seine Anwendung keine Technik erfordert: Es gibt eine Technik, und sie ist äußerst wichtig. Es fängt bei der Grifftechnik an. Es gibt im Wesentlichen vier Grifftechniken beim Sandsacktraining. Jeder Griff ermöglicht eine ganze Kette von Übungen mit spezifischen, unterschiedlichen Merkmalen, selbst bei einer Bewegung wie der Kniebeuge. Der interessante Faktor ist, dass die Griffart die Übung verändert. Verbinden Sie das Wort „Kniebeuge" mit jeder Position und Sie haben vier verschiedene Übungen.

ZWERCHER- ODER ZERCHERGRIFF

Ausführung

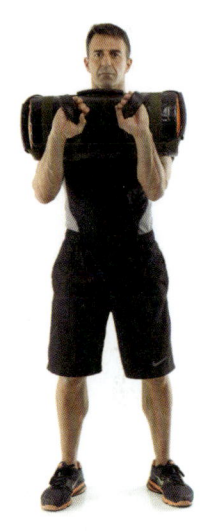

Halten Sie den Sack in Ihren Armen; Ihre Ellbogen sind hoch, um eine bessere Ausrichtung der Wirbelsäulenkrümmungen während der Übungen zu ermöglichen und eine neutrale Position zu halten. Ihre Hände sind offen oder halb offen, der Griff ist locker. Ihre gebeugten Unterarme halten das Gewicht nah am Körper. Ihre Bauchmuskeln sind leicht kontrahiert. Um das Handgelenk zu trainieren, sollten Sie bei dieser Position die mittleren Schlaufen des Sacks verwenden.

BÄRENGRIFF

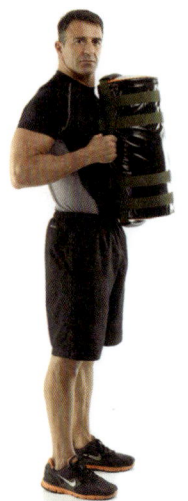

Ausführung

Der Sack wird wie bei einer Umarmung gehalten, d. h. längs entlang des Rumpfs. Die Hände umschließen die Griffe und halten den Sack ziemlich fest, eng am Rumpf; auf diese Weise aktivieren Sie die den Oberarm zurückziehenden und die paraskapularen Muskeln sowie die Bauchfaszien. Verwenden Sie die auf der Längsseite des Sacks angebrachten Bärengriffe.

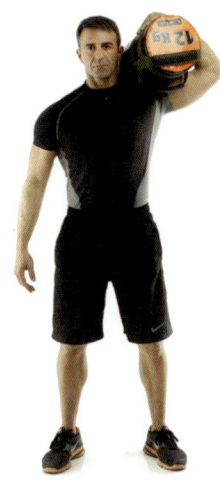

SCHULTERGRIFF

Ausführung

Sie stehen mit dem Sack auf Ihrer Schulter; der Arm umarmt ihn und hält ihn nah am Körper; die Bauchfaszien sind leicht kontrahiert. Ein interessantes Merkmal ist, dass das nicht zentrale Gewicht bewirkt, dass die Beckenstabilisatoren und somit die gegenseitigen schrägen Muskeln härter arbeiten müssen, um eine Seitneigung des Oberkörpers zu vermeiden.

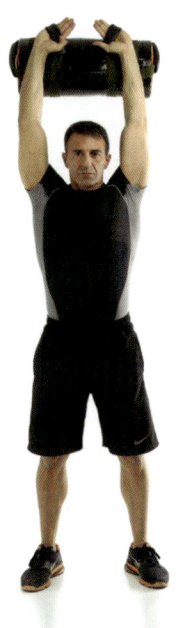

ÜBER-KOPF-/LOCK-OUT-GRIFF

Ausführung

Der Sandsack wird über den Kopf gehoben; die Arme sind gestreckt, der Kopf befindet sich vorne, um eine Überlastung der Halswirbelsäule zu vermeiden. Über-Kopf-Übungen sind eine außergewöhnliche Art des sportlichen Trainings, sie sind ebenso effektiv wie unbekannt und werden wenig praktiziert, was wirklich schade ist. Der lange Hebel aktiviert in einem entschieden größeren Ausmaß die gesamte paravertebrale Muskulatur, kräftigt den Rücken und bereitet ihn auf härtere Übungen, wie Kniebeugen und Kreuzheben, vor. Und auch andere Muskeln – ein echter Bonus – wie die paraskapulare Muskulatur, die Oberarmstabilisatoren und die Außenrotatoren der Manschette werden gekräftigt.. Es wird so viel über Körperhaltung gesprochen. Mit Über-Kopf-Übungen haben wir das As gezogen! Verwenden Sie die mittleren Schlaufen des Sacks.

11.1.4 Kleine Tricks

HANDGRIFF

Um mehr Kontrolle zu haben, sollten Sie den Sack immer in der Nähe der vorderen Naht greifen. Auf diese Weise haben die Handgriffe, die lose sind, um mehr Hand- und Handgelenkbewegungen zu ermöglichen und eventuelle Schäden zu vermeiden, weniger Spielraum. Der Griff muss immer locker sein, die Hände halb offen; das Schließen der Hand zu einer Faust führt in der Tat zu einer größeren Steifigkeit im Unterarm-Handgelenk-Abschnitt, wobei dieser auch einer höheren Belastung ausgesetzt ist.

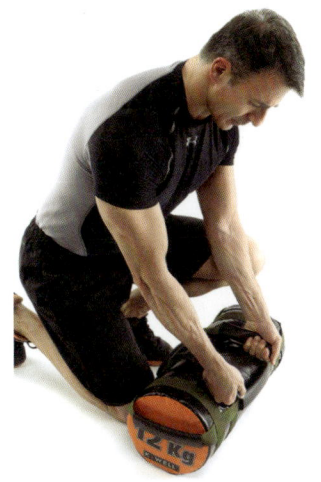

POSITION DES SACKS: AUF DEM BODEN UND WÄHREND DES TRAININGS

Halten Sie den Sack stets nahe am Körper. Legen Sie ihn für Bodenpositionen auf Ihre Füße, sodass er die Knöchel berührt. Bewegen Sie ihn während der Übungen, weder in der konzentrischen noch in der exzentrischen Phase, vom Körper und vom Schwerpunkt weg.

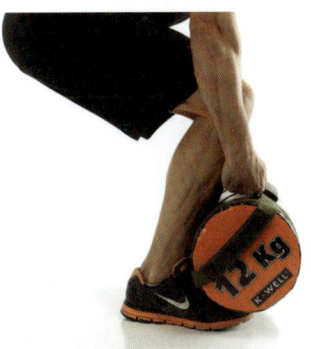

11.2 GANZKÖRPERÜBUNGEN

SCHULTERN MIT DYNAMISCHEM KREUZHEBEN

Ausgangspunkt

- A | Sie stehen mit dem K-Bag zwischen Ihren Beinen.

Ausführung

- B | Beugen Sie Ihre Beine und setzen Sie sich nach hinten unten in eine Kniebeuge. Halten Sie den Sack mit dem Mittelgriff.
- C | Strecken Sie die Hüften und Beine schnellkräftig und heben Sie den Sack auf Ihre rechte Schulter, lassen Sie dann die Hände los und stabilisieren Sie den Sack mit dem rechten Arm.

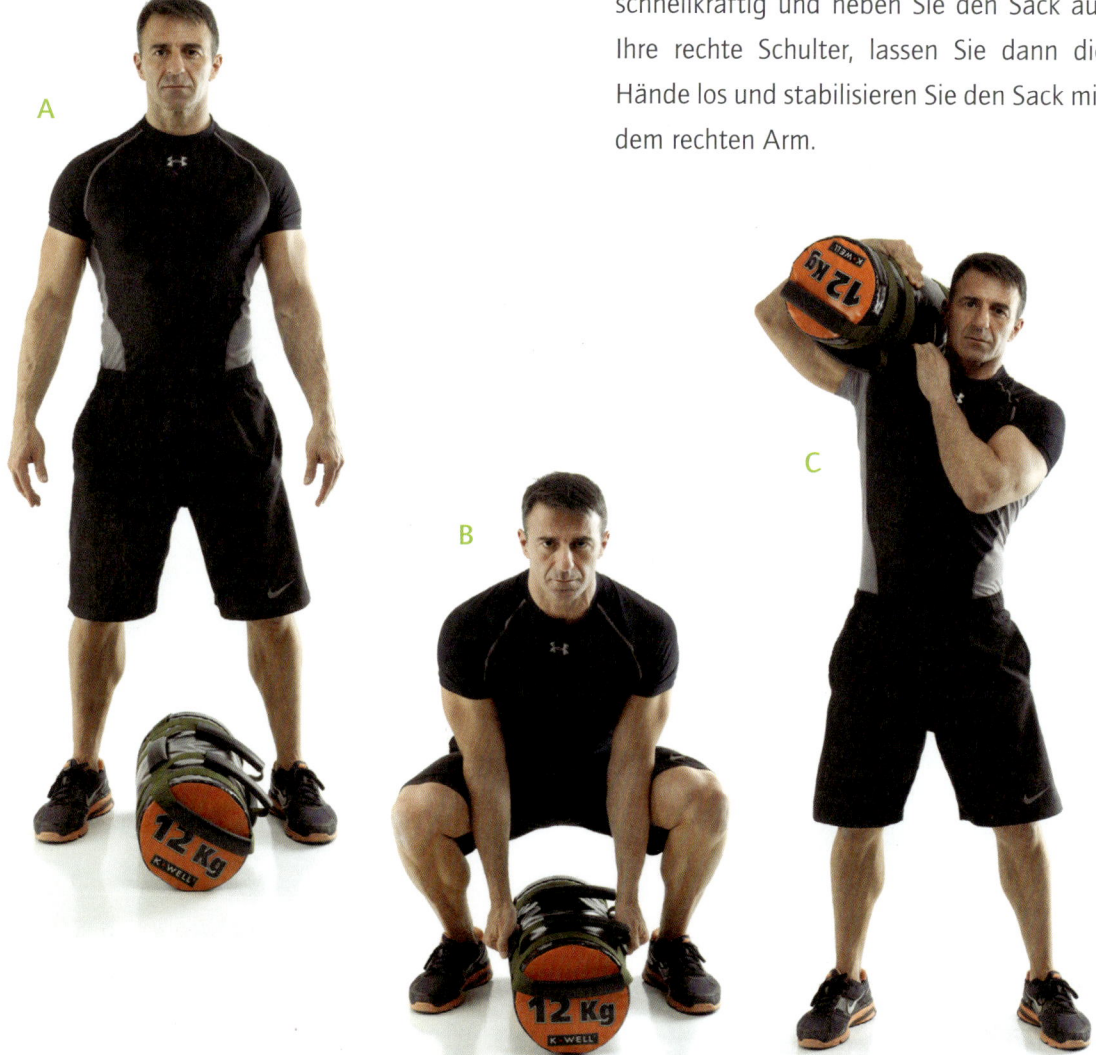

DER SANDSACK

- **D |** Greifen Sie den K-Bag mit beiden Händen mit dem Mittelgriff und setzen Sie ihn wieder zurück zwischen Ihre Beine, wobei Sie ihm mit Ihrem gesamten Körper folgen.

- **E |** Absolvieren Sie die Übung noch einmal und heben Sie den Sack auf Ihre rechte Schulter. Beginnen Sie von vorne.

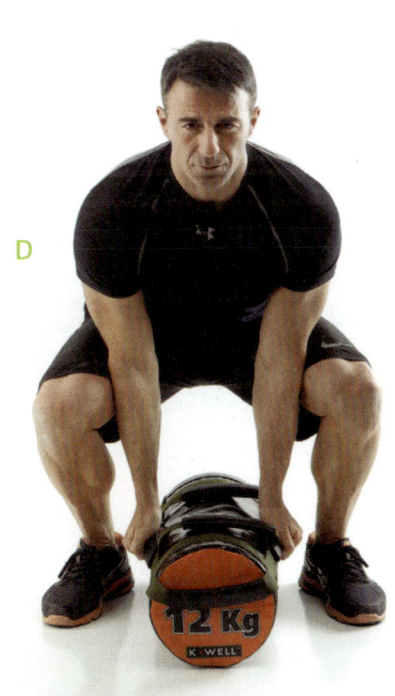

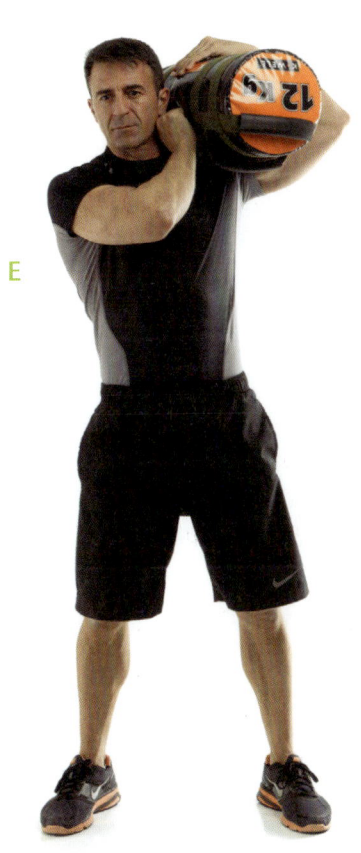

Erläuterung

Dies ist eine wunderbare, wirklich funktionale Übung. Wie immer, wenn wir über Antrieb und schnellkräftige Bewegungen sprechen, beginnt alles mit der Hüftstreckerkette. Sie müssen sich vorstellen, Sie würden den K-Bag nach oben werfen. Das Wechseln der Bewegungsbahn während der Übung von einer Schulter zur anderen aktiviert das ganze Bauchmuskelkorsett auf kraftvolle Weise, auch wenn die schrägen Muskeln, die sich dem Gewicht gegenüber befinden, am stärksten aktiviert werden.

HANDBUCH FUNCTIONAL TRAINING

SCHULTERN MIT DYNAMISCHEM SEITLICHEN KREUZHEBEN

Ausgangspunkt

- **A |** Nehmen Sie eine stehende Position ein, der K-Bag liegt an Ihrer Seite, unmittelbar neben dem linken Fuß.

Ausführung

- **B |** Beugen Sie Ihre Beine, gehen Sie mit einer leichten Drehung des Beckens in die Kniebeuge und neigen Sie sich mit dem Rumpf leicht nach vorne und nach links; greifen Sie den Sack mit dem Mittelgriff.

- **C |** Strecken Sie Ihre Hüften und die Beine schnellkräftig und heben Sie den Sack auf Ihre rechte Schulter. Die rechte Hand lässt den Griff los (der linke Arm folgt und gibt dem Gerät eine Richtung) und stabilisiert den Sack auf der Schulter durch Beugen des Unterarms.

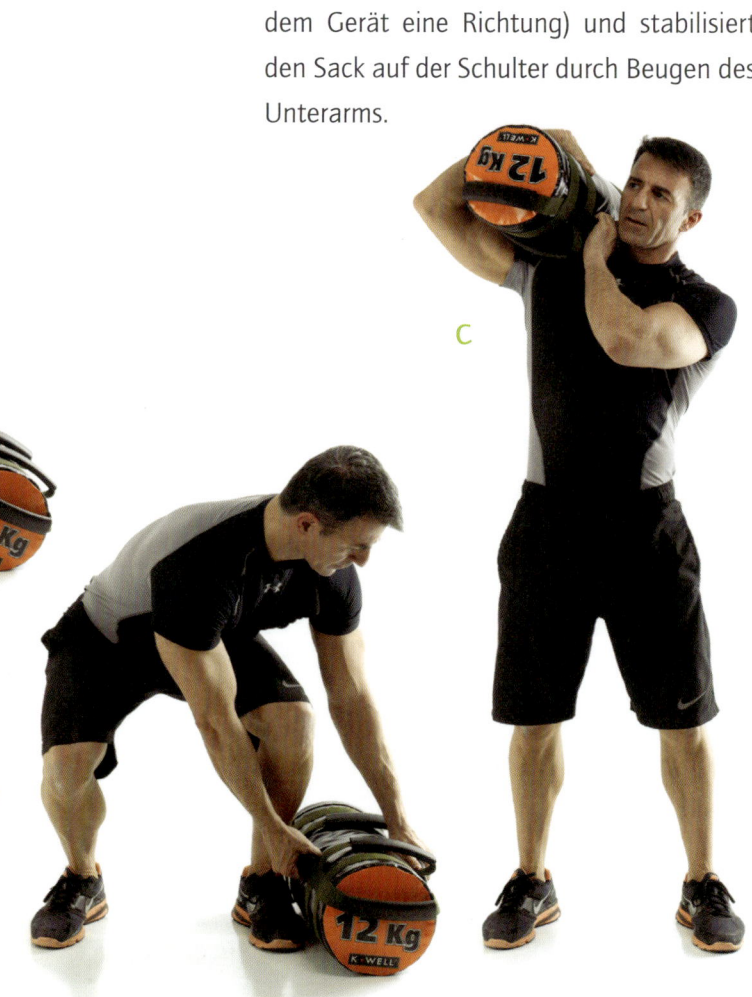

DER SANDSACK

- **D |** Greifen Sie den K-Bag mit beiden Händen und führen Sie ihn mit dem gesamten Körper wieder zum Boden, dieses Mal zur Außenseite Ihres rechten Fußes.

E | Wiederholen Sie die Übung, wobei Sie den Sack auf die andere Schulter heben. Beginnen Sie von vorne.

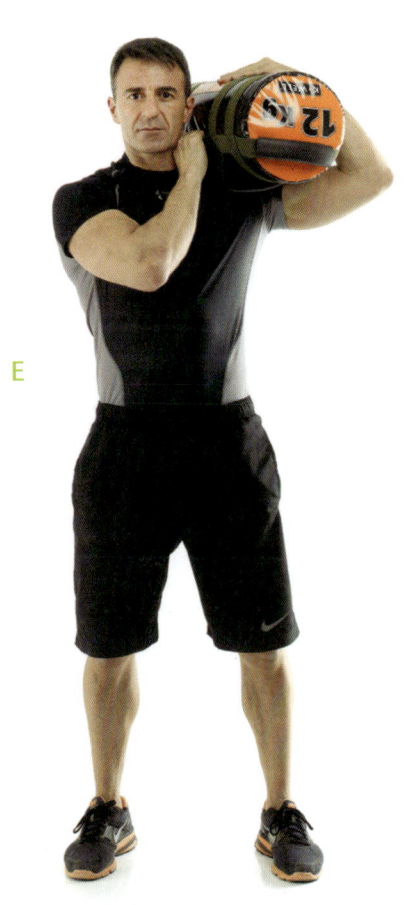

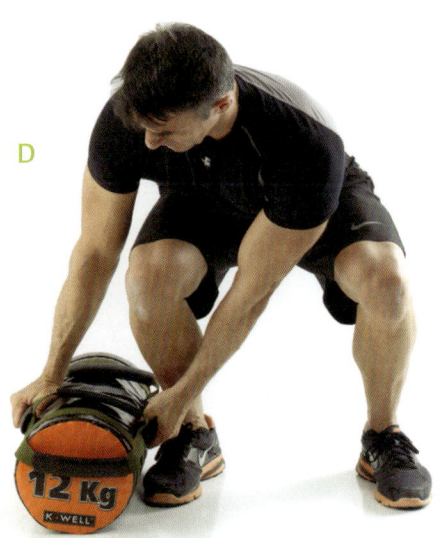

Erläuterung

Dies ist eine weitere wichtige Übung. Sie aktiviert durch ihre Drehung, eine Bewegung, die in den Wurf- und Kampfsportarten sehr häufig vorkommt, die gesamte Hüftstreckerkette.

SCHULTERN MIT AUSFALLSCHRITT UND DREHUNG

Ausgangspunkt

- **A |** Nehmen Sie eine halb kniende Position ein: Das rechte Knie liegt auf dem Boden auf, das linke Bein ist gebeugt, und sein Fuß ruht auf dem Boden.
Der K-Bag befindet sich vor Ihnen und ruht auf dem linken Fuß. Halten Sie ihn mit dem Mittelgriff.

Ausführung

- **B |** Stehen Sie mit einer schnellkräftigen, sich beschleunigenden Bewegung auf und drehen Sie Ihren Körper nach rechts, wobei Sie zuerst auf dem linken und dann auf dem rechten Fuß pivotieren, und heben Sie gleichzeitig den Sandsack an und setzen ihn auf Ihrer rechten Schulter ab. Während Sie den Sack heben und sich selbst drehen, lösen Sie den vorderen Armgriff (in diesem Fall den rechten Arm); der hintere Arm führt den Sack, der vordere hält ihn auf der Schulter fest (schulternde Stellung).

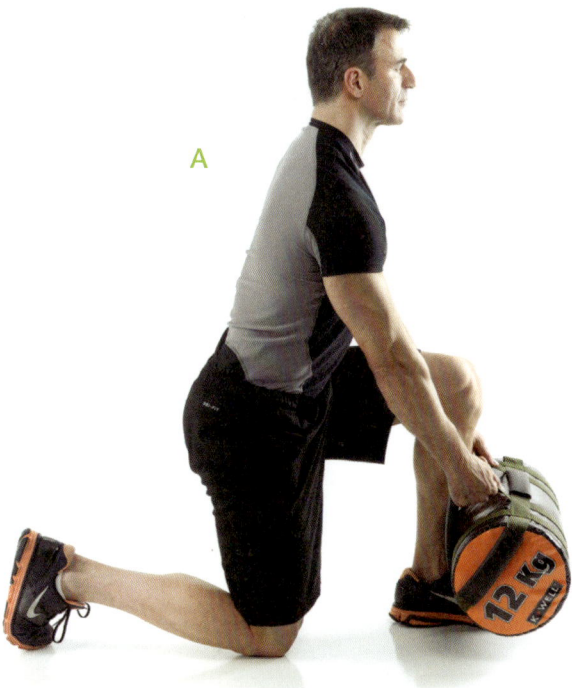
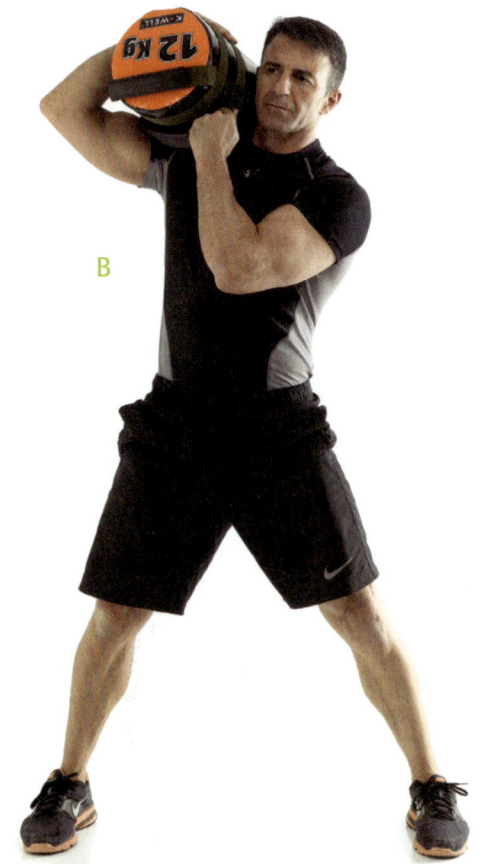

DER SANDSACK

- **C und D** | Absolvieren Sie die geforderten Wiederholungen. Wiederholen Sie die Bewegung auf der anderen Seite.

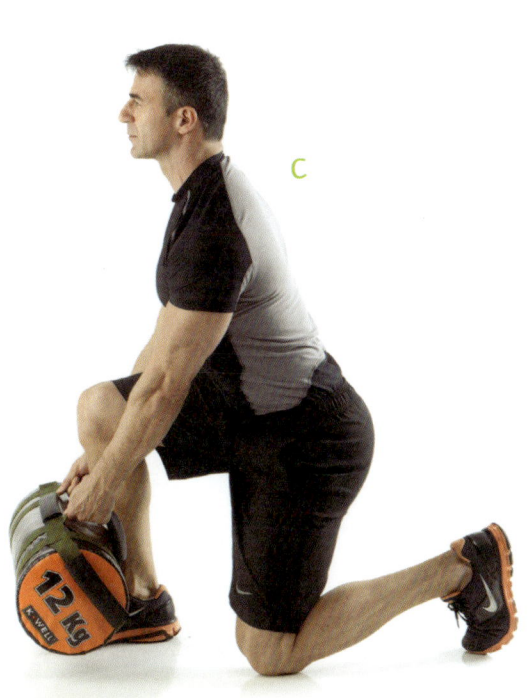

C

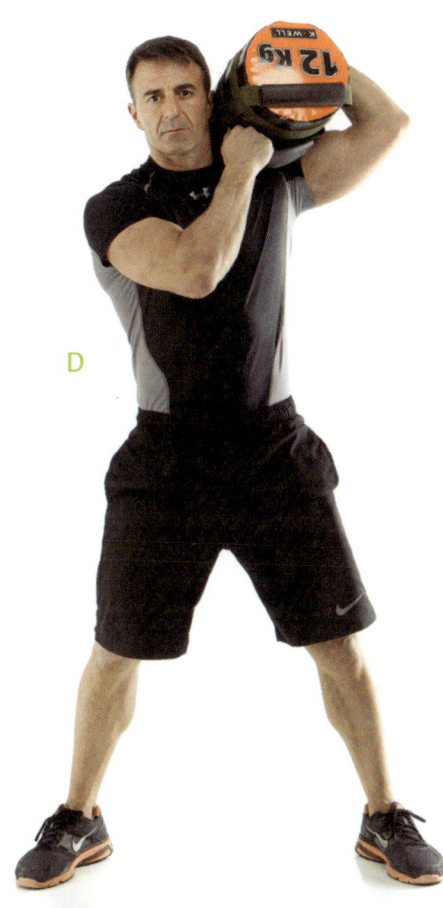

D

Erläuterung

Diese Übung enhält alle wichtigen Elemente des funktionalen Trainings: Antrieb, Stabilisierung und Drehung, Kraftübertragung auf die oberen Gliedmaßen. Die Hüftstreckerkette, die Core-Muskulatur und das Schultergürtelsystem sind allesamt aktiviert: die Waden-, Oberschenkel-, Gesäß-, Quadrizeps- und schrägen Muskeln, der M. rectus abdominis, die lumbalen Muskeln, der M. latissimus dorsi, M. trapezius, die paraskapularen Muskeln... ist dies genug? Es handelt sich hierbei um eine kinematische Kette, die in allen Leistungssportarten eine Rolle spielt: im Baseball, Golf, in den Kampfkunst- und Kampfsportarten, im Basketball, Ringen, American Football und im Rugby. Diese Übung hat für das sportliche Training in jeder Sportart eine fundamentale Bedeutung. Kreisen Sie sie rot ein.

HANDBUCH FUNCTIONAL TRAINING

BURPEES, LIEGESTÜTZ, CLEAN (UMSETZEN) UND PRESS

Ausgangspunkt

- **A |** Nehmen Sie die Froschposition ein, indem Sie sich auf den Boden hocken; Ihre Zehen und Ballen stellen die Hauptstütze dar, Ihre Knie stehen auseinander und Ihre Fersen befinden sich eng zusammen.
  Greifen Sie den vor Ihnen auf dem Boden liegenden K-Bag mit dem Mittelgriff.

Ausführung

- **B |** Strecken Sie Ihre Beine und Ihr Becken nach hinten und absolvieren Sie einen Liegestütz.

- **C |** Bringen Sie Ihre Beine, Ihr Becken und Ihren Rumpf wieder nach vorne.

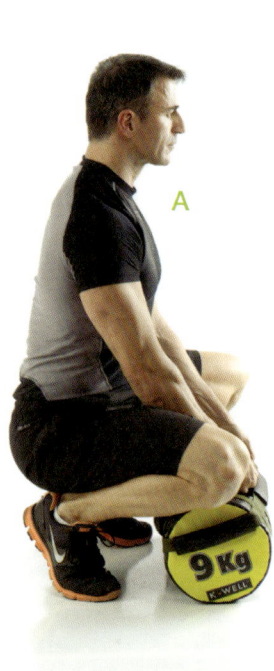
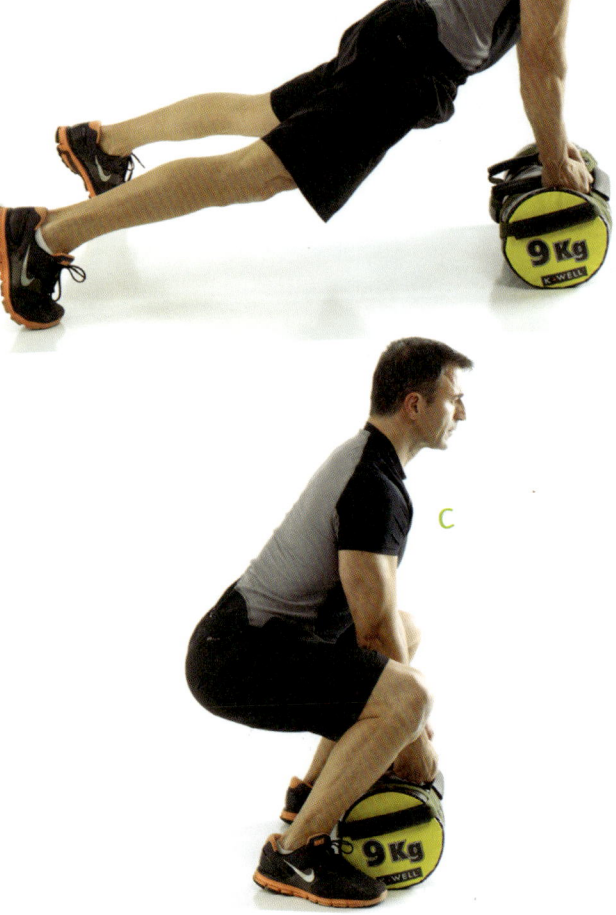

DER SANDSACK

- **D |** Stehen Sie auf und strecken Sie Ihre Fußgelenke, Beine und das Becken und heben Sie gleichzeitig den Sack an. Stabilisieren Sie den Sack in der Zercher-Position.

- **E |** Unterstützen Sie Ihre Bewegung mit einem leichten Stoß der Beine und heben Sie den K-Bag mit gestreckten Armen über Ihren Kopf.

- **F |** Kehren Sie zur Zercher-Position zurück, dann führen Sie den Sack zum Boden und kehren in die Ausgangsposition zurück. Sie sind bereit, wieder von vorne zu beginnen.

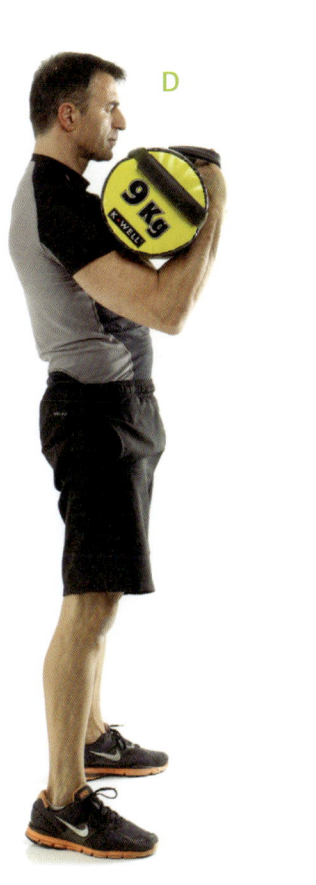
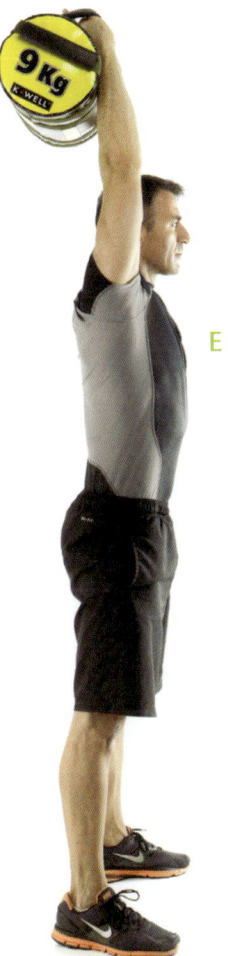
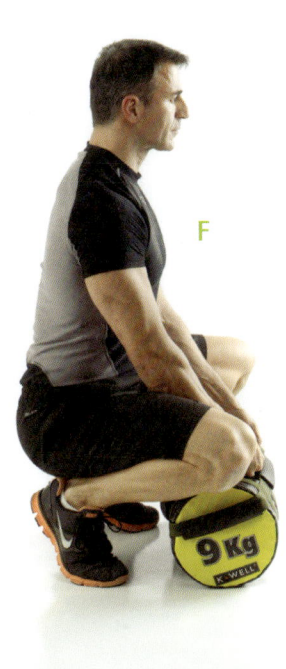

Erläuterung

Es gibt nur wenige Übungen, die in einem höheren Ausmaß „Ganzkörper"-Übungen sind als diese. Wenn Sie nicht genug kriegen, könnten Sie direkt nach dem „Umsetzen" noch eine Kniebeuge anfügen, aber es bleibt eine ausgezeichnete und auch extrem funktionale Übung, da sie mehrere motorische und konditionelle Fähigkeiten miteinander verbindet. Wenn Sie mich nach einem Ranking der fünf Topübungen, um schnell fit zu werden, fragen würden, würde ich diese Übung zu ihnen zählen. Ich glaube nicht, dass es eine Sportart gibt, bei der im Training auf diese Übung verzichtet werden kann. Neben den beteiligten Muskelketten erfordert sie auch erhebliche motorische Fähigkeiten.

HANDBUCH FUNCTIONAL TRAINING

SPRUNG AUS DEM KNIENSTAND UND SNATCH (REISSEN)

Ausgangspunkt

- A | Nehmen Sie eine kniende Position ein, Ihr Becken ist angehoben und der K-Bag liegt vor Ihnen.

Ausführung

- B | Springen Sie auf Ihre Füße, indem Sie Ihren Rücken anheben und Ihre Hüfte schnell strecken umd heben Sie die Arme auf Schulterhöhe an.

- C | Nutzen Sie den Schwung aus und greifen Sie den Sack mit dem Mittelgriff…

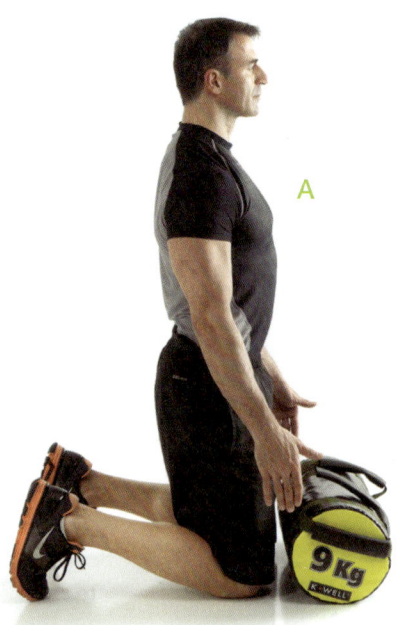

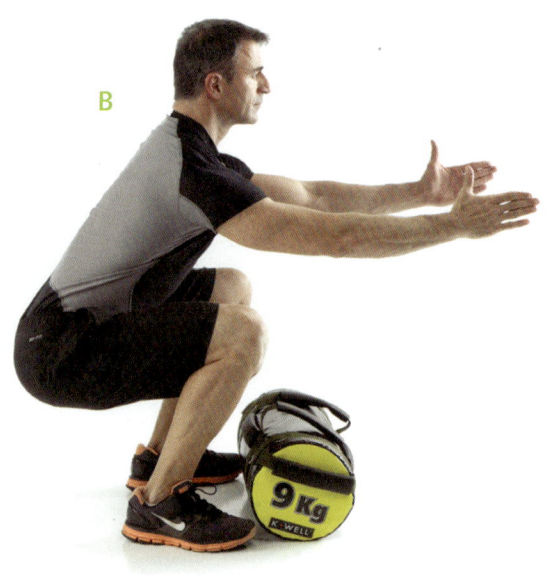

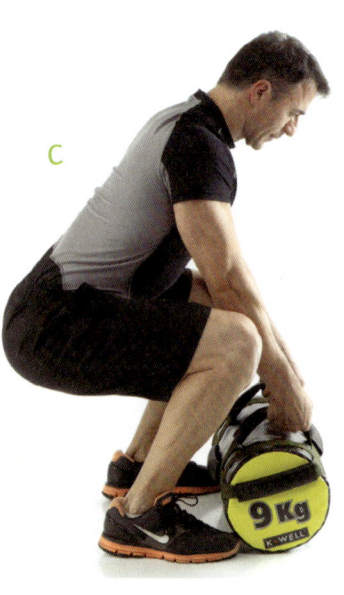

DER SANDSACK

- **D |** …werfen Sie ihn mit einer kraftvollen Hüftstreckung nach oben. Fixieren Sie den Sack über Ihrem Kopf und stellen Sie sich gleichzeitig vor, zwei Boxstöße mit Ihren Armen auszuführen.

- **E |** Begeben Sie sich über die Zercher-Position wieder zurück nach unten.

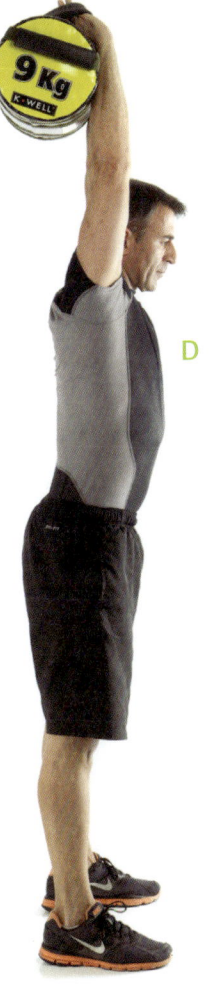

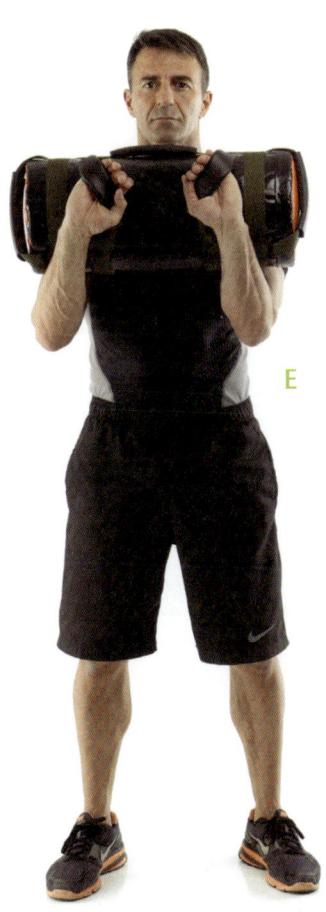

Erläuterung

Bei dieser Übung handelt es sich um eine weitere, sehr interessante Ganzkörperübung. Alles hängt von der Hüftstreckung ab. Wenn diese kraftvoll genug ist, bringen Sie den Sack bequem über Ihren Kopf, wo sie ihn in der Lock-out-Position mit Ihren Armen fixieren. Wenn der Schub aus den unteren Gliedmaßen nicht ausreicht, wird der Sack jedoch an Schnelligkeit verlieren und vor Ihrem Gesicht stoppen. Sie müssen dies dann durch die Streckung Ihrer oberen Gliedmaßen kompensieren, wodurch Sie den Schultergürtel einer Extralast aussetzen. Es handelt sich um eine wirklich ausgezeichnete Übung für alle Schnellkraft- und Kontaktsportarten.

HANDBUCH FUNCTIONAL TRAINING

PULL (ZUG) UND PRESSE

Ausgangspunkt

- **A |** Gehen Sie in die Kniebeuge, der K-Bag liegt vor Ihnen und ruht auf Ihren Füßen. Halten Sie den Sack mit dem Mittelgriff.

Ausführung

- **B |** Strecken Sie Ihre Hüften schnell und kraftvoll, wobei Sie die Bewegung mit einem nach oben gerichteten Zug der oberen Gliedmaßen unterstützen. Fixieren Sie den Sack in der Zercher-Position.

- **C |** Absolvieren Sie eine schnelle Beugung und Streckung der Beine, und…

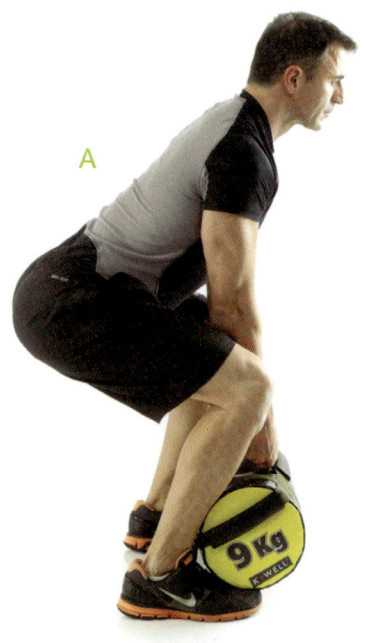
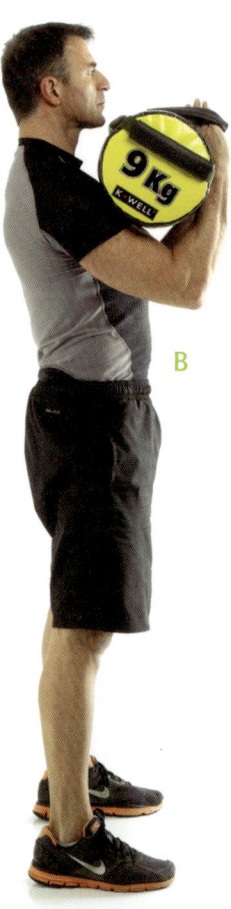
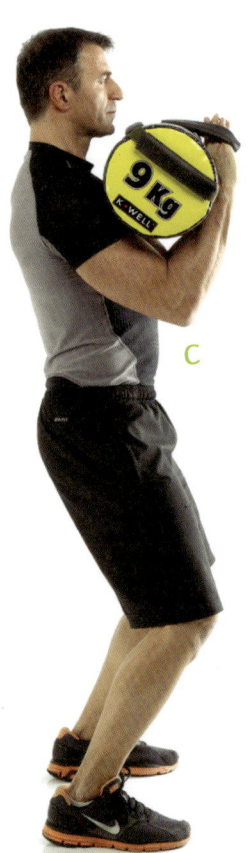

DER SANDSACK

- **D |** …heben Sie den Sack über Ihren Kopf.
- **E |** Kehren Sie in die Zercher-Position zurück, gehen Sie dann in die Kniebeuge und setzen Sie den K-Bag vor Ihren Füßen ab.

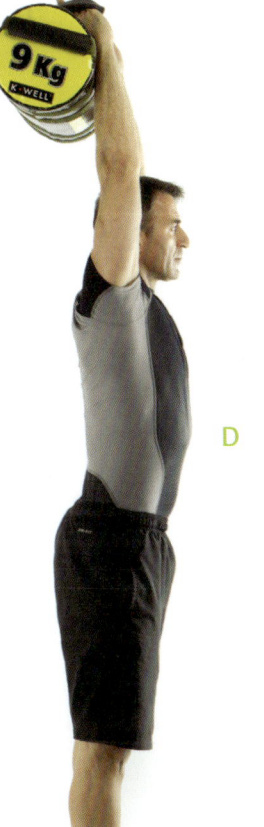

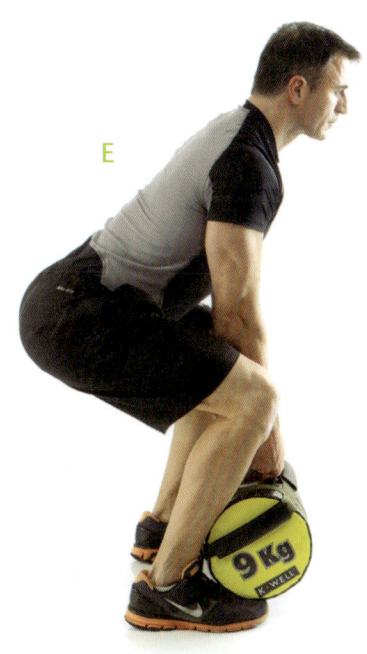

Erläuterung

Die Pull & Press-Übung ähnelt einem dynamischen Kreuzheben. Es handelt sich um eine sehr umfassende Übung, weil die gesamte Streckerkette der Hüfte, des Rumpfs und der oberen Extremitäten aktiviert wird. Der Unterschied zwischen einer Pull & Press-Übung und einer Clean & Press-Übung liegt nur in der – nicht geringfügigen – Tatsache, dass die erstgenannte Übung mit dem Sack auf dem Boden beginnt, während die letztgenannte Übung mit dem Sack knapp oberhalb der Knie beginnt. Es handelt sich bei der Pull & Press-Übung um eine unverzichtbare Übung für die Kräftigung der Hüftstreckerkette. Die Wahl der Last ist sehr wichtig. Paradoxerweise wird die Durchführung der richtigen Technik umso schwieriger, je leichter der Sack ist. Der Grund ist einfach: Eine schwere Last zwingt Sie, die gesamte Hüftstreckerkette einzusetzen, während eine zu leichte Last fast ausschließlich durch den Schub der Arme und des Rückens angehoben wird.

CLEAN (UMSETZEN) UND PRESSE

Ausgangspunkt

- **A |** Nehmen Sie eine stehende Position ein und halten Sie den K-Bag mit dem Mittelgriff auf halber Oberschenkelhöhe.

Ausführung

- **B und C |** Strecken Sie Ihre Hüfte schnell und kraftvoll, wobei Sie diese Bewegung durch einen nach oben gerichteten Zug der Arme unterstützen.

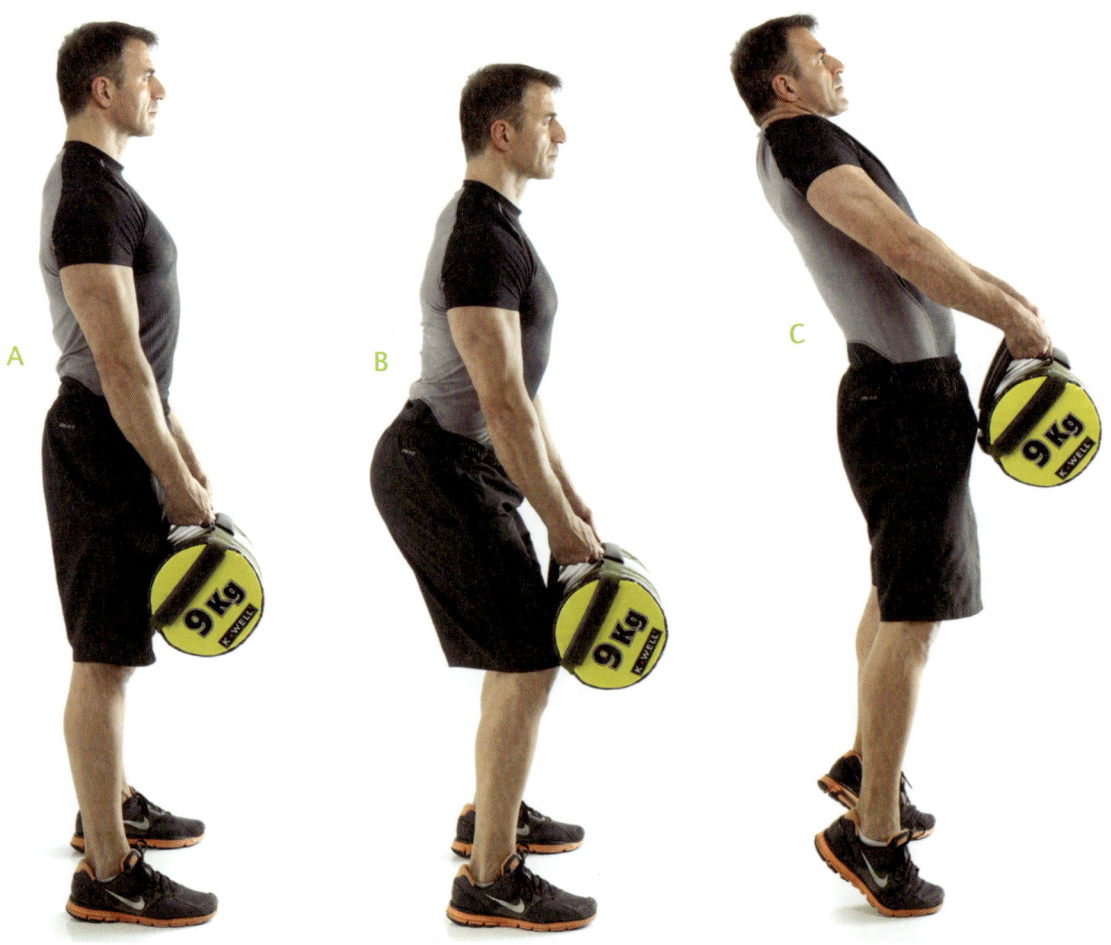

DER SANDSACK

- **D** | Fixieren Sie den Sack in der Zercher-Position.

- **E und F** | Führen Sie eine schnelle Beuge-Streck-Bewegung der Beine aus und heben Sie den K-Bag über Ihren Kopf. Kehren Sie in die Zercher-Position und dann sofort in in Ausgangsposition zurück, indem Sie dem Sack nach unten folgen.

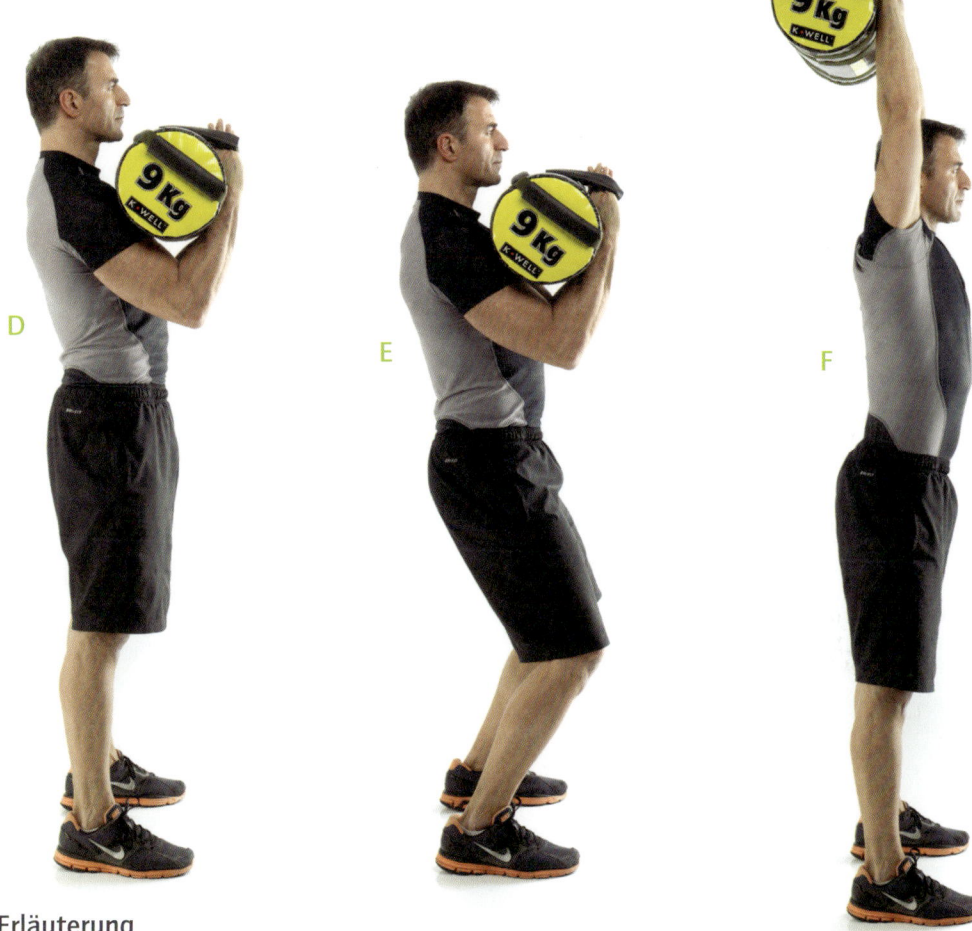

Erläuterung

Was sind die Unterschiede und die Vor- und Nachteile der Pull (Zug) & Press- und der Clean (Umsetzen) & Press-Übung? Die beiden Übungen haben unterschiedliche Funktionen oder können diese haben. Beim Pull handelt es sich um eine breitere Bewegung, die eine größere Hüftverwringung und daher die Verwendung einer schwereren Last in der Belastungsphase erlaubt. Der Clean erfordert stattdessen mehr Kraft und Explosivität in den Hüften, da die anfängliche Beuge-Streck-Bewegung kurz und schnell ist. Wie Sie sehen können, schließt die eine Übung die andere nicht aus, beides sind hervorragende Übungen.

HANDBUCH FUNCTIONAL TRAINING

PLYOMETRISCHER CLEAN (UMSETZEN)/PULL (ZUG) UND KNIEBEUGE

Ausgangspunkt

- **A |** Nehmen Sie die Kniebeugestellung ein, der K-Bag liegt vor Ihnen und ruht auf Ihren Füßen. Verwenden Sie den Mittelgriff.

Ausführung

- **B |** Strecken Sie Ihre Hüfte schnell und kraftvoll, wobei Sie diese Bewegung durch einen nach oben gerichteten Zug der Arme unterstützen.

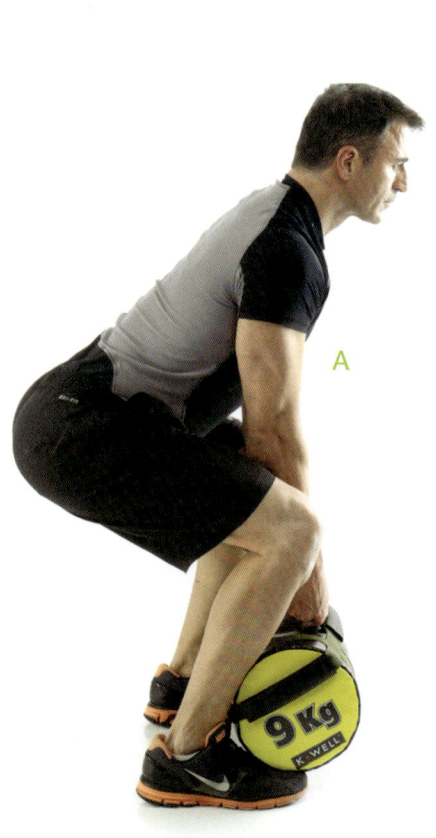
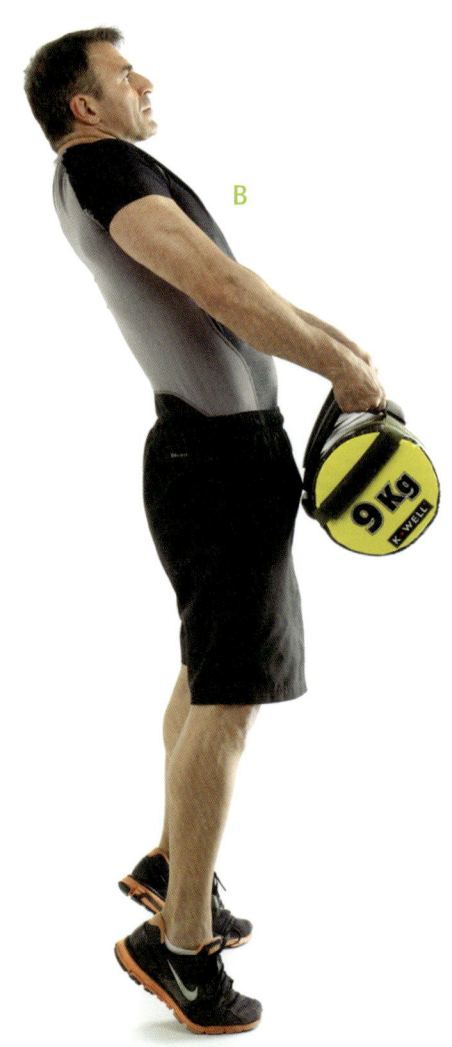

DER SANDSACK

- **C |** Werfen Sie den K-Bag nach oben und begeben Sie sich in die Kniebeugestellung.

- **D |** Wenn Sie die tiefe Kniebeugeposition fast erreicht haben – Sie befinden sich noch in der Bewegung nach unten –, fixieren Sie den Sack in der Zercher-Position, während dieser fällt.

- **E |** Richten Sie sich auf, indem Sie Ihre Beine strecken. Setzen Sie den Sack schließlich auf dem Boden ab und gehen Sie wieder in die Kniebeuge.

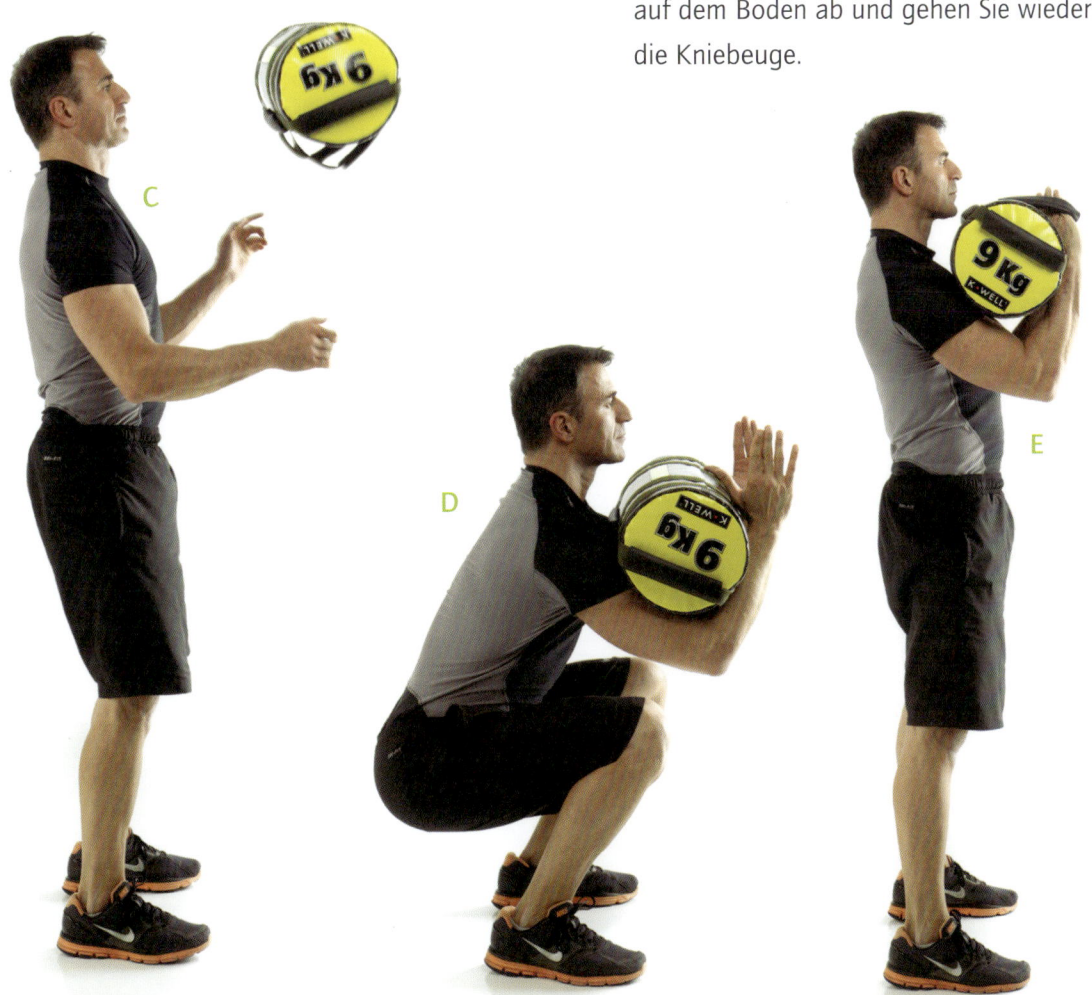

Erläuterung

Diese Übung erfordert Koordination, Kontrolle und auch Kraft sowie Schnellkraft, denn, wenn die Last schwer ist, sind all diese Eigenschaften erforderlich, um eine maximale Leistung zu erreichen.

SNATCH (REISSEN)

Ausgangspunkt

- A | Gehen Sie in die Hocke und legen Sie den K-Bag vor sich ab, sodass er auf Ihren Füßen ruht.

Ausführung

- B | Halten Sie den Sack mit dem Mittelgriff und werfen Sie ihn mit einer kraftvollen Streckung der Hüften, des Rückens und der Arme nach oben. Fixieren Sie den Sack in der Lock-out-Position über Ihrem Kopf und stellen Sie sich vor, Sie würden zwei simultane Boxstöße mit den Armen ausführen.

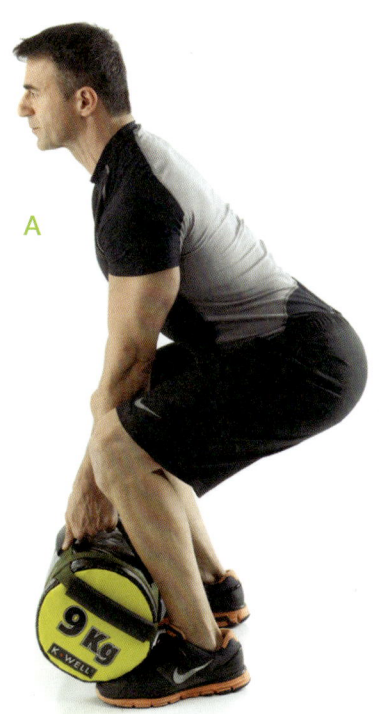

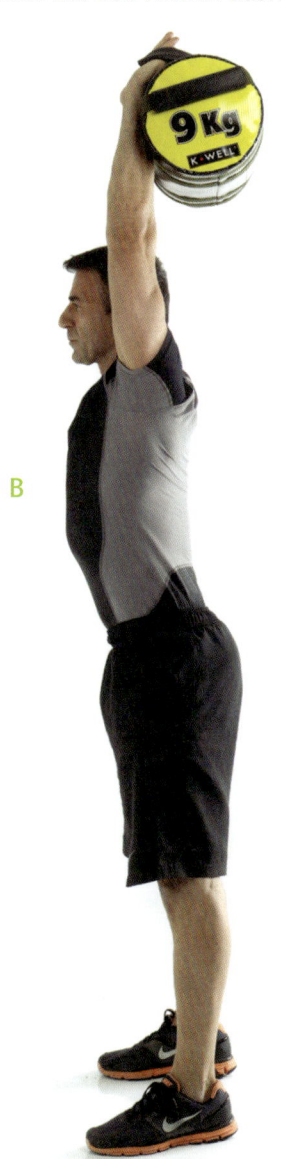

DER SANDSACK

- **C |** Kehren Sie vorsichtig in die Ausgangsposition zurück und wiederholen Sie die Übung.

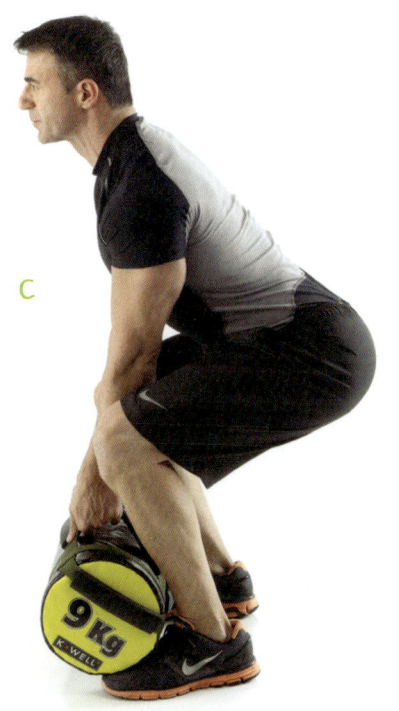

C

Erläuterung

Der Snatch (Reißen) war schon immer die Übung *par excellence*, mit praktischen Anwendungen in allen Sportarten, die Kraftleistungen und damit verwandte Leistungen erfordern. Alles hängt von der Hüftstreckung ab: Wenn diese kraftvoll ist, gelangt der Sack leicht über den Kopf, wo er in der Lock-out-Position durch die Armstreckung fixiert wird. Wenn der Schub der Beine nicht ausreicht, wird der Sack jedoch an Geschwindigkeit verlieren und vor Ihrem Gesicht zum Halt kommen. Sie müssen dies dann durch die Streckung der Arme kompensieren, was eine zusätzliche Belastung des Schultergürtels bedeutet. Ein weiteres wichtiges Detail: In der Lock-out-Position muss der Kopf nach vorne gebracht werden, um Belastungen und Verspannungen der Halswirbel zu vermeiden. Die Arme müssen gestreckt sein: Wenn sie halb gebeugt sind, wird die Aktivierung der paraskapularen Muskeln unvollständig sein, und der Sack wird den Humerus aus seiner Position ziehen.

HANDBUCH FUNCTIONAL TRAINING

AUSFALLSCHRITT UND SNATCH (REISSEN)

Ausgangspunkt

- **A |** Knien Sie sich in die Ausfallschrittposition: Das linke Bein ist gebeugt und ruht auf der Fußsohle; das rechte Bein ruht mit dem Knie und dem Fuß auf dem Boden.
Halten Sie den K-Bag mit dem Mittelgriff und legen Sie ihn vor Ihrem linken Fuß auf den Boden.

Ausführung

- **B |** Werfen Sie den Sack mit einer kraftvollen Bewegung der Hüften, des Rückens und der Arme nach oben und fixieren Sie ihn in der Ausfallschrittposition über Ihrem Kopf. Kehren Sie in die Zercher-Position zurück, legen Sie den Sandsack dann wieder auf dem Boden ab, wobei Sie Ihre unteren Extremitäten beugen und in die Ausgangsposition zurückkehren.

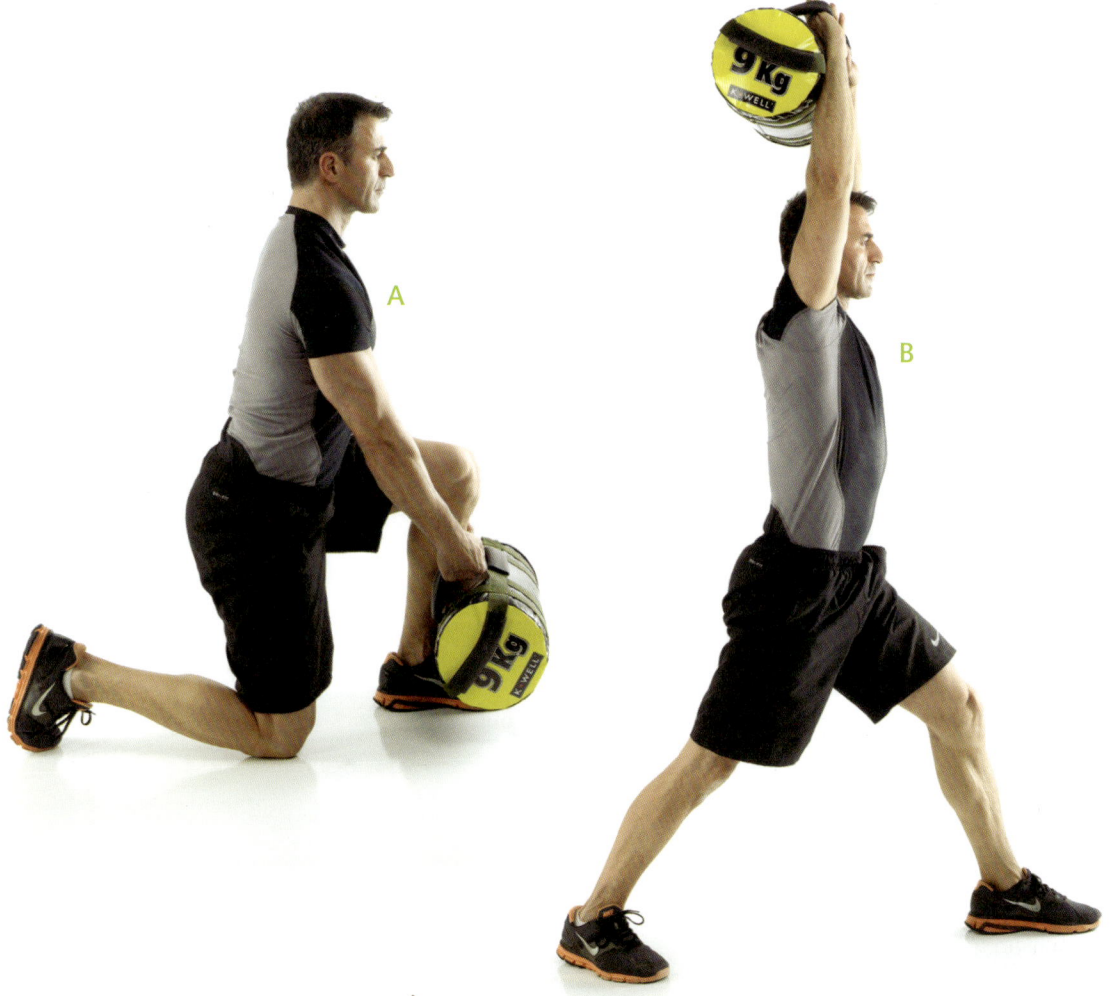

DER SANDSACK

- **C und D** | Absolvieren Sie die geforderte Anzahl von Wiederholungen und wiederholen Sie die Bewegung auf der anderen Seite.

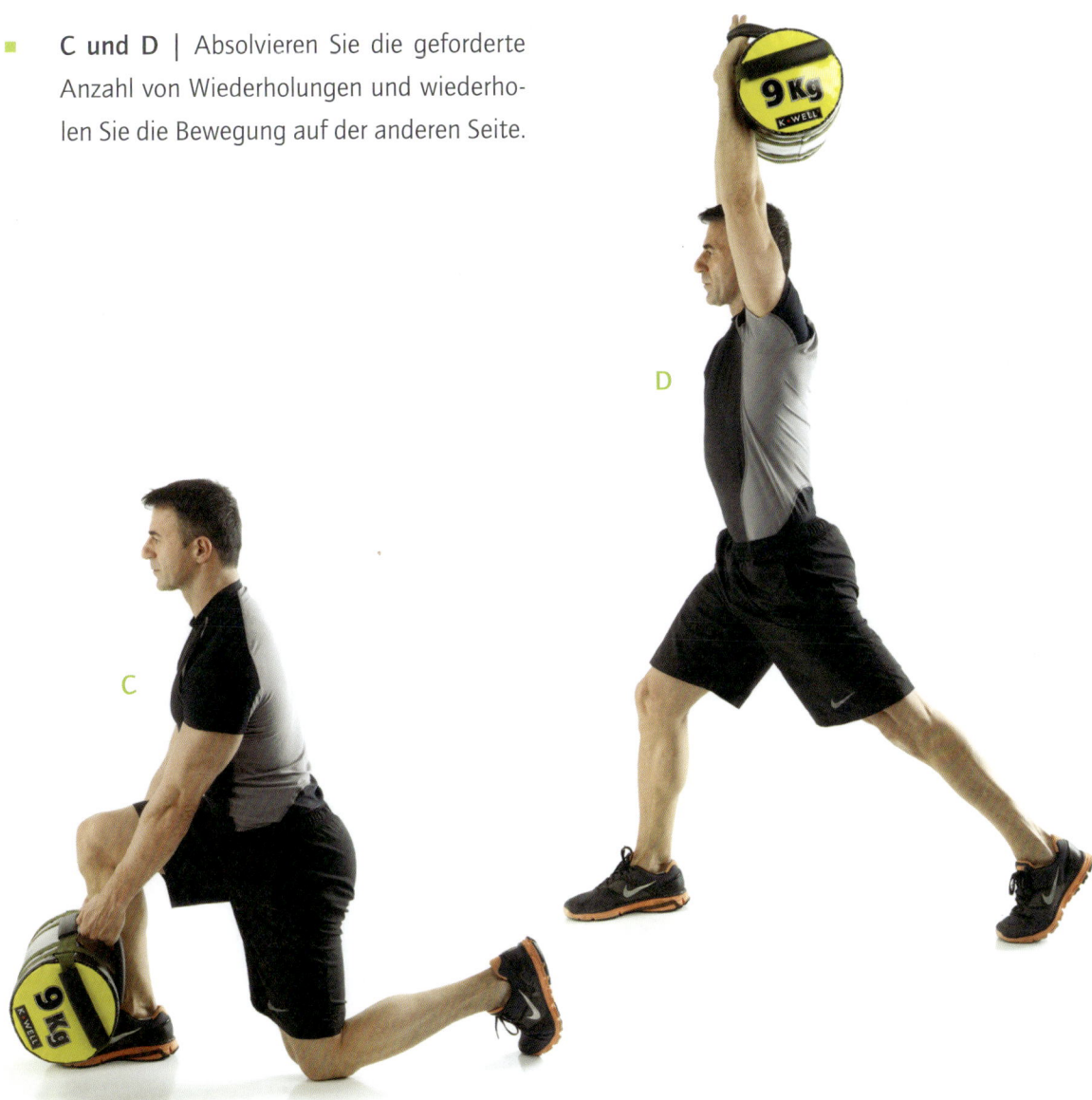

Erläuterung

Der Schwierigkeitsgrad nimmt zu, da die Streckung der Hüften aus der Ausfallschrittposition sicherlich härter ist. Der Schub kommt vor allem aus dem vorderen Bein. Außerdem sorgt die kleinere Stützfläche der Füße dafür, dass die Bewegung instabiler wird. Die Core-Muskeln sowie die paravertebralen und paraskapularen Muskeln erhalten durch diese Bewegung einen positiven Impuls. Ich liebe diese Übung: Sie stimuliert wie wenige andere Übungen bestimmte, oft vernachlässigte Arbeitswinkel, die jedoch zur Ausbildung eines perfekten Sportlers unerlässlich sind.

HANDBUCH FUNCTIONAL TRAINING

SCHWUNG UND KNIEBEUGE

Ausgangspunkt

- A | Nehmen Sie die stehende Position ein, halten Sie den K-Bag am Seitengriff und führen Sie Ihren rechten Arm zur Körpermitte hin.

Ausführung

- B | Verwringen Sie Ihre Hüfte, indem Sie sie leicht beugen, und führen Sie Ihren rechten Arm (mit dem Sack) zwischen Ihre Beine zu Ihren Fersen hin.

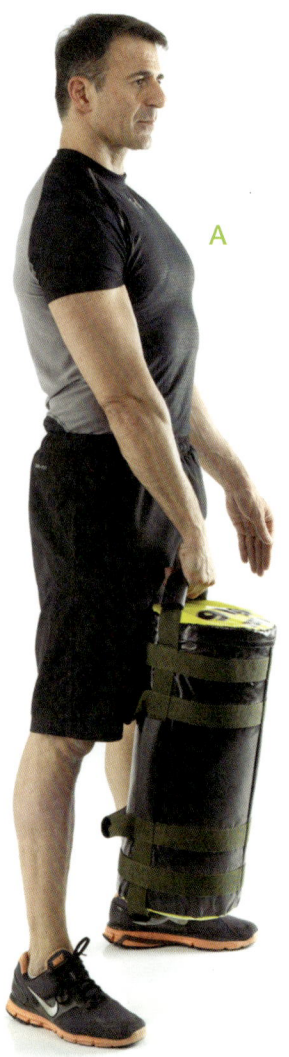
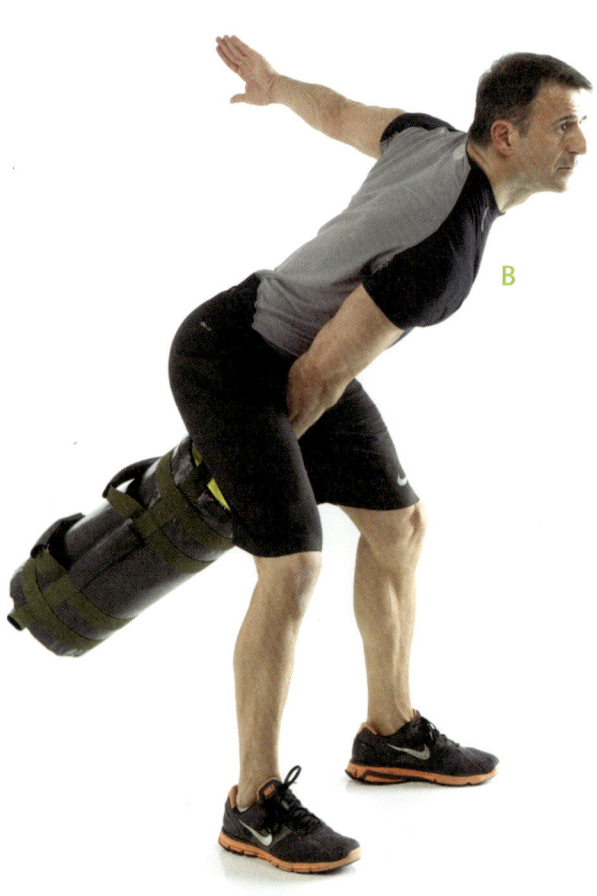

DER SANDSACK

- **C |** Strecken Sie Ihre Hüfte und heben Sie Ihren rechten Arm nach oben.

- **D |** Platzieren Sie mit in der Handfläche sich drehendem Griff den Sack auf Ihrer rechten Schulter in der geschulterten Position und setzen Sie sich gleichzeitig nach hinten in die tiefe Kniebeuge.

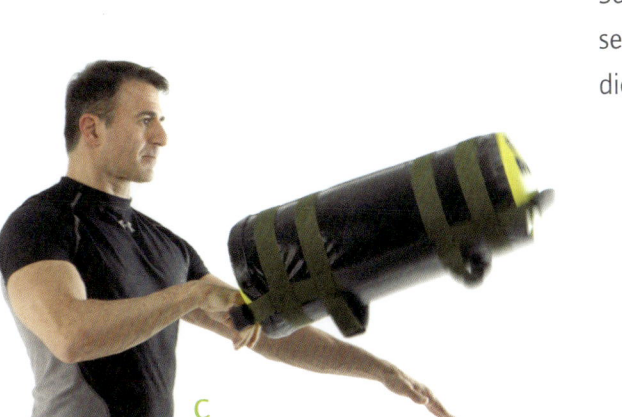

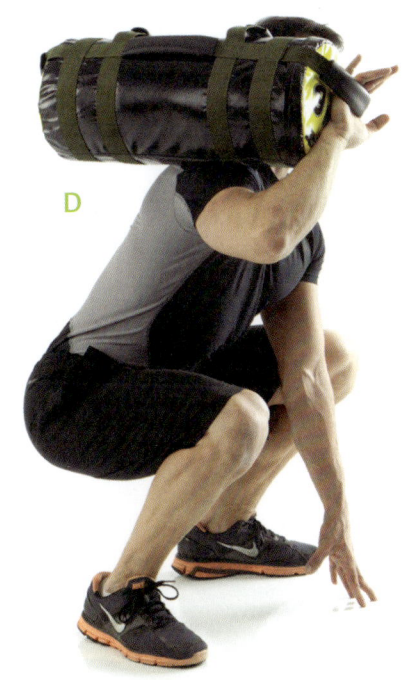

Erläuterung

Koordination und Kontrolle sind bei dieser Übung sehr wichtig. Die Hüfte wird sehr stark aktiviert, da sie beim Wurf des Sacks nach oben belastet wird. Es handelt sich praktisch um eine Snatchbewegung mit einer Hand. Es gibt nur einen Haken: Nicht alle Säcke haben ein Griff, der breit genug ist, um diese Ausführung zu ermöglichen. Bei anderen Säcken – nennen wir sie normale Säcke – ist die Hebelwirkung auf das Handgelenk zu hoch. Achten Sie auf Teil D der Ausführung: Ihr Ellbogen muss immer nach vorne zeigen; andernfalls würde der Humerus sich in einer riskanten Position befinden, wodurch das Gelenk einer großen Belastung ausgesetzt wäre.

11.3 ÜBUNGEN FÜR DIE UNTEREN EXTREMITÄTEN

ÜBER-KOPF-KNIEBEUGE

Ausgangspunkt

- **A |** Stehen Sie mit schulterbreit auseinandergestellten Beinen.
  Heben Sie den K-Bag in die Lock-out-Position.

Ausführung

- **B |** Setzen Sie sich nach hinten unten in die tiefe Kniebeugeposition, wobei Sie versuchen, Ihre Arme gestreckt über Ihrem Kopf zu halten. Während der Bewegung nach unten müssen Sie Ihren Kopf allmählich nach vorne bringen, um eine übermäßige Belastung Ihrer Halswirbelsäule zu vermeiden. Strecken Sie Ihre Beine und kehren Sie in die Standposition zurück.

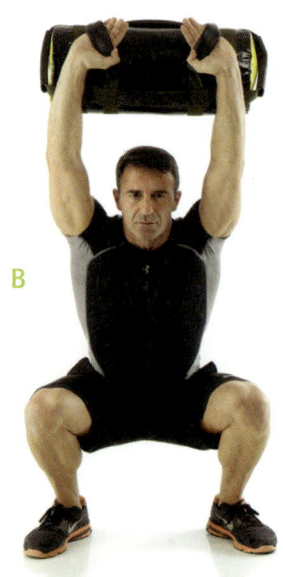

Erläuterung

Ich habe immer gesagt, dass Über-Kopf-Übungen neu bewertet werden müssen. Sie bereiten die Hüft- und Rückenstreckerketten sehr effektiv auf schwerere Arbeiten, wie z. B. Kniebeugen mit Hanteln, vor. Außerdem haben sie eine so positive Wirkung auf die Körperhaltung, wie nur wenige andere Übungen, da die paravertebralen und paraskapularen Muskeln, die Oberarmrückziehmuskeln und die Außenrotatoren der Manschette alle stark aktiviert werden. Die Über-Kopf-Kniebeuge ist nicht für jedermann als Anfangsübung geeignet, aber nach ein wenig Übung sollte jeder in der Lage sein, sie auszuführen.

DER SANDSACK

BÄREN-KNIEBEUGE

Ausgangspunkt

- **A |** Stehen Sie mit schulterbreit auseinandergestellten Beinen in der Bärenposition. Die Hände fassen den Bärengriff oder, falls er fehlt, umfassen die Arme den K-Bag wie bei einer Umarmung.

Ausführung

- **B |** Setzen Sie sich nach hinten unten in die tiefe Kniebeuge und versuchen Sie, den Sack noch näher an Ihren Rumpf zu bringen. Strecken Sie Ihre Beine und richten Sie sich wieder auf.

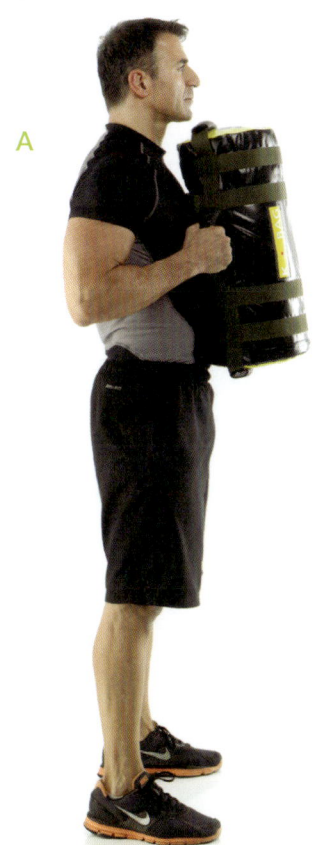
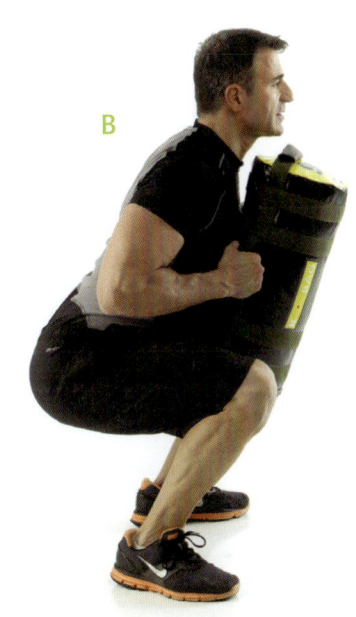

Erläuterung

Eine Kniebeuge ist eine Kniebeuge. Wir reden vom Prinzen der Fitnessübungen (ich vergleiche sie mit den olympischen Gewichthebeübungen, dem Reißen und Stoßen). Beim Bärengriff neigt das Gewicht dazu, nach vorne zu fallen und auf dem Lendenbereich zu lasten. Um dies zu kompensieren, müssen Sie den K-Bag fest am Körper halten: Dies erzeugt eine stärkere Kontraktion der Bauchmuskelkorsetts und der Oberarmrückziehmuskeln.

HANDBUCH FUNCTIONAL TRAINING

ZERCHER-KNIEBEUGE

Ausgangspunkt

- **A |** Stehen Sie mit schulterbreit auseinandergestellten Beinen in der Zercher-Position. Verwenden Sie den Mittelgriff.

Ausführung

- **B |** Setzen Sie sich nach hinten unten in eine tiefe Kniebeuge und versuchen Sie, den Sack in der Zercher-Position mit hohen Ellbogen zu halten.
  Strecken Sie Ihre Beine und richten Sie sich wieder auf.

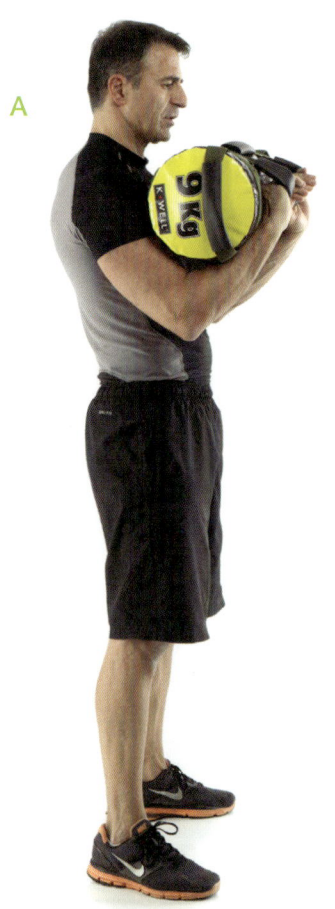
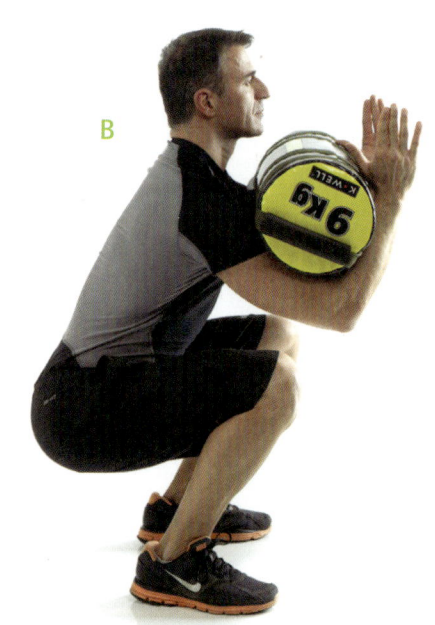

Erläuterung

Die Zercher-Kniebeuge mit dem Sack ähnelt eher der Frontalkniebeuge als der Zercher-Kniebeuge mit einer Langhantel (bei der das Trainingsgerät in der Beuge beider Ellbogen gehalten wird). Als solche ist sie meiner Meinung nach eine ausgezeichnete Übung für die Gesäß- und paravertebralen Muskeln. In der Zercher-Position haben die Ellbogen eine hohe Position und der K-Bag befindet sich unmittelbar unter dem Kinn. Die Wirbelsäule hält leicht die Neutralstellung und Sie können eine tiefere Kniebeuge durchführen.

DER SANDSACK

KNIEBEUGE MIT GESCHULTERTEM SANDSACK

Ausgangspunkt

- **A |** Stehen Sie mit schulterbreit auseinandergestellten Beinen in der geschulterten Sandsackposition. Der K-Bag liegt auf Ihrer linken Schulter.

Ausführung

- **B |** Setzen Sie sich nach hinten unten in eine tiefe Kniebeuge und versuchen Sie, den Sack in dieser Position zu halten.

- **C |** Strecken Sie Ihre Beine und richten Sie sich wieder auf. Absolvieren Sie die geforderte Anzahl von Wiederholungen und wiederholen Sie die Übung mit dem Sack auf der anderen Schulter.

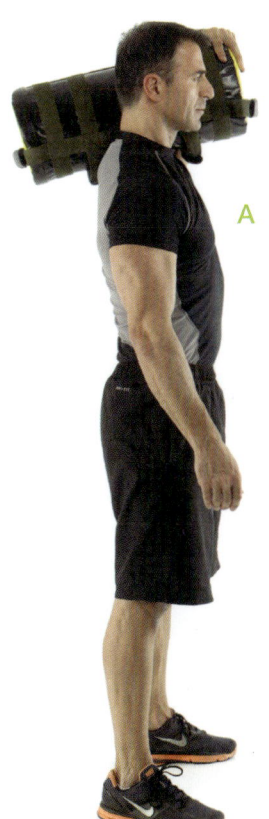
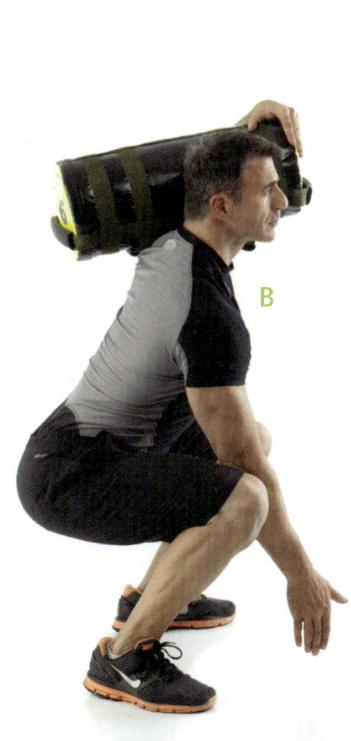
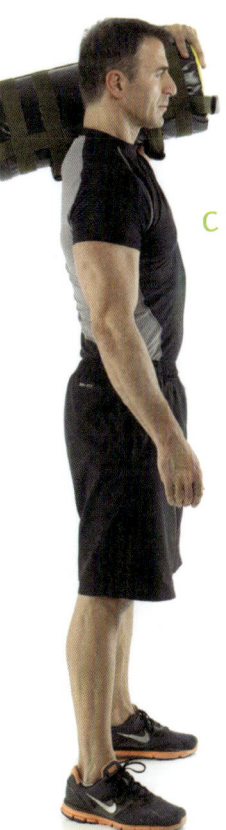

Erläuterung

Wie zuvor erwähnt, bewirkt der geschulterte Griff eine seitliche Verlagerung des Gewichts. Während der Ausführung dieser Übung ist daher eine größere Aktivierung der schrägen Muskeln und der Stabilisatoren des Rumpfs und der gegenüberliegenden Hüftseite gefordert.

EINBEINIGE KNIEBEUGE MIT GESCHULTERTEM SANDSACK

Ausgangspunkt

- A | Stehen Sie mit dem Sack auf der linken Schulter und umfassen Sie den Sandsack mit dem linken Arm, die linke Hand liegt vorne auf dem Sandsack.

Ausführung

- B | Heben Sie das linke Bein an, sodass Sie nur noch auf dem rechten Bein stehen. Beugen Sie das rechte Bein mit einer kontrollierten Bewegung und gehen Sie in die Kniebeuge. Geben Sie der Bewegung ein Maß und ein Ziel: Berühren Sie den Boden mit Ihrer rechten Hand. Sie dürfen sich mit Ihrem Rumpf nach vorne neigen, aber achten Sie darauf, diese Bewegung nicht zu übertreiben, sodass Sie den unteren Rückenbereich nicht überlasten.

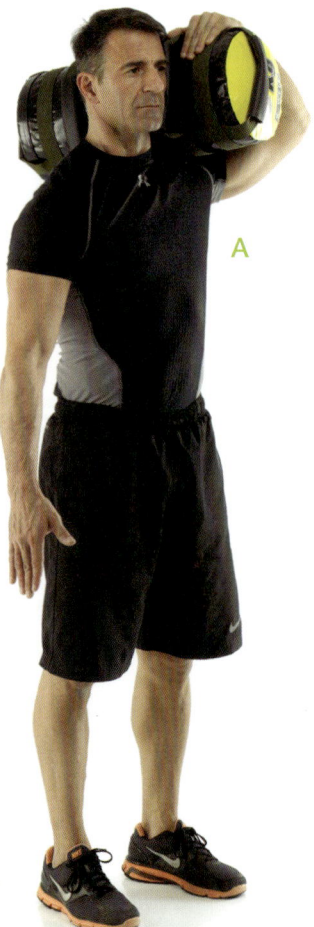

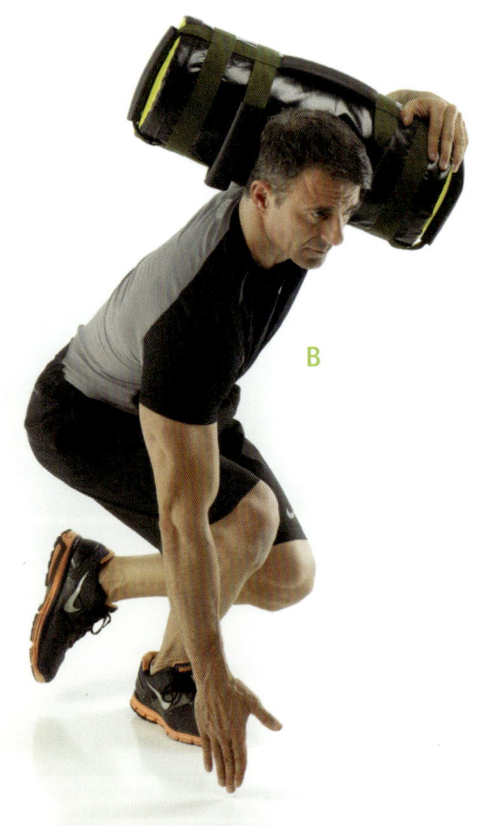

DER SANDSACK

- **C |** Strecken Sie das rechte Bein und kehren Sie in die Standposition zurück, wobei Sie sich nur auf dem rechten Bein abstützen. Absolvieren Sie die geforderte Anzahl von Wiederholungen und wiederholen Sie die Übung auf der anderen Seite.

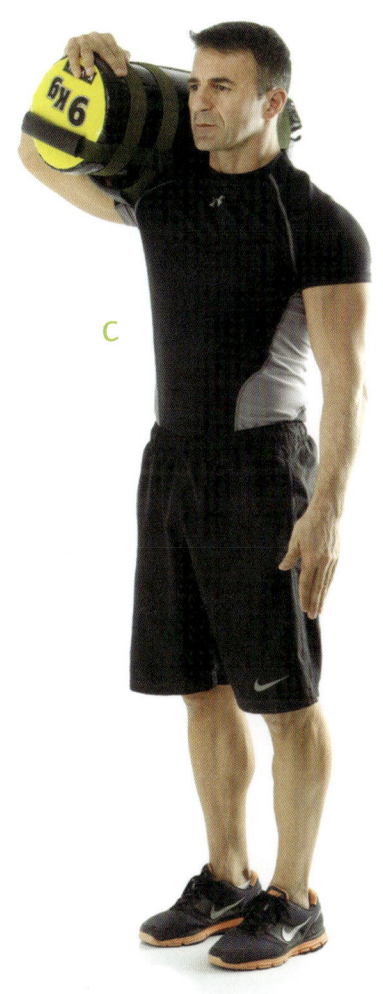

C

Erläuterung

Was soll ich sagen? Dies ist ohne Zweifel eine harte Übung. Sowohl das Gewicht des Körpers als auch das des Sacks stimuliert die Streckerkette nur einer Extremität. Nicht schlecht, oder? Dies bedeutet eine hochintensive Belastung für die betreffende Extremität und die gesamte Rumpfmuskulatur, einschließlich der Bauchfaszien, die die Last auf der anderen Seite des Körpers kompensieren müssen. Auf diese Übung sollte niemand verzichten.

HANDBUCH FUNCTIONAL TRAINING

ZERCHER-AUSFALLSCHRITT UND DREHUNG

Ausgangspunkt

- **A |** Stehen Sie mit schulterbreit auseinandergestellten Beinen in der Zercher-Position. Verwenden Sie den Mittelgriff.

Ausführung

- **B |** Machen Sie mit dem linken Bein einen Schritt nach vorne.

- **C |** Senken Sie Ihren Körper in einen Ausfallschritt ab, sodass das rechte Knie den Boden berührt; spannen Sie gleichzeitig den M. rectus abdominis an und drehen Sie Ihren Rumpf zum linken Bein hin.

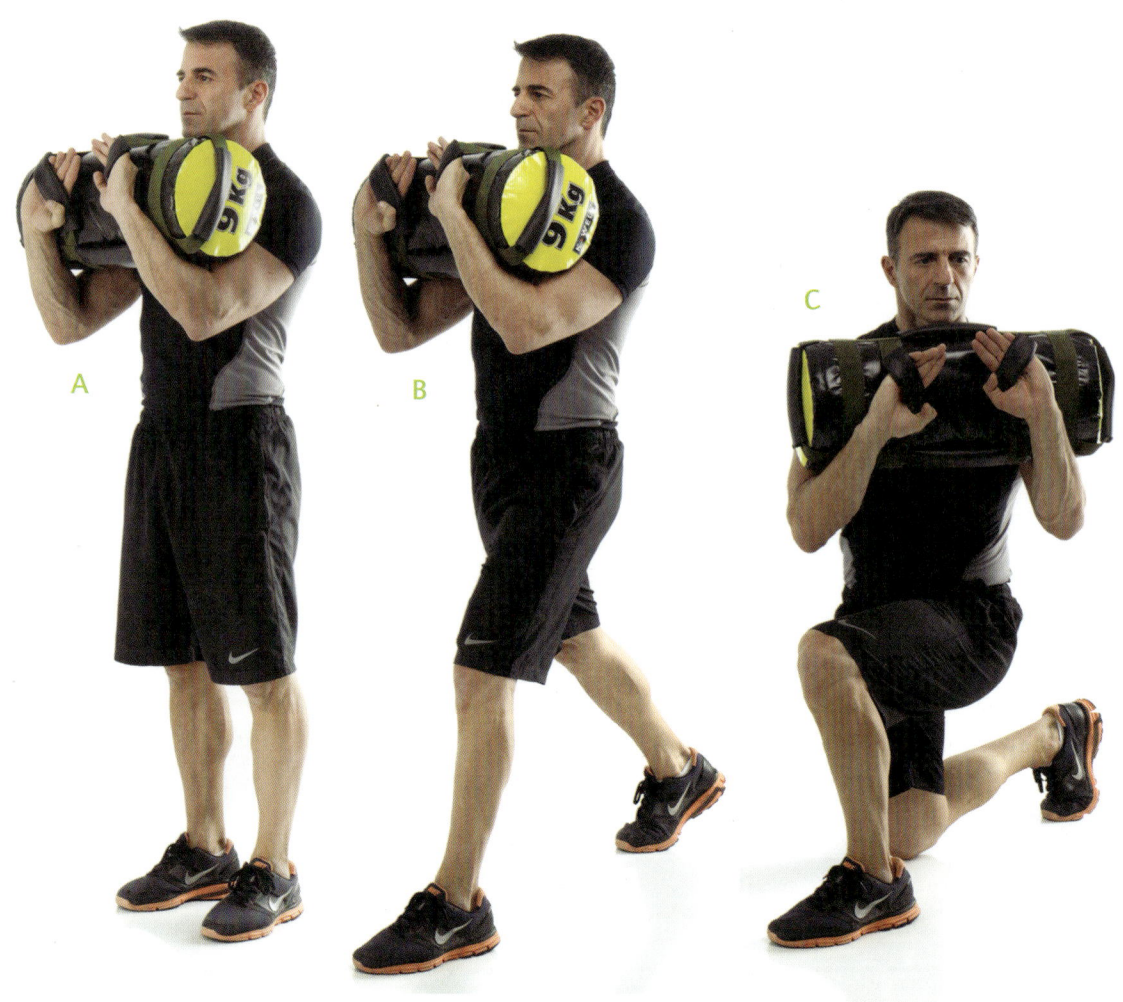

DER SANDSACK

- **D |** Strecken Sie Ihre Beine und machen Sie mit dem rechten Bein einen Schritt nach vorne. Der Sack folgt der Bewegung und kehrt in eine zentrale Position zurück.

- **E |** Senken Sie Ihren Körper in einen Ausfallschritt ab, sodass das rechte Knie den Boden berührt, und drehen Sie gleichzeitig Ihren Rumpf zum rechten Bein hin. Absolvieren Sie die geforderte Anzahl von Wiederholungen.

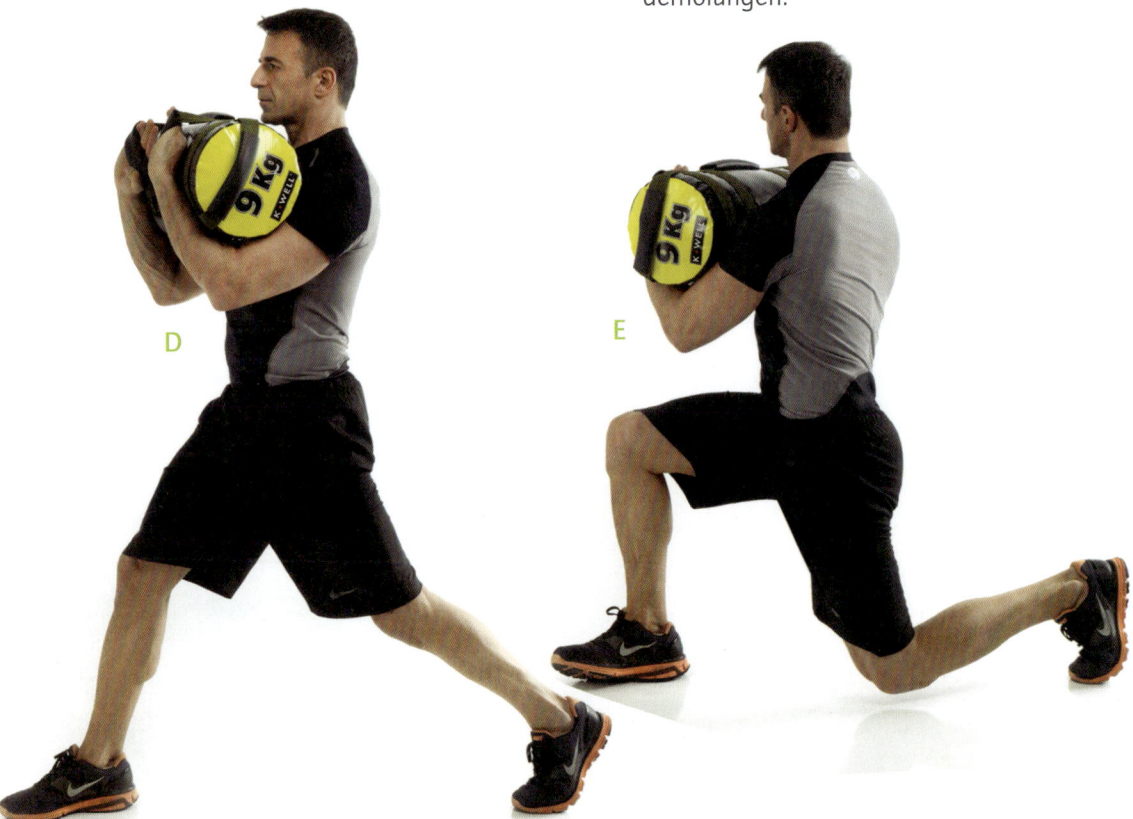

Erläuterung

Diese wirklich tolle Übung erfordert mehr Technik, als man auf den ersten Blick erkennt. Sie enthält die wichtigen Elemente des funktionalen Trainings, d. h. Aktion und Funktion zur gleichen Zeit. Sie ist auch sehr gut für die Entwicklung der propriozeptiven Fähigkeiten, denn sie verlangt, dass Sie trotz ständiger Richtungswechsel eine korrekte, stabile Haltung beibehalten, Schritt für Schritt. Wenn Sie zusätzlich zum Ausfallschritt eine Drehung durchführen, werden Ihre Beine zusätzlich destabilisiert, und Ihre gesamten Bauchfaszien und die Core-Muskeln werden stärker aktiviert. Was die Core-Muskeln anbetrifft, ist die Kontraktion des M. rectus abdominis wichtig, um die Drehung des Oberkörpers zu begrenzen und ihn daran zu hindern, dass er seine Energie auf den Lendenbereich entlädt.

HANDBUCH FUNCTIONAL TRAINING

AUSFALLSCHRITT MIT GESCHULTERTEM SANDSACK

Ausgangspunkt

- A | Stehen Sie mit schulterbreit auseinandergestellten Beinen mit dem Sandsack auf der rechten Schulter.

Ausführung

- B | Machen Sie mit dem linken Bein einen Schritt nach vorne.

- C | Senken Sie Ihren Körper in einen Ausfallschritt ab, sodass das rechte Knie den Boden berührt.

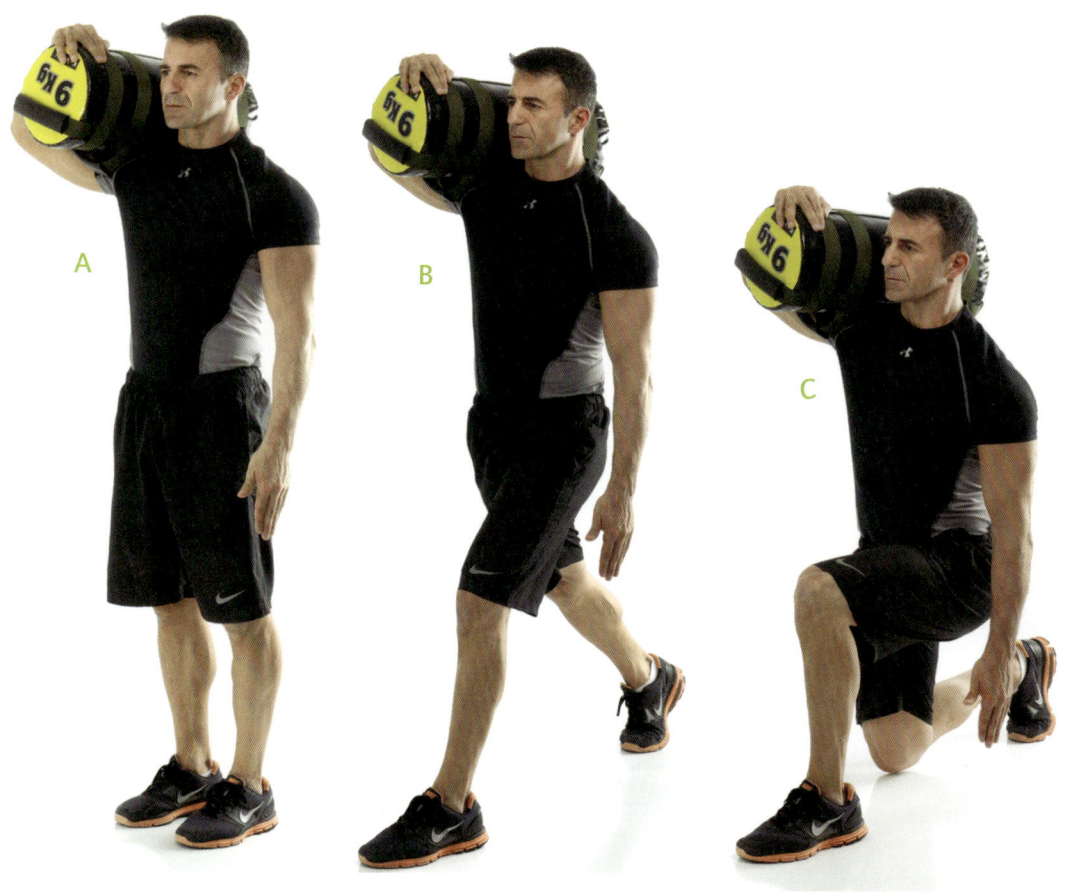

DER SANDSACK

- **D |** Strecken Sie Ihre Beine, machen Sie einen weiteren Schritt und führen Sie das rechte Bein nach vorne. Der Sack folgt der Bewegung.

- **E |** Senken Sie Ihren Körper in einen Ausfallschritt ab, sodass das linke Knie den Boden berührt.

- **F |** Absolvieren Sie die geforderte Anzahl von Wiederholungen und wiederholen Sie die Bewegung mit dem Sandsack auf der anderen Schulter.

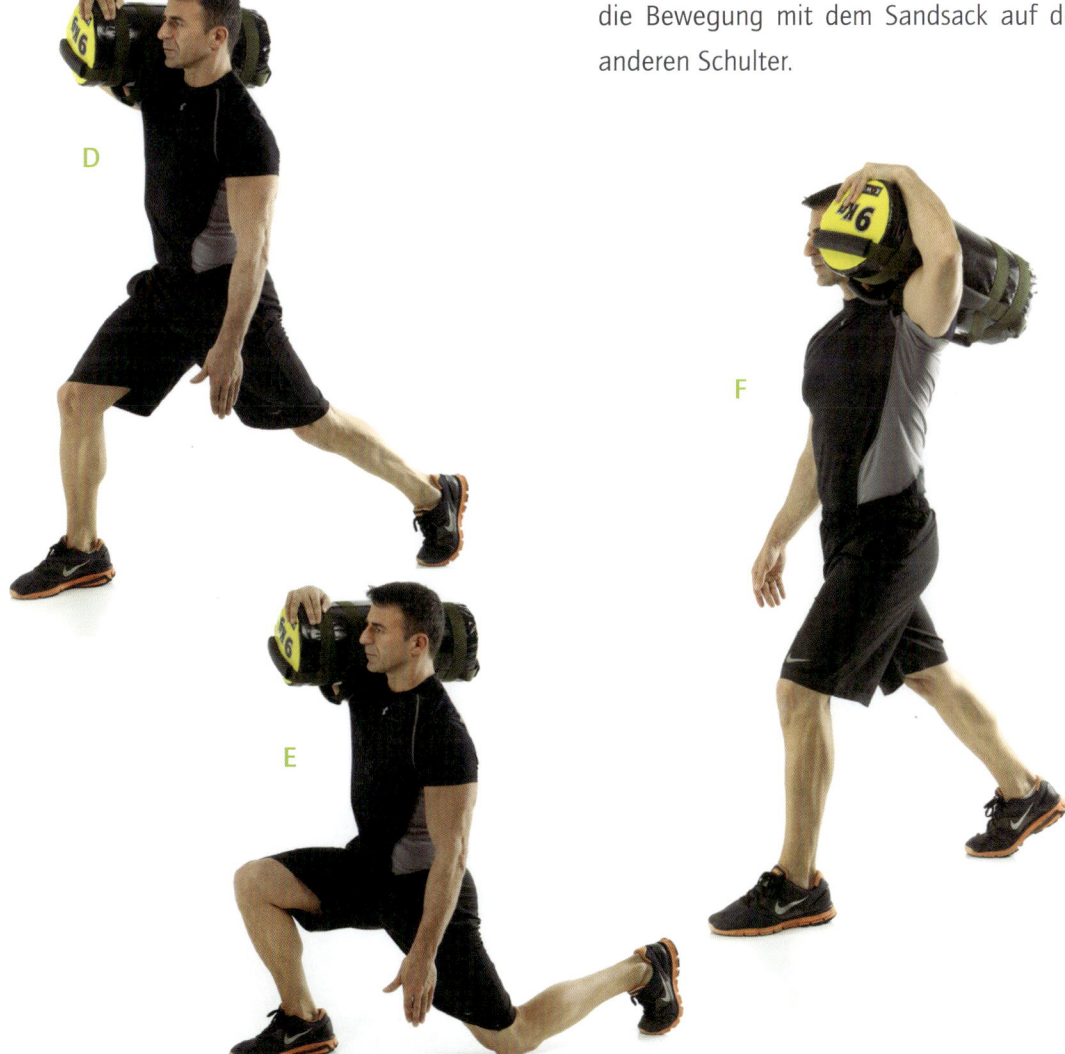

Erläuterung

Diese Übung ähnelt, soweit die Hüftstreckerkette betroffen ist, der vorherigen Übung. Es gibt keine Rumpfdrehung, aber aufgrund der Schulterposition ist der Rumpf destabilisiert. Die Bauchfaszien wie auch die Core-Muskulatur sind aktiviert, wenn auch geringer als bei der vorherigen Übung.

HANDBUCH FUNCTIONAL TRAINING

ALTERNIERENDER AUSFALLSCHRITT MIT GESCHULTERTEM SANDSACK

Ausgangspunkt

- A | Stehen Sie mit schulterbreit auseinandergestellten Beinen mit dem Sandsack in der geschulterten Position. Der K-Bag liegt auf Ihrer rechten Schulter.

Ausführung

- B | Machen Sie mit dem rechten Bein einen Schritt nach vorne.

- C | Senken Sie Ihren Körper in den Ausfallschritt ab, das linke Knie berührt den Boden und bringen Sie gleichzeitig den Sack vor Ihren Körper in die Bären-Position.

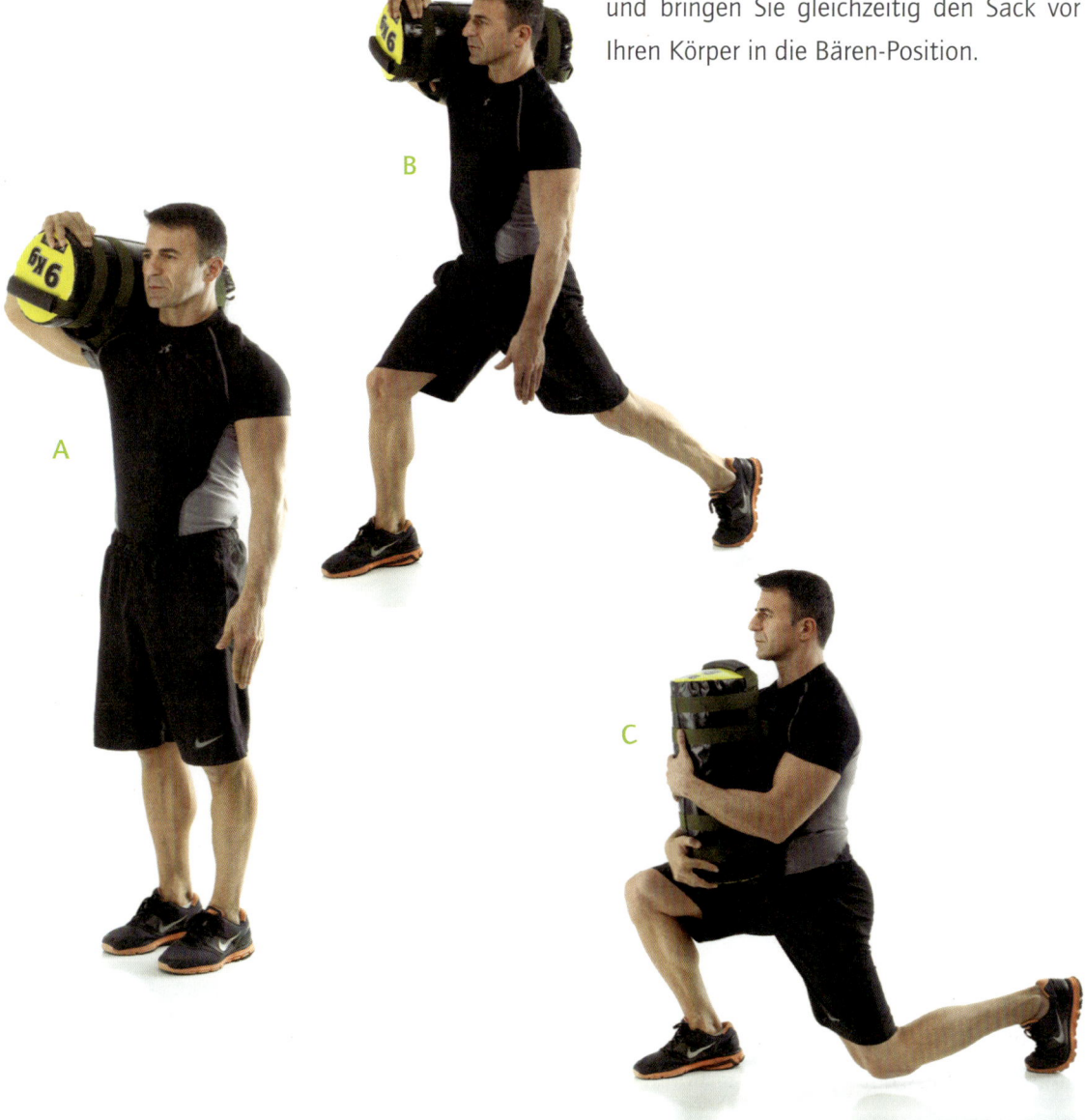

DER SANDSACK

- **D |** Strecken Sie Ihre Beine, machen Sie mit dem linken Bein einen Schritt nach vorne und heben Sie den K-Bag gleichzeitig auf Ihre linke Schulter.

- **E |** Senken Sie Ihren Körper in einen Ausfallschritt ab, das rechte Knie berührt den Boden, und bringen Sie den Sack zurück in die Bären-Position. So gelangt jedes Mal, wenn Sie Ihre Beine in die Ausfallschrittposition beugen, der Sack von der Schulter nach unten in die Bären-Position, während der Sack jedes Mal, wenn Sie Ihre Beine strecken und einen Schritt nach vorne machen, in die geschulterte Position zurückkehrt, und zwar auf die jeweils andere Schulter. Machen Sie auf diese Weise weiter und absolvieren Sie die geforderte Anzahl von Wiederholungen.

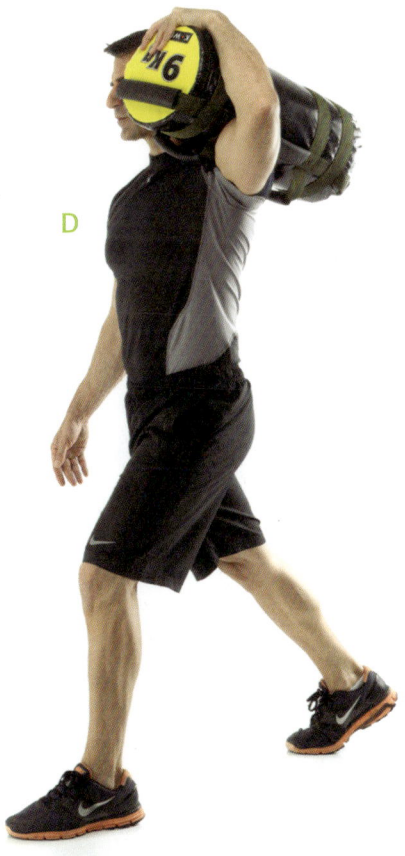

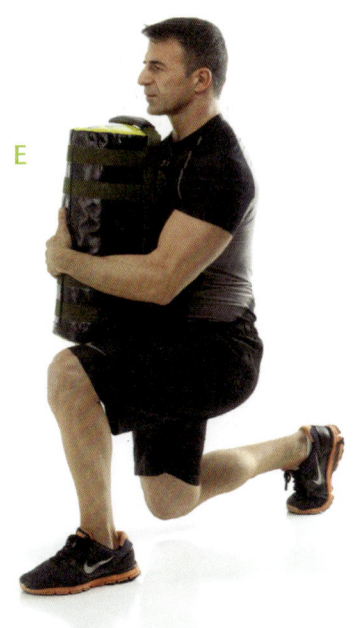

Erläuterung

Diese Übung ist der vorherigen sehr ähnlich. Sie enthält keine Drehung, aber eine Variation der Belastung von einer Schulter zur anderen, Schritt für Schritt. Dies ist sehr umfassend und sehr funktional. Die Beine, die Bauchfaszien und auch der obere Teil des Körpers – insbesondere die paraskapularen und Trapezmuskeln – sind an der Bewältigung der Positionswechsel des Sacks von einer Schulter auf die andere beteiligt.

HANDBUCH FUNCTIONAL TRAINING

ÜBER-KOPF-AUSFALLSCHRITT

Ausgangspunkt

- A | Nehmen Sie eine stehende Position ein und heben Sie den K-Bag über Ihren Kopf in die Lock-out-Position.

Ausführung

- B | Machen Sie mit dem rechten Bein einen Schritt nach vorne.
- C | Senken Sie Ihren Körper in den Ausfallschritt, sodass das linke Knie den Boden berührt.

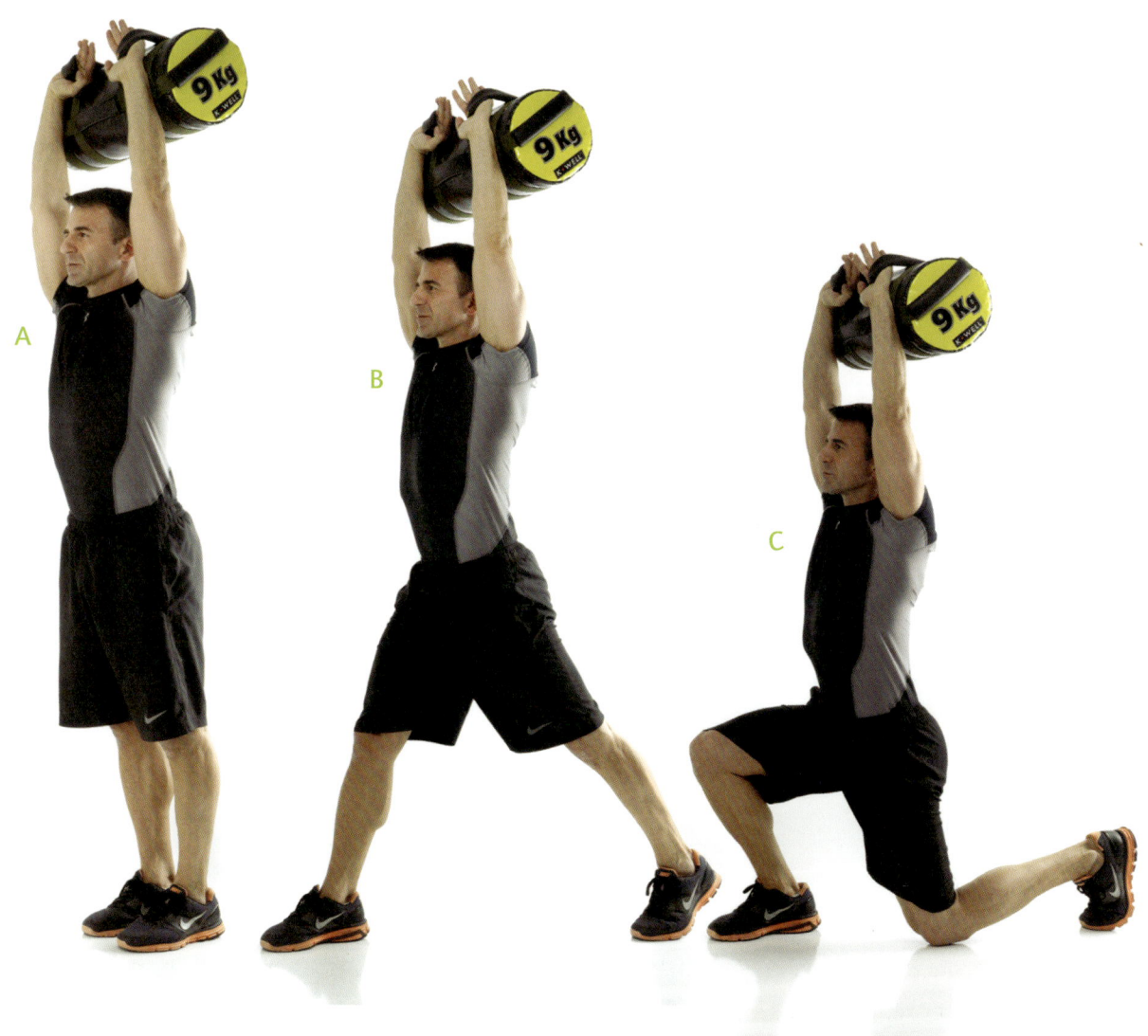

DER SANDSACK

- **D |** Strecken Sie Ihre Beine und machen Sie mit dem linken Bein einen Schritt nach vorne.
- **E |** Senken Sie Ihren Körper in den Ausfallschritt, sodass das rechte Knie den Boden berührt. Machen Sie einen weiteren Schritt und so weiter.

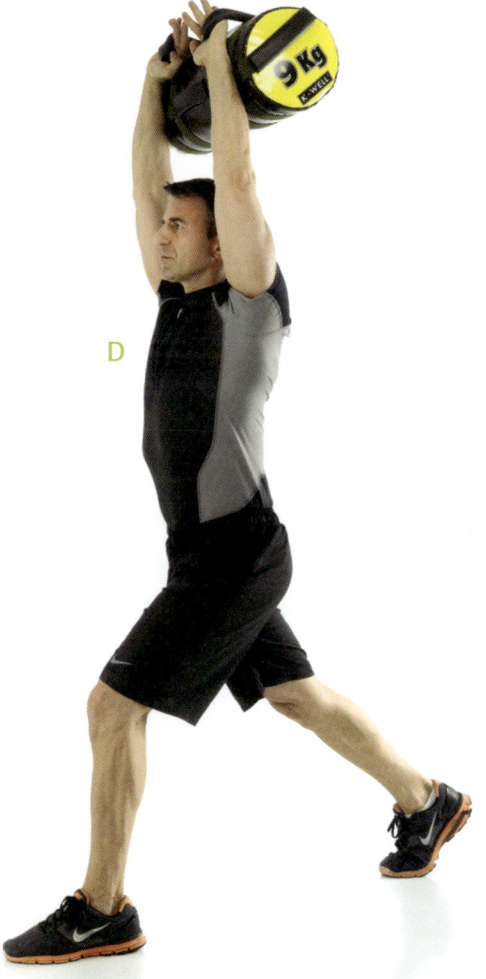

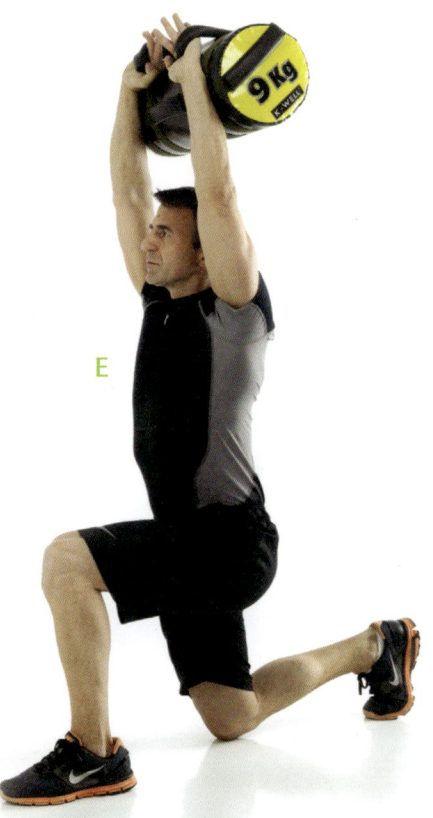

Erläuterung

Dies ist eine Über-Kopf-Bewegung. Zusammenfassend: Oberschenkel-, Gesäß- und Lendenmuskulatur, die Bauchfaszien, die paravertebralen und paraskapularen Muskeln, die Oberarmrückzieher und die Außenrotatoren der Manschette, der M. trapezius und der M. deltoideus als Stabilisatoren. Ist das genug für Sie? Gehen Sie an die Arbeit! Und denken Sie daran: Nur wenige Übungen sind effektiver und funktionaler als Über-Kopf-Übungen.

BÄRENGANG

Ausgangspunkt

- A | Nehmen Sie eine stehende Position ein und halten Sie den K-Bag mit dem Bärengriff.

Ausführung

Sie müssen den berühmten militärischen Gänsemarsch imitieren.

- B | Beugen und heben Sie den rechten Oberschenkel, und versuchen Sie dabei, das Bein gestreckt oder nur ein wenig gebeugt zu halten.

- C | Wiederholen Sie die Übung mit dem anderen Bein.

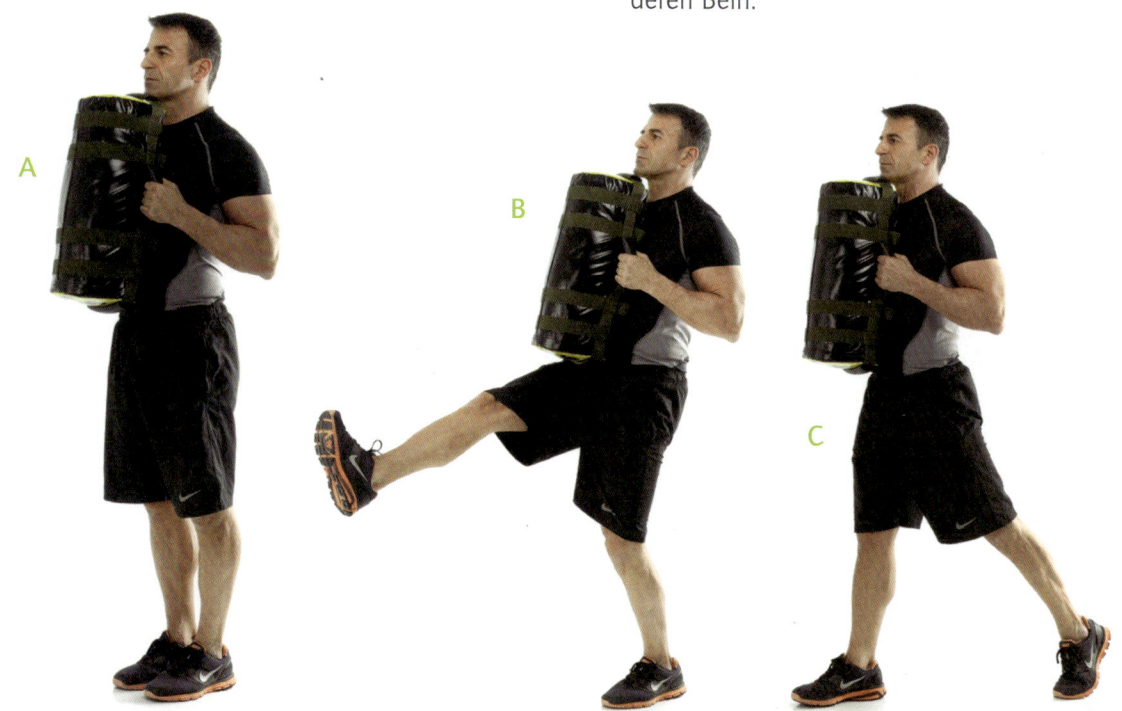

Erläuterung

Es sieht einfach aus, aber probieren Sie diese Übung einfach einmal und spüren Sie die Kontraktion des M. glutaeus im Stützbein, während das andere Bein angehoben ist… es ist wie aus Marmor! Es funktioniert, nicht wahr? Dies ist eine hervorragende Übung für die Hüftstreckerkette, insbesondere für die Gesäßmuskeln und die Oberschenkelgruppe.

ZERCHER-KREBS

Ausgangspunkt

- **A |** Gehen Sie in die tiefe Kniebeuge, Ihre Beine stehen etwas mehr als schulterbreit auseinander und platzieren Sie den K-Bag in der Zercher-Position, wobei Sie ihn am mittleren Griff halten.

Ausführung

Halten Sie Ihr Becken tief, und imitieren Sie den Seitwärtsgang eines Krebses. Folgen Sie also den Abbildungen:

- **B |** Bewegen Sie das linke Bein schnell etwa 20-30 cm und…

- **C |** …bewegen Sie sofort danach das rechte Bein. Absolvieren Sie die geforderte Anzahl von Schritten und wiederholen Sie die Bewegung in die andere Richtung.

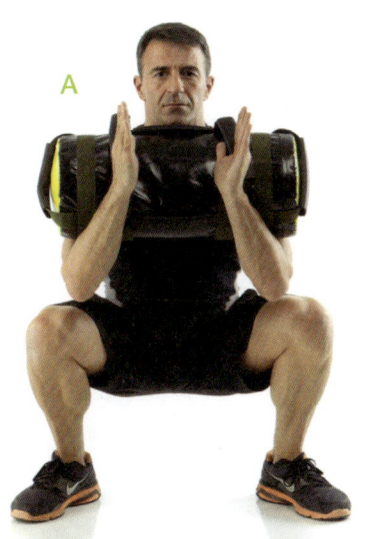
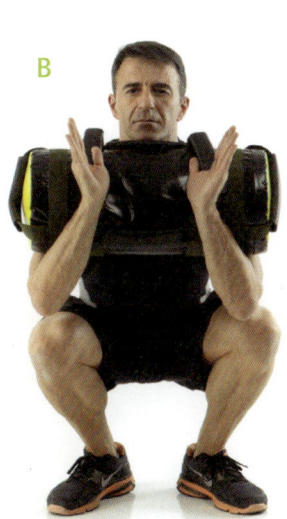
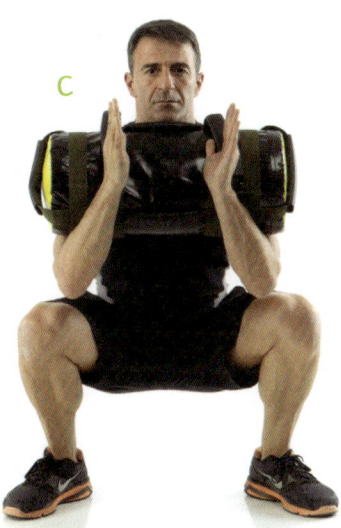

Erläuterung

Die Aktion wird eindeutig von der unteren Muskelkette getragen. Der M. quadriceps arbeitet fast isometrisch (man merkt dies am Ende des Satzes), die Adduktorengruppe stabilisiert und bewegt die Beine zusammen mit dem M. glutaeus. Dies ist eine unverzichtbare Übung für alle Sportarten, bei denen isometrische Phasen in der halben Kniebeuge vorkommen: Rugby, American Football, Beachvolleyball, die MMA und die Kampfsportarten.

HANDBUCH FUNCTIONAL TRAINING

ÜBER-KOPF-KREBS

Ausgangspunkt

- **A |** Gehen Sie in die tiefe Kniebeuge, Ihre Beine stehen etwas mehr als schulterbreit auseinander und platzieren Sie den K-Bag in der Über-Kopf-Position, wobei Sie ihn am mittleren Griff halten.

Ausführung

Halten Sie Ihr Becken tief und imitieren Sie den Seitwärtsgang eines Krebses. Folgen Sie also den Abbildungen:

- **B |** Bewegen Sie das linke Bein schnell etwa 20-30 cm und…

- **C |** …bewegen Sie sofort danach das rechte Bein. Absolvieren Sie die geforderte Anzahl von Schritten und wiederholen Sie die Bewegung in die andere Richtung.

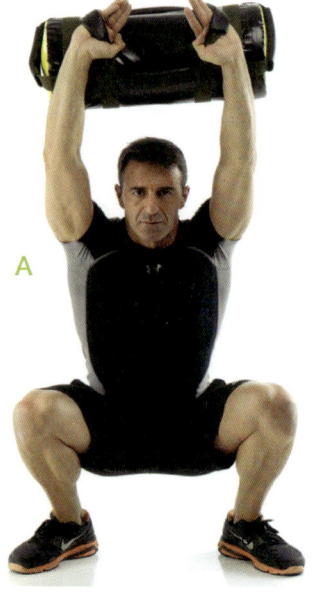
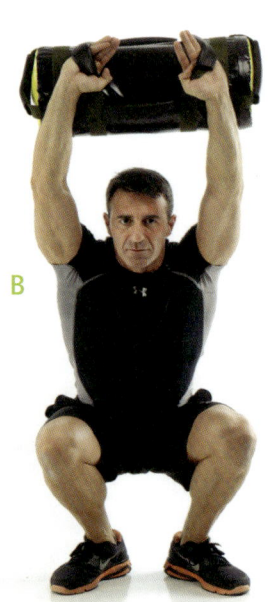
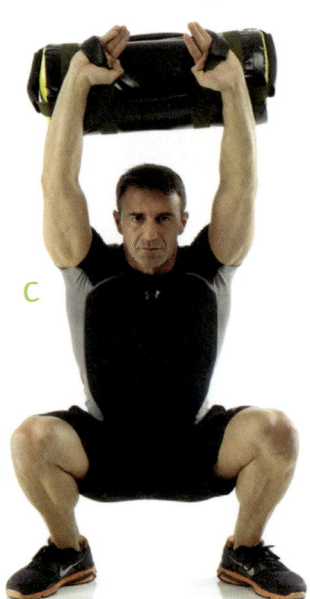

Erläuterung

Dies ist eine gute Übung. Zur Belastung der paravertebralen und Schultermuskulatur kommt eine starke Belastung der unteren Extremitäten hinzu. Der „Über-Kopf-Krebs" ist für Rugby-Gedrängespieler gedacht und für alle diejenigen, die Sportarten ausführen, in denen eine Hocke mit seitlichen Bewegungen oft wiederholt wird. Am Ende dieser Übung werden Sie Ihren M. quadriceps und Ihre Schultermuskeln sicherlich heftig spüren, aber es wird sich lohnen! Nur wenige andere Übungen sind so effektiv für die Kraftentwicklung und die Körperhaltung.

SÄUFER-KNIEBEUGE

Ausgangspunkt

- **A** | Nehmen Sie eine stehende Position ein, halten Sie den K-Bag mit dem Mittelgriff und bringen Sie ihn in die Zercher-Position.

Ausführung

- **B** | Beugen Sie Ihre Beine und setzen Sie sich nach hinten unten in die Kniebeugestellung.

- **C** | Bleiben Sie in der Kniebeuge und heben Sie den Sack in die Über-Kopf-Position, mit den Armen in der Lock-out-Position.

- **D** | Strecken Sie Ihre Beine und stehen Sie wieder auf, wobei Sie die Über-Kopf-Position weiterhin halten. Absolvieren Sie die geforderte Anzahl von Wiederholungen.

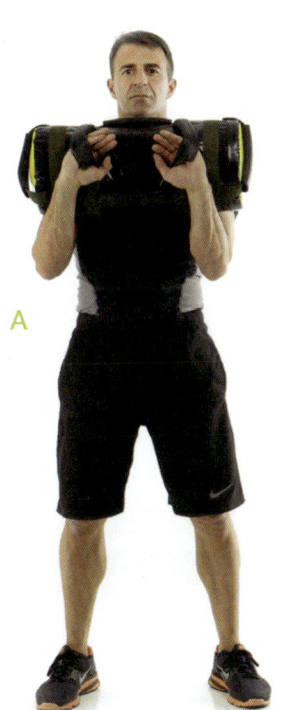
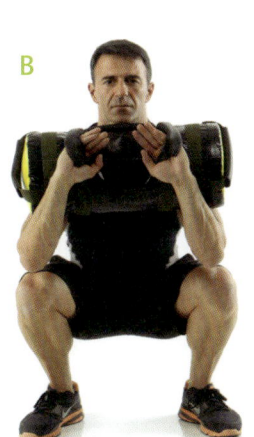
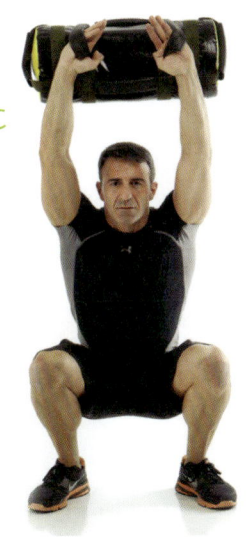
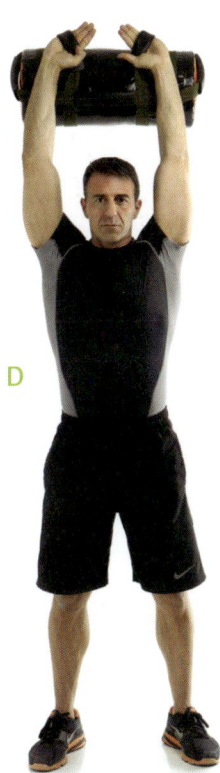

Erläuterung

Dies ist eine wirklich harte Übung, die nicht für jedermann geeignet ist. Die Kniebeuge garantiert eine erhebliche Belastung für die Oberschenkel- und Gesäßmuskulatur. Die Pressbewegung aus der Kniebeuge stimuliert die paravertebralen Muskeln, den M. trapezius und die Schultermuskeln erheblich. Es ist eine ausgezeichnete Übung für Kontaktsportarten: Kampfsport, Rugby und American Football.

HANDBUCH FUNCTIONAL TRAINING

WECHSELSEITIGER SNATCH (REISSEN)

Ausgangspunkt

- **A |** Nehmen Sie die Ausfallschrittposition ein, knien Sie mit rechts: Das linke Bein ist gebeugt und ruht auf der Fußsohle; das rechte Bein ruht mit dem Knie und Fuß auf dem Boden.
Halten Sie den K-Bag mit dem Mittelgriff und legen Sie ihn vor dem linken Fuß auf den Boden.

Ausführung

- Werfen Sie den Sack mit einer kraftvollen Bewegung der Hüften, des Rückens und der Arme nach oben und fixieren Sie ihn in der Über-Kopf-Ausfallschritt-Position.
Behalten Sie die Lock-out-Position bei und drehen Sie beide Füße um 180°, bis Sie, noch immer in der Ausfallschrittposition, zur anderen Seite gedreht haben.
Senken Sie sich mit dem Sack in die Zercher-Position ab.
Setzen Sie den K-Bag auf den Boden, indem Sie Ihre Beine beugen und die Ausgangsposition wieder erreichen, obwohl Sie nach rechts gedreht sind (der rechte Fuß und das linke Knie ruhen auf dem Boden).
Wiederholen Sie diese Sequenz und enden Sie in der Ausfallschrittposition, nach links gedreht.
Absolvieren Sie die geforderte Anzahl von Wiederholungen.

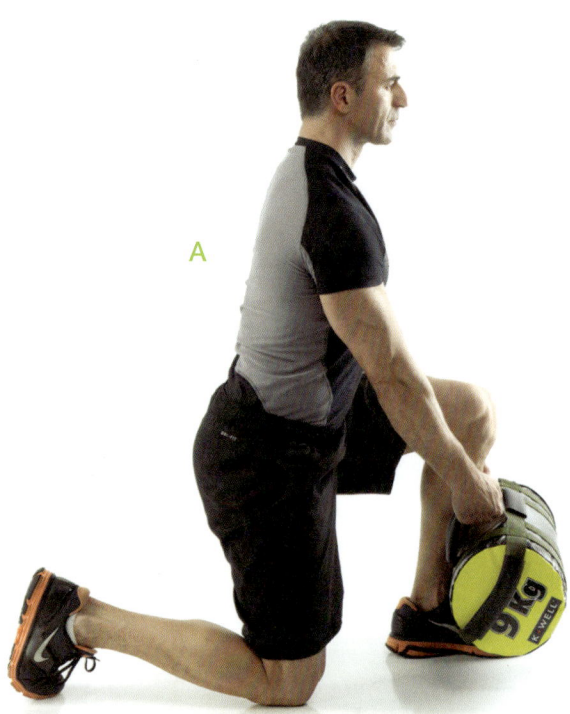

Erläuterung

Der Schwierigkeitsgrad nimmt weiter zu, da das Strecken der Hüften aus der Ausfallschrittposition sicherlich schwieriger ist. Der Schub kommt hauptsächlich aus dem vorderen Bein. Außerdem führt die kleinere Stützfläche der Füße dazu, dass die Bewegung instabiler wird. Fügen Sie eine zusätzliche Schwierigkeit hinzu: Beide Beine drehen, um durch ihre Rotation eine Position zu erreichen, die der Ausgangsposition entgegengesetzt ist (und es wird eine Über-Kopf-Last getragen).

11.4 ÜBUNGEN FÜR DIE BAUCHFASZIEN

PENDEL

Ausgangspunkt

- **A |** Nehmen Sie eine stehende Position ein und halten Sie den K-Bag mit dem Mittelgriff vor Ihrem Körper.

Ausführung

Beginnen Sie, den Sack als Pendel auf der Frontalebene vor Ihrem Körper zu schwingen.

- **B |** Unterstützen Sie nun diese Bewegung durch eine Pivotbewegung Ihrer Beine: Drehen Sie das rechte Bein, wenn Sie den Sack nach rechts drücken…

- **C |** …drehen Sie das linke Bein, wenn Sie den Sack nach links drücken. Üben Sie zunehmend mehr Kraft mit der Hüfte aus, um den Sack in die entgegengesetzte Richtung zu drücken. Schwingen Sie den Sack weiter auf der Frontalebene und vermeiden Sie dabei jegliche Drehbewegung, die die Lendenregion einer übermäßigen Belastung aussetzen kann.

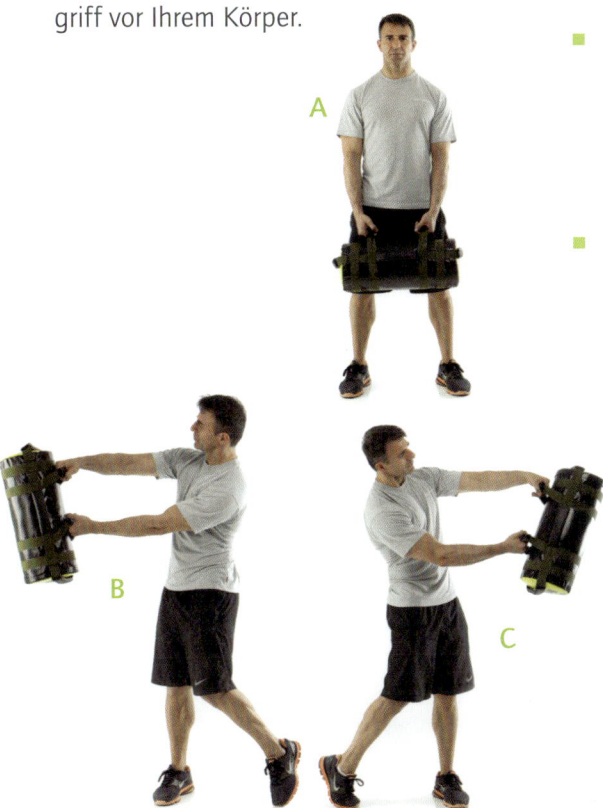

Erläuterung

Diese Übung erfordert sehr viel Koordination und Beweglichkeit. Wenn sie gut ausgeführt wird, werden Sie eine starke Beteiligung der schrägen Muskeln spüren. Das Pivotieren der Beine ist wichtig, daher die Synergie zwischen der Hüftstreckerkette und den Bauchfaszien. Die Übung eignet sich nicht nur ideal im Rahmen des Fitnesstrainings für die Kampfsportarten, sondern auch für Kontaktsportarten mit häufigen Zweikämpfen mit dem Gegner: Boxen, die MMA, die Kampfkünste, die Kampfsportarten, Rugby, American Football und Judo. Unterschätzen Sie die Übung nicht für das Training in Sportarten mit plötzlichen, schnellen Richtungswechseln, wie Fußball, Volleyball und Basketball.

HANDBUCH FUNCTIONAL TRAINING

UM DIE GANZE WELT/„HALO"

Ausgangspunkt

- A | Nehmen Sie eine stehende Position ein und halten Sie den K-Bag mit dem Mittelgriff vor Ihrem Körper.

Ausführung

Beschleunigen Sie die Bewegung allmählich:

- B | Führen Sie Ihren rechten Arm diagonal nach vorne vor Ihren Bauch. Der linke Arm befindet sich vor Ihrem Becken in Höhe des Schambeins. Der Sandsack befindet sich längs vor Ihnen.

- C | Heben Sie den Sack an und drehen Sie ihn nach links. Der linke Arm befindet sich dicht am Rumpf, der rechte Unterarm unmittelbar über Ihrem Kopf und der gleichseitige Arm befindet sich nahezu in einem 180°-Winkel zum Rumpf.

- D | Stabilisieren Sie den K-Bag über Ihren Schultern auf der Höhe des M. trapezius; die Ellbogen beider Arme zeigen nach vorne (sind aber in keiner Phase geöffnet!).

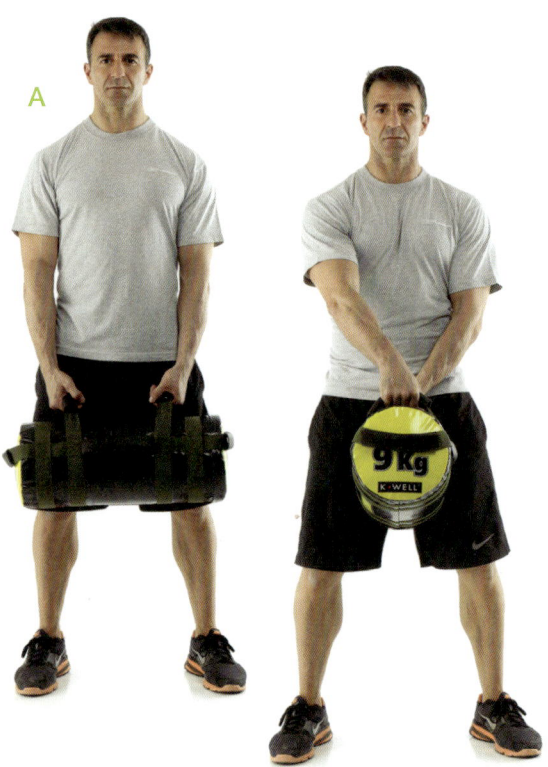
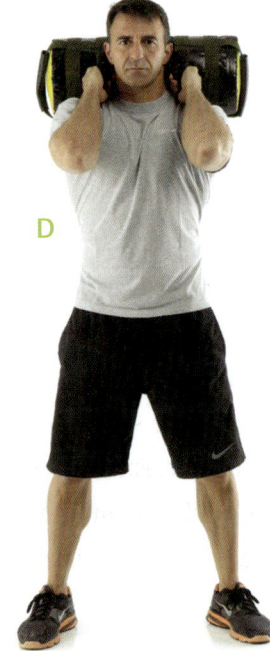

DER SANDSACK

- **E |** Setzen Sie die Rotation auf der anderen Seite fort: Der rechte Arm wird näher an den Rumpf angezogen, der linke Arm wird abgespreizt und der gleichseitige Unterarm wird unmittelbar über Ihrem Kopf vorbeigeführt.

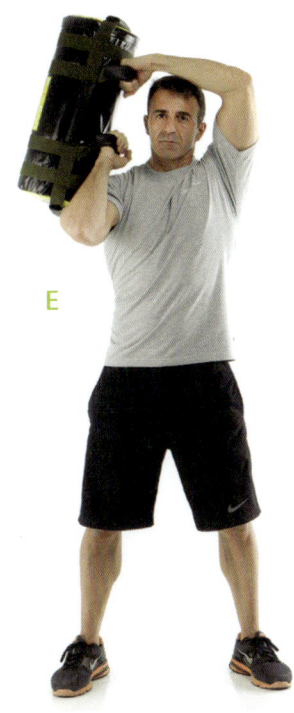

Erläuterung

Der „Halo" ist eine ausgezeichnete Übung mit mehreren Funktionen, abhängig von der Last, der Geschwindigkeit der Ausführung und dem Trainingsgerät, das Sie verwenden. Wenn Sie diese Übung mit Ihrem Körpergewicht oder mit leichten Lasten (kleinen Gewichten, Kettlebells, Clubbells oder Sandsack) ausführen, dient sie als Aufwärm- und Mobilisierungsübung für den gesamten Schultergürtel und alle davon abhängenden, komplexen Gelenkketten, die von der Core-Region ausgehen. Bei schwereren Lasten bewirkt die Arbeit sowohl eine Kraft- als auch Hypertrophiezunahme der in diesen Ketten beteiligten Stabilisator- und Bewegungsmuskeln. Die Bauchfaszien, paravertebralen Muskeln, Außenrotatoren der Manschette, der M. trapezius, die Rauten- und Sägemuskeln, der M. latissimus dorsi, der M. pectoralis maior und der M. deltoideus sind einige der hauptsächlich beteiligten Muskeln. Dies ist eine wichtige Übung für Kontaktsportarten, Ringen und Gedrängesportarten: Rugby, Ringen, die MMA und Kampfsportarten im Allgemeinen. Es handelt sich auch um eine Übung, die für Fehler besonders anfällig ist (und angesichts der beteiligten Gelenkhebel um eine der gefährlichsten Übungen, wenn sie schlecht ausgeführt wird), vor allem, wenn Sie Trainingsgeräte mit langen Hebeln verwenden, wie Keulen und Sandsäcke. Einer der häufigsten Fehler ist die Verzögerung der Rotation des Sacks (siehe Punkt B), wenn er sich neben dem Rumpf befindet. Die an diesem Punkt auf die Wirbelsäule einwirkenden Kräfte sind bereits stark, was zu einer schädlichen Reibung der Bandscheiben führt, vor allem bei hohen Belastungen. Ein weiterer Fehler ist die Position der Ellbogen: Während der Ausführung werden sie häufig übermäßig abgespreizt, mit einer dislozierenden Wirkung für den Humerus. Denken Sie daher stets daran, sie nach vorne gerichtet zu halten. Dies ist ein entscheidender Punkt.

HANDBUCH FUNCTIONAL TRAINING

POWER-CRUNCH MIT DEM SANDSACK

Ausgangspunkt

- **A |** Legen Sie sich auf den Boden, die Beine sind entweder zusammen in der Hockstellung angehoben oder ruhen auf dem Boden. Halten Sie den K-Bag an den seitlichen Schlaufen in der Zercher-Position.

Ausführung

- **B |** Atmen Sie aus, beugen Sie Ihren Rumpf gegen das Becken und beschleunigen Sie, ohne zu rucken.
  Versuchen Sie, die Bewegung nicht zu standardisieren.
  Führen Sie Ihren Rumpf so dicht wie möglich an Ihr Becken heran.

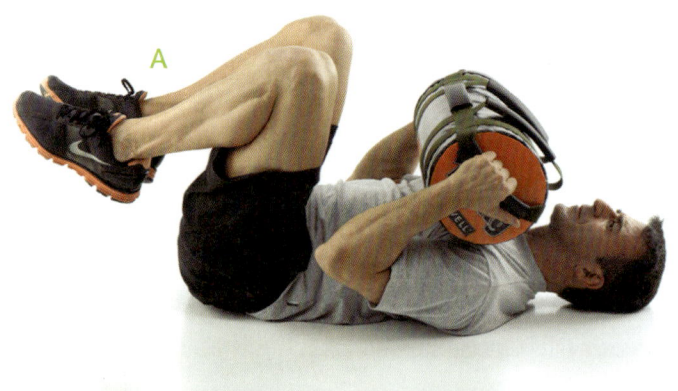

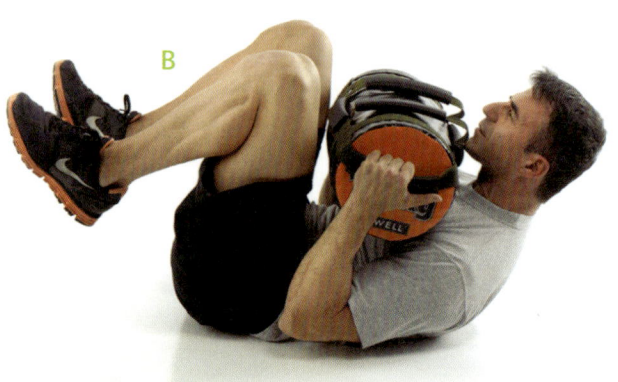

Erläuterung

Ich mag Crunches nicht sehr, aber dies ist eine spezifische Übung zur Kräftigung des M. rectus abdominis. Sie finden diese Position sehr oft in Kampf- und Kontaktsportarten. Von diesem Standpunkt aus gesehen, d. h. in Bezug auf Spezifität statt Funktionalität, mag ich diesen Power-Crunch, und er ist sehr effektiv.

UMGEKEHRTER POWER-CRUNCH

Ausgangspunkt

- **A** | Nehmen Sie die Crunch-Position ein (siehe vorherige Übung) und halten Sie den K-Bag zwischen Ihren Knien.
Legen Sie Ihre Hände in Ihren Nacken oder an die Seiten; die letztgenannte Ausführung ist leichter.

Ausführung

- **B** | Atmen Sie aus, heben Sie Ihr Becken an und führen Sie Ihre Knie (und den Sack) an Ihr Brustbein heran.
Atmen Sie ein, kontrollieren Sie die Bewegung und kehren Sie in die Ausgangsposition zurück. Absolvieren Sie die geforderte Anzahl von Wiederholungen.

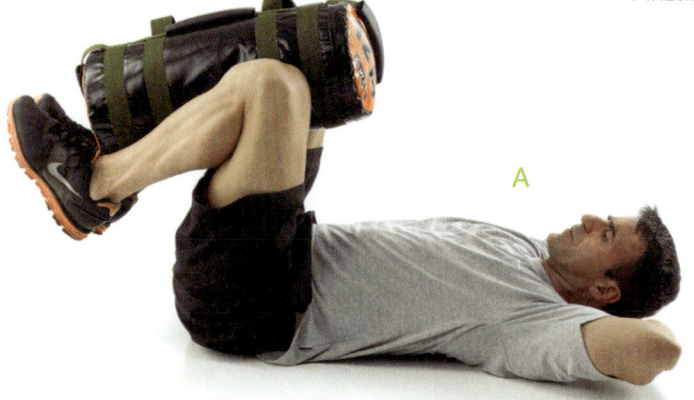

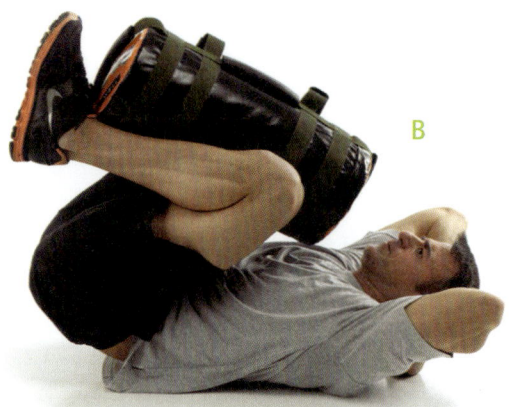

Erläuterung

Dies ist eine schwierige Übung. Erstens, weil die Bewegung nicht, wie in Fitnessstudios, dadurch unterstützt wird, dass man die Arme auf einer Schulterstange arretiert; zweitens, weil eine Zusatzlast, der Sack, die Ausführung intensiviert. Es bleibt eine Übung, die, mehr als andere, die Kraft und Effizienz des M. rectus abdominis auf die Probe stellt. Sie werden überrascht sein, wie viele Menschen nicht in der Lage sind, diese Übung durchzuführen, noch nicht einmal mit ihrem Körpergewicht.

HANDBUCH FUNCTIONAL TRAINING

„HOLZHACKER"

Ausgangspunkt

- **A |** Nehmen Sie eine stehende Position ein, halten Sie den K-Bag an den seitlichen Schlaufen und heben Sie ihn über Ihren Kopf; der Rumpf dreht sich leicht nach rechts.

Ausführung

- **B |** Kontrahieren Sie Ihre Bauchfaszien, um Ihren Rücken zu schützen, und rotieren Sie, indem Sie sich auf dem rechten Fuß drehen. Beschleunigen Sie die Bewegung und führen Sie den Sack diagonal nach unten; die Bewegungsbahn verläuft immer eng am Körper.

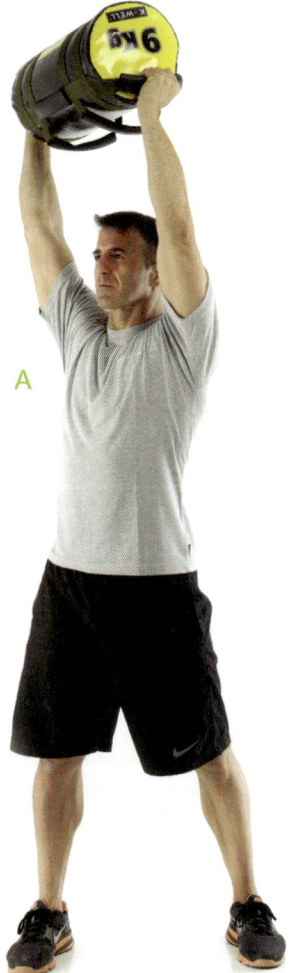
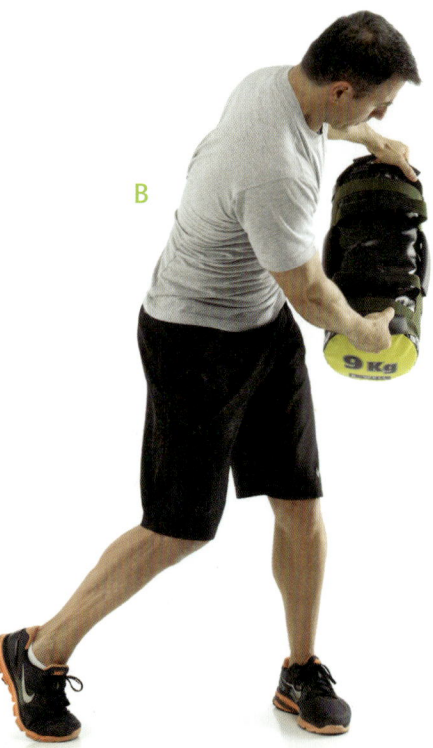

DER SANDSACK

- **C |** Kehren Sie in die Ausgangsposition zurück und absolvieren Sie die geforderte Anzahl von Wiederholungen.

- **D und E |** Wiederholen Sie die Bewegung auf der anderen Seite.

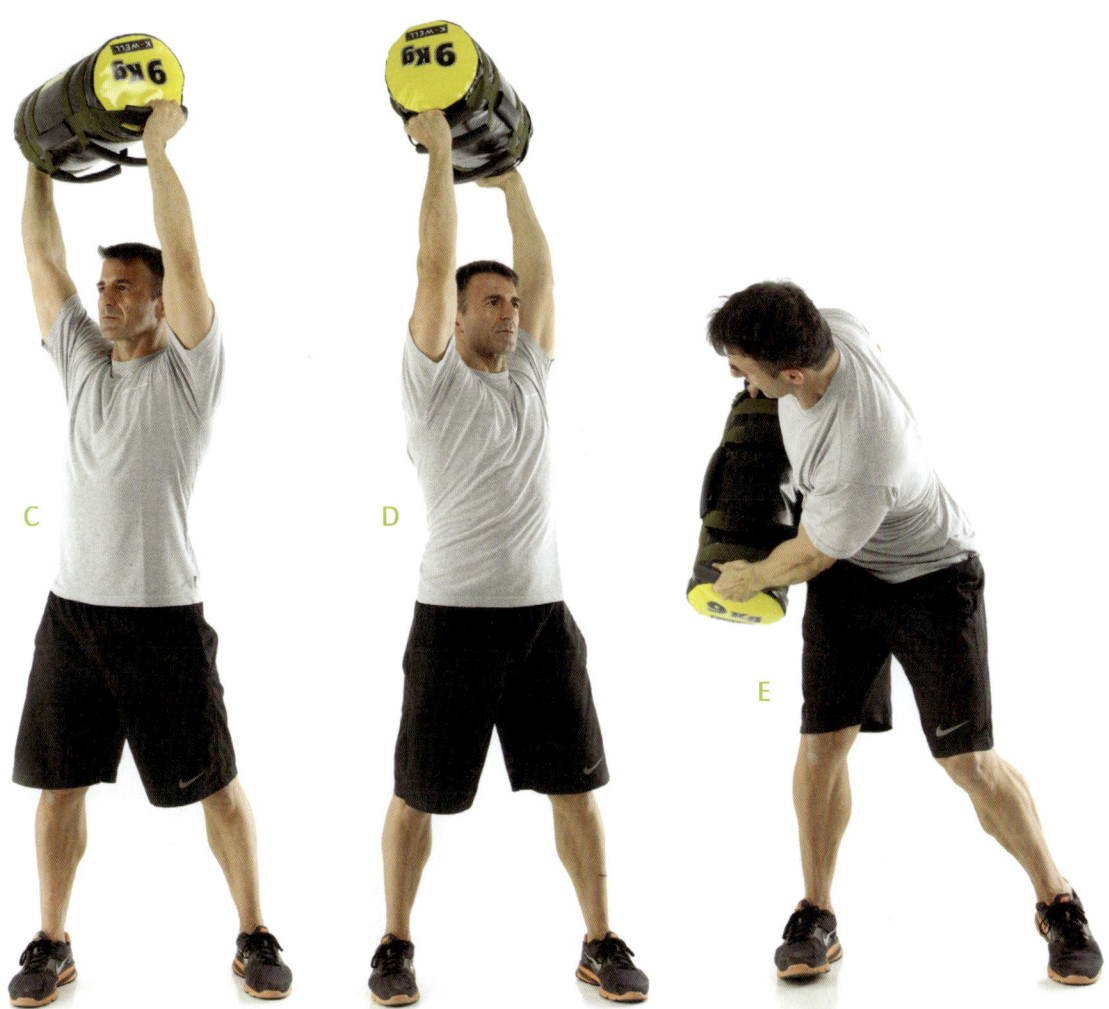

Erläuterung

Der „Holzhacker" ist eine anspruchsvolle Übung für die gesamten Bauchfaszien, aber auch für die Hüftstreckerkette, die die Bewegung unterstützt, und für die Schulterblattmuskulatur. Sie pivotieren auf den Beinen, drehen Ihren Oberkörper und geben die Energie auf die oberen Gliedmaßen ab: Denken Sie einmal darüber nach, wie viele Wettkampfsportarten diese Dynamik aufweisen – Boxen, die Kampfkünste, die Kampfsportarten, Baseball, Golf und Basketball, um nur einige zu nennen.

HANDBUCH FUNCTIONAL TRAINING

UMGEKEHRTER POWER-„HOLZHACKER"

Ausgangspunkt

- A | Nehmen Sie eine stehende Position ein und halten Sie den K-Bag an den seitlichen Schlaufen und führen Sie ihn an Ihre linke Seite.

Ausführung

- B | Kontrahieren Sie Ihre Bauchfaszien zur Stabilisierung des Rumpfs, führen Sie eine schnelle Hüftdrehung aus und „werfen" Sie den Sack mit einer sehr schnellen Bewegung diagonal nach oben rechts. Die Arme unterstützen die Bewegung, indem Sie den Sack oben stabilisieren. Kehren Sie auf der gleichen Bewegungsbahn nach unten zurück und lassen Sie den Sandsack schwerkraftbedingt fallen, sodass die Bewegung sich ballistisch wieder „auflädt".

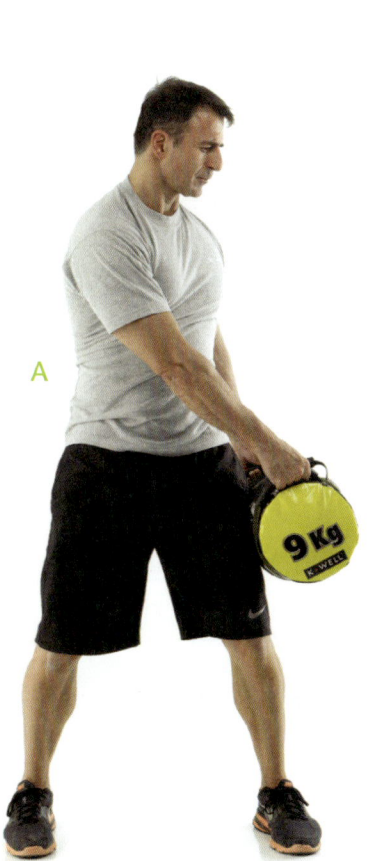
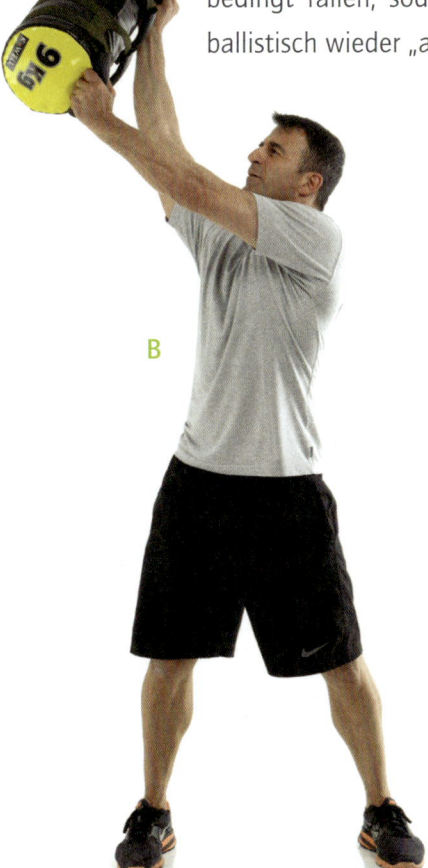

DER SANDSACK

- **C und D** | Wiederholen Sie die Bewegung bis zum Ende des Satzes, dann führen Sie die Übung auf der anderen Seite noch einmal aus.

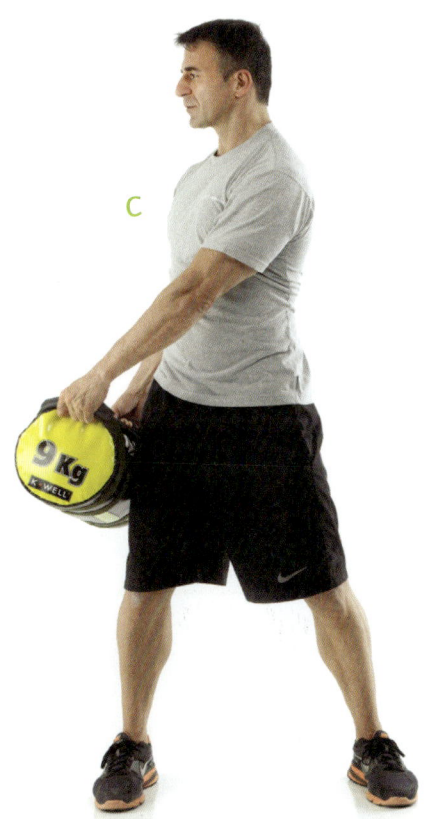

C

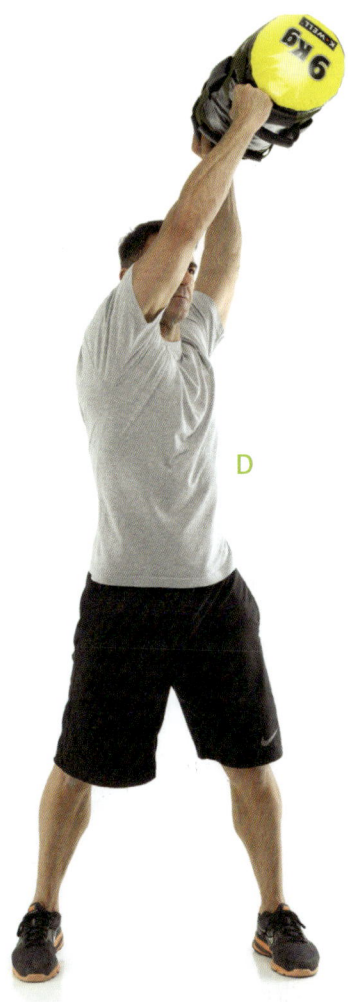

D

Erläuterung

Diese Übung ist eine Variante und gleichzeitig eine Weiterentwicklung des „umgekehrten Holzhackers", den ich hier nicht vorstelle (führen Sie den „Holzhacker" nach hinten aus und Sie haben die Übung). Es gibt zwei wichtige Unterschiede:

1. Die Verwringung erfolgt ohne eine Drehung auf dem Fuß, sondern nur mit einer schnellen, kraftvollen Beugung und Streckung der Hüfte.
2. Nutzen Sie in dieser Rückkehrphase den Zug der Schwerkraft aus, um die Bewegung ballistisch zu gestalten.

Was für die vorherige Übung gesagt wurde, gilt auch für diese Übung: Die kinematische Sequenz ist die Gleiche, wie sie in vielen Kontakt-, Wurf- und anderen Sportarten vorkommt.

HANDBUCH FUNCTIONAL TRAINING

ÜBER-KOPF-SEITBEUGUNG

Ausgangspunkt

- A | Stehen Sie mit leicht gebeugten Beinen, halten Sie den K-Bag mit dem Mittelgriff und heben Sie ihn mit gestreckten Armen über Ihren Kopf.

Ausführung

- B | Kontrahieren Sie die Bauchfaszien und beugen Sie Ihren Rumpf nach links. Die Bewegung muss kontrolliert erfolgen.

- C | Absolvieren Sie die geforderte Anzahl von Wiederholungen, dann absolvieren Sie die Übung auf der anderen Seite.

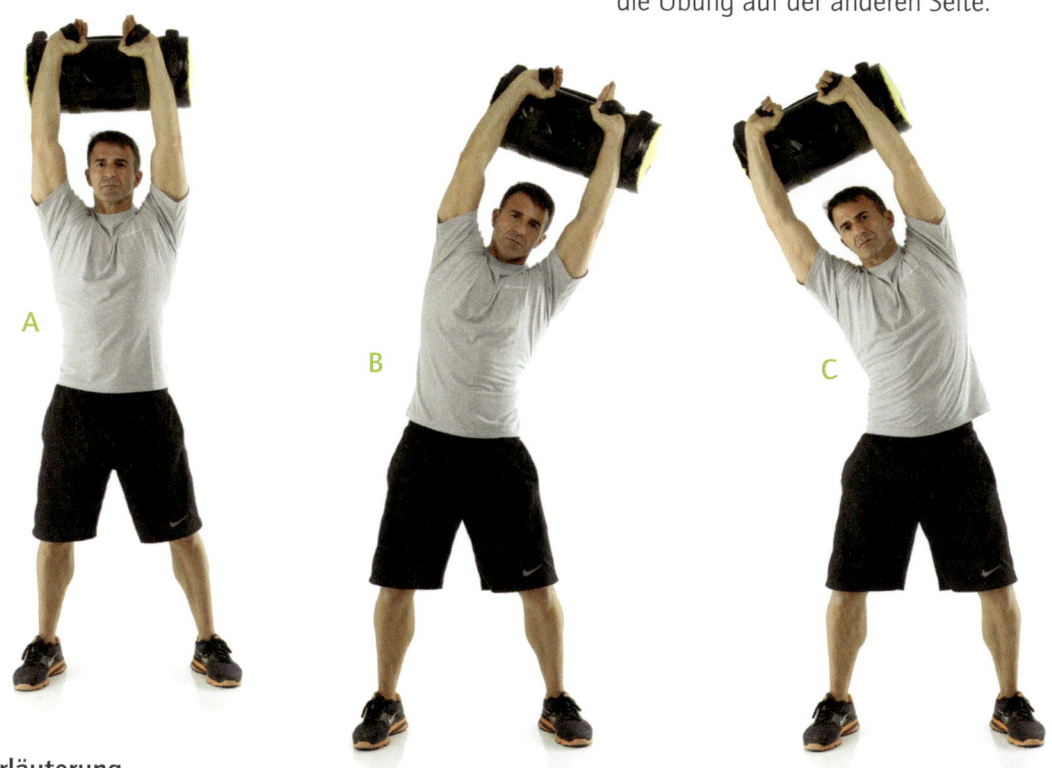

Erläuterung

Diese Übung ist scheinbar einfach, aber sehr funktional. Alle – ich wiederhole, alle – stabilisierenden Muskeln des Körpers werden aktiviert, vom Becken bis zu den Rückenstreckern, von den Bauchfaszien bis zu den paraskapularen Muskeln. Außerdem erfolgt eine mit langen Hebeln stattfindende, dynamische Kontraktion der schrägen Bauchmuskeln und des M. transversus. Nicht schlecht, oder? Lassen Sie mich eine kleine Überlegung anstellen: Die Schwachstellen des Bewegungsapparats bei allen zyklischen und azyklischen Sportarten sind seitliche Bewegungen und Verschiebungen. Wie wäre es, wenn Sie sich darauf besser vorbereiten würden?

DER SANDSACK

CRUNCH AUF DEM SANDSACK

Ausgangspunkt

- **A** | Legen Sie sich mit dem Rumpf längs über den K-Bag, Ihre Schulterblätter und der obere Teil Ihres Rumpfs befinden sich außerhalb des Sacks; Ihre Füße ruhen auf dem Boden, Ihre Hände liegen im Nacken, Ihre Ellbogen befinden sich leicht vorne. Kontrahieren Sie die Bauchfaszien, um die Position zu halten.

Ausführung

- **B** | Atmen Sie ein, senken Sie den oberen Teil Ihres Rumpfs, von den Schulterblättern aufwärts, mit einer kontrollierten Bewegung ab. Krümmen Sie Ihren Rücken nicht.

- **C** | Atmen Sie aus und beugen Sie Ihren Rumpf: Bringen Sie die Rippen dicht ans Becken, indem Sie den Schulterblatt-Schulter-Arme-Kopf-Block anheben. Beginnen Sie wieder ganz von vorne.

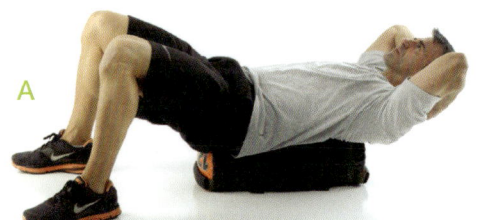

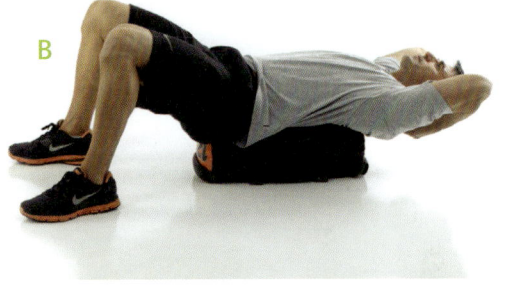

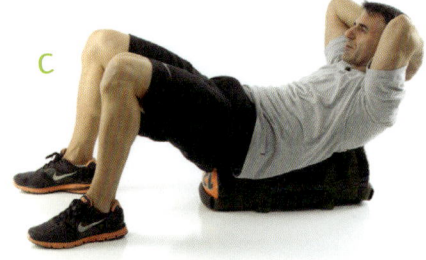

Erläuterung

Ich liebe diese Übung. Zusammen mit dem Gymnastikball-Crunch handelt es sich um eine der wenigen Übungen, bei denen es zu einer echten Verlängerung des M. rectus abdominis und der Bauchfaszien in der exzentrischen Phase kommt. Dies ist deshalb so, weil in der negativen Phase, bei nicht gestützten Schulterblättern, der Ursprung und der Ansatz des M. rectus abdominis und der schrägen Muskeln sich im Vergleich zur Ausführung dieser Übung auf dem Boden weiter voneinander fortbewegen. Außerdem, verglichen mit der gleichen Übung auf einem Gymnastikball, ist es schwer, sich dadurch zu helfen, indem Sie auf- und abfedern, wenn Sie auf dem Sack liegen. Dies ist, abgesehen vom Beugen der unteren Gliedmaßen an der Schulterstange, eine der wenigen Crunch-Übungen, für die ich Ihnen garantiere, dass am nächsten Tag Ihre Core-Muskeln schmerzen.

HANDBUCH FUNCTIONAL TRAINING

UMGEKEHRTER CRUNCH AUF DEM SANDSACK

Ausgangspunkt

- **A |** Legen Sie sich in Rückenlage auf den Boden, Ihre Beine sind gebeugt und Ihre Füße ruhen auf dem Boden. Der K-Bag befindet sich hinter Ihnen, Sie halten ihn mit dem Mittelgriff; Ihre Ellbogen sind nach vorne gedreht.

Ausführung

- **B |** Atmen Sie aus und beugen Sie Ihre Oberschenkel.

- **C |** Fahren Sie mit der Beugebewegung fort, wobei Sie auch Ihr Becken einbeziehen. Kehren Sie langsam in die Ausgangsposition zurück und absolvieren Sie die geforderte Anzahl von Wiederholungen.

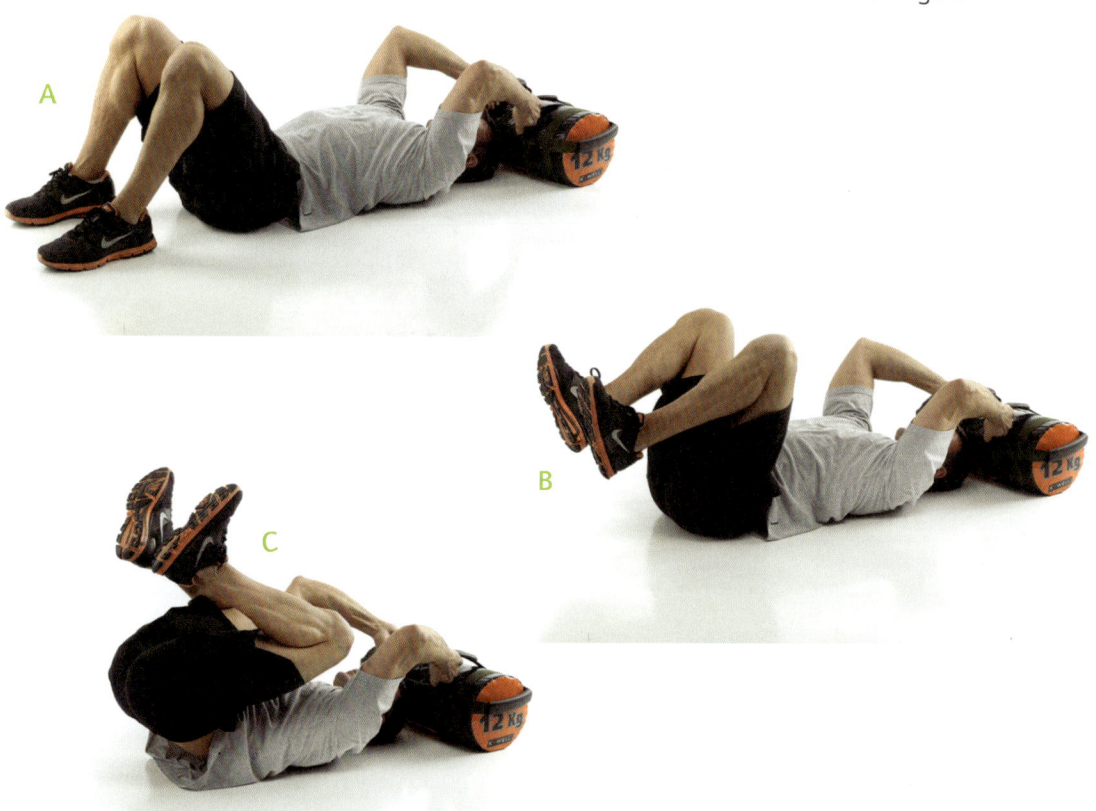

Erläuterung

Der umgekehrte Crunch ist eine hervorragende Übung. Natürlich ist diese Übung viel effektiver, wenn Sie freistehend ohne Verankerung der oberen Gliedmaßen ausgeführt wird. Diese Variante ist jedoch nicht schlecht, vor allem, wenn Sie Ihre Beine korrekt nach oben anhocken. Ausprobieren heißt glauben!

DER SANDSACK

BRETT MIT DEN ARMEN AUF DEM SANDSACK

Ausgangspunkt/Ausführung

- **A |** Legen Sie sich in Bauchlage auf den Boden und legen Sie Ihre Unterarme auf den K-Bag. Ihre Ellbogen und Schultern befinden sich senkrecht zueinander, Ihre Füße stehen in einem 90°-Winkel zu Ihren Beinen.

Heben Sie Ihren Körper gerade wie ein Brett an. Kontrahieren Sie Ihr Abdomen, um die neutrale Position Ihrer Wirbelsäule beizubehalten.

Halten Sie diese Position etwa 20 s lang, dann erholen Sie sich.

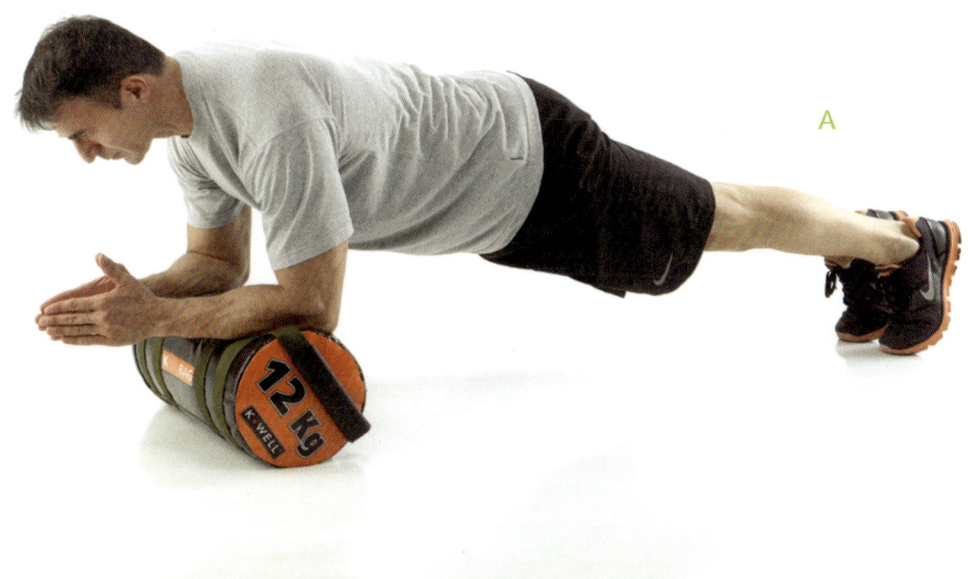

Erläuterung

Die Hauptaufgabe der Bauchfaszien besteht in der Stabilisierung. Die Position über dem Sack erhöht die Instabilität und den Schwierigkeitskoeffizienten im Vergleich zur Ausführung auf dem Boden. Stabilisierungspositionen werden im Allgemeinen und fälschlicherweise in Fitnessstudios selten eingesetzt. In seinen unterschiedlichen Ausdrucksformen ist das „Brett" der erste Schritt in Richtung kräftiger, gut trainierter und effizienter Bauchfaszien. Die Wirkung auf die Haltung ist ebenfalls entscheidend.

HANDBUCH FUNCTIONAL TRAINING

SEITBRETT AUF DEM SANDSACK

Ausgangspunkt/Ausführung

- **A |** Liegen Sie auf Ihrer rechten Seite, der rechte Unterarm liegt längs auf dem K-Bag; Ihre Füße befinden sich einer vor dem anderen.
Heben Sie Ihren linken Arm nach oben und schauen Sie Ihre linke Hand an.

Atmen Sie aus, heben Sie Ihren Körper an und drücken Sie gleichzeitig Ihr Becken nach oben.
Halten Sie diese Position 10-15 s lang, wiederholen Sie die Übung dann auf der anderen Seite.
Absolvieren Sie die geforderte Anzahl von Wiederholungen.

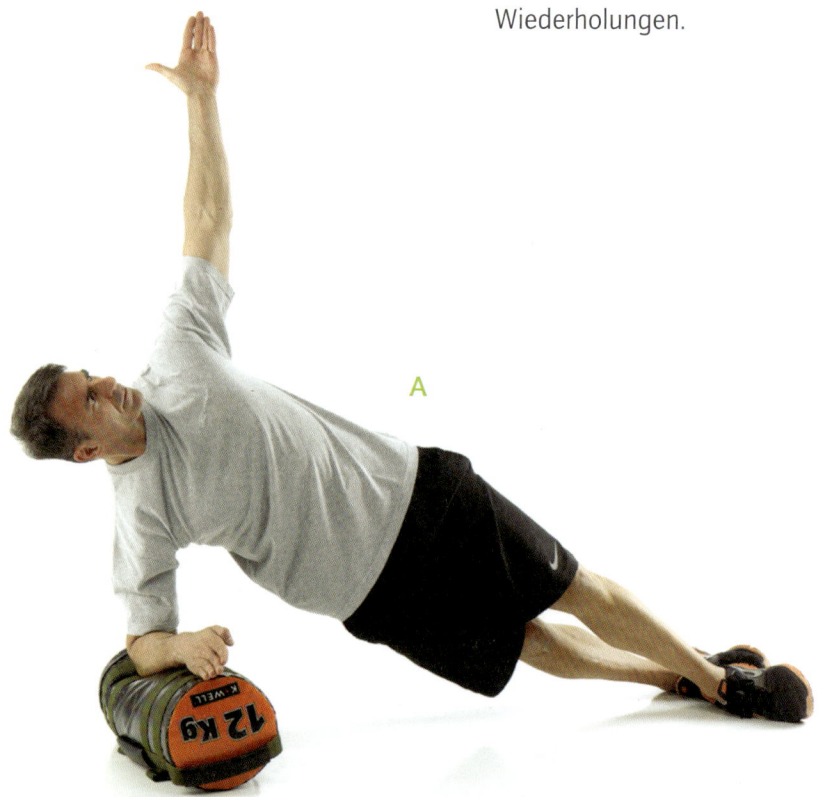

Erläuterung

Dies ist eine hervorragende Übung für die schrägen Bauchmuskeln, aber Sie werden feststellen, dass dies nicht die einzigen Muskeln sind, die beim Seitbrett aktiviert werden: Die Hüft- und Schulterblattstabilisatoren sind ebenfalls beteiligt. Ein nicht unwesentliches Detail ist, dass die Position des Unterarms längs statt quer auf dem Sandsack den Körper zusätzlich destabilisiert. Sowohl der Schwierigkeitskoeffizient als auch die Belastung der Core-Muskeln nimmt daher zu.

11.5 OBERKÖRPERÜBUNGEN

LIEGESTÜTZ AUF DEM SANDSACK

Ausgangspunkt

- **A |** Nehmen Sie die Liegestützposition ein: Ihre Arme befinden sich schulterbreit auseinander und werden gestreckt über dem K-Bag gehalten, Ihre Schultern befinden sich senkrecht über den Händen, Ihr Körper ist gerade, Ihre Beine befinden sich leicht auseinander und ruhen auf den Vorderfüßen.

Ausführung

- **B |** Beugen Sie Ihre Arme mit einer kontrollierten Bewegung, bis Sie den Sack mit Ihrer Brust berühren. Ihre Ellbogen zeigen nach hinten und Ihre Schulterblätter sind geschlossen.

- **C |** Strecken Sie Ihre Arme und richten Sie sich mit einer leicht beschleunigten Bewegung auf.

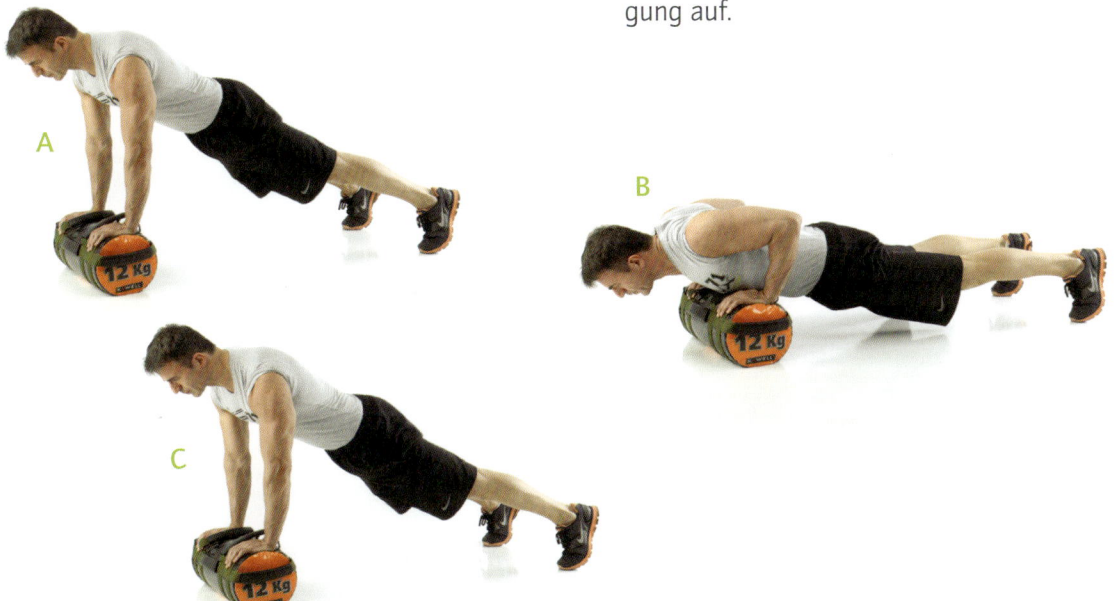

Erläuterung

Es handelt sich bei dieser Übung um einen Liegestütz mit allem, was dieser Name impliziert: Arbeit der Rumpf- und der die unteren Extremitäten stabilisierenden Muskeln; dynamische Arbeit des Trapezius-Pektoralis-Deltoideus-Trizeps-Unterarm-Strecker-Blocks und der beteiligten Stabilisatoren derselben Gelenksysteme (Rotatorenmanschette, Schulterblattstabilisatoren, Rautenmuskel, Sägemuskel). Fügen Sie dem Ganzen noch ein wenig Instabilität durch den Stütz unmittelbar auf dem Sandsack hinzu und der entsprechende Effekt ist erzielt.

HANDBUCH FUNCTIONAL TRAINING

KREUZ-LIEGESTÜTZ AUF DEM SANDSACK

Ausgangspunkt

- **A |** Nehmen Sie die Liegestützstellung ein. Ihr Körper ist asymmetrisch angehoben: Die rechte Hand ruht oben auf dem K-Bag, die linke auf dem Boden; Ihre Beine sind weiter auseinandergestellt als Ihre Schultern und Sie stützen sich auf den Vorderfüßen ab.

Ausführung

- **B |** Beugen Sie Ihre Arme mit einer kontrollierten Bewegung und senken Sie Ihren Körper ab. Ihre Arme liegen an Ihren Seiten an, Ihre Ellbogen zeigen nach hinten.

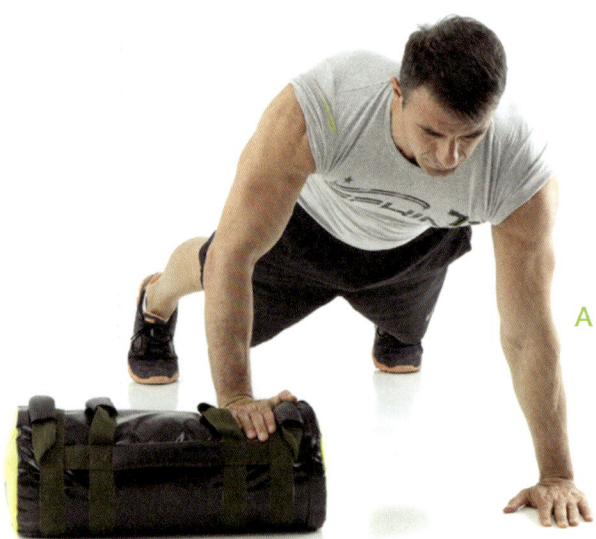

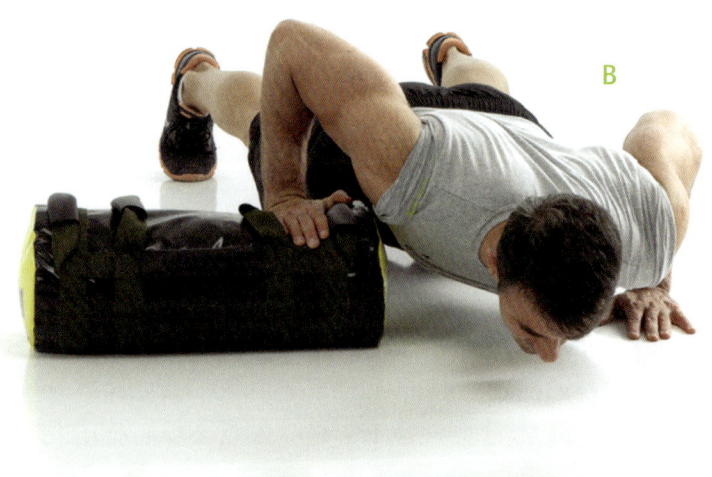

DER SANDSACK

- **C |** Richten Sie sich auf, strecken Sie Ihre Arme und kehren Sie Ihre Position um: Der linke Arm überkreuzt den rechten vorne und die linke Hand ruht auf dem Sack.

- **D |** Führen Sie Ihre rechte Hand auf den Boden.

- **E |** Absolvieren Sie den Liegestütz und kehren Sie in die Ausgangsposition zurück.

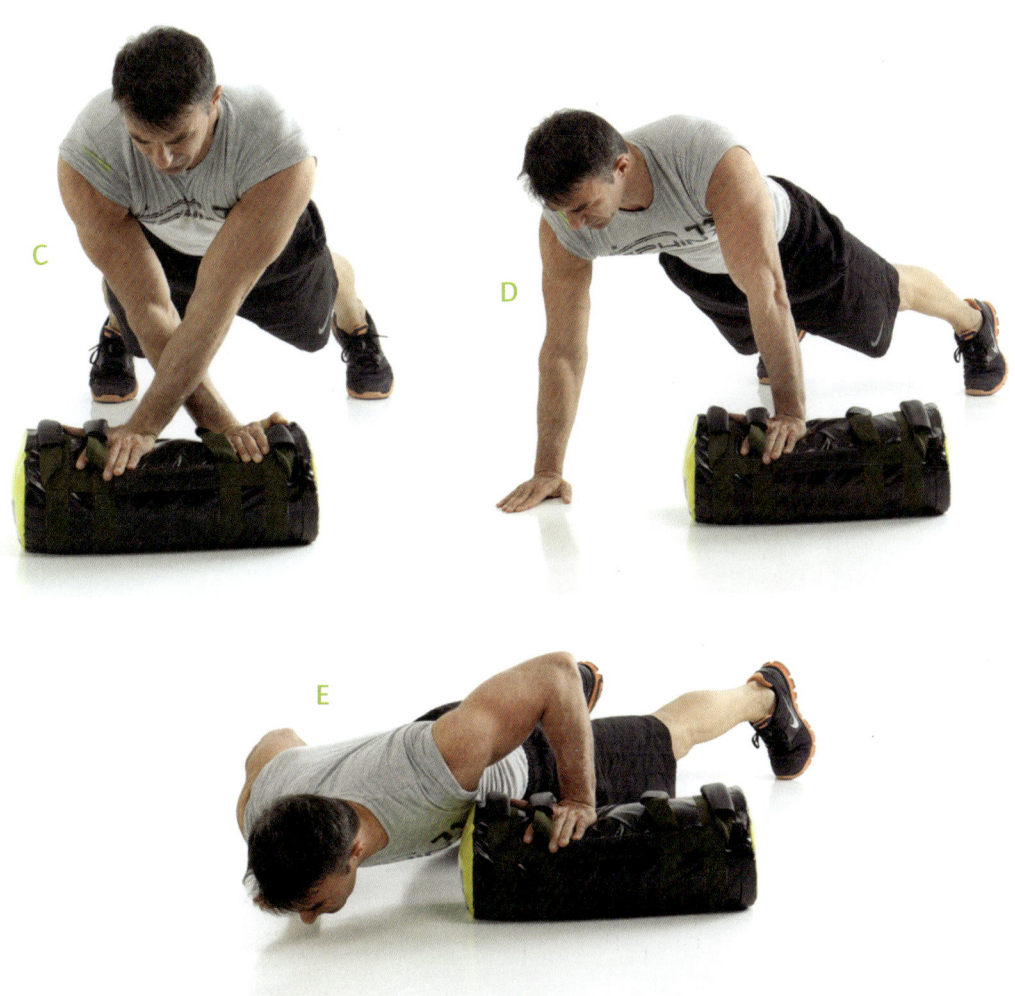

Erläuterung

Diese Übung ist wirklich funktional. Ich liebe sie. Bitte denken Sie an die Aktionen und Funktionen des M. pectoralis und an die kinematische Kette, die ihn unterstützt. Sie haben sie alle in dieser Übung. Der Kreuz-Liegestütz kann auch plyometrisch ausgeführt werden, indem man den Stütz direkt und kraftvoll von einem Arm zum anderen verschiebt. Der Schultergürtel arbeitet umfassend auf der Querebene. Fügen Sie dem den Destabilisierungsfaktor durch den Sandsack noch hinzu, und Sie haben alles, was Sie brauchen.

HANDBUCH FUNCTIONAL TRAINING

PLYOMETRISCHE LIEGESTÜTZE AUF DEM SANDSACK

Ausgangspunkt

- **A |** Nehmen Sie die Liegestützstellung ein: Die Arme befinden sich schulterbreit auseinander und sind auf dem K-Bag ausgestreckt, Ihre Schultern befinden sich senkrecht über Ihren Händen; Ihr Körper ist gerade, Ihre Beine sind leicht auseinandergestellt und stützen sich auf den Vorderfüßen ab.

Ausführung

- **B |** Beugen Sie Ihre Arme mit einer kontrollierten Bewegung, bis Sie den Sack mit Ihrer Brust berühren. Ihre Arme liegen eng am Rumpf an, Ihre Ellbogen zeigen nach hinten, Ihre Schulterblätter sind angezogen.

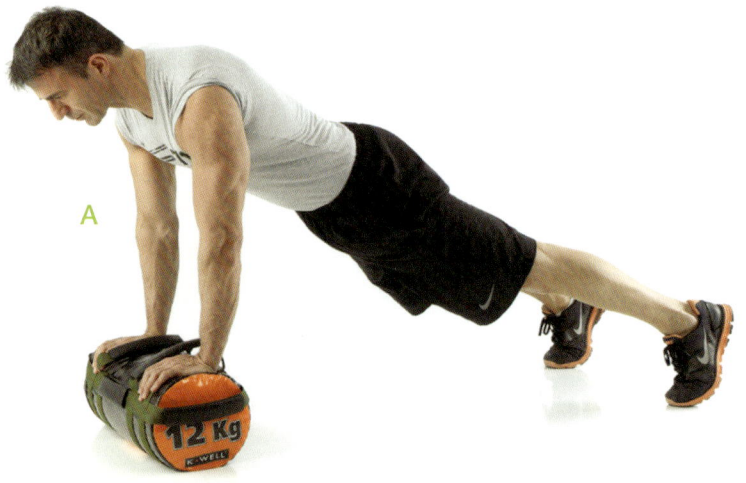

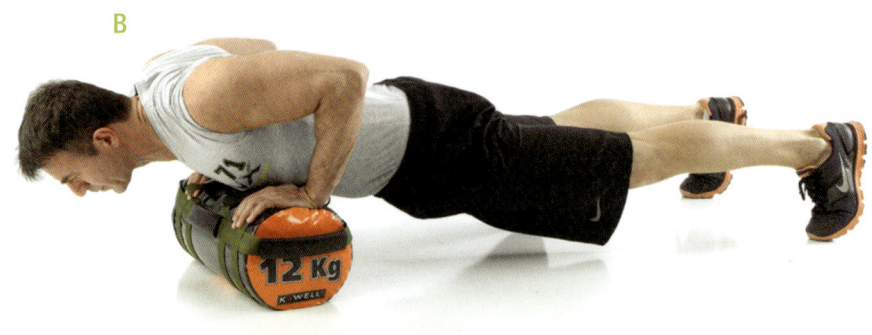

DER SANDSACK

- **C |** Strecken Sie Ihre Arme mit einer kraftvollen Bewegung und heben Sie sie vom Sack ab. Stabilisieren Sie sich 1 s, um Ihr Gleichgewicht wiederzufinden und die Bewegung zu kontrollieren, dann wiederholen Sie die Bewegung.

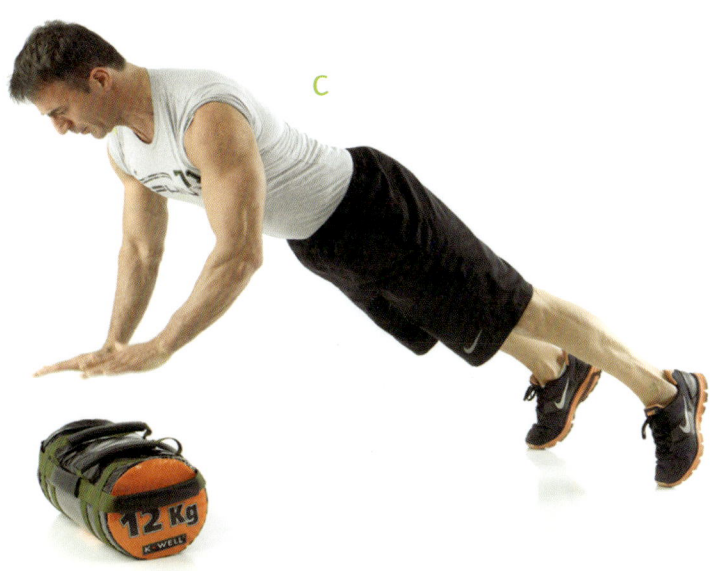

Erläuterung

Plyometrische Liegestütze auf dem Sandsack sind der einfachste Weg, um mit plyometrischer Arbeit für die oberen Gliedmaßen mit einem destabilisierenden Trainingsgerät zu beginnen. Sie brauchen nichts Besonderes zu tun, wie vor dem Oberkörper in Ihre Hände zu klatschen, sich auf die Brust zu schlagen oder hinter Ihrem Rücken in Ihre Hände zu klatschen. Sie müssen nur anfangen und dann auf Ihrem plyometrischen Kurs weiter voranschreiten. Plyometrische Übungen sind hervorragend für das sportliche Training für fast alle Sportarten geeignet. Neben den aktivierten kinematischen Ketten werden zusätzlich die propriozeptiven Fähigkeiten und angesichts der instabilen Stützfläche die Stabilisierungsfähigkeit trainiert.

PLYOMETRISCHE POWER-LIEGESTÜTZE AUF DEM SANDSACK

Ausgangspunkt

- **A |** Der Ausgangspunkt ist fast identisch mit dem bei der vorherigen Übung. Die Position der Hände verändert sich: Sie sind im Mittelgriff zu Fäusten geschlossen.

Ausführung

- **B |** Senken Sie sich auf kontrollierte Weise ab, bis Ihre Brust auf dem K-Bag ruht.

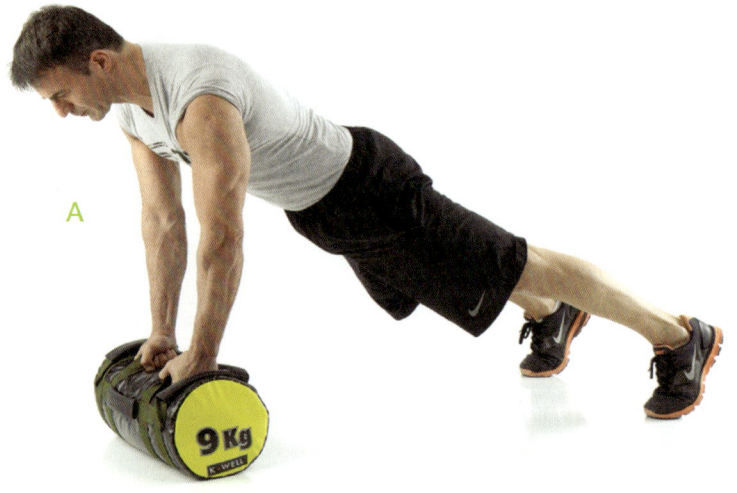

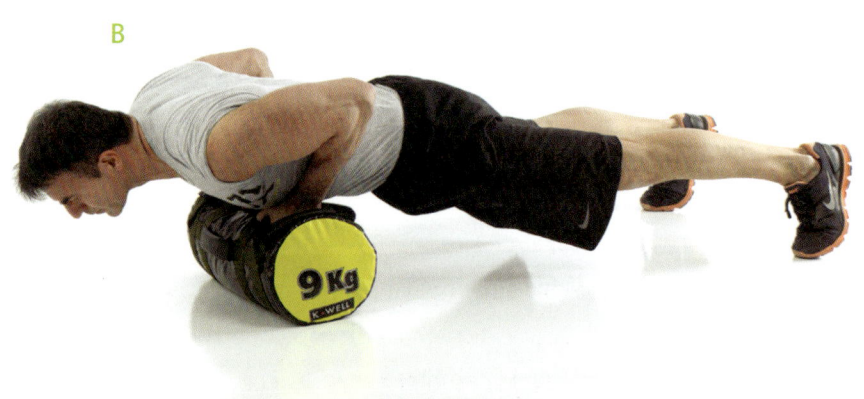

DER SANDSACK

- **C |** Strecken Sie Ihre Arme mit einer dynamischen Bewegung und heben Sie Ihren Rumpf nach oben an, sodass Sie sich vom Boden lösen und den Sack dabei mitziehen. „Landen" Sie und nehmen Sie sich 1 s Zeit, um sich zu stabilisieren, dann beginnen Sie von vorne und absolvieren die geforderten Wiederholungen… nie zu viele, zumindest nicht bei dieser Übung.

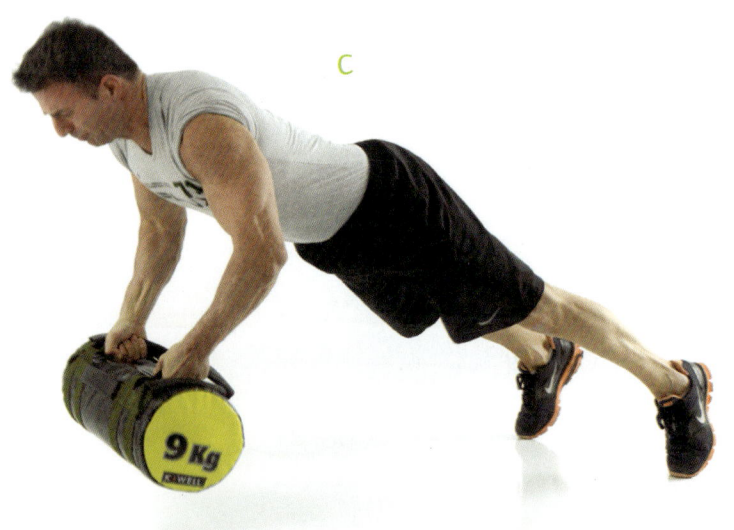

Erläuterung

Dies ist eine schwierige Übung, die für geringfügig und weiter fortgeschrittene Sportler geeignet ist. Sie ist plyometrisch, aber im Vergleich zu den klassischen Körpergewichtsübungen wird eine Zusatzlast (der Sandsack) verwendet, was sich sowohl in der konzentrischen als auch in der exzentrischen und in der Stabilisierungsphase bemerkbar macht. Der Sack übt einen nach unten gerichteten Gravitationszug aus, neben der Tatsache, dass er eine instabile Fläche bildet. Diese Übung ist sicherlich ein Muss für alle Kampfsportarten, das Ringen und die Kampfkunstsportarten, bei denen der Griff am Gegner und das Wissen, wie man diesen Griff kontrolliert, wichtig ist: Denken Sie an Judo, Ringen, die MMA. Diese Übung verdient einen roten Kreis und Respekt!

HANDBUCH FUNCTIONAL TRAINING

„HOT-POTATO"-LIEGESTÜTZE AUF DEM SANDSACK

Ausgangspunkt

- A | Nehmen Sie die Liegestützstellung ein, die Arme befinden sich weit auseinander und ruhen an den Seiten des K-Bags auf dem Boden.

Ausführung

- B | Beugen Sie Ihre Arme, bis Sie den Sack mit Ihrer Brust berühren.
- C | Strecken Sie Ihre Arme dynamisch nach oben, sodass Ihre Hände vom Sandsack abheben.

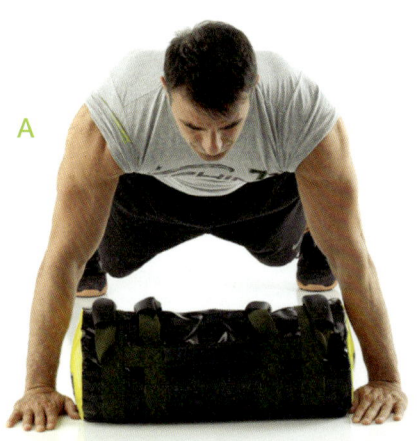
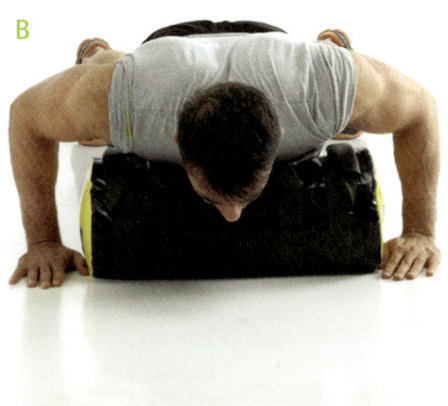
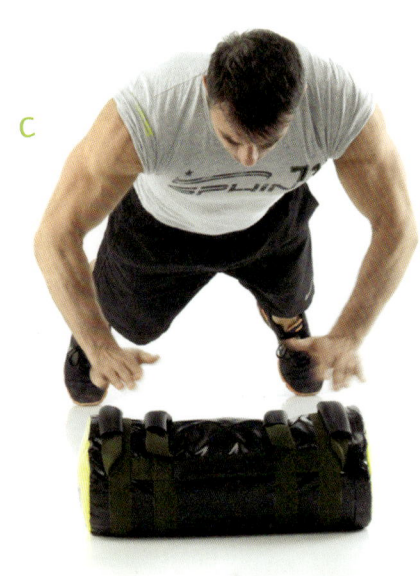

DER SANDSACK

- **D |** „Landen" Sie mit den Händen oben auf dem Sack.

- **E und F |** Führen Sie eine kurze Ruckbewegung aus und kehren Sie in die Ausgangsposition zurück. Absolvieren Sie die geforderte Anzahl von Wiederholungen.

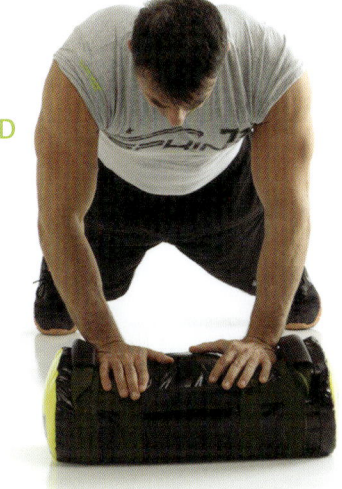

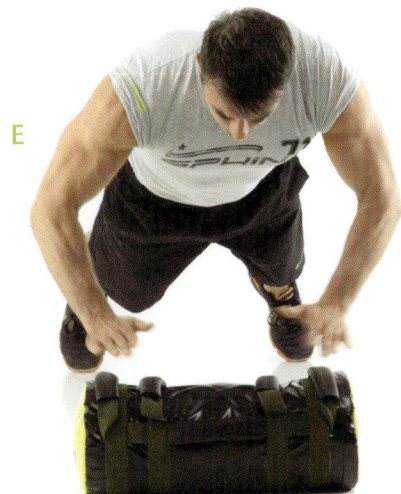

Erläuterung

Diese Übung ist sowohl dynamisch als auch plyometrisch. Halten Sie Ihre Arme weit auseinander, Ihre Ellbogen sind nach außen geöffnet, im Vergleich zum amerikanischen Liegestütz ist der Hebel weniger vorteilhaft, und das Dehngefühl im Brustmuskel ist größer. Sie können dies spüren. Leider ist auch die Last auf dem Schultergürtel größer. Ich rate davon ab, diese Übung ohne Sandsack oder ein anderes Trainingsgerät auszuführen. Die Anwesenheit des Sandsacks wirkt sogar als präventive Maßnahme, da er die Tiefe der Bewegung, also die Belastung der betroffenen Gelenke, begrenzt. Die ständige, schnelle Änderung der Stützpunkte trägt weiter zur Erhöhung des Schwierigkeitskoeffizienten bei. Die Übung kann auch in der Doppel-Liegestütz-Version absolviert werden, wobei die Arme auch oben auf dem Sack gebeugt werden.

HANDBUCH FUNCTIONAL TRAINING

LIEGESTÜTZE ZWISCHEN ZWEI SANDSÄCKEN

Ausgangspunkt

- **A |** Nehmen Sie die Liegestützstellung ein, Ihre Hände ruhen in Schulterhöhe auf zwei K-Bags an den Seiten Ihres Körpers.

Ausführung

- **B |** Beugen Sie Ihre Arme mit einer kontrollierten Bewegung und senken Sie sich so weit wie möglich ab.
Richten Sie sich wieder auf und absolvieren Sie die geforderte Anzahl von Wiederholungen.

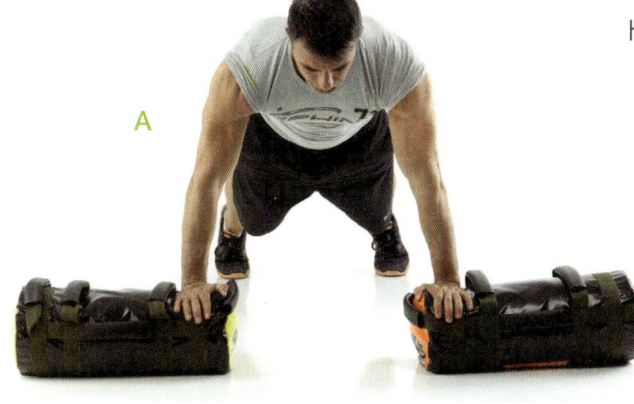

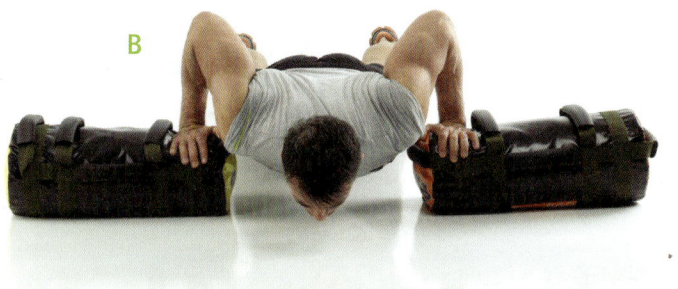

Erläuterung

Ich liebe diese Übung sehr. In der exzentrischen Phase erlaubt die Anwesenheit der Säcke, dass Sie sich bis unter die Bodenebene absenken können. Wir können den M. pectoralis, den M. biceps brachii, M. triceps brachii und den vorderen M. deltoideus in einem entschieden höheren Maß dehnen, sodass die gesamte Muskelkette nutzbringender und physiologischer arbeitet. Es handelt sich um eine ausgezeichnete Übung, die Sie allen Personen mit einer Rundrückenhaltung, nach innen gedrehten Schultern und Flügelschulterblättern empfehlen können. Sie ist wichtig für die Sportarten, bei denen Hebel vorkommen, in denen die gleiche Muskelkette auch in ihrer Länge stark stimuliert wird, wie im Judo, Ringen und in den MMAs sowie in Kontakt- und Gedrängesportarten wie Rugby, American Football, Fußball und Basketball.

DER SANDSACK

„MILITARY PRESS" MIT DEM SANDSACK

Ausgangspunkt

- A | Nehmen Sie eine stehende Position ein und halten Sie den K-Bag mit dem Mittelgriff in der Zercher-Position.

Ausführung

- B | Strecken Sie Ihre Arme nach oben, ohne von einem Schub Ihrer unteren Gliedmaßen zu profitieren. Führen Sie Ihren Kopf nach vorne, sodass eine Adduktion der Schulterblätter ermöglicht wird, damit, wenn Sie Ihre Arme über dem Kopf strecken, die Spannung sich nicht auf Ihre Halswirbelsäule entlädt.

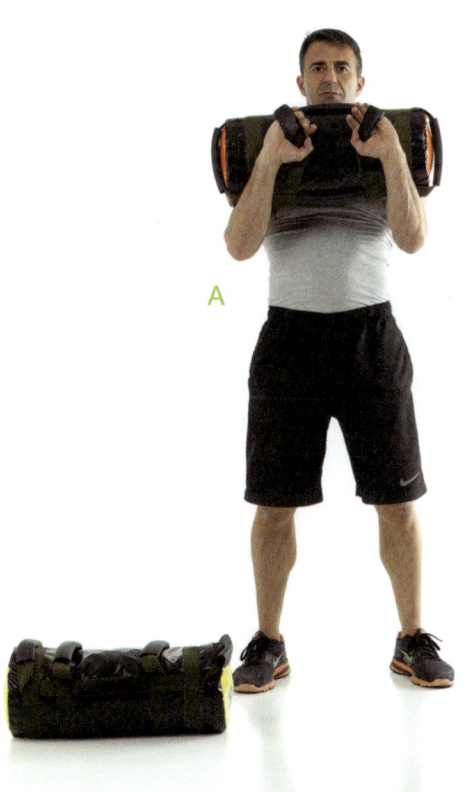

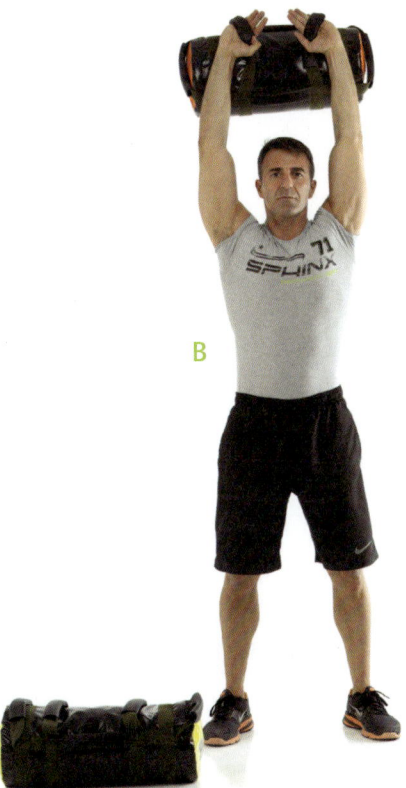

Erläuterung

Diese ist eine tolle Übung, ein Klassiker. Sie ist in der Ausführung nicht funktional, da der Schultergürtel die Kräfte, die von den unteren Extremitäten oder dem Core-Bereich ausgehen, umwandelt. Sie bleibt eine grundlegende Übung speziell für den M. deltoideus, den M. trapezius und den M. triceps brachii, vor allem als erster Schritt, um danach die Druckpresse und das Stoßen zu vermitteln.

HANDBUCH FUNCTIONAL TRAINING

RUDERN MIT DEM SANDSACK

Ausgangspunkt

- A | Nehmen Sie eine stehende Position ein, dann hocken Sie sich in die halbe Kniebeuge: Ihre Beine sind gebeugt und Ihr Rumpf ist in einem Winkel von etwa 45° nach vorne geneigt.
  Halten Sie den K-Bag mit dem Mittelgriff: Ihre Hände befinden sich in Kniehöhe, Ihre Arme hängen senkrecht, dicht an den Kniescheiben.

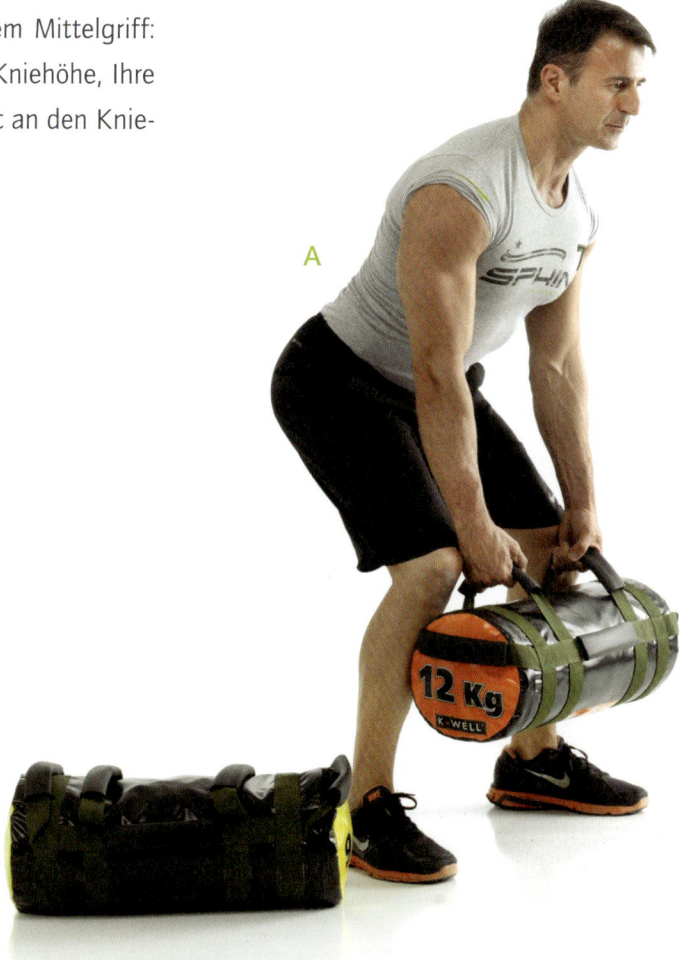

DER SANDSACK

Ausführung

- **B |** Heben Sie den Sack an, führen Sie Ihre Ellbogen nach hinten und schließen Sie Ihre Schulterblätter.

Halten Sie die Rumpfneigung während des Hebens bei. Einer der häufigsten Fehler besteht darin, dass der Rumpf am Ende nahezu aufgerichtet ist und die Aktion sich vom M. latissimus dorsi auf den M. trapezius verlagert.

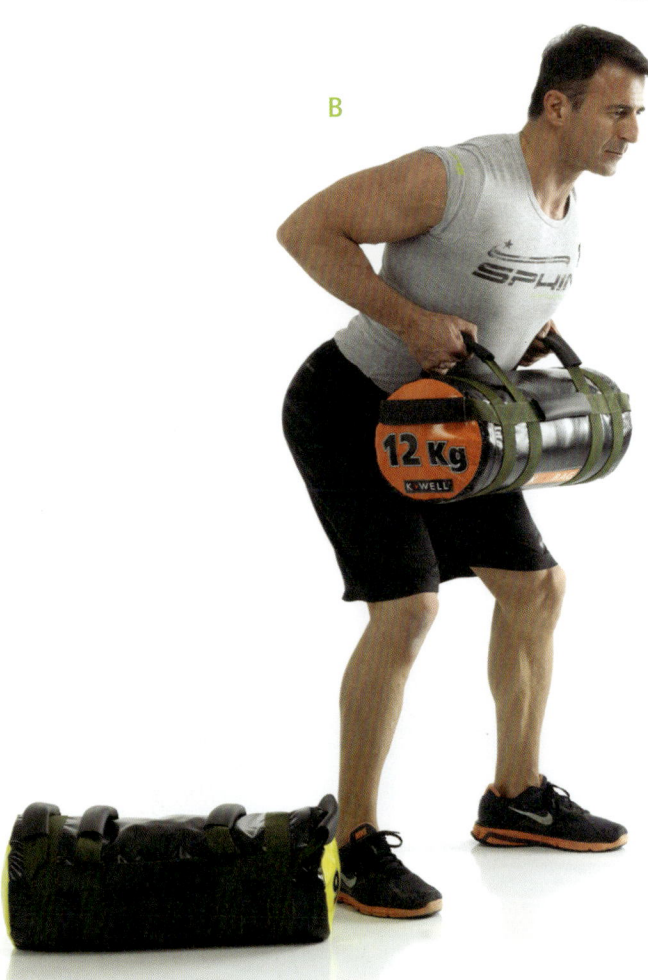

Erläuterung

Es handelt sich um die klassische Ruderübung mit der Hantel, die hier mit einem unkonventionellen Trainingsgerät ausgeführt wird. Das Ziel besteht darin, den M. latissimus dorsi auf der Sagittalebene und gleichzeitig das Becken und die den Rumpf stabilisierenden Muskeln zu trainieren.

HANDBUCH FUNCTIONAL TRAINING

RUDERN MIT HEBEN DES SANDSACKS ZUR BRUST HIN

Ausgangspunkt

- A | Nehmen Sie eine stehende Position ein, dann hocken Sie sich in die halbe Kniebeuge: Ihre Beine sind gebeugt und Ihr Rumpf ist in einem Winkel von etwa 45° nach vorne geneigt.

  Halten Sie den K-Bag an den seitlichen Schlaufen; Ihre Hände befinden sich in Kniehöhe, Ihre Arme hängen senkrecht, dicht an den Kniescheiben.

  Richten Sie Ihren Kopf mit der Wirbelsäule aus, sodass Sie nach vorne und leicht nach unten schauen.

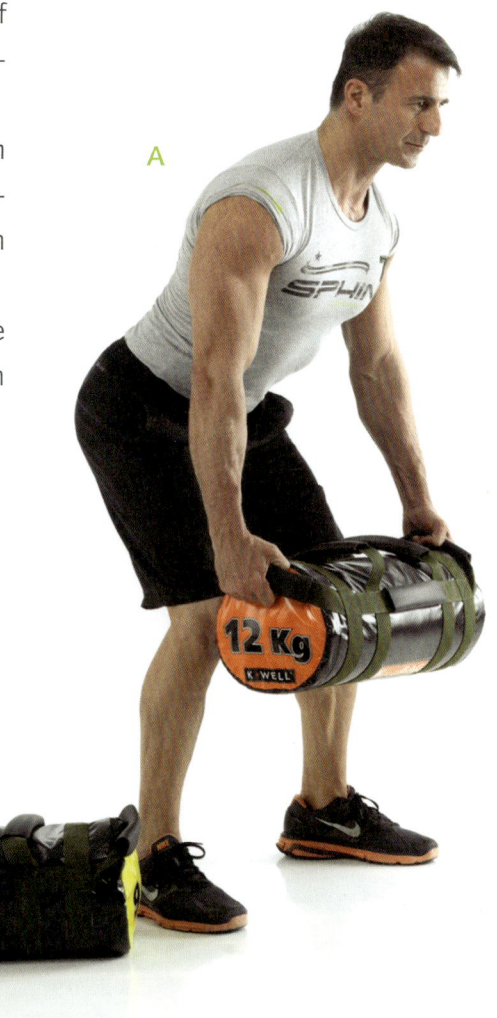

Ausführung

- **B |** Atmen Sie ein und heben Sie den Sack zu Ihrer Brust hin. Ihre Ellbogen öffnen sich seitwärts in Richtung Ihres Rumpfs.
Halten Sie die Rumpfneigung während des Hebens bei. Einer der häufigsten Fehler besteht darin, dass der Rumpf am Ende nahezu aufgerichtet ist und die Aktion sich vom M. latissimus dorsi auf den M. trapezius verlagert.

Erläuterung

Der Reiz liegt auf dem medialen M. trapezius, dem hinteren M. deltoideus, den paraskapularen Muskeln, den Außenrotatoren der Manschette sowie den Humerus- und Schulterblattrückziehern (Rautenmuskeln und Sägemuskel). Diese Übung ist sehr gut für Personen mit einer Kyphose, nach innen gedrehten Schultern und Flügelschulterblättern geeignet, vor allem, wenn die konzentrische Phase (Anheben) während des Einatmens durchgeführt wird, wodurch die Dehnung des Brustbeinansatzes des Zwerchfells gefördert wird. Die Übung eignet sich auch hervorragend, um jene Bereiche zu kräftigen, in denen es schwierig ist, die Muskulatur zu trainieren und zu entwickeln. Die Übung muss ein Bestandteil des Fitnesstrainings für die Kontakt- und Greifsportarten sein, in denen die oberen Bänder des M. trapezius stark aktiviert werden.

HANDBUCH FUNCTIONAL TRAINING

RUDERN MIT ZWEI SANDSÄCKEN

Ausgangspunkt

- **A |** Stehen Sie mit den Armen an Ihren Seiten und halten Sie einen K-Bag in jeder Hand mit dem Bärengriff.

Ausführung

- **B |** Beugen Sie Ihre Beine und neigen Sie Ihren Rumpf in einem Winkel von etwa 45° nach vorne. Ihre Hände befinden sich auf Kniehöhe.

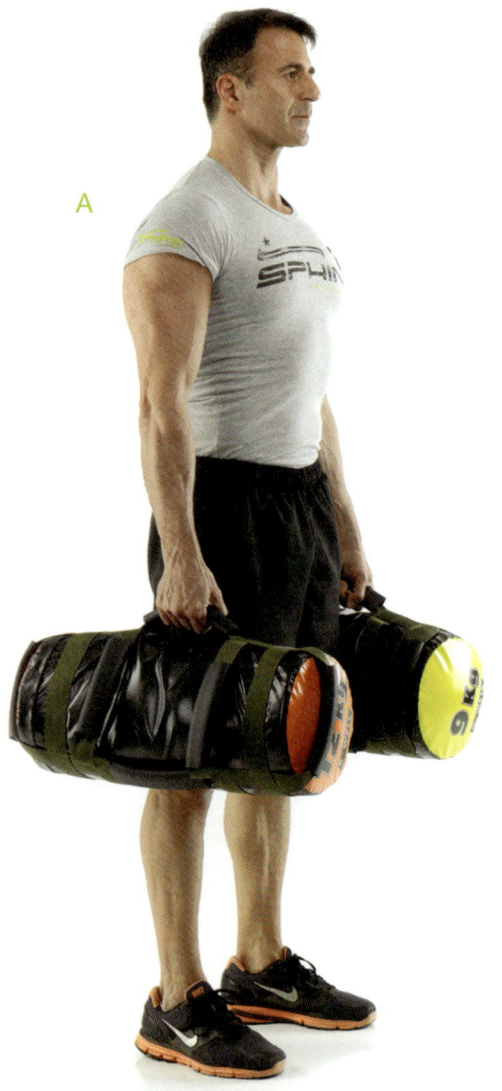
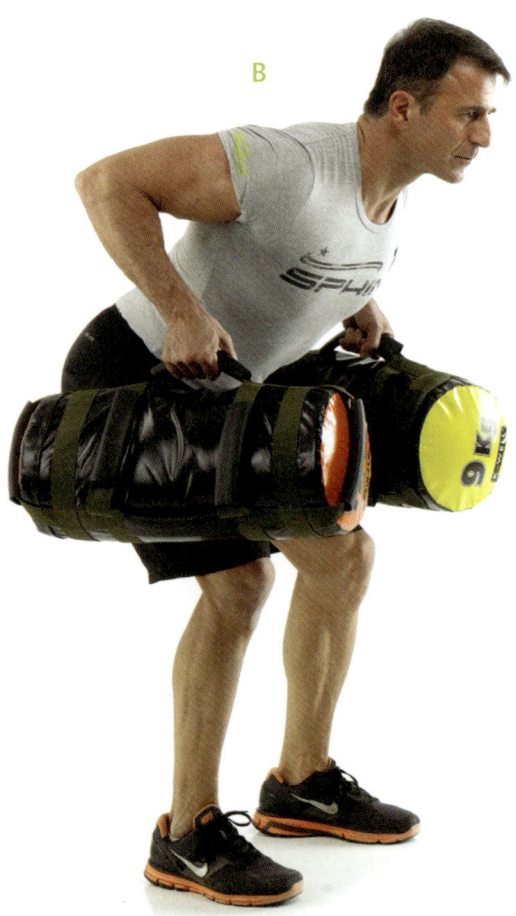

DER SANDSACK

- **C |** Heben Sie Ihre Ellbogen an und führen Sie sie nach hinten, wobei Sie Ihre Schulterblätter schließen. Senken Sie Ihre Arme wieder ab und absolvieren Sie die geforderte Anzahl von Wiederholungen.

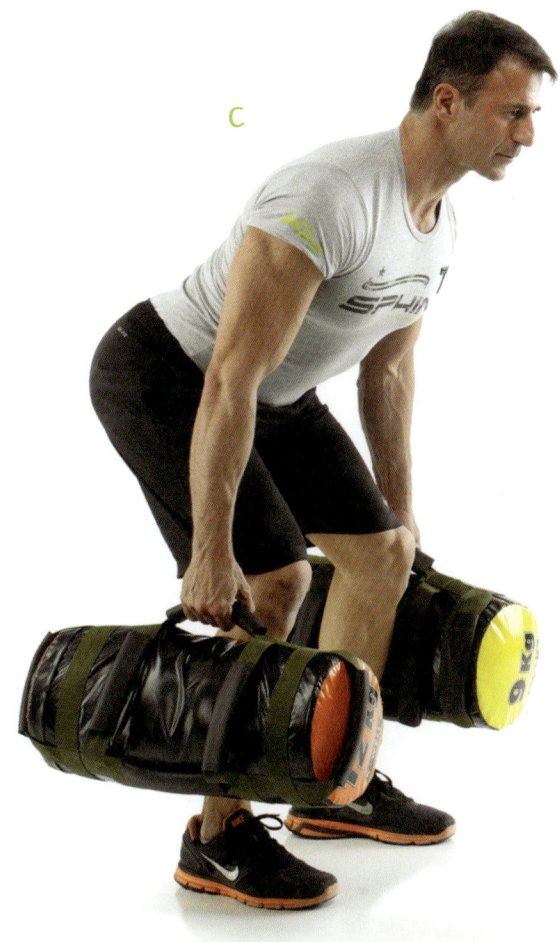

Erläuterung

Diese wirkungsvolle Übung bewirkt eine starke Stimulation aller Muskeln, die während der Belastung zur Stabilisierung des Körpers beitragen. Der M. latissimus dorsi arbeitet gut auf der Sagittalebene. Im Vergleich zur traditionellen Version, die normalerweise in Fitnessstudios durchgeführt wird, liegt die Schwierigkeit im langen Hebel des Sacks, also in einer größeren Destabilisierung.

HANDBUCH FUNCTIONAL TRAINING

CLEAN (UMSETZEN) MIT DEM SANDSACK

Ausgangspunkt

- **A |** Sie stehen mit den Armen an Ihren Seiten und halten den K-Bag mit dem Mittelgriff. Bringen Sie ihn in Oberschenkelhöhe vor Ihr Becken.

Ausführung

- **B |** Beugen und strecken Sie Ihre Hüften mit einer schnellen Bewegung und strecken Sie Ihre Fußgelenke.

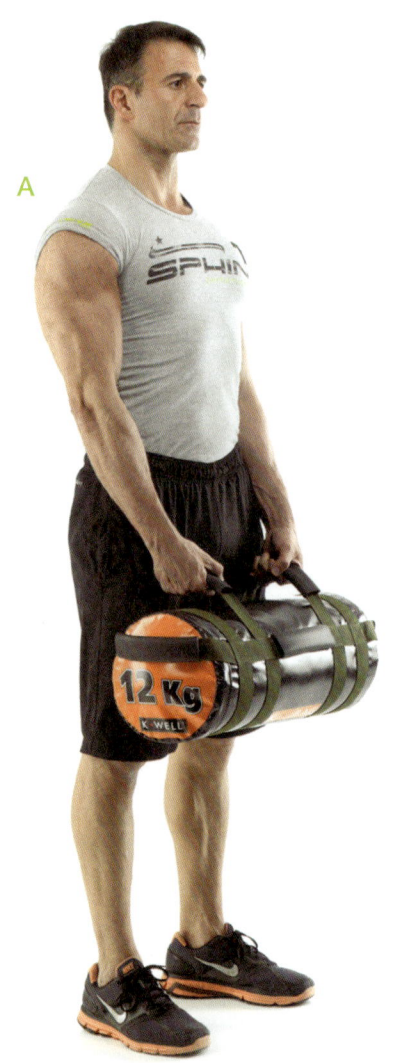
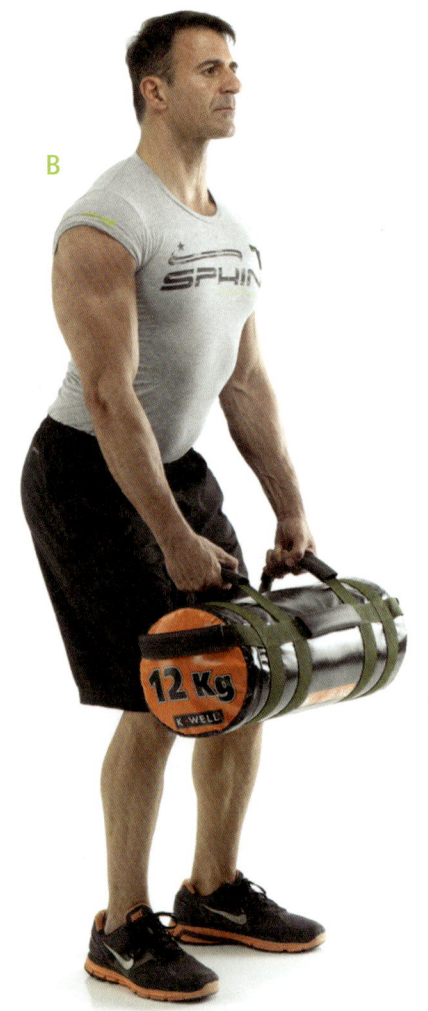

DER SANDSACK

- **C |** Heben Sie die Schulterblätter und Ellbogen, indem Sie der nach oben gerichteten Beschleunigung des Sacks folgen, und bringen Sie Ihre Unterarme schnell unter den K-Bag. Sie befinden sich nun in der Zercher-Position. Kehren Sie zur Ausgangsposition zurück und wiederholen Sie die Übung.

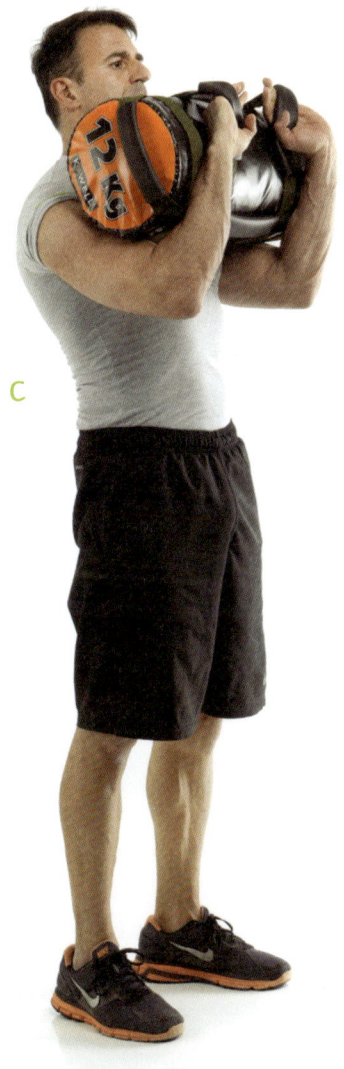

Erläuterung

Das Umsetzen ist eine sträflich unterschätzte Übung, obwohl es nur wenige Übungen gibt, die so effektiv und effizient die Aktivierung der Hüft- und Rückenstreckerkette trainieren. Diese Übung ist ein obligatorischer Meilenstein für jede Sportart, bei der der Vortrieb eine Rolle spielt, und insofern für fast alle Sportarten! Wie meine Freunde aus Übersee sagen: „Das ist *die* Übung!" Natürlich mit steigenden und deutlich schwereren Lasten, aber das ist es, womit Sie beginnen, auch wenn Sie die olympischen Hebeübungen trainieren. Üben Sie die Bewegungssequenz des Umsetzens und verwenden Sie diese Version beim Training mit dem Sandsack. Die Kraft und alle ihre Komponenten profitieren davon so sehr wie von wenigen anderen Übungen. Dies ist eine funktionale Übung in der n-ten Potenz. Kreisen Sie sie rot ein und beggnen Sie ihr mit Respekt!

HANDBUCH FUNCTIONAL TRAINING

CLEAN (UMSETZEN) MIT DEM SANDSACK UND PRESSE

Ausgangspunkt

- A | Sie stehen mit den Armen an Ihren Seiten und halten den K-Bag mit dem Mittelgriff. Bringen Sie ihn in Oberschenkelhöhe vor Ihr Becken.

Ausführung

- B | Beugen und strecken Sie Ihre Hüften mit einer schnellen Bewegung und strecken Sie Ihre Fußgelenke.

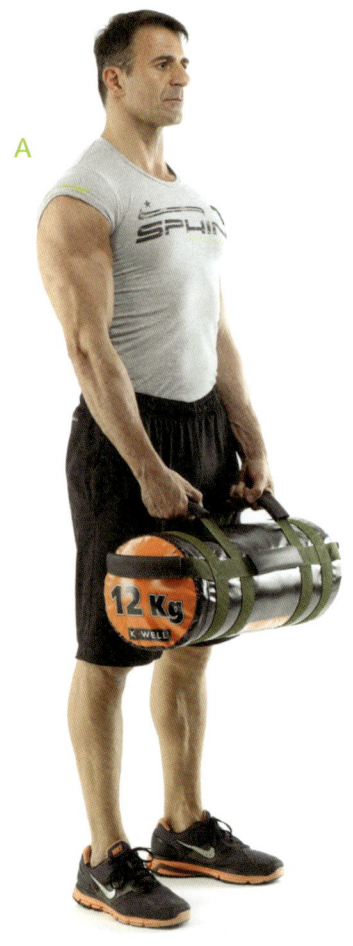
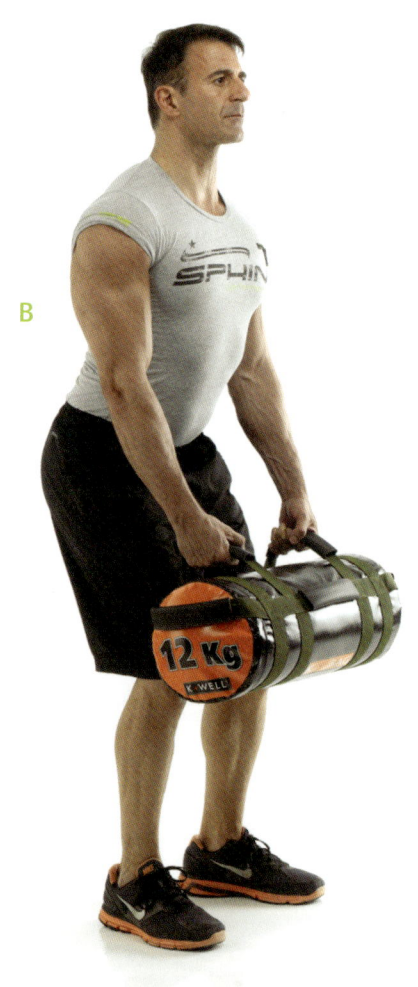

DER SANDSACK

- **C |** Heben Sie Ihre Schulterblätter und Ellbogen, wobei Sie der nach oben gerichteten Beschleunigung des Sacks folgen, und bringen Sie Ihre Unterarme schnell unter den K-Bag. Sie befinden sich nun in der Zercher-Position.

- **D |** Bringen Sie den Sack mit einem neuen Stoß mit gestreckten Armen über Ihren Kopf. Sie befinden sich jetzt in der Über-Kopf-Position. Kehren Sie in die Ausgangsposition zurück.

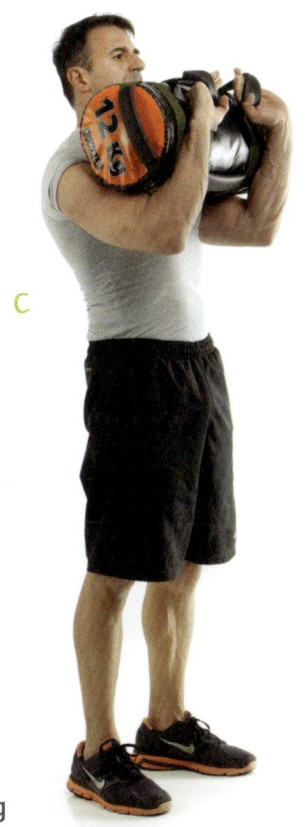

C

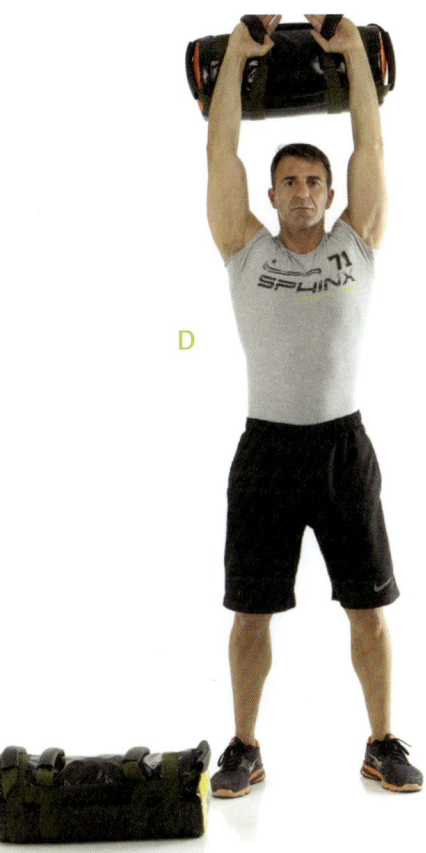

D

Erläuterung

Es handelt sich um eine umfassende Übung. Es gilt das Gleiche, wie für das Umsetzen mit dem Sandsack, obwohl hier der gesamte Schultergürtel mit einer funktionalen Pressbewegung aktiviert wird (unterstützt durch die unteren Gliedmaßen). Diese Übung ist ebenfalls ein Muss für all jene Sportarten, bei denen lange kinematische Ketten aktiviert werden, sowohl der unteren als auch der oberen Extremitäten. Diese Übung verbessert auch die Synergie zwischen den unteren und oberen Teilen des Körpers. Sie sieht einfach aus, aber wenn Sie nur Bewegungen mit kurzen Segmenten gewohnt sind, das heißt, wenn Sie nur im Fitnessstudio trainieren, werden Sie diese Art von Übung immer schwierig finden. Warum? Die Antwort lautet: Sie sind nicht effizient. Die Clean & Press-Übung ist die Grundlage einer allgemeinen körperlichen Vorbereitung, ein „Bringer" unter den Trainingsübungen. Sie ist ein Muss.

ALTERNIERENDE PRESSE MIT DEM SANDSACK

Ausgangspunkt

- **A** | Nehmen Sie eine stehende Position ein und halten Sie den K-Bag auf der rechten Schulter, mit dem rechten Arm dicht am Rumpf und dem linken Unterarm über Ihrem Kopf. Die Hände befinden sich im Bärengriff.

Ausführung

- **B** | Heben Sie den Sack mit Ihrem rechten Arm und verlagern Sie ihn nach links, auf Ihren Kopf. Die Last ist nun gleichmäßig auf beiden Händen verteilt.

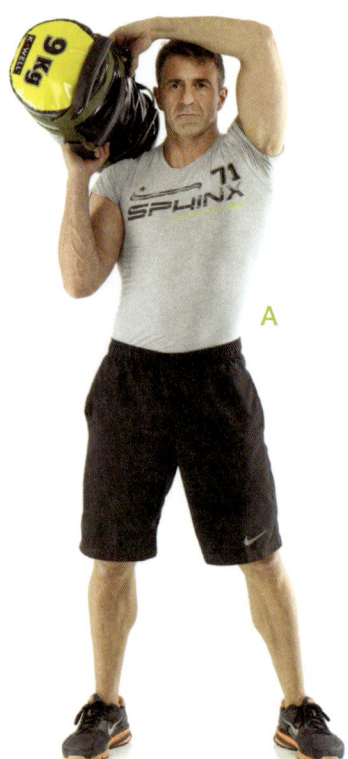

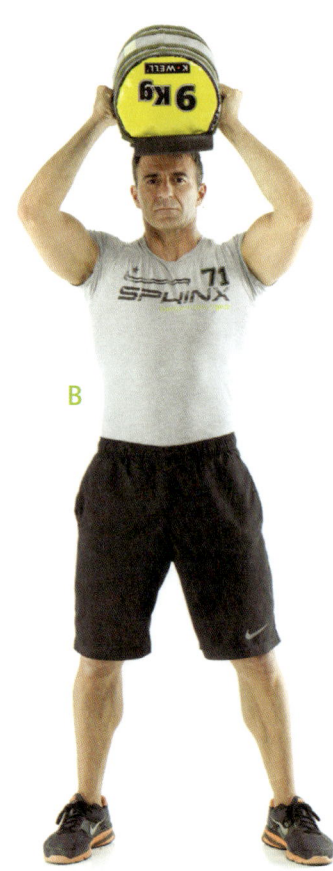

Erläuterung

Ich möchte die Didaktik dieser Übung in zwei Phasen aufteilen. Die erste ist die, über die Sie gelesen und die Sie auf den Bildern gesehen haben. Dies ist eine ziemlich einfache Übung, die die vorderen und medialen Enden des M. deltoideus, M. triceps brachii und M. trapezius sowie die Schlüsselbeinbänder des M. pectoralis einem sehr wirkungsvollen Reiz aussetzt. Bei Schulterpressübungen wird der M. deltoideus eher selektiv zwischen 0° und 90° stimuliert, und ferner als Stabilisator, wenn der Arm sich im 45°-Winkel über der Schulter befindet. Dies ist genau das, was wir in dieser Übung tun,

DER SANDSACK

- **C |** Bringen Sie den Sack nach unten auf Ihre linke Seite; die Last verlagert sich auf Ihren linken Arm.

- **D |** Bewegen Sie sich in die entgegengesetzte Richtung: Heben Sie den K-Bag nach rechts und setzen Sie ihn auf Ihren Kopf. Kommen Sie schließlich auf der rechten Seite wieder nach unten, das Gewicht des Sacks lastet auf Ihrem rechten Arm.

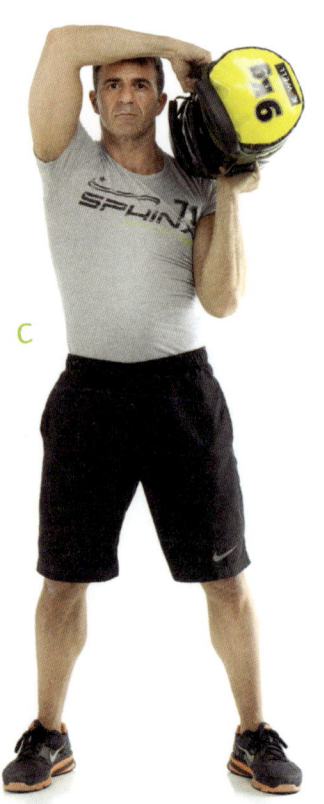

C

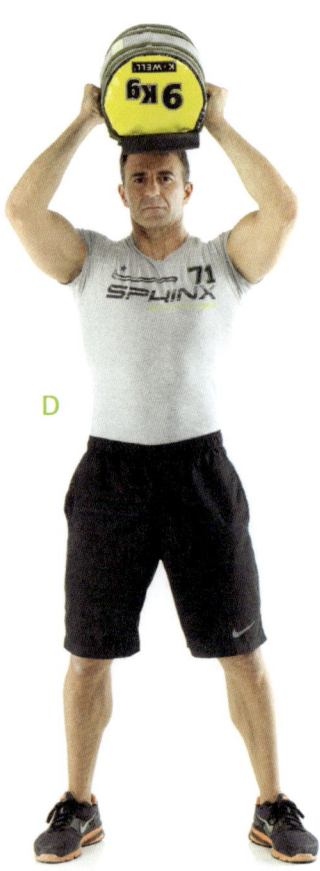

D

und Sie können es in der Tat spüren. Unterschätzen Sie nicht die Arbeit der Bauchfaszien: Bei jeder Wiederholung lastet das Gewicht zuerst auf einer Rumpfseite, dann auf der anderen, was zur Kontraktion der schrägen Muskeln führt, die sich auf der entgegengesetzten Seite des Sacks befinden. Die zweite Phase beinhaltet eine Integration mit einem „funktionalen" Aspekt: Um eine größere Last mit kleineren Risiken zu heben, integrieren wir die Bewegung mit einem leichten Schub durch die unteren Extremitäten. Diese Übung gelangt extensiv im Fitnesstraining für Judo, Ringen und die MMA im Rahmen der Bodenarbeit zum Einsatz.

HANDBUCH FUNCTIONAL TRAINING

„FLOOR PULL" MIT DEM SANDSACK

Ausgangspunkt

- A | Liegen Sie in Bauchlage auf dem Boden, Ihre Unterarme ruhen auf dem Boden und Ihre Füße befinden sich in den Schlaufen des K-Bags.

Ausführung

- B | Strecken Sie Ihre Arme nach vorne.
- C | Üben Sie mit Ihren zu Fäusten geballten Händen Druck auf den Boden aus und ziehen Sie Ihren Körper zu den Armen hin, sodass Sie nach vorne gleiten. Absolvieren Sie die geforderte Anzahl von Wiederholungen.

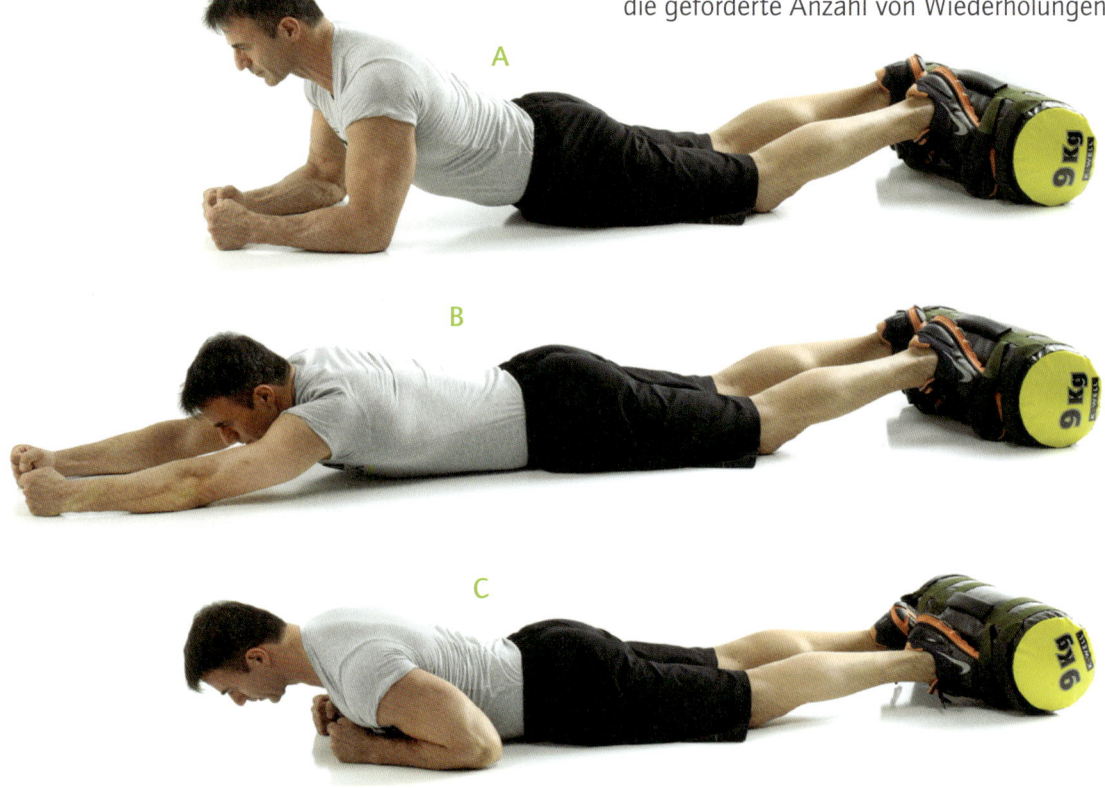

Erläuterung

Ich liebe den „Floor Pull", da es sich um eine herausragende, funktionale und effektive Übung handelt. Haben Sie jemals von Zugbewegungen auf dem Boden auf der Frontalebene gehört? Diese Übung bedeutet ein kraftvolles Training des M. latissimus dorsi. Zu Ihrem Körpergewicht müssen Sie die Zusatzlast des Sacks (und die Bodenreibung) hinzuaddieren.

DER SANDSACK

DRÜCKEN DES SANDSACKS AUS DER BODENLAGE

Ausgangspunkt

- **A |** Sie liegen in Rückenlage auf dem Boden, beugen Ihre Beine und strecken Ihre Hüften, sodass Sie auf Ihren Füßen, Armen, Schulterblättern und dem oberen Teil Ihres Rumpfs ruhen.
  Halten Sie den K-Bag mit dem Mittelgriff und platzieren Sie ihn auf dem unteren Teil Ihres Rumpfs.

Ausführung

- **B |** Halten Sie Ihren Körper gerade und stabil und heben Sie den Sack nach oben, indem Sie Ihre Arme strecken.
  Kehren Sie langsam in die Ausgangsposition zurück und absolvieren Sie die geforderte Anzahl von Wiederholungen.

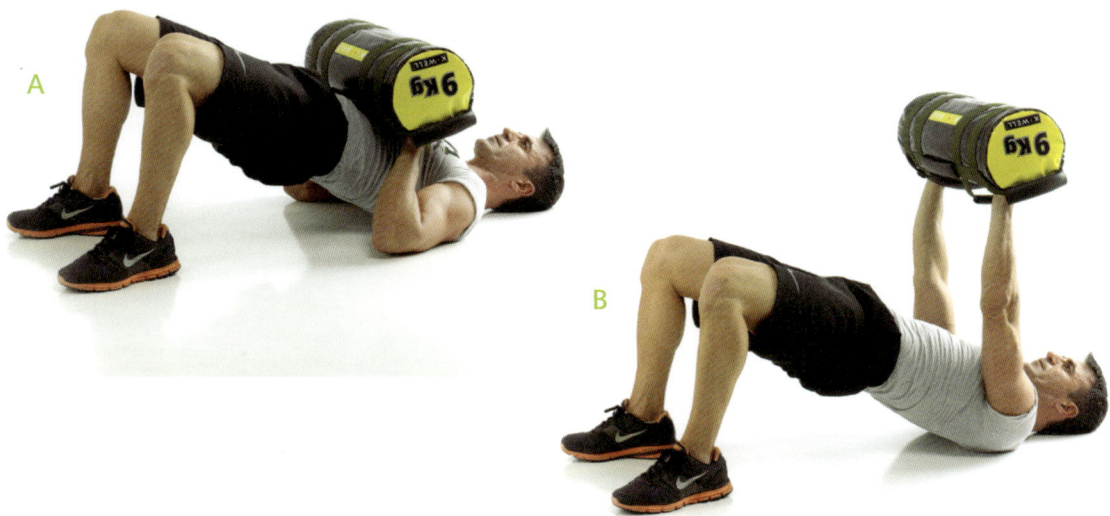

Erläuterung

Die Schrägbank ist bereitet. Der M. pectoralis – vor allem die Rippenbänder – der vordere M. deltoideus, der M. triceps brachii und der M. trapezius. Außerdem haben wir die Beckenstreckmuskeln sowie die Becken- und Rumpfstabilisatoren (die Gesäßmuskeln, Oberschenkelmuskeln, die Muskeln der Oberschenkelrückseite, die Adduktoren und den M. transversus, den M. quadratus lumborum, den M. longissimus dorsi und den Trapezmuskel) isometrisch aktiviert. Es handelt sich fraglos um eine wirkungsvolle Übung, die noch besser ist, wenn sie mit Kettlebells durchgeführt wird. Wenn Sie eine „Wurf"-Aktion durchführen, das heißt, wenn Sie Ihr Becken verwringen und den K-Bag hinter Ihren Kopf werfen, handelt es sich im Wesentlichen um eine Übung für das Athletiktraining für das Ringen, Rugby, American Football und die MMA-Techniken.

BODENPRESSE MIT DEM SANDSACK

Ausgangspunkt

- **A |** Liegen Sie in Bauchlage auf dem Boden, die Arme liegen eng an Ihren Körperseiten und Ihre Füße befinden sich in den Schlaufen des K-Bags.

Ausführung

- **B |** Strecken Sie Ihre Arme und schieben Sie Ihren Körper nach hinten.

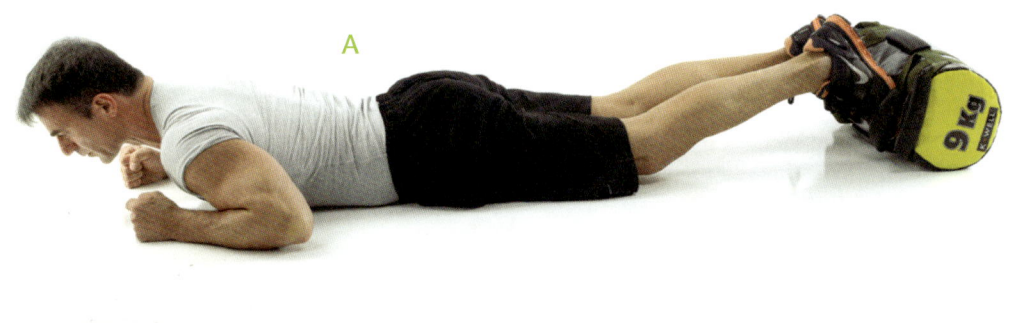

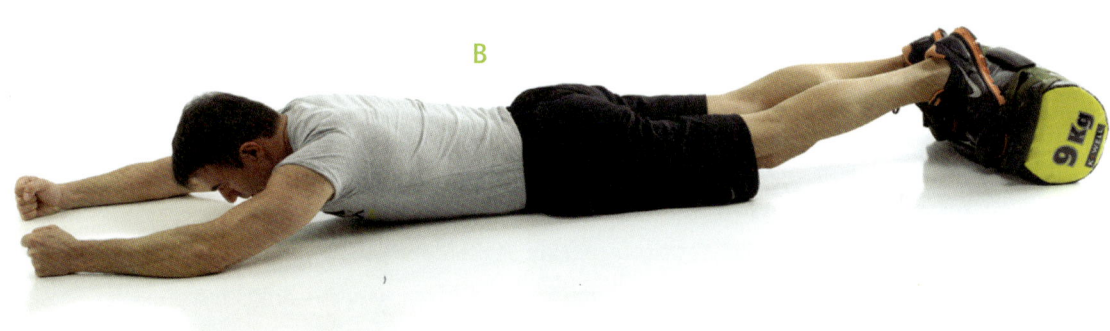

DER SANDSACK

- **C und D** | Ziehen Sie Ihre Arme wieder an den Körper und wiederholen Sie die Bewegung, bis Sie den Satz beendet haben.

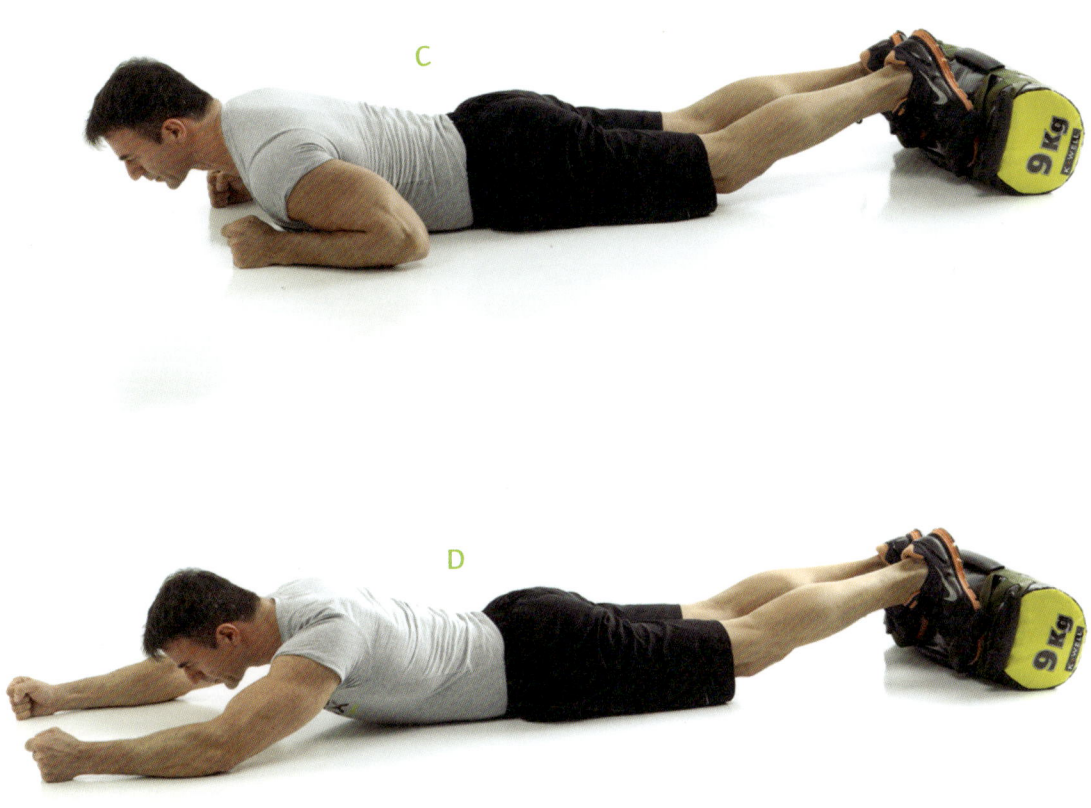

Erläuterung

Diese Übung ist das genaue Gegenteil des „Floor Pulls" (S. 242) und ausgezeichnet für das Training der agonistischen und antagonistischen Muskeln geeignet. Es handelt sich ebenfalls um eine weitere wirkungsvolle Übung für das Training des M. deltoideus auf der Frontalebene. Unterschätzen Sie nicht die Aktion der Bauchfaszien, die für eine korrekte Ausführung stets aktiviert werden müssen. Was ist mit der Reibung des Sacks auf dem Boden? Es ist keine leichte Übung und sie ist nicht für Anfänger geeignet.

12 KAPITEL

DER MEDIZINBALL

DER MEDIZINBALL

12.1 BESCHREIBUNG

12.1.1 Ursprünge

Der Medizinball oder medizinische Ball ist eines der ältesten Fitnessgeräte für das Ausdauer- und körperliche Konditionstraining. Vor rund 3.000 Jahren wurden in Persien mit Sand gefüllte Blasen von Ringern für Trainingszwecke verwendet. Im antiken Griechenland verwendete Hippokrates mit Sand gefüllte Tierhäute für das Verletzungspräventions- und Rehabilitationstraining. Die Anfänge des modernen Medizinballs gehen auf das Ende des 19. und den Anfang des 20. Jahrhunderts zurück.

12.1.2 Medizinballarten

Die Vielfalt der Medizinbälle (Kurzform: „Medball"), die auf dem Markt erhältlich sind, ist erstaunlich.

Es lassen sich fünf Arten von Medizinbällen unterscheiden:

1. harte Bälle,
2. weiche Bälle,
3. halbharte Wurfbälle,
4. mit Kordel umwickelte oder mit Griffen versehene Bälle,
5. instabile, mit Wasser oder anderem Material gefüllte Bälle.

DER MEDIZINBALL

Diese Klassifizierung deckt nicht die gesamte, auf dem Markt erhältliche Vielfalt ab, vermittelt Ihnen aber eine Vorstellung der Verwendungsart und der Unterschiede. Die Übungen, die in diesem Buch vorgestellt werden, beziehen sich auf die ersten beiden Typen, da sie die am leichtesten erhältlichen sind.

12.1.3   Griffarten

Wie bei den Sandsäcken, so beginnen Sie auch bei den Medizinbällen mit einigen Grundpositionen, und auch hier kann die Griffart die Übung verändern.

ZWERCHER- ODER ZERCHER-POSITION

Ausführung

Stellen Sie sich einen Fußballtorhüter vor, der einen Ball fest in den Armen hält. Die Ellbogen sind vor dem Körper angehoben, um die neutrale Wirbelsäulenposition leichter beibehalten zu können.

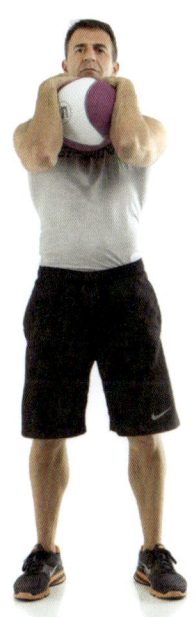

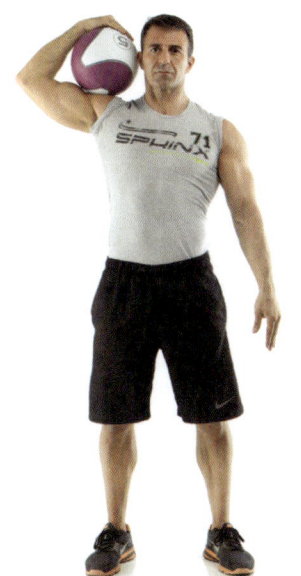

SCHULTERPOSITION

Ausführung

Stellen Sie sich einen Basketballspieler vor, mit dem Ball oben auf seiner Schulter. Der Ellbogen befindet sich in einem schrägen Winkel zum Körper.

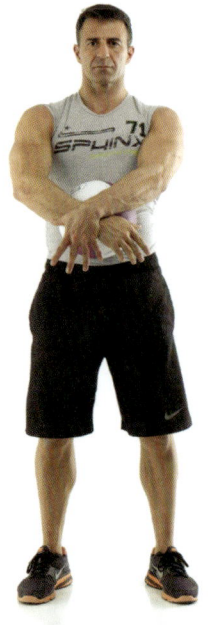

BÄRENPOSITION

Ausführung

Die Arme sind über dem der Stabilisierung wegen auf Bauchhöhe gehaltenen Ball überkreuzt. Die Schulterblätter sind leicht angespannt.

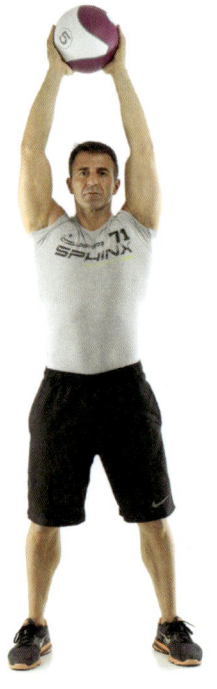

ÜBER-KOPF-POSITION

Ausführung

Der Medizinball wird mit gestreckten Armen hoch über dem Kopf gehalten. Der Kopf befindet sich auf einer Linie mit den Armen.

12.1.4 Übungen

Eine Einführung ist notwendig: Jede Übung kann in allen vier oben beschriebenen Positionen durchgeführt werden. Natürlich würde die Aufmerksamkeit des Lesers, wenn man alle Positionen jedes Mal darstellen würde, abgelenkt und auch Raum für die Darstellung anderer, ebenso wichtiger Übungen wegnehmen. Aus diesem Grund wird bei der Einführung einer Übung auf den folgenden Seiten diese immer nur in einer Position gezeigt, mit Ausnahme der Kniebeugen. Sie müssen sich bewusst sein, dass die anderen Griffe auch anwendbar sind, wobei jeder seine eigenen Vorteile hat. So ist z. B. in der Schulterposition der Reiz für die schrägen Muskeln auf der Gegenseite der Schulter, auf der der Medizinball liegt, immer größer, unabhängig von der Übung. In der Zercher-Position ist andererseits die Aktivierung der paravertebralen Muskeln größer. Diese Art von Arbeit wird noch mehr bei den Über-Kopf-Techniken betont, bei denen eine „Energieentladung" im Lendenbereich gewünscht und angestrebt wird, um die Kniebeugen mit hoher Last vorzubereiten.

12.2 ÜBUNGEN FÜR DIE UNTEREN EXTREMITÄTEN

ZERCHER-KNIEBEUGE MIT DEM MEDIZINBALL

Ausgangspunkt

- **A |** Nehmen Sie die stehende Zercher-Position ein; der Medizinball befindet sich in Ihren Armen, Ihre Ellbogen sind angehoben und zeigen nach vorne.

Ausführung

- **B |** Beugen Sie Ihre Beine mit einer kontrollierten Bewegung und senken Sie Ihren Körper ab. Halten Sie Ihre Arme während der gesamten Bewegung angehoben; dies ist ein wichtiger Teil der Technik, denn ohne dieses Merkmal würden Sie dazu neigen, Ihre Ellbogen abzusenken, und die Last würde sich nach vorne verschieben, wodurch die Übung einer klassischen Kniebeuge ähneln würde.

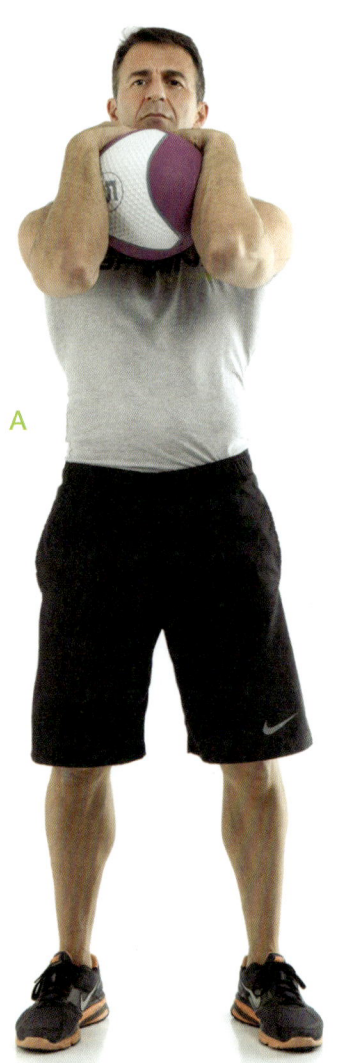
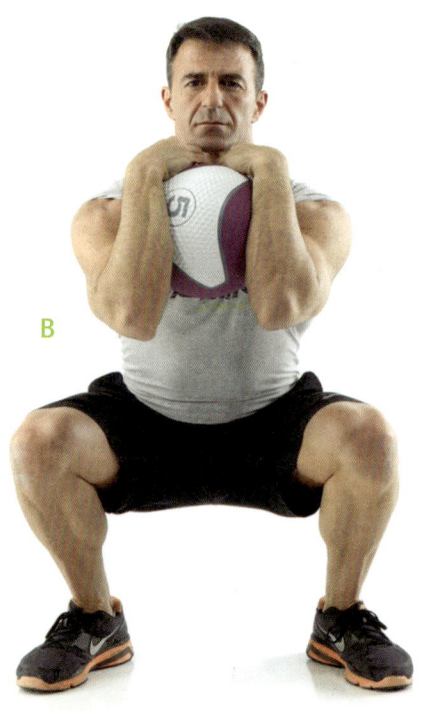

DER MEDIZINBALL

- C | Kehren Sie zur Standposition zurück und wiederholen Sie die Bewegung.

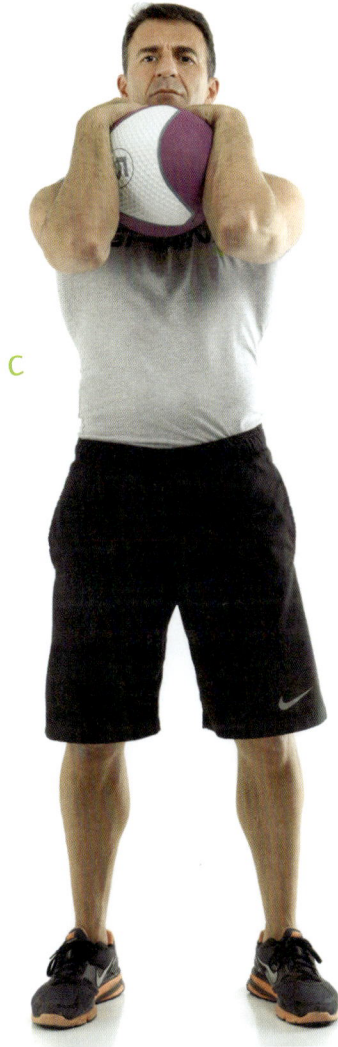

C

Erläuterung

Diese Übung ist einer Frontalkniebeuge sehr ähnlich, aber sie wird mit einer geringeren Last durchgeführt, die sie ideal für Anfänger oder für Patienten mit spezifischen Problemen macht. Ich betrachte sie als ein wichtiges Training für Kniebeugen mit schweren Hanteln. Außerdem halte ich sie auch für eine präventive und sogar therapeutische Übung für Rückenschmerzen. Werfen wir einen Blick auf ihre Stärken:

- Die Bewegung ist tiefer als bei der klassischen Kniebeuge, daher ermöglicht sie eine stärkere und bessere Aktivierung des M. glutaeus maximus.
- Sie bewirkt eine bessere Lastverteilung über die physiologischen Kurven der Wirbelsäule.
- Sie aktiviert die gesamte paravertebrale Muskulatur in ausgewogener Weise.

Mehr möchte ich nicht sagen. Machen Sie sich an die Arbeit!

HANDBUCH FUNCTIONAL TRAINING

ZERCHER-KNIEBEUGE MIT DEM MEDIZINBALL UND SPRUNG

Ausgangspunkt

- **A |** Nehmen Sie die stehende Zercher-Position ein; der Medizinball befindet sich in Ihren Armen, Ihre Ellbogen sind angehoben und zeigen nach vorne.

Ausführung

- **B |** Beugen Sie Ihre Beine und setzen Sie sich mit einer kontrollierten Bewegung nach hinten-unten in eine tiefe Kniebeuge.

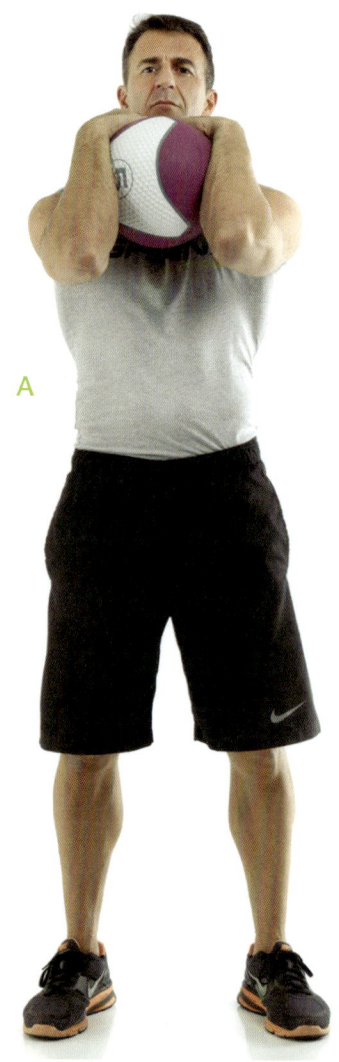
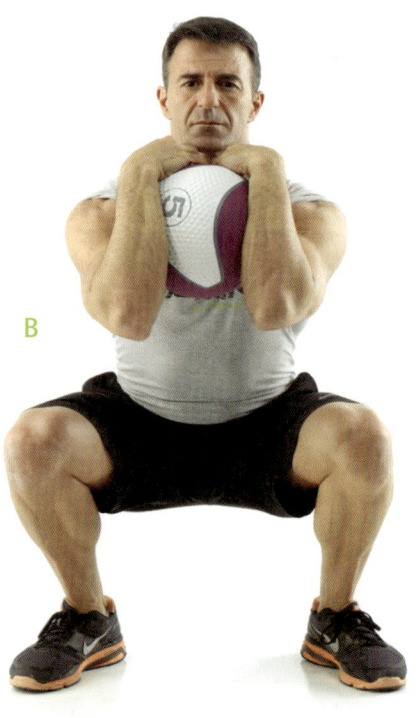

DER MEDIZINBALL

- **C** | Strecken Sie Ihre Beine dynamisch und springen Sie nach oben. Landen Sie, gewinnen Sie Ihr Gleichgewicht und Ihre Stabilität wieder, beginnen Sie dann von vorne und absolvieren Sie die geforderten Wiederholungen.

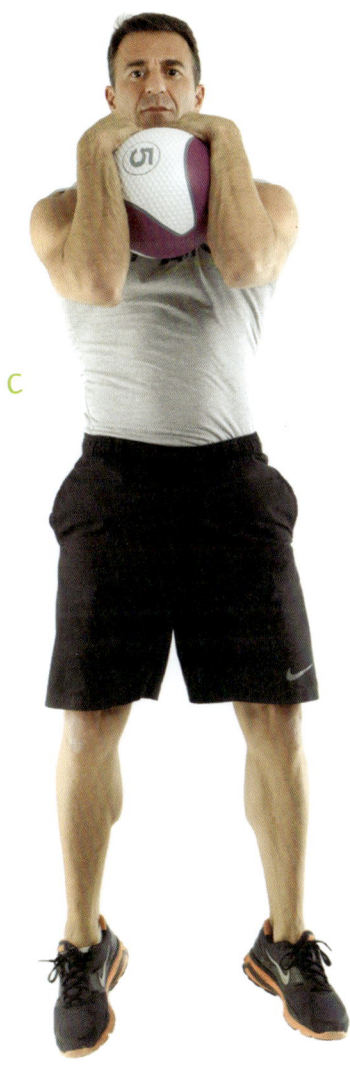

C

Erläuterung

Der Sprung aus der Kniebeuge („Squat Jump") ist eine hervorragende funktionale Übung, und es ist kein Zufall, dass sie in allen ernsthaften Fitnessprogrammen enthalten ist. Verglichen mit der Langhantel, ist der Medizinball leichter kontrollier- und handhabbar. Diese Version ist eine hervorragende Möglichkeit, diese Übung zu vermitteln und von der Übung mit dem eigenen Körpergewicht zum Training mit Überlast überzugehen. Wie bei allen ballistischen Übungen werden die beteiligten Sehnen, Bänder und Gelenksysteme belastet, wodurch wir gezwungen sind, diese Übung mit einem geeigneten Timing und Wiederholungen in unsere Programme aufzunehmen. Zu Beginn rate ich zu maximal fünf Wiederholungen pro Satz. Es bleibt eine Übung, die ich sehr gut finde, denn sie stellt eine perfekte Verbindung von Aktion und Funktion dar.

HANDBUCH FUNCTIONAL TRAINING

ÜBER-KOPF-KNIEBEUGE MIT DEM MEDIZINBALL

Ausgangspunkt

- **A |** Stehen Sie mit schulterbreit auseinandergestellten Beinen. Heben Sie den Ball mit gestreckten Armen in die Über-Kopf-Position.

Ausführung

- **B |** Beugen Sie Ihre Beine mit einer kontrollierten Bewegung.
Versuchen Sie, eine möglichst tiefe Stellung einzunehmen, ohne die physiologischen Kurven Ihrer Wirbelsäule zu verändern.
Kehren Sie langsam in die aufgerichtete Position zurück und führen Sie den Satz zu Ende.

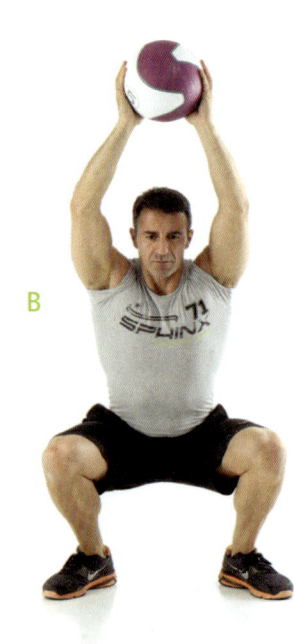

Erläuterung

Ich weiß, dass ich es oben bereits gesagt habe, möchte es jedoch noch einmal wiederholen: Ich liebe Über-Kopf-Übungen! Es ist schade, dass dies in traditionellen Fitnessstudios eine nahezu unbekannte Kategorie von Übungen ist. Diese Übungen sind im Hinblick auf ihre Ergebnisse viel ergiebiger, als das, was sie in Bezug auf die Technik erfordern, vermuten lässt: Aktivierung der paraskapularen Muskulatur, insbesondere der Oberarmrückziehmuskeln und der Stabilisatoren der Rotatorenmanschette; stabilisierende Arbeit des M. longissimus dorsi, M. erector spinae, M. multifidus und M. quadratus lumborum. Hinzu kommt die Arbeit der unteren Extremitäten, und das Bild ist komplett. Zusammenfassend: Körperhaltung und Muskelaufbau. Kennen Sie viele Übungen mit dieser Art von Wirkungen?

DER MEDIZINBALL

SPRUNG MIT DEM MEDIZINBALL

Ausgangspunkt

- **A |** Nehmen Sie die stehende Zercher-Position ein: Der Medizinball befindet sich in Ihren Armen, Ihre Ellbogen sind angehoben und zeigen nach vorne.

Ausführung

- **B |** Absolvieren Sie eine kurze, schnelle Beugung der Oberschenkel, dann springen Sie nach oben.
  Landen Sie und stabilisieren Sie sich.
  Beginnen Sie von vorne.

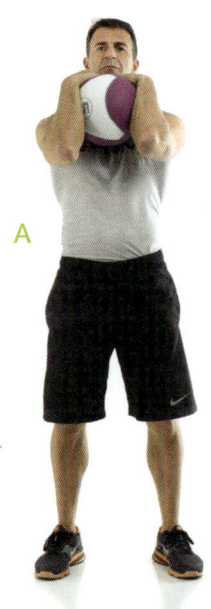
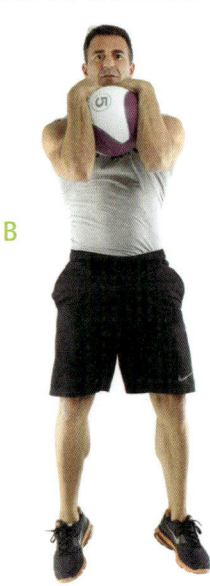

Erläuterung

Wir wurden geboren, um zu laufen, zu gehen und zu springen. Wegen unseres Lebensstils reichen eine Handvoll Jahre, um zwei dieser Fähigkeiten zu verlieren. Nur das Gehen bleibt erhalten, aber nur, wenn Sie zwischen einem Schaufenster und dem nächsten eine Pause einlegen. Das sollte uns nachdenklich machen. Wissen Sie, wie viele Menschen nicht mehr springen, oder einfach Angst haben, es zu tun? Und wie viele Trainer vom Springen abraten? Ich wiederhole immer wieder Folgendes: Manchmal fesselt der Cheftrainer den Trainer und manchmal der Trainer seinen Schützling. Fühlen Sie sich frei, zu Ihren Ursprünge zurückzukehren. Tun Sie immer nur ein bisschen, aber tun Sie es. Die Hüftstreckerkette wird durch schnelle Bewegungen aktiviert, in denen Sie deutlich die Funktion erkennen, für die diese Kette geschaffen wurde: für den Schub. In wie vielen Fitnessbewegungen finden Sie diese Funktion? In praktisch keiner. Der M. glutaeus maximus, die Oberschenkelmuskulatur und der Quadrizeps werden durch diese einfache Übung aktiv stimuliert. Die Bauchfaszien, der M. quadratus lumborum, der M. erector spinae und die Adduktoren stabilisieren und absorbieren die Bewegung dank der Gelenkstoßdämpfer, d. h. dank der Gelenkkapseln.

HANDBUCH FUNCTIONAL TRAINING

SCHRITTSPRUNG MIT DEM MEDIZINBALL

Ausgangspunkt

- **A |** Nehmen Sie die stehende Zercher-Position ein; zur Erleichterung halten Sie den Medizinball in den Händen.
  Platzieren Sie zwei oder drei Stufenelemente vor sich, je nach Ihrem Fitnesslevel.

Ausführung

- **B |** Mit einer schnellen Beugung und Streckung der Beine…

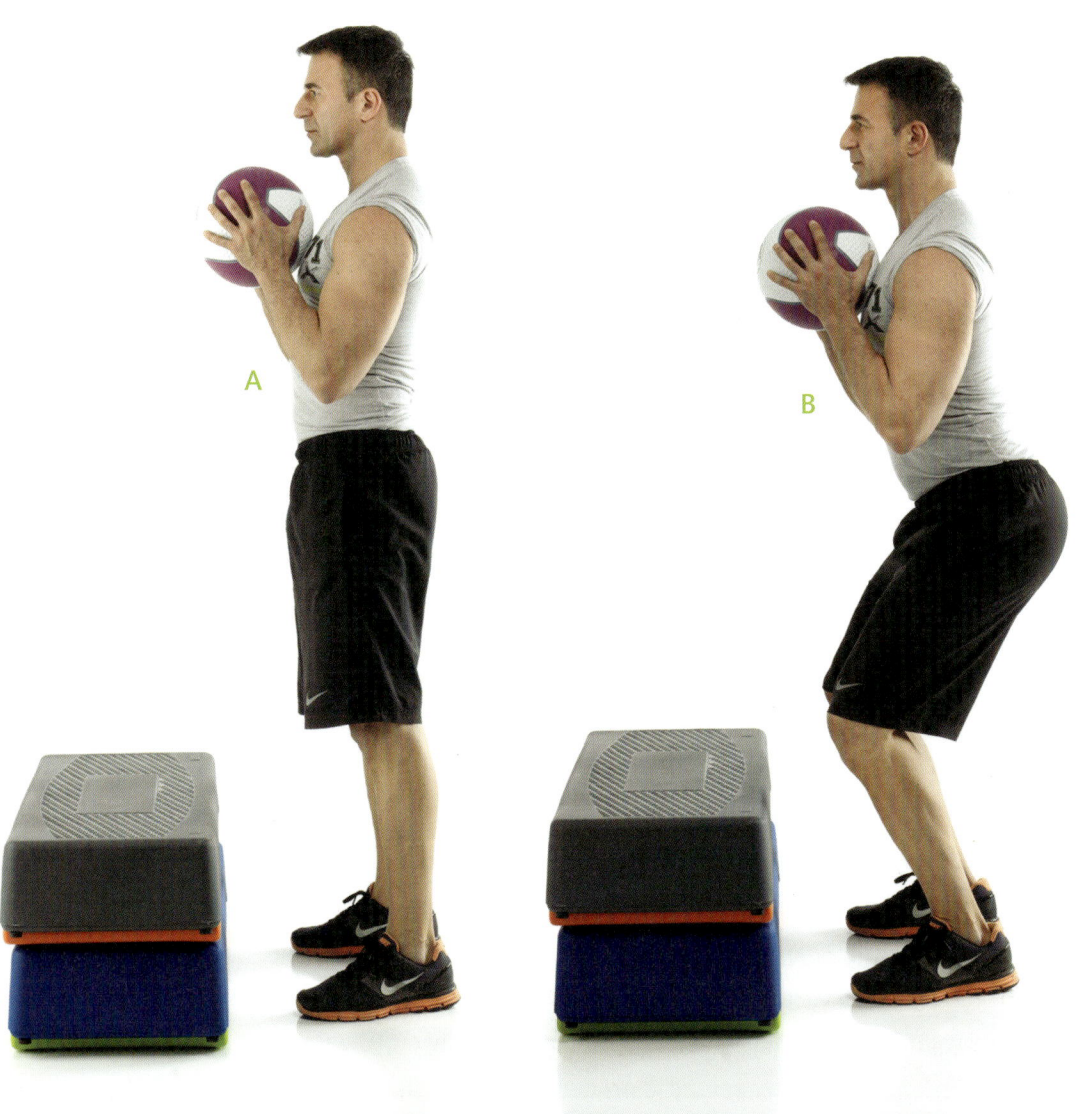

DER MEDIZINBALL

- **C |** …führen Sie einen kurzen Sprung aus und springen auf die obere Stufe. Nehmen Sie sich Zeit, um Ihre Position zu stabilisieren, kehren Sie dann zum Boden zurück, als ob Sie von einer hohen Stufe absteigen würden (nicht springen). Absolvieren Sie die geforderte Anzahl von Wiederholungen.

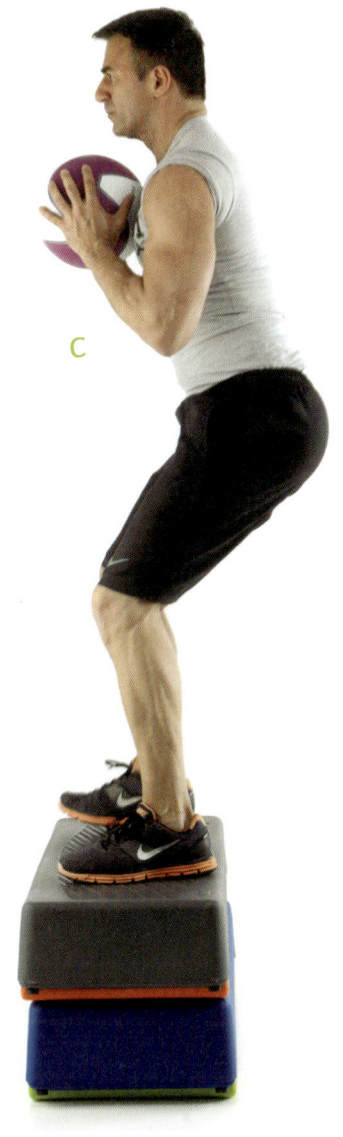

Erläuterung

Es gilt das Gleiche wie für die vorherige Übung. Die Gesäß-, Oberschenkel- und Quadrizepsmuskeln werden in der Schubphase stark aktiviert; die Bauchfaszien und die paraskapularen Muskeln arbeiten als Stabilisatoren, sobald Sie auf dem Boden landen. Es ist nicht selbstverständlich, dass der Schwierigkeitsgrad hier höher ist. Wenn Sie zum Beispiel zunächst auf eine einzige Stufe (vielleicht sogar eine niedrige) gesprungen sind, muss dies nicht unbedingt eine schwierigere Aufgabe sein als die vorherige Übung. Wie hoch kann ein Stufenelement sein? 10 cm, 20 cm? Aber Sie haben keine Ahnung, wie beängstigend es sein kann, einen so niedrigen Sprung wie diesen auszuführen. Die Angst zu fallen, sich zu verletzen, und sei es nur durch mangelnde Übung in einer der Bewegungen, die für Menschen natürlich sind: springen. Setzen Sie sich Ziele: eine Stufe, zwei, dann drei, vier oder noch mehr, je nach Ihrem Fitnessgrad.

ASYMMETRISCHE KNIEBEUGE MIT GESCHULTERTEM MEDIZINBALL

Ausgangspunkt

- A | Nehmen Sie eine stehende Position ein und legen Sie sich den Medizinball in der Schulterposition auf Ihre linke Schulter. Setzen Sie Ihren rechten Fuß auf ein Stufenelement, während der linke Fuß auf dem Boden bleibt; die Beine stehen schulterbreit auseinander.

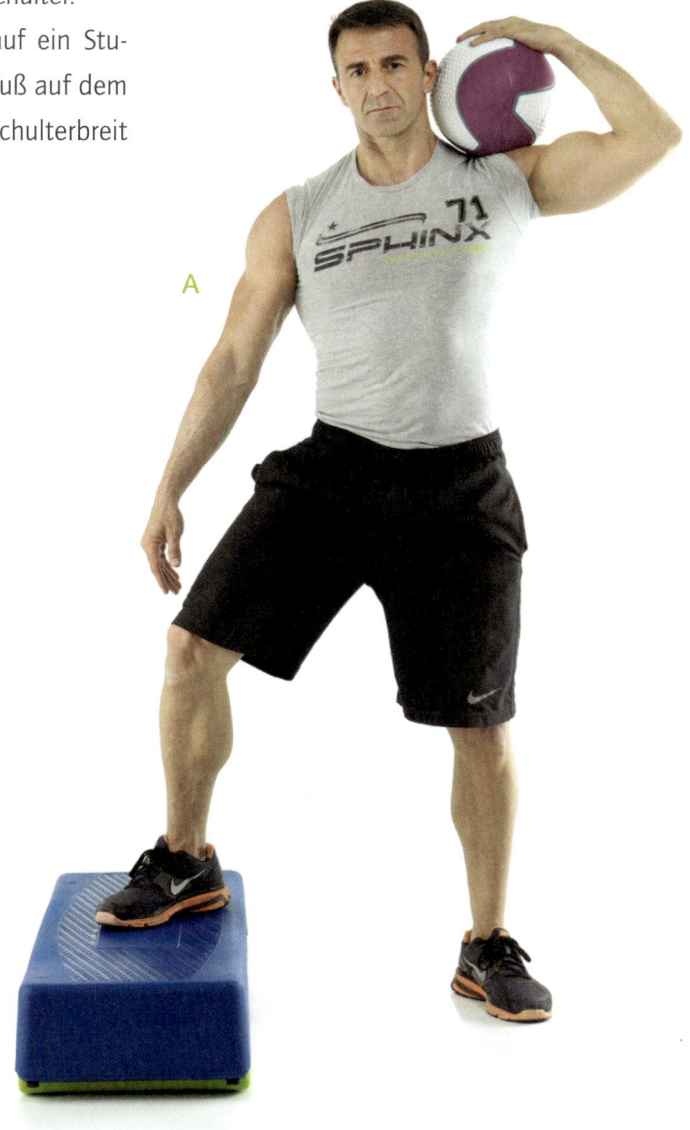

DER MEDIZINBALL

Ausführung

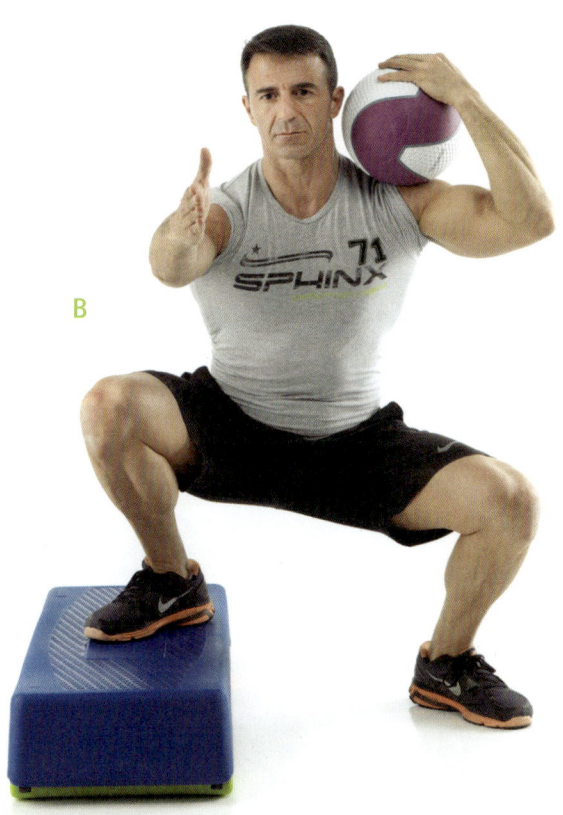

B | Beugen Sie Ihre Beine mit einer kontrollierten Bewegung und setzen Sie sich nach hinten unten in eine tiefe Kniebeuge. Versuchen Sie, das Gewicht auf beide Beine zu verteilen und die physiologischen Kurven Ihrer Wirbelsäule nicht zu verändern.

Richten Sie sich langsam auf und absolvieren Sie die geforderte Anzahl von Wiederholungen.

Wechseln Sie die Beinstellung (linker Fuß auf der Stufe, rechter Fuß auf dem Boden) und wiederholen Sie die Bewegung mit der anderen Körperseite.

Erläuterung

Alle asymmetrischen Übungen reproduzieren Situationen im täglichen Leben und bei verschiedenen sportlichen Aktivitäten. Abgesehen von den zyklischen Sportarten und dem Gewichtheben, ist es in jeder anderen Aktivität schwer, dass wir uns mit unserem Körper auf beiden Beinen perfekt ausbalanciert finden. Asymmetrische Arbeit lehrt andere, unkonventionelle Bewegungen, aber auch eine andere Art der Muskelrekrutierung und eine andere intra- und intermuskuläre Koordination. Außerdem fördert diese Art von Aktivität die Gelenkbeweglichkeit, insbesondere in den Gelenken – z. B. im Hüftgelenk und im Schultergürtel –, die durch eine sitzende Lebensweise zunehmend „eingegipst" werden. Dies ist eine wirklich interessante Übung, aber Sie werden dies erst entdecken, nachdem Sie sie ausprobiert haben, wenn Sie wirklich gespürt haben, dass die kinematischen Ketten bei dieser Übung auf eine andere Weise arbeiten.

HANDBUCH FUNCTIONAL TRAINING

KNIEBEUGE UND DREHUNG MIT DEM MEDIZINBALL

Ausgangspunkt

- **A |** Nehmen Sie eine stehende Position ein und halten Sie den Medizinball in der Zercher-Position.

Ausführung

- **B |** Beugen Sie Ihre Beine mit einer kontrollierten Bewegung und setzen Sie sich in die Kniebeugeposition, drehen Sie dann Ihren Rumpf nach rechts. Kontrahieren Sie während des Absenkens Ihre Bauchfaszien, um Ihren Lendenbereich zu schützen und Ihren Rumpf zu stabilisieren.

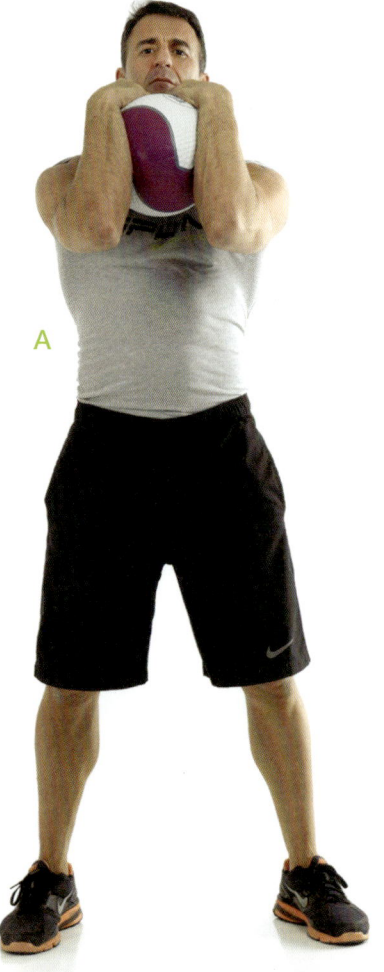
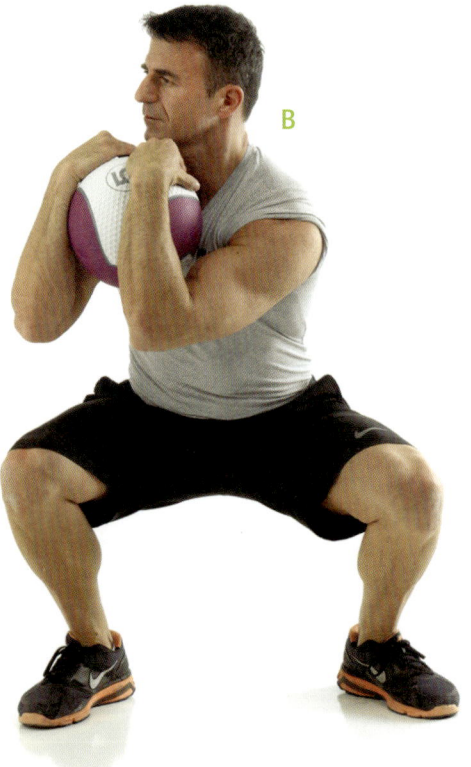

- **C |** Kehren Sie in die Zercher-Position zurück.
- **D |** Setzen Sie sich in eine Kniebeuge, kontrahieren Sie Ihre Bauchmuskeln und drehen Sie sich nach links. Richten Sie sich wieder auf und absolvieren Sie die volle Anzahl der geforderten Wiederholungen.

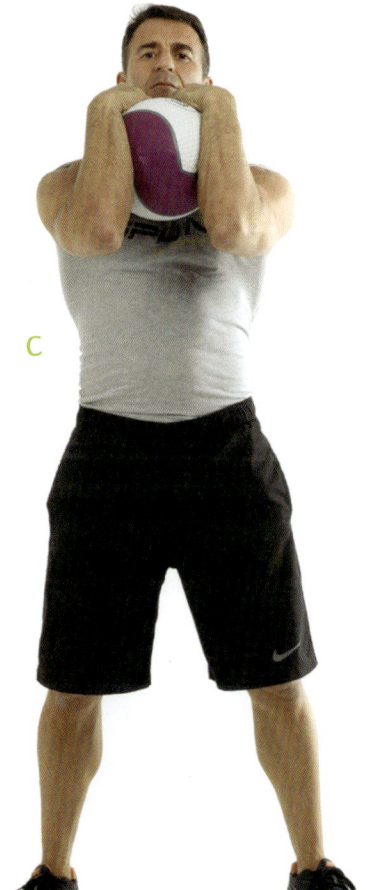

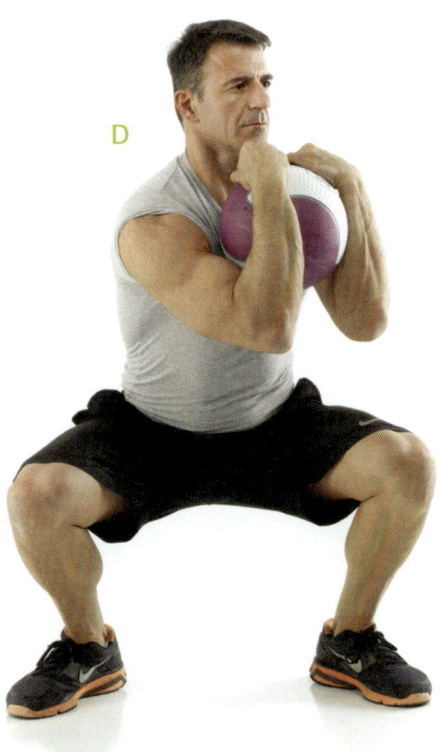

Erläuterung

Dies ist eine sehr einfache, sehr exzentrische Übung. Es gibt nicht viel über die Kniebeuge zu sagen, wir haben sie nicht erst heute entdeckt. Was alles interessant macht, ist die Rumpfdrehung, die eine ausgeprägte Bewegungskontrolle erfordert. Während der Drehung, in der absenkenden Phase, ist es wichtig, die Haltung des Beckens und der Beine nicht zu verändern (die natürliche Bewegung wäre eigentlich eine der Drehungsbahn entgegengesetzt verlaufende Innenrotation des Knies). Die Kontraktion des M. rectus abdominis stabilisiert das Becken, wodurch der Bewegungsumfang der Drehung begrenzt und die Lendenregion vor übermäßigen Spannungen geschützt wird.

HANDBUCH FUNCTIONAL TRAINING

BURPEES MIT DEM MEDIZINBALL

Ausgangspunkt

- **A |** Nehmen Sie die Froschstellung ein, Ihre Hände ruhen auf dem Medizinball, Ihre Schultern befinden sich senkrecht über Ihren Händen, um zu vermeiden, dass der Ball nach vorne rutscht. Verteilen Sie Ihr Körpergewicht zwischen Ihren Zehenspitzen und dem Medizinball.

Ausführung

- **B |** Neigen Sie sich auf den Medizinball, strecken Sie Ihr Becken und Ihre Hüften nach hinten.

- **C |** Nutzen Sie die elastische Kraft der Streckung, um den Körper und die unteren Extremitäten sofort wieder in die Ausgangsposition zurückzubringen.

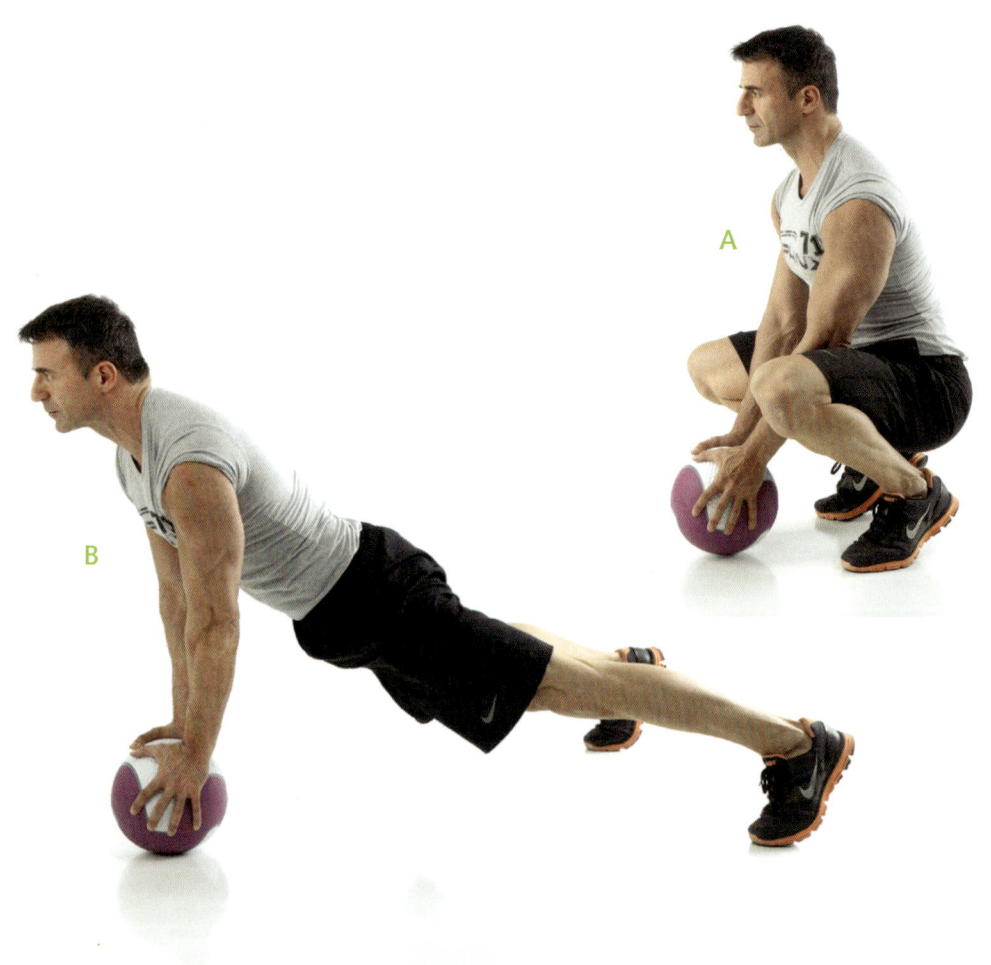

DER MEDIZINBALL

- D | Stehen Sie auf…
- E | …und heben Sie gleichzeitig den Medizinball über Ihren Kopf. Beginnen Sie von vorne.

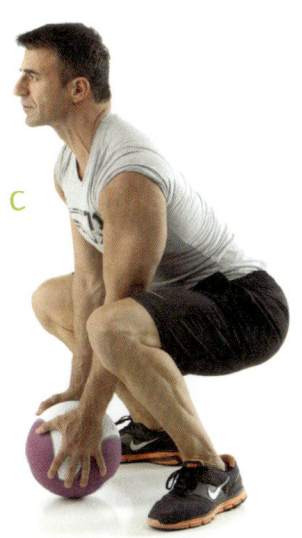
C

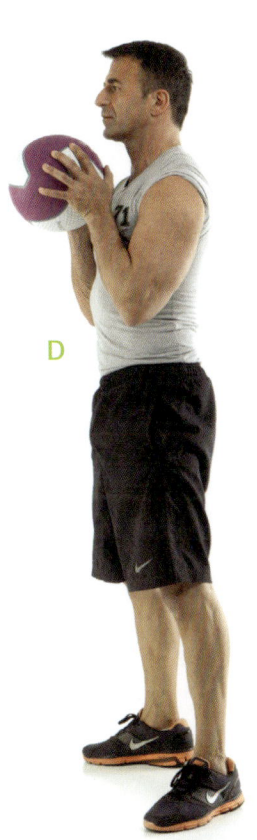
D

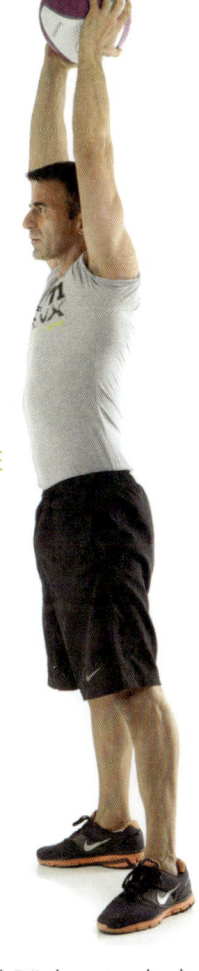
E

Erläuterung

„Burpees" sind an und für sich eine schwierige Übung, die die ganze Hüft- und Rückenstreckerkette und auch die Core-Muskeln stimuliert. Sie sind auch sehr gut zur Verbesserung der Gelenkbeweglichkeit geeignet. Fügen Sie dem die Tatsache hinzu, dass in dieser speziellen Ausführung das Körpergewicht auf die unteren Gliedmaßen und den Medizinball einwirkt – also auf eine sehr instabile Oberfläche –, und Sie spüren schon, bevor Sie die Übung absolvieren, wie effektiv sie ist. Folgende Varianten sind auch interessant:

1. **Anfänger** sollten die „Burpees" mit auf dem Boden ruhenden Händen durchführen und den Medizinball nur während der Rückkehrphase aus der Kniebeuge in die stehende Position anheben.
2. **Fortgeschrittene Sportler** sollten die Übung ausführen, indem sie während der Rückkehrphase aus der Kniebeuge in den Stand springen.
3. **Weit fortgeschrittene Sportler** sollten während der Streckphase einen Liegestütz mit den Händen auf dem Medizinball ausführen; in der Rückkehrphase aus der Kniebeuge in die stehende Position sollten sie nach oben springen.

HANDBUCH FUNCTIONAL TRAINING

DIAGONALER AUSFALLSCHRITT MIT DEM MEDIZINBALL

Ausgangspunkt

- A | Nehmen Sie eine stehende Position ein und halten Sie den Medizinball in der Zercher-Position.

Ausführung

- B | Bringen Sie das linke Bein nach vorne und diagonal nach links (wobei Sie sich kurz auf dem rechten Fuß drehen).

- C | Absolvieren Sie einen Ausfallschritt auf der Stelle.

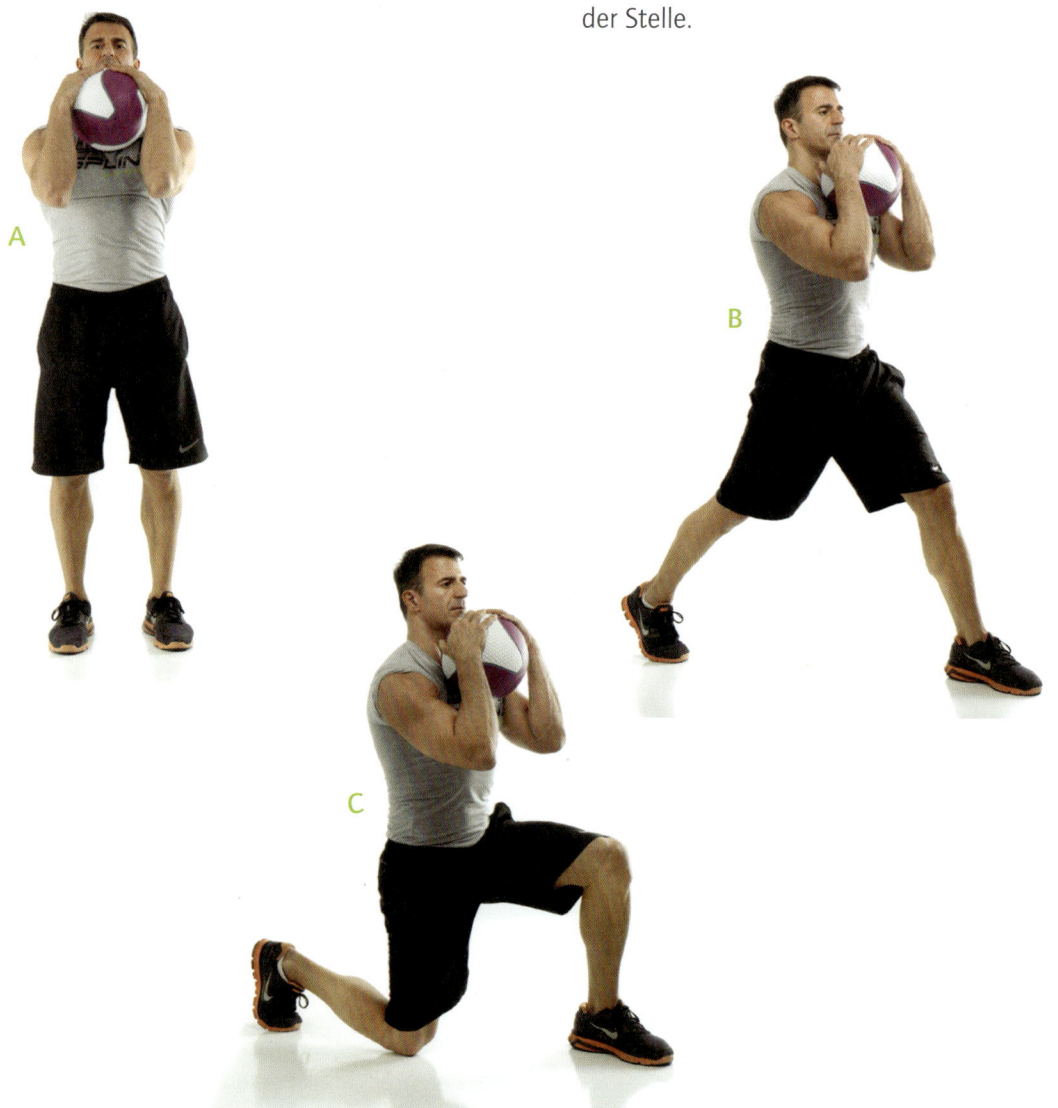

DER MEDIZINBALL

■ **D |** Kehren Sie in die Ausgangsposition zurück und machen Sie mit dem rechten Bein einen Schritt diagonal nach vorne (wobei Sie sich kurz auf dem rechten Fuß drehen).

■ **E |** Absolvieren Sie einen Ausfallschritt, dann kehren Sie in die Ausgangsposition zurück. Absolvieren Sie die geforderten Wiederholungen, wobei Sie stets die Schritte in zwei unterschiedliche Richtungen abwechseln.

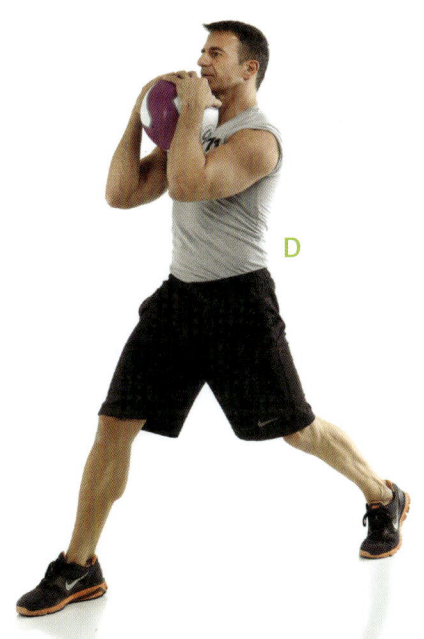

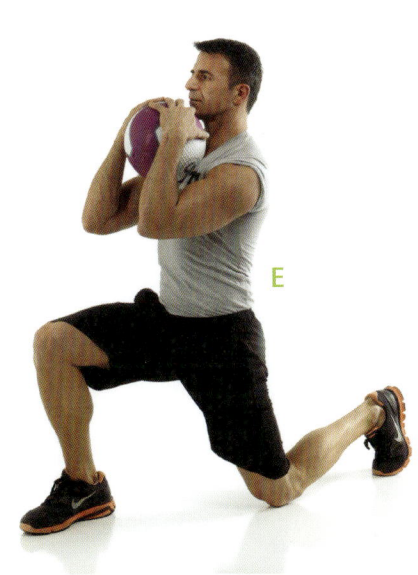

Erläuterung

Das Ziel dieser wirklich großartigen Übung besteht darin, die Hüftstreckerkette zu trainieren und dabei den Bewegungswinkel von Wiederholung zu Wiederholung zu ändern. Wenn Sie den Raum auf eine derart umfassende Weise ausnutzen, aktivieren Sie eine Reihe von Nervenreflexen, die das Gleichgewicht, die motorische Steuerung und die propriozeptiven Fähigkeiten beeinflussen. Außerdem trainieren Sie die Bauchfaszien, die in unterschiedlichen Winkeln kontrahiert und wieder entspannt werden. Eine interessante Progression auf der gleichen Wellenlänge ist die Ausführung des Schritts nach vorne und des diagonalen Schritts nach rechts mit dem linken Bein und umgekehrt. Eine Weiterentwicklung dieser Übung ist der „Stern"-Ausfallschritt, bei dem Sie, Wiederholung für Wiederholung, auf dem gesamten 360°-Bereich arbeiten müssen. Um Ihnen eine Vorstellung von der Wirksamkeit und den Auswirkungen dieser Übung zu vermitteln, müssen Sie nur beachten, dass sie von Kibler an die Spitze der Rangliste der Rehaübungen für Patienten mit Verletzungen des Schultergelenks gesetzt wurde. Sie haben richtig gelesen: Diese Übung wurde eingesetzt, um die Rehabilitation von Menschen, die einen Gipsverband trugen oder wegen Problemen mit dem Schultergelenksystem blockiert waren, einzuleiten. Denn wir dürfen nicht vergessen, dass wir mit „Muskelketten" ausgestattet sind, und dass, wenn man eine Übung für die unteren Extremitäten durchführt, auch etwas mit dem Rumpf und den oberen Gliedmaßen geschieht.

HANDBUCH FUNCTIONAL TRAINING

GEH-AUSFALLSCHRITT MIT DEM MEDIZINBALL

Ausgangspunkt

- A | Halten Sie den Medizinball stehend in der Zercher-Position.

Ausführung

- B | Machen Sie mit dem linken Bein einen Schritt nach vorne.
- C | Machen Sie nun einen Ausfallschritt.

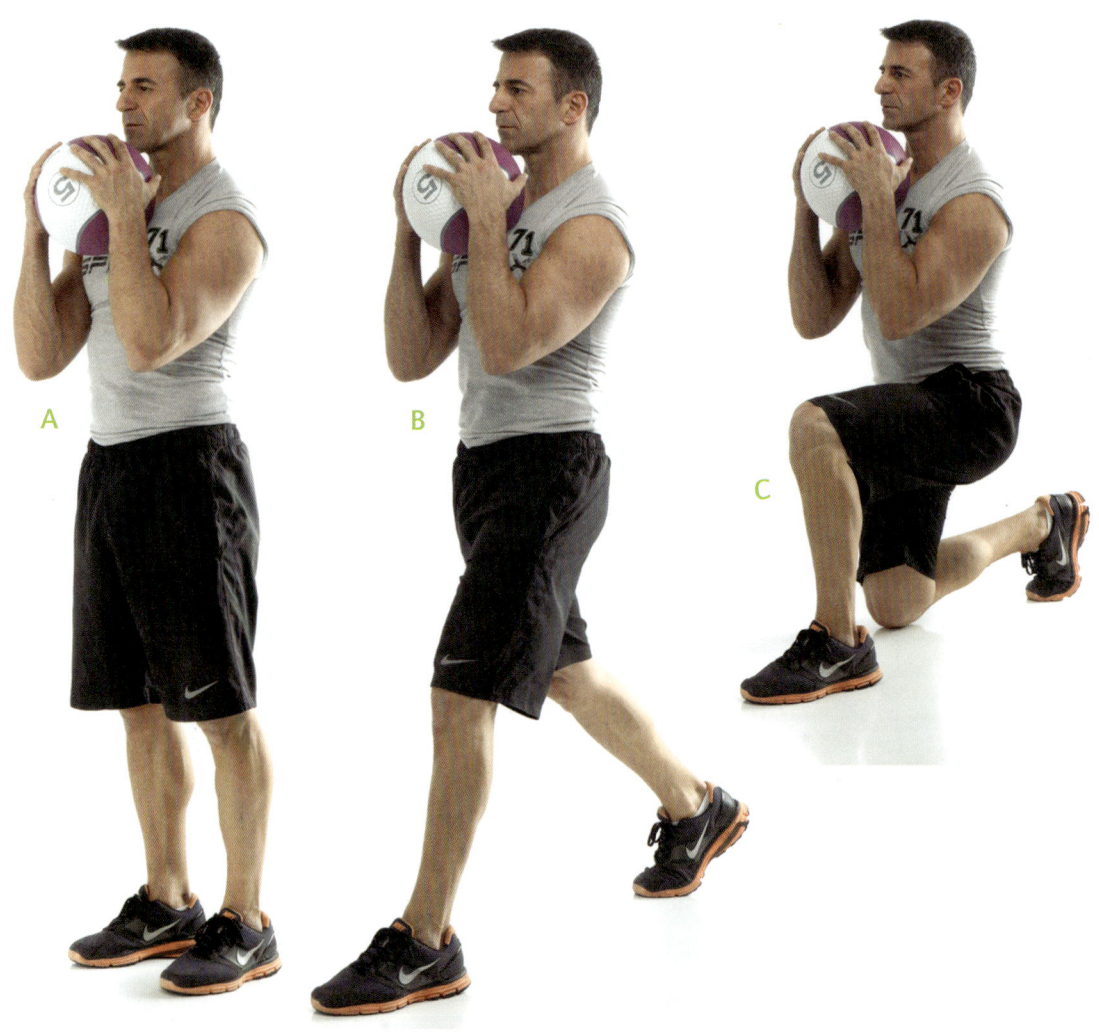

DER MEDIZINBALL

- **D** | Stoßen Sie aus der Ausfallschrittposition das rechte Bein nach oben und machen Sie mit ihm einen Schritt nach vorne.

- **E** | Machen Sie einen weiteren Ausfallschritt. Absolvieren Sie die geforderte Anzahl von Schritten.

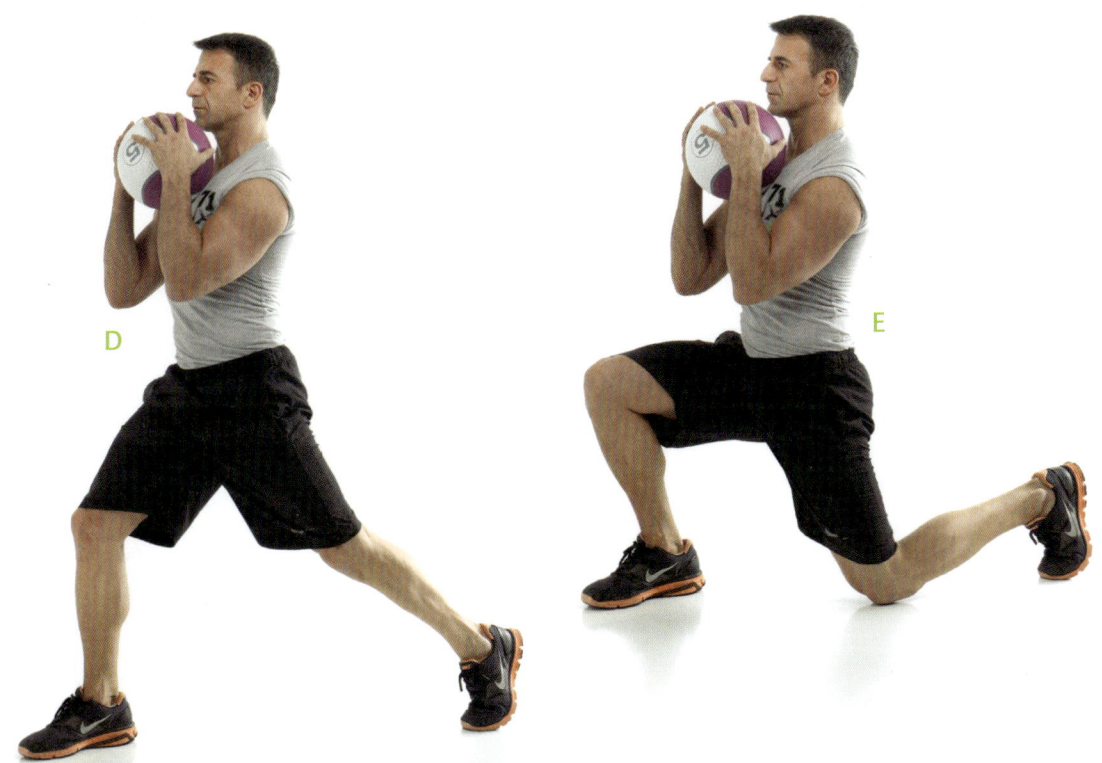

Erläuterung

Der Geh-Ausfallschritt ist eine funktionale Übung *par excellence*, eine Übung, in der Aktion und Funktion perfekt vereint sind. Ein sehr wichtiges Element in seiner Ausführung, das in der Phase D besonders betont wird, ist der Schub. Viele Menschen glauben, dass sie diese Übung ausführen, wenn sie in Wirklichkeit einen Ausfallschritt auf der Stelle absolvieren, denn aus der Ausfallschrittposition heben Sie sich zunächst an und machen dann einen Schritt nach vorne. Lesen Sie genau und führen Sie die Übung perfekt aus. Erst in der Ausfallschrittposition müssen Sie das Bein nach oben und vorne schieben: Dies ist Schub! Andernfalls wird der Schub des Gesäßmuskels einem einfachen Spaziergang ähneln. In Fitnessstudios ist es üblich, Ausfallschritte auf der Stelle oder alternierende Ausfallschritte auszuführen, wobei man fälschlicherweise glaubt, es handle sich um ein und dasselbe. Dies trifft nicht zu: Ausprobieren heißt glauben. Kreisen Sie diese Übung rot ein und begegnen Sie Ihr mit Respekt!

HANDBUCH FUNCTIONAL TRAINING

AUSFALLSCHRITT ZU WECHSELNDEN SEITEN MIT DEM MEDIZINBALL

Ausgangspunkt

- A | Nehmen Sie eine stehende Position ein und halten Sie den Medizinball vor Ihrer Brust.
  Machen Sie mit dem linken Bein einen Schritt nach vorne.

Ausführung

- B | Machen Sie einen Ausfallschritt, wobei das rechte Knie den Boden berührt.

- C | Richten Sie sich auf, drehen Sie sich auf beiden Zehenspitzen und verlagern Sie sich von der Sagittal- zur Frontalebene.

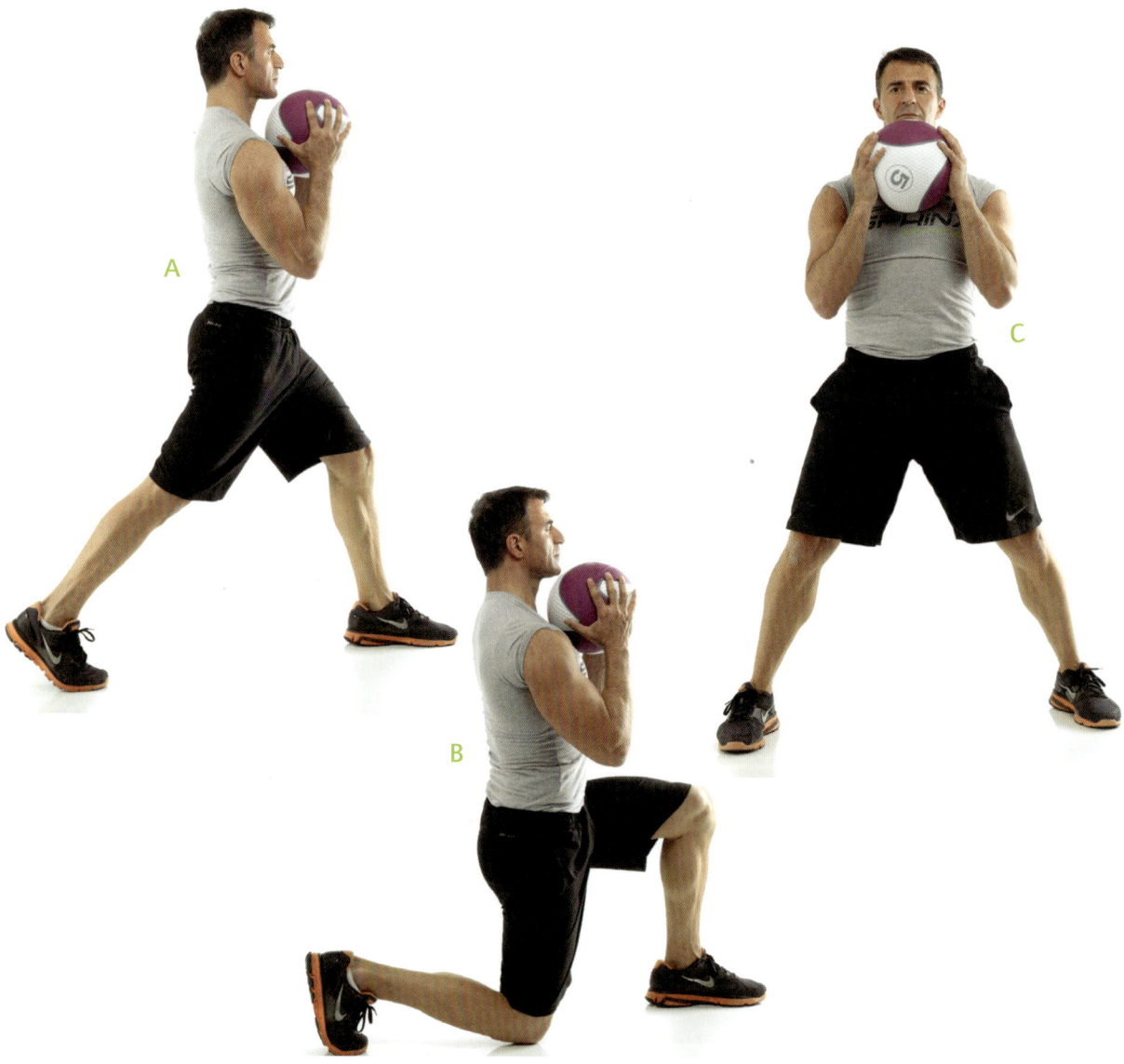

- **D** | Fahren Sie mit der Drehbewegung fort, bis Sie sich auf der Sagittalebene wiederfinden, das rechte Bein befindet sich vor dem linken.
- **E** | Absolvieren Sie wieder einen Ausfallschritt, bei dem das linke Knie den Boden berührt. Beginnen Sie von vorne und absolvieren Sie die geforderte Anzahl von Wiederholungen.

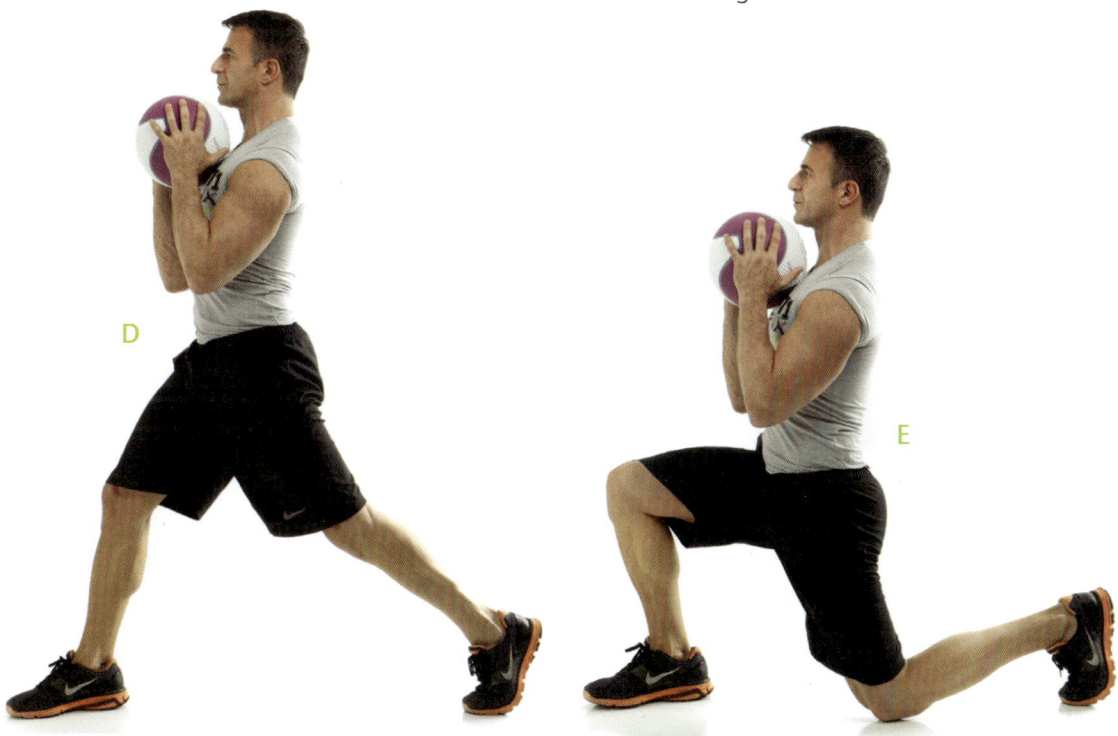

Erläuterung

Wir sind mit der Ausfallschrittbewegung vertraut und wissen, wie die Hüftstreckerkette daran beteiligt ist. Diese Übung hat viele Vor- und wenig Nachteile, es handelt sich um eine Übung, die Ergebnisse liefert. Die Körperdrehung und der plötzliche Wechsel der Bewegungsebene ist hingegen etwas Neues in Fitnessstudios, kommen aber sehr häufig im Leistungssport vor, denn dort sind Richtungsänderungen an der Tagesordnung und ein Hauptmerkmal jedes Spiels. Denken Sie an Fußball, Rugby, Basketball und Volleyball. Das Schöne an dieser Übung ist eigentlich die Synergie zwischen den kinematischen Ketten des Körpers, wenn es zu einer Änderung der Bewegungsebene kommt: die unteren Extremitäten einschließlich des Fußes und das Tibial-Tarsal- und auch das Fußwurzelgelenk; die Bauchfaszien, Rückenstreckmuskeln und -stabilisatoren. Und es werden auch wichtige motorische Fähigkeiten angesprochen: das Gleichgewichtsvermögen, die propriozeptiven Fähigkeiten, die Koordination und das Raum-Zeit-Verhalten. Es handelt sich in der Tat um eine großartige Übung.

HANDBUCH FUNCTIONAL TRAINING

GEH-AUSFALLSCHRITT MIT DEM MEDIZINBALL IN DER ÜBER-KOPF-POSITION

Ausgangspunkt

- A | Nehmen Sie eine stehende Position ein, strecken Sie Ihre Arme über dem Kopf und bringen Sie den Medizinball in die Über-Kopf-Position.

Ausführung

- B | Spannen Sie leicht Ihre Bauchmuskulatur an und machen Sie mit dem linken Bein einen Schritt nach vorne.

- C | Absolvieren Sie einen Ausfallschritt.

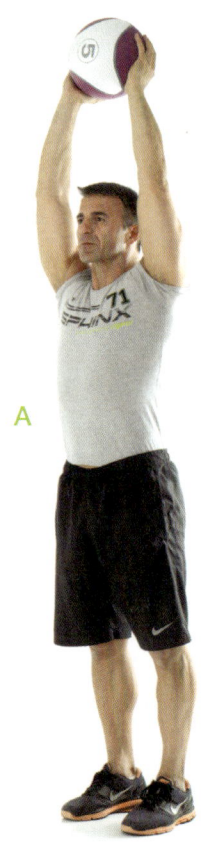
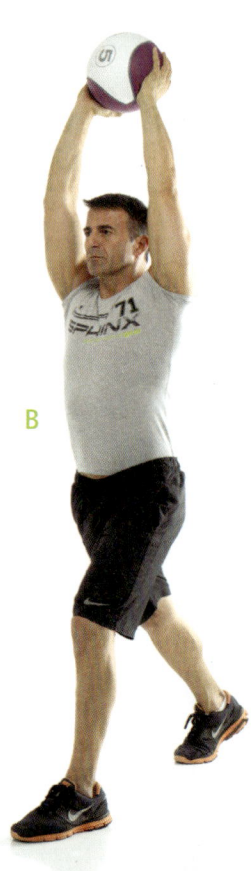
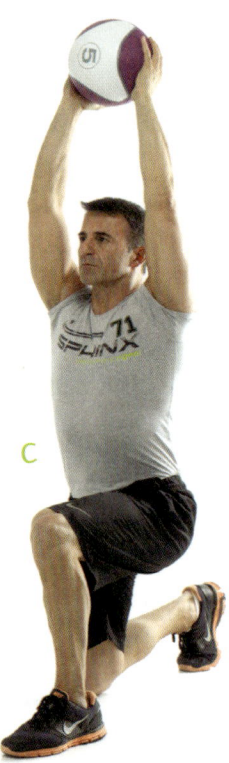

DER MEDIZINBALL

- **D |** Schieben Sie das rechte Bein nach vorne und nach oben und machen Sie einen Schritt nach vorne.

- **E |** Absolvieren Sie einen weiteren Ausfallschritt. Beginnen Sie von vorne und absolvieren Sie die geforderte Anzahl von Wiederholungen.

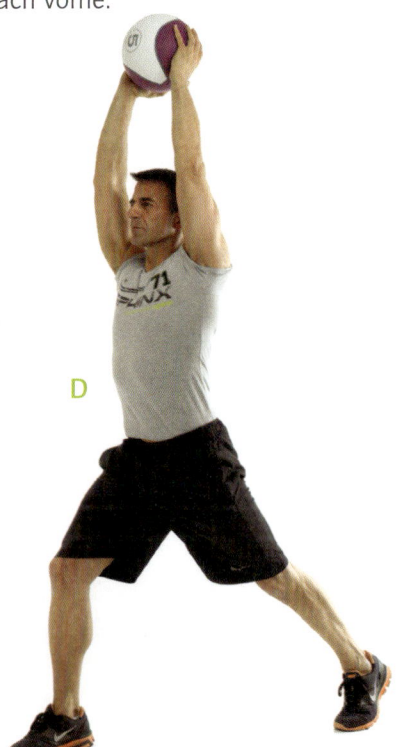

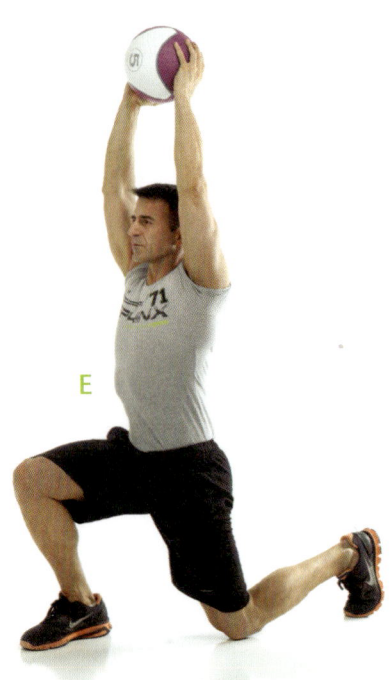

Erläuterung

Die Wichtigkeit der Arme zur Aufrechterhaltung des Gleichgewichts wird durch diese Ausführung bestätigt. Der Geh-Ausfallschritt mit dem Medizinball in der Über-Kopf-Position ist in der Tat eine wirkungsvolle Übung. Rufen wir alle Beteiligten noch einmal auf:

- Hüftstreckerkette… anwesend;
- Bauchfaszien… anwesend;
- Rückenstreckerkette… anwesend;
- Schulterblattstabilisatoren… anwesend;
- Oberarmrückziehmuskeln… anwesend;
- Propriozeption… anwesend;
- Gleichgewicht… anwesend.

Alle sind anwesend! Lassen Sie mich dem nur noch hinzufügen, dass es nur wenige sportliche Trainingsprogramme gibt, die auf diese Übung verzichten können.

HANDBUCH FUNCTIONAL TRAINING

KREUZ-AUSFALLSCHRITT MIT DEM MEDIZINBALL

Ausgangspunkt

- A | Halten Sie den Medizinball stehend in der Zercher-Position.
Machen Sie mit dem linken Bein einen Schritt nach vorne.

Ausführung

- B | Absolvieren Sie einen Ausfallschritt.

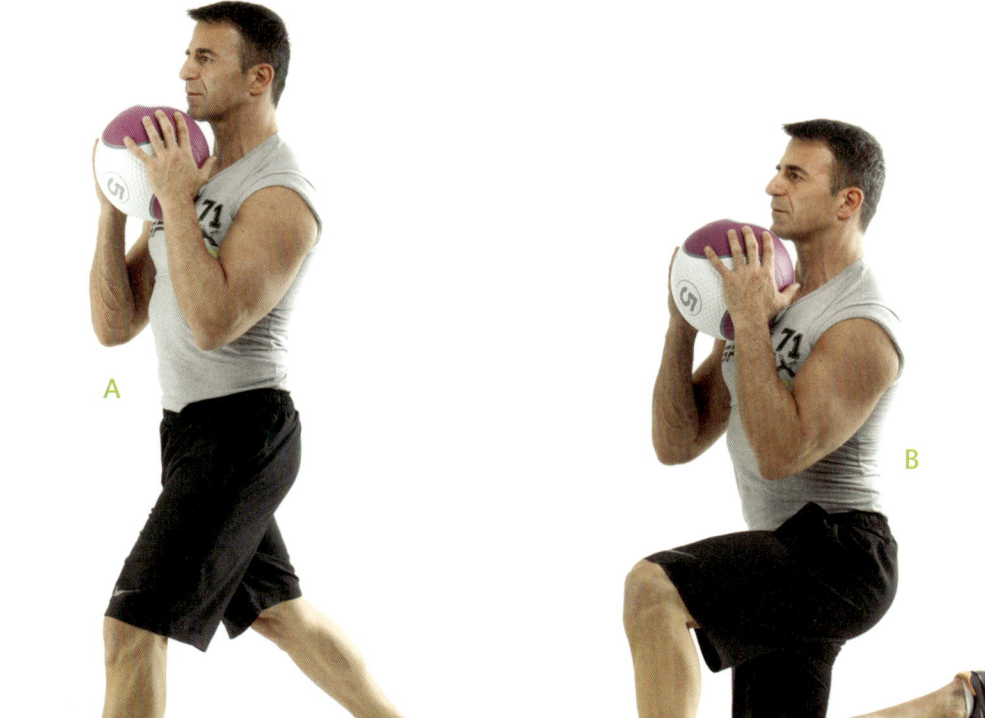

- **C |** Springen Sie nach oben und wechseln Sie die Stellung Ihrer Beine (rechtes Bein nach vorne und linkes Bein nach hinten).

- **D |** Landen Sie, stabilisieren Sie sich und absolvieren Sie einen Ausfallschritt. Springen Sie schließlich noch einmal nach oben und wechseln Sie dabei wieder Ihre Beinstellung (linkes Bein nach vorne und rechtes Bein nach hinten).

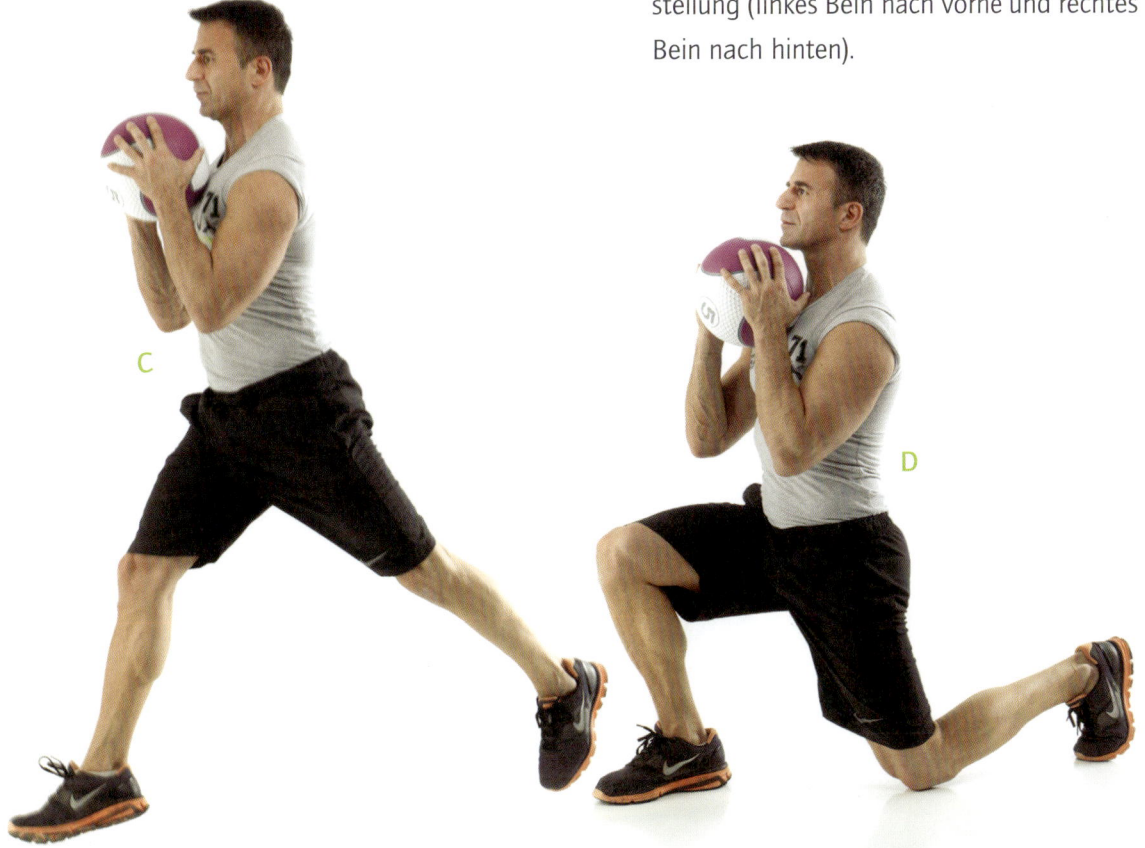

Erläuterung

Diese Übung ist wirklich ausgezeichnet, sehr funktional und für Elitesportler geeignet. Das Konzept der Funktion der Hüftstreckerkette, d. h. der Schub, wird bei dieser Übung betont. Die Übung erfordert auch ungewöhnliche motorische Qualitäten und Fähigkeiten: Koordination, Propriozeption, Stabilisierung und Balance. Der Kreuz-Ausfallschritt mit dem Medizinball muss ein Bestandteil der sportlichen Trainingsprogramme für alle Sprung- und Kontaktsportarten sein, d. h. für Basketball, Baseball, Handball, Fußball, Volleyball und auch für die Leichtathletik. Die Weiterentwicklung dieser Übung ist der plyometrische Kreuz-Ausfallschritt, bei dem die Stabilisierungsphase nach dem Sprung fehlt, und bei dem Sie fast direkt mit der gegenseitigen Extremität in einen Ausfallschritt gelangen. Diese Übung ist nur wenigen Personen zu empfehlen.

SEITLICHER AUSFALLSCHRITT UND DREHUNG MIT DEM MEDIZINBALL

Ausgangspunkt

- **A |** Nehmen Sie eine halb kniende Position ein, das linke Bein befindet sich vorne und das rechte Knie ruht auf dem Boden; Ihr Rumpf ist leicht nach vorne geneigt.
Fassen Sie mit beiden Händen einen auf dem Boden liegenden Medizinball, wobei Sie Ihre Arme dicht am linken Oberschenkel halten.

Ausführung

- **B |** Strecken Sie Ihre Beine mit einer dynamischen Bewegung, wobei Sie sich zur gleichen Zeit auf dem rechten Vorderfuß drehen. Für 1 s werden Sie sich in der Frontalebene befinden, mit dem Ball vor Ihrer Brust.

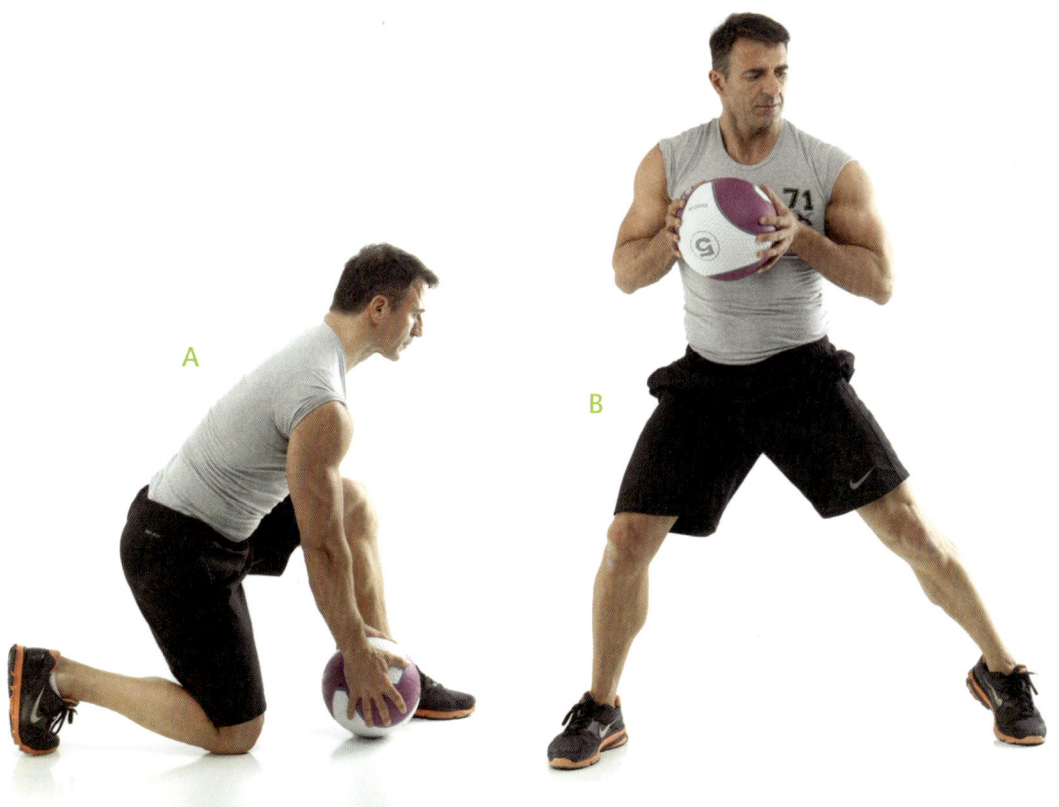

DER MEDIZINBALL

- **C |** Setzen Sie die Drehung des Körpers fort, wobei Sie Ihre Bauchmuskulatur anspannen, um Ihren Rumpf zu stabilisieren und seine übermäßige Drehung zu vermeiden, und stellen Sie sich vor, Sie würden den Medizinball gerade nach oben werfen.

- **D |** Drehen Sie sich auf dem Vorderfuß, kehren Sie zur Zentralstellung zurück und führen Sie den Ball zurück vor Ihre Brust. Absolvieren Sie dann, nach einer weiteren Drehung, einen erneuten Ausfallschritt, und kehren Sie in die Ausgangsposition zurück. Absolvieren Sie die geforderte Anzahl von Wiederholungen und wiederholen Sie die Übung auf der anderen Seite.

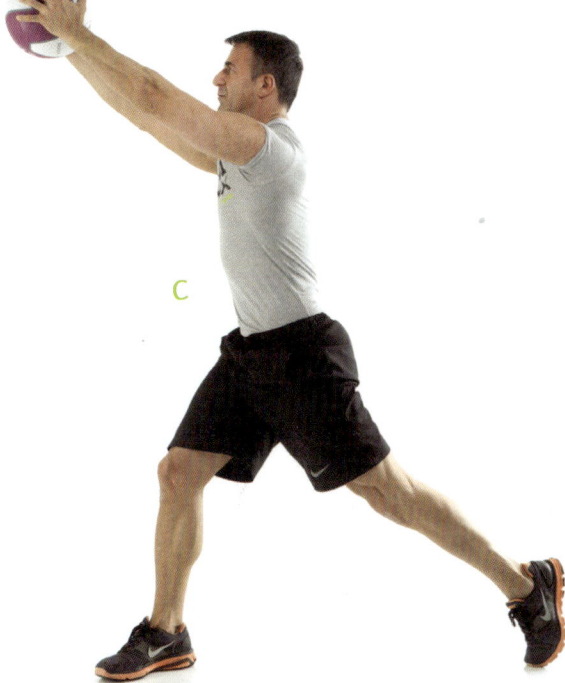

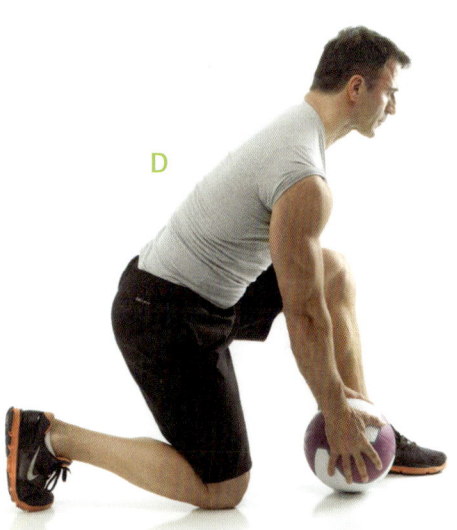

Erläuterung

Ich liebe diese Übung wirklich und zwar aus dem ganz einfachen Grund, dass sie alles besitzt: Kraft, Schnellkraft, Koordination, Gleichgewicht und Propriozeption. Die Hüftstreckerkette wird in ihrer Gesamtheit aktiviert, ausgehend von den Fußgelenken, die wesentlich zum Vortrieb beitragen. Die Rumpfdrehbewegung stimuliert die Bauchfaszien maximal, sowohl für die Stabilisierung als auch für die motorische Funktion (d. h., wenn sie Bewegung erzeugt und überträgt). Die vom Schulteroberarmgürtel abhängige Muskelkette ist der Endpunkt der gesamten Bewegung. Die von der unteren Ketten ausgehende Kraft wird zunächst von den Core-Muskeln und dann vom Schulteroberarmgürtel auf die oberen Gliedmaßen übertragen. Ist Ihnen bewusst, in wie vielen Wettkampfsportarten man diese Art der Bewegung findet? Im Boxen, Baseball, Golf, Basketball, in den Kampfsportarten und den Kampfkünsten, im Ringen, Volleyball, Wasserball … wir könnten die Reihe noch fortsetzen.

EINBEINIGES KREUZHEBEN MIT DEM MEDIZINBALL

Ausgangspunkt

- **A |** Nehmen Sie eine stehende Position ein, der Medizinball liegt vor Ihnen auf dem Boden.
  Heben und strecken Sie das rechte Bein langsam nach hinten; Sie ruhen jetzt nur noch auf dem linken Fuß.

Ausführung

- **B |** Lassen Sie Ihrem Körper Zeit, die einbeinige Position zu registrieren und sich ihr anzupassen, dann senken Sie Ihren Körper langsam ab. Strecken Sie gleichzeitig Ihr rechtes Bein weiter, während Sie Ihre Arme absenken und den Ball greifen. Die Wirbelsäule befindet sich die ganze Zeit über in einer neutralen Position, wie man in den USA sagt.

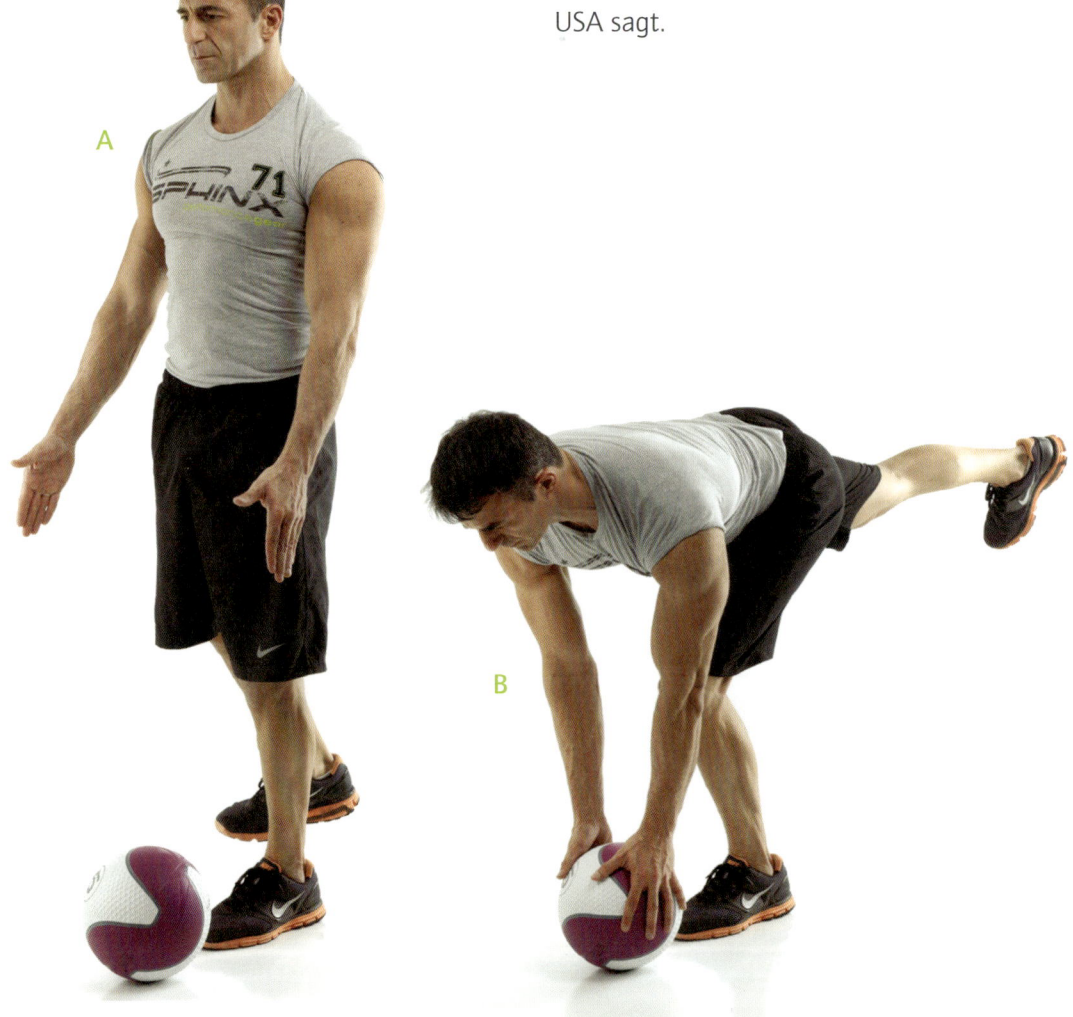

DER MEDIZINBALL

- C | Fassen Sie den Medizinball, richten sich langsam auf und kehren in die einbeinige Ausgangsposition zurück; strecken Sie Ihr Becken leicht nach vorne. Absolvieren Sie die geforderten Wiederholungen und wiederholen Sie die Übung mit dem anderen Bein.

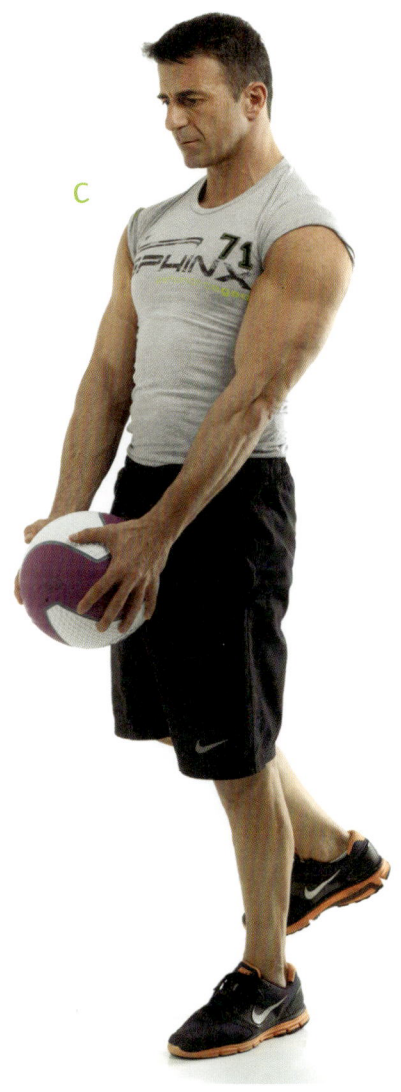

Erläuterung

Einbeinige Übungen sind zusammen mit den Über-Kopf-Übungen eine weitere meiner Lieblings-Übungsgruppen. Ziel ist es, die Hüftstreckerkette selektiv zu trainieren, sowohl, was die Agonisten (Gesäßmuskel-, Oberschenkel-, Quadrizeps-, Wadenmuskulatur) als auch die Antagonisten angeht, die ein Gegengewicht zu den Agonisten bilden (M. rectus femoris, M. soleus, Wadenbein- und Schienbeinmuskulatur). Die Belastung insbesondere auf dem Gesäßmuskel und dem Oberschenkelbizeps ist in der Tat signifikant. Die Bauchfaszien und die gesamte paravertebrale Muskelkette stabilisieren das Becken und den Rumpf und tragen zur Aufrechterhaltung der korrekten Neutralstellung bei. Die propriozeptiven Fähigkeiten, das Gleichgewicht, die Koordination, das Raum-Zeit-Verhalten und andere Eigenschaften werden stimuliert.

HANDBUCH FUNCTIONAL TRAINING

DYNAMISCHES KREUZHEBEN MIT DEM MEDIZINBALL VON EINER STUFE AUS

Ausgangspunkt

- **A |** Setzen Sie sich in die tiefe Kniebeuge auf ein niedriges Stufenelement; die Beine stehen auseinander, die Wirbelsäule befindet sich in der Neutralposition (die Höhe der Stufe muss für diese Position richtig eingestellt sein).
Halten Sie den Medizinball unten auf dem Boden vor Ihrem Körper.

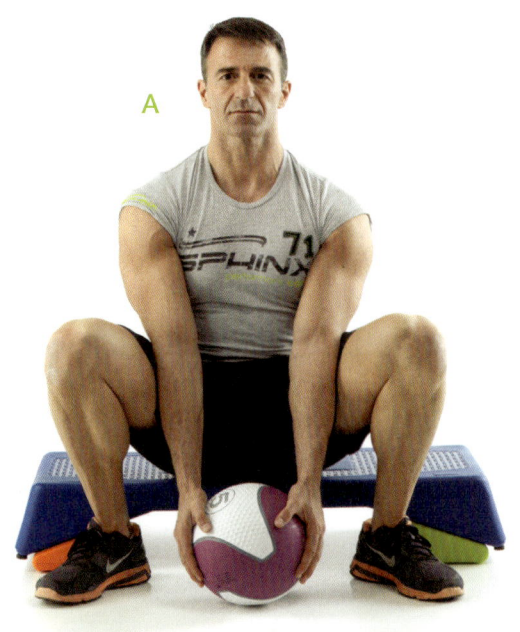

Erläuterung

Einfach ist immer am besten. Diese Übung ist tatsächlich funktional, ich bin wirklich verrückt nach ihr. Folgendes ist wichtig: Versuchen Sie, Ihren Rücken von Anfang an in der neutralen Position zu halten. Versuchen Sie, ausgehend von diesem obligatorischen ersten Hinweis, die Hüften unter Ihre Knie zu bringen. Dadurch wird eine hohe Belastung des M. glutaeus sichergestellt, während, wenn Sie über der Knielinie bleiben, der M. quadriceps der Muskel ist, der die meiste Arbeit zu leisten hat. Warum dieser Schritt? Könnten wir die gleiche Übung nicht ohne ihn durchführen? Ja, das könnten wir. Eigentlich ist das dynamische Kreuzheben eine meiner Lieblingsübungen, eine der wenigen funktionalen Kniebeugen, bei der wir neben der Arbeit an der Aktion auch an der Funktion arbeiten. Doch hier haben wir etwas mehr, oder genauer: Wir haben das Stop-und-go-Prinzip. Wenn wir einen Satz Kniebeugen ausführen, aktivieren wir eine Reihe von Nervenreflexen, die unsere Bewegung erleichtern (insbesondere den *myotatischen Reflex*). Wenn wir uns jedoch im Gegensatz dazu mit nicht kontrahierten Muskeln in der tiefen Kniebeuge befinden (während wir auf der Stufe sitzen), ruht, sobald wir beginnen, die gesamte Last fast allein auf dem M. glutaeus. Diese Übung bewirkt, dass Sie erhebliche Arbeit mit den Gesäßmuskeln und den Hüftstabilisatoren (Adduktoren) leisten und dass diese Arbeit noch weiter zunimmt, wenn Sie die Last schrittweise noch weiter steigern, indem sie vom Medizinball zu Kurzhanteln übergehen.

DER MEDIZINBALL

Ausführung

- **B und C** | Richten Sie sich auf, strecken Sie Ihre Beine mit einer dynamischen Bewegung und heben Sie den Medizinball über Ihren Kopf. Wenn Sie sich halb aufgerichtet haben, kontrollieren Sie Ihre Position: Der Medizinball muss sich auf Brusthöhe befinden, die Arme liegen eng am Rumpf. Wenn Sie den Ball mit gestreckten Armen über Ihrem Kopf halten, bringen Sie den Kopf etwas nach vorne, sodass das Gewicht nicht auf der Halswirbelsäule lastet. Wiederholen Sie die Bewegung auf der umgekehrten Bahn und kehren Sie in die Ausgangsposition zurück. Absolvieren Sie die Anzahl der Wiederholungen, die von Ihnen verlangt werden.

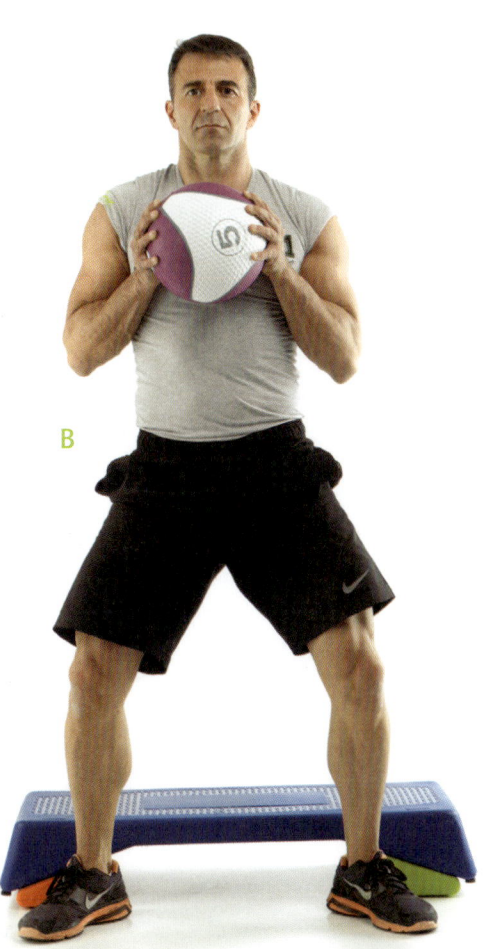
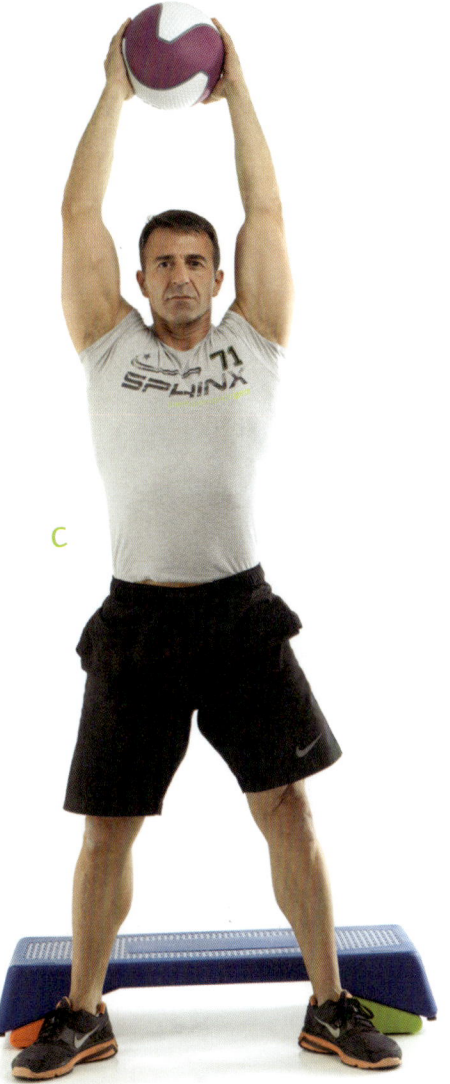

HANDBUCH FUNCTIONAL TRAINING

KNIEBEUGE UND PRESSE MIT DEM MEDIZINBALL

Ausgangspunkt

- A | Nehmen Sie eine stehende Position ein und halten Sie den Medizinball in der Zercher-Position fest in Ihren Händen.

Ausführung

- B | Setzen Sie sich nach hinten-unten in eine tiefe Kniebeuge.

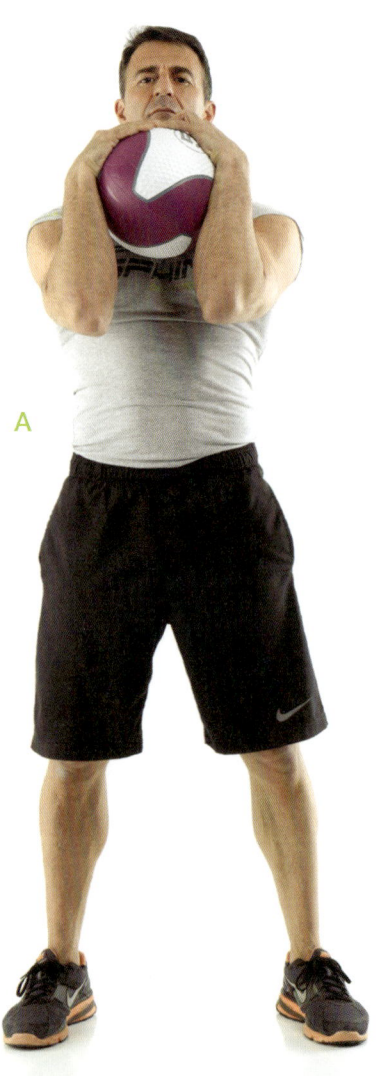
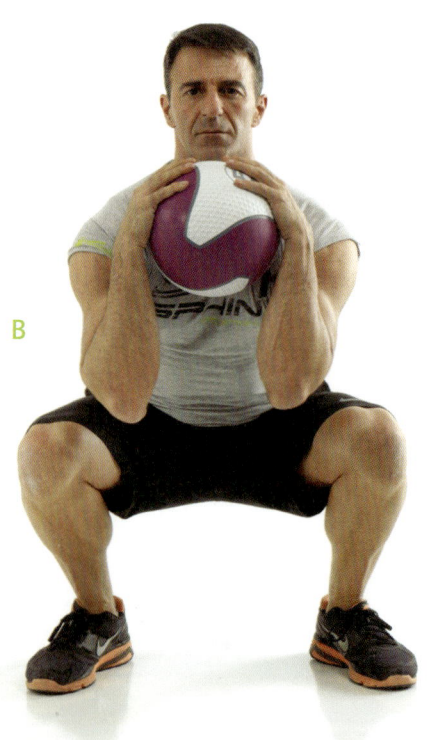

DER MEDIZINBALL

- C | Richten Sie sich dynamisch auf und strecken Sie Ihre Arme nach oben über Ihren Kopf. Kehren Sie in die Zercher-Position zurück und wiederholen Sie die Übung.

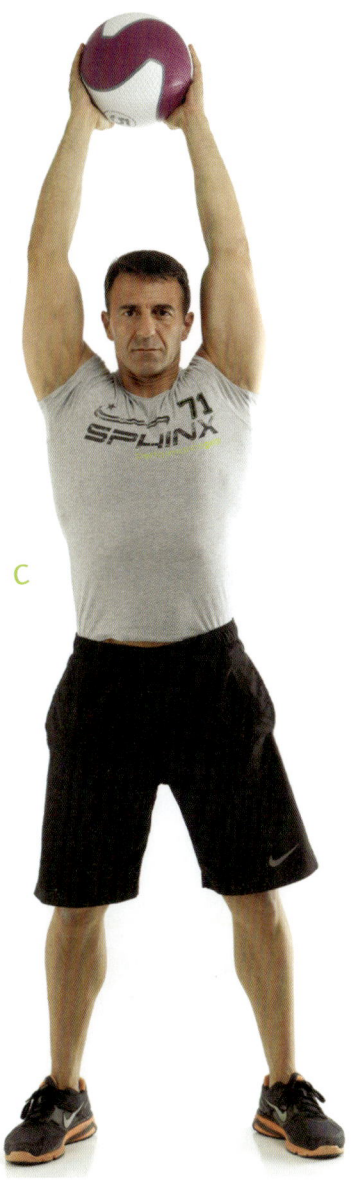

Erläuterung

Dies ist eine großartige funktionale Bewegung mit vielen Variationen. So können Sie zum Beispiel mit einem Medizinball oder einem Sandsack beginnen und am Ende Kurz- und Langhanteln verwenden, wodurch die Intensität sich deutlich erhöht. Es handelt sich um eine der wenigen funktionalen Kniebeugen, bei denen die Beuge- und Streckaktion des M. glutaeus mit seiner Funktion, d. h. dem Vortrieb, kombiniert ist. Ein Komplettübung, die alle Partien trainiert, von den Beinen bis zu den Schultern und Armen.

EINBEINIGE KNIEBEUGE MIT GESCHULTERTEM MEDIZINBALL

Ausgangspunkt

- **A** | Nehmen Sie eine stehende Position ein und bringen Sie den Medizinball in die geschulterte Position auf Ihrer linken Schulter.

Ausführung

- **B** | Heben Sie Ihr rechtes Bein an und strecken Sie es langsam nach hinten. Lassen Sie Ihrem Körper einige Sekunden Zeit, um sich an die einbeinige Position anzupassen.

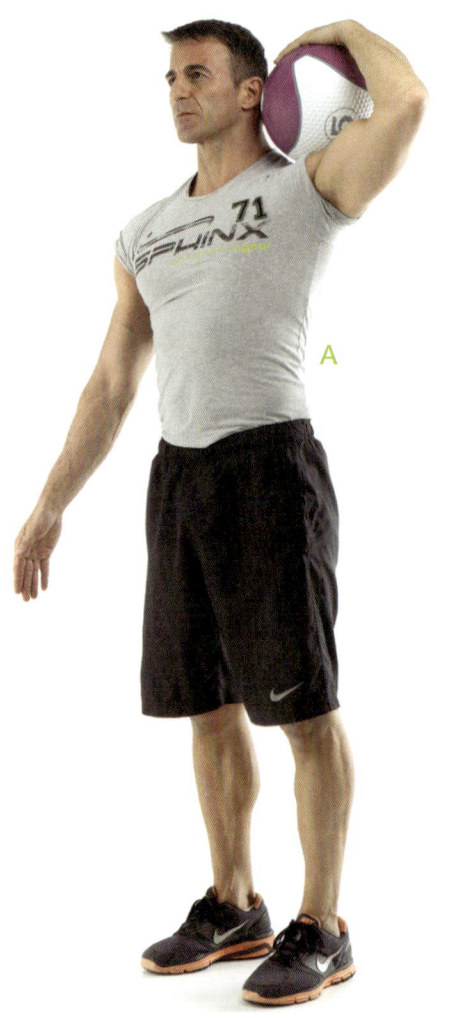
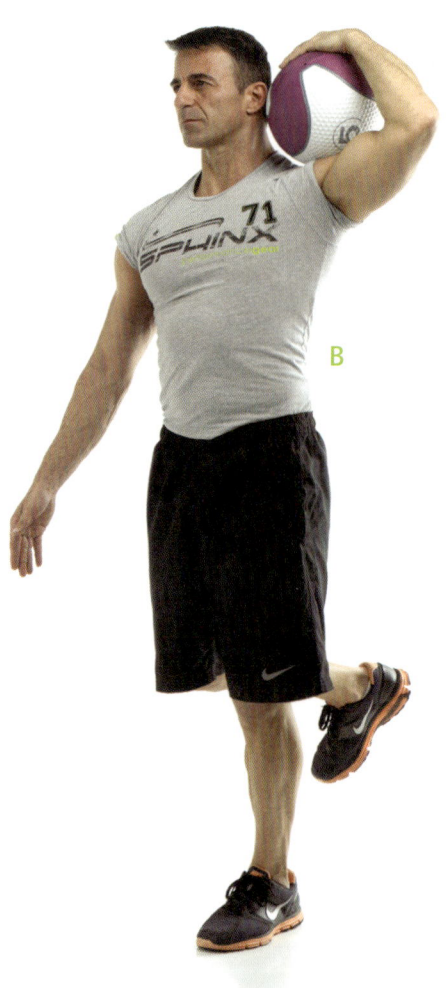

DER MEDIZINBALL

- **C |** Begeben Sie sich mit dem linken Bein langsam in die Kniebeuge, wobei Sie Ihren rechten Arm zur Aufrechterhaltung der Balance verwenden. Berühren Sie den Boden mit der rechten Hand und richten Sie sich wieder auf.

- **D |** Stehen Sie noch immer nur auf dem linken Bein und absolvieren Sie die geforderte Anzahl von Wiederholungen. Wiederholen Sie die Übung schließlich mit dem anderen Bein.

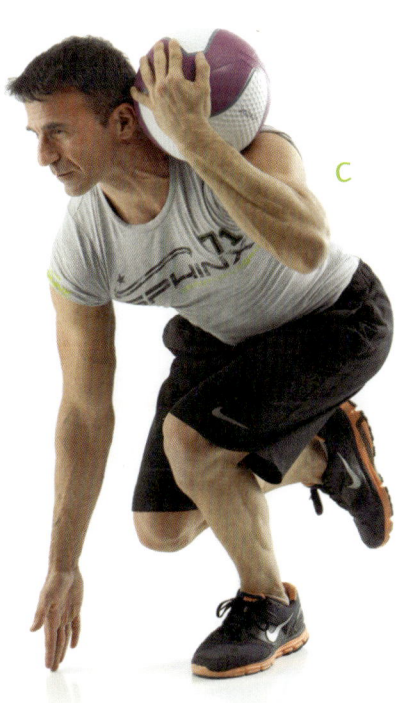

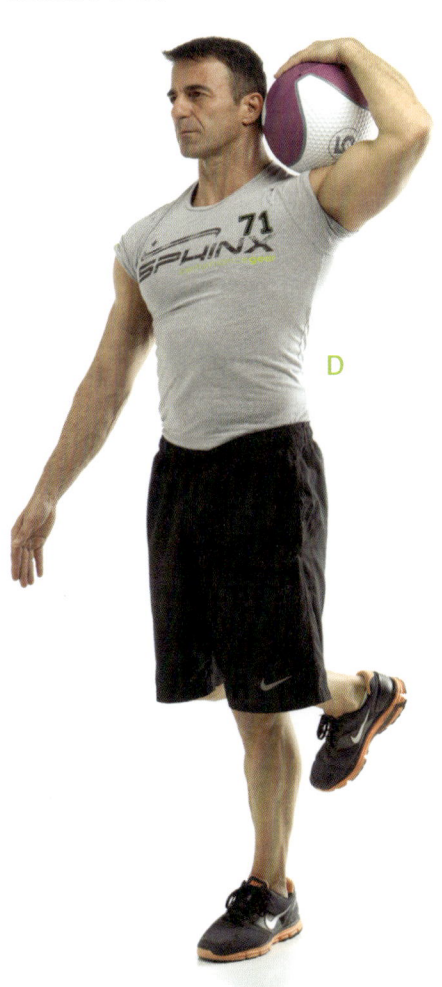

Erläuterung

Dies ist eine weitere, sehr wirkungsvolle Übung, meiner Meinung nach eine der besten für den M. gluteus maximus. Die Hüft- und Rückenstreckerkette beider Beine wird durch das Gewicht des gesamten Körpers stimuliert, wozu Sie die Last des Medizinballs oder Sandsacks hinzufügen müssen. Sowohl das Gleichgewicht als auch die propriozeptiven Fähigkeiten profitieren immens. Es gibt keine Körperpartie, die nicht stimuliert wird. Dies ist eine dieser klassischen Übungen, die Sie in jedem fortgeschrittenen sportlichen Trainingsprogramm absolvieren müssen.

12.3 ÜBUNGEN FÜR DIE BAUCHFASZIEN

SEIL-CRUNCH MIT DEM MEDIZINBALL

Ausgangspunkt

- A | Nehmen Sie die Crunch-Position ein und platzieren Sie ein Seil unter Ihre Lendenwirbelsäule.
  Halten Sie den Medizinball mit beiden Händen in Brusthöhe.

Ausführung

- B | Atmen Sie aus, heben Sie Ihren Rumpf an und versuchen Sie, Ihren Rumpf näher ans Becken zu führen.
  Atmen Sie ein und kehren Sie langsam zur Ausgangsposition zurück. Absolvieren Sie die geforderte Anzahl von Wiederholungen.

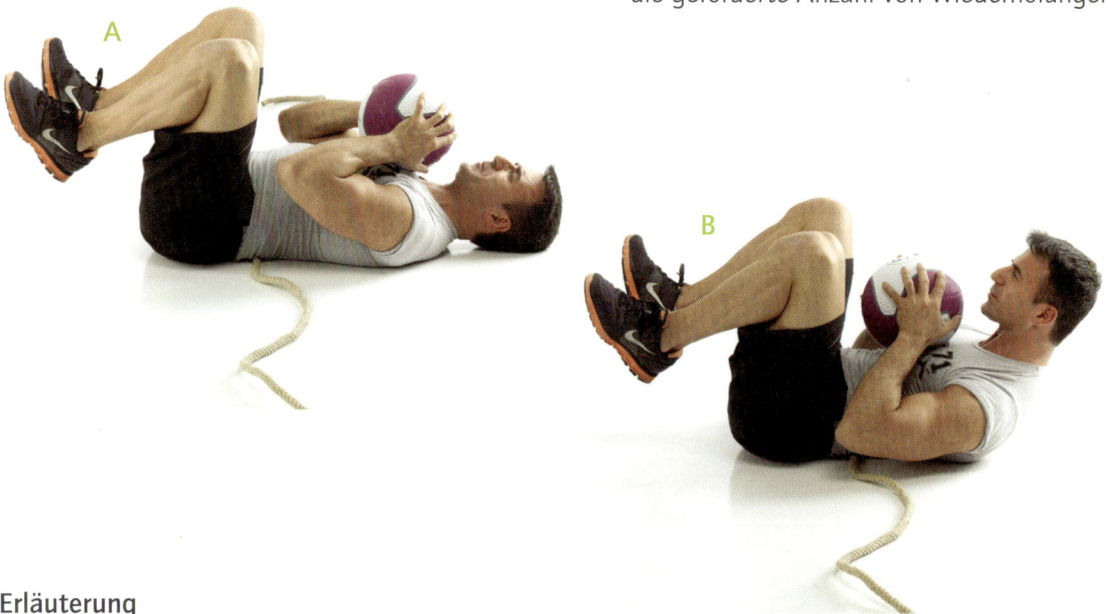

Erläuterung

Diejenigen, die noch nie einen Seil-Crunch durchgeführt haben, werden überrascht sein, wie ein unter dem Rücken platziertes Seil die Intensität einer Übung verändern und welche Wahrnehmungen dies auslösen kann. Michael Boyle, der Schöpfer des amerikanischen funktionalen Trainings, hat die Crunch-Übung als töricht und gefährlich gebrandmarkt (*Perform Better* Convention 2010, Long Beach). Über die Gründe, warum ich dieses Urteil teile, habe ich ein Buch geschrieben (*Addominali per tutti,* Elika-Verlag), auf das ich hinweisen möchte. Durch eine Vereinfachung mithilfe des Seils können wir die neutrale Position der Wirbelsäule beibehalten, ohne die physiologischen Kurven in ihrem Verlauf zu beseitigen. Auf diese Weise schonen wir unseren Rücken und machen ihn weniger anfällig. Die Last des Medizinballs zusätzlich zur Anwesenheit des Seils macht diesen Crunch zu einer großartigen Bodenübung.

BRETTPOSITION MIT DEM MEDIZINBALL

Ausgangspunkt/Ausführung

- A | Nehmen Sie die Brettstellung ein, Ihre Unterarme ruhen auf dem Medizinball. Atmen Sie aus und stabilisieren Sie Ihren Körper wie ein Brett. Ihr Rücken befindet sich in der neutralen Position. Schließen Sie Ihre Rippen leicht nach innen, bringen Sie sie nahe ans Becken heran, und drücken Sie Ihre Unterarme nach unten, so, als ob Sie Ihre Schulterblätter zusammendrücken würden.

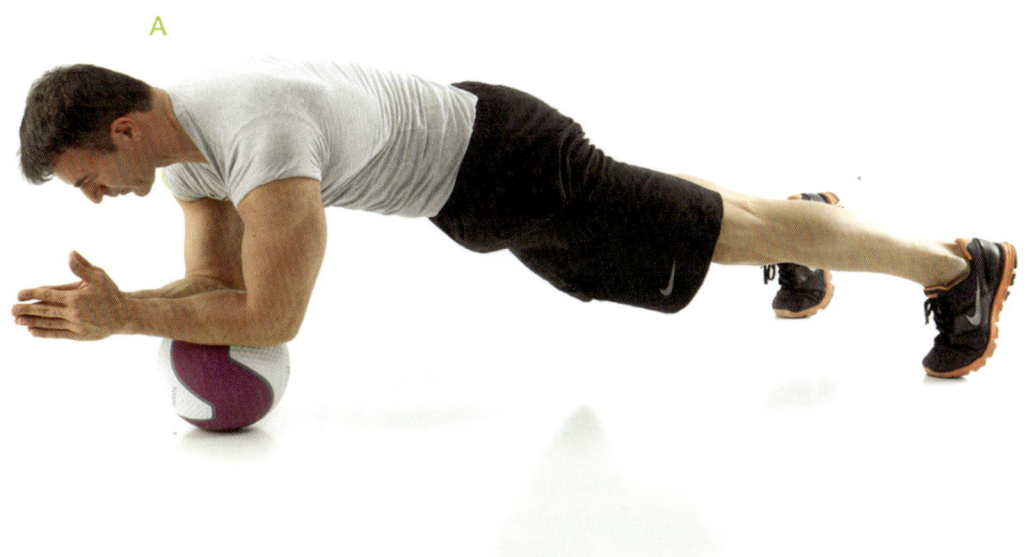

Erläuterung

Das „Brett" oder die „Hoover-Position" ist eine der Grundlagen des Core-Trainings, d. h. des Trainings, das auf die gesamten Bauchfaszien einwirkt. Die Übung betrifft die Hauptfunktion der Bauchfaszien: die Stabilisierung des Beckens und des Oberkörpers. Außerdem wirkt sie auf die Schulterblattstabilisatoren ein. Die durch den Medizinball verursachte Destabilisierung erhöht die Schwierigkeit der Ausführung; bei einem harten Medizinball, dessen Oberfläche, die den Boden berührt, kleiner ist, ist die Schwierigkeit sogar noch größer. Beginnen Sie mit einer Übungszeit von etwa 10 s und erhöhen Sie sie schrittweise, bis Sie 1 min erreicht haben. Sie werden dann für die nächsten Schritte bereit sein. Es gibt kein Sport- oder Fitnesstraining, selbst für Anfänger, das ohne diese Übung auskommen kann und sollte.

BRETTPOSITION MIT DEN HÄNDEN AUF DEM MEDIZINBALL

Ausgangspunkt/Ausführung

- A | Nehmen Sie die Brettstellung ein, Ihre Hände ruhen auf dem Medizinball.
Atmen Sie aus, stabilisieren Sie Ihren Körper, als ob er ein Brett wäre.
Schließen Sie Ihre Rippen leicht zum Becken hin, um die neutrale Position beizubehalten, und drücken Sie Ihre Schulterblätter zusammen.
Halten Sie diese Position für die vorgegebene Zeit.

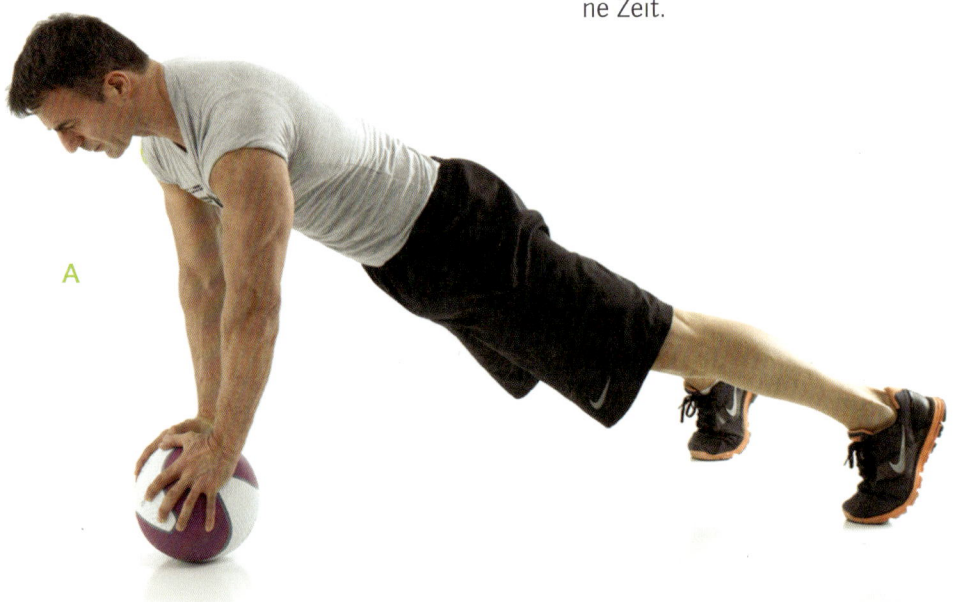

Erläuterung

Brettübungen sind ein ausgezeichneter Indikator für die Kraft der Bauchfaszien während der Stabilisierung. Haben Sie das Gefühl des Brennens oder Schmerzen im Lendenbereich? Dies bedeutet, dass Ihre Bauchmuskeln aufgegeben haben und die Last auf dem Lendenbereich liegt. So lange der M. rectus abdominis, der als der reale Antagonist des M. quadratus lumborum und als „Beschützer" des unteren Rückenbereichs wirkt, arbeitet, wird der Lendenbereich sicher sein, denn der M. rectus abdominis trägt die ganze Arbeitslast. Sie werden feststellen, wie sehr diese Übung die stabilisierenden Muskeln des Schulterblatts und der Rotatorenmanschette trainiert. Seien Sie nicht überrascht, wenn Sie spüren, dass der M. pectoralis maior and der M. latissimus dorsi, die zu Unrecht als Antagonisten bezeichnet werden, synchron arbeiten. Diese beiden Muskeln arbeiten in der Tat jedes Mal, wenn der Oberkörper aufgehängt und halb aufgehängt ist, um ihn zu stabilisieren.

DER MEDIZINBALL

BRETT MIT DEN HÄNDEN AUF MEDIZINBÄLLEN

Ausgangspunkt/Ausführung

- A | Nehmen Sie die Brettposition mit gestreckten Armen ein, Ihre Hände ruhen auf zwei Medizinbällen.

Atmen Sie aus, machen Sie Ihren Bauch ganz leer, stabilisieren Sie Ihre Schulterblätter und halten Sie die neutrale Position des Rückens.
Halten Sie diese Position über die vorgegebene Zeit bei.

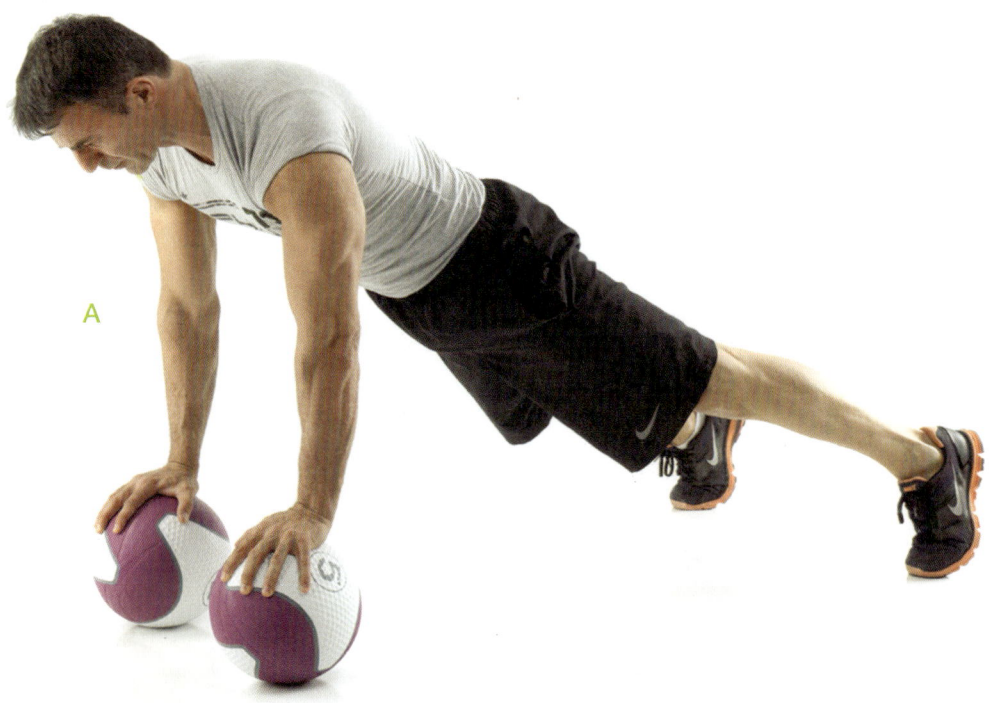

Erläuterung

Der Schwierigkeitsgrad nimmt zu. Die Aufrechterhaltung der Körperstabilität auf zwei instabilen Trainingsgeräten erfordert definitiv mehr Kraft und Kontrolle durch die Core-Region und die Extremitäten. Dies ist eine wirkungsvolle Übung. Auch hier besteht das Ziel darin, die Anspannungszeit progressiv zu steigern.

HANDBUCH FUNCTIONAL TRAINING

BRETT AUF MEDIZINBÄLLEN

Ausgangspunkt/Ausführung

- **A |** Nehmen Sie die Vierfüßlerposition ein, Ihre Knie befinden sich auf dem Boden und Ihre Unterarme ruhen auf zwei leicht auseinandergestellten Medizinbällen.
Strecken Sie zuerst ein Bein, dann das andere.

Kontrahieren Sie Ihre Bauchmuskeln leicht, bringen Sie Ihre Rippen näher an Ihr Becken heran. Drücken Sie Ihre Schulterblätter zusammen, stabilisieren Sie sie und halten Sie Ihren Rücken in der neutralen Position.
Halten Sie diese Position über die vorgegebene Zeit bei.

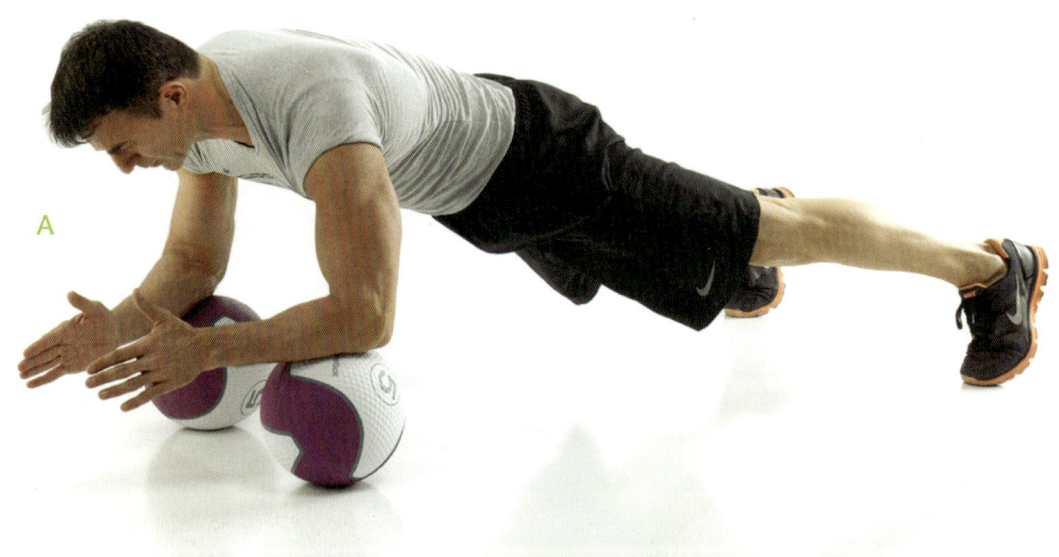

Erläuterung

Diese Übung ist schwieriger als die vorherige. Auf der Handinnenfläche befinden sich mehr Rezeptoren und Mechanorezeptoren als auf den Unterarmen. Bei der Übung mit gestreckten Armen ist die Rekrutierung daher sicherlich größer. Dadurch erhöht sich die Schwierigkeit der Übung.

DER MEDIZINBALL

DYNAMISCHE DREHUNG MIT DEM MEDIZINBALL IN DER FRONTALEN, KNIENDEN POSITION

Ausgangspunkt

- A | Nehmen Sie die kniende Position auf der Frontalebene ein, das Gesäß ist von den Fersen abgehoben.
Sie halten einen Medizinball in Ihren Händen, Ihre Arme sind gestreckt.

Ausführung

- B | Kontrahieren Sie Ihre Bauchmuskeln leicht und drehen Sie Ihre Arme und Ihren Rumpf nach links. Sie „verwringen" die Bewegung.

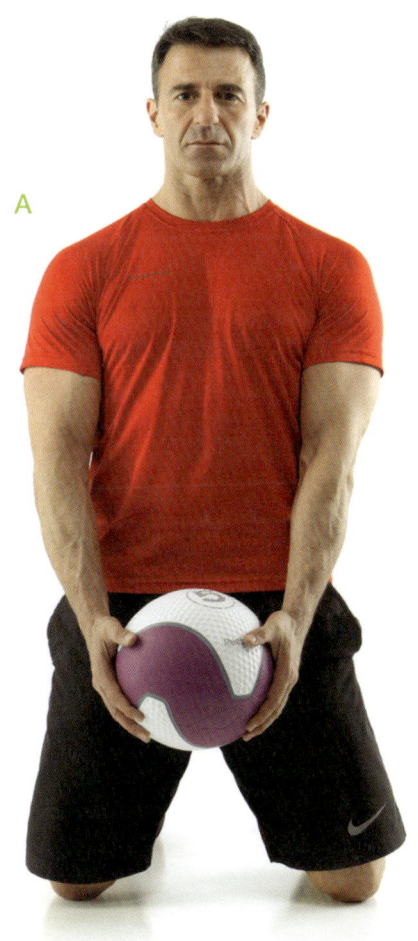

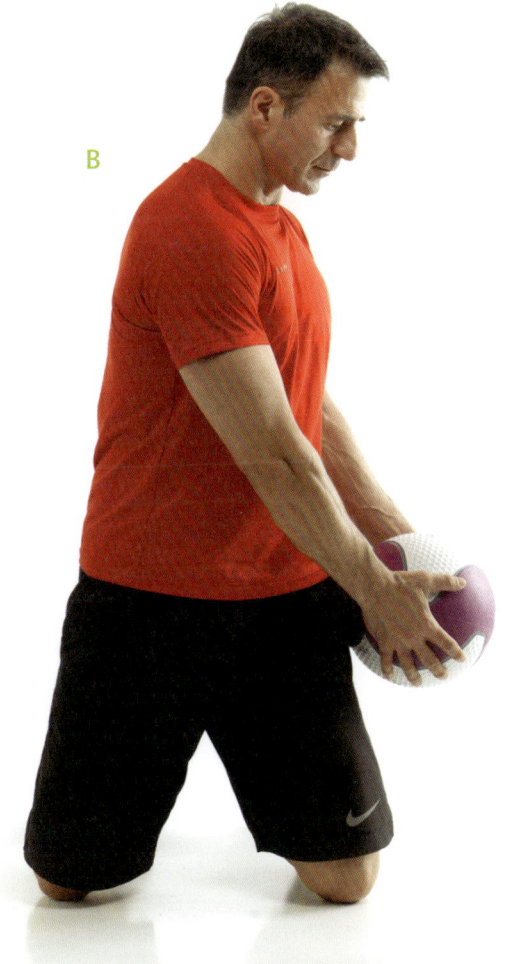

HANDBUCH FUNCTIONAL TRAINING

- **C |** Drehen Sie Ihren Rumpf dynamisch nach rechts und stellen Sie sich vor, sie würden den Ball auf einer diagonalen Flugbahn von unten nach oben werfen.

- **D |** Kontrahieren Sie Ihre Bauchmuskeln und kehren Sie in die Ausgangsposition zurück. Absolvieren Sie die geforderte Anzahl von Wiederholungen.

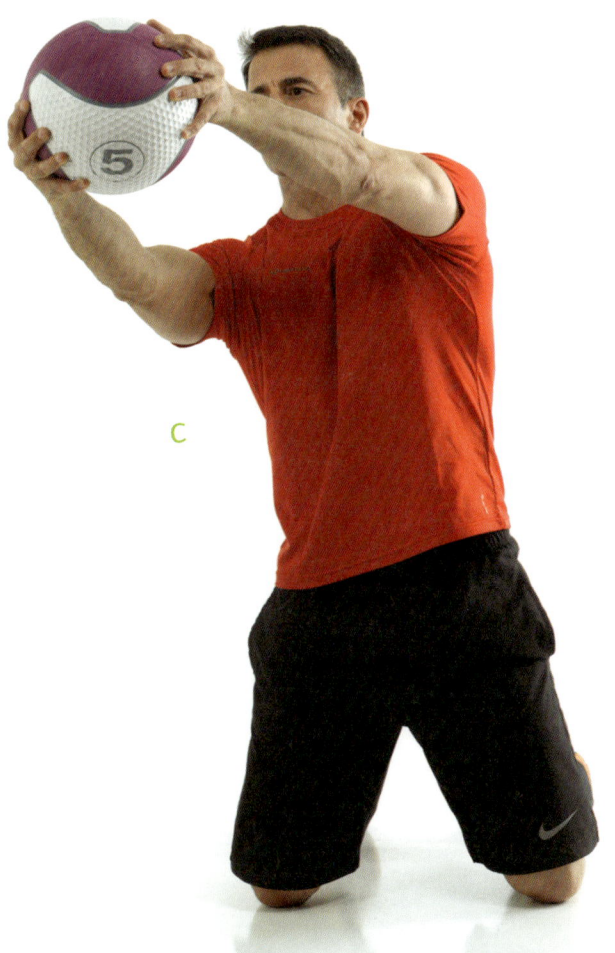
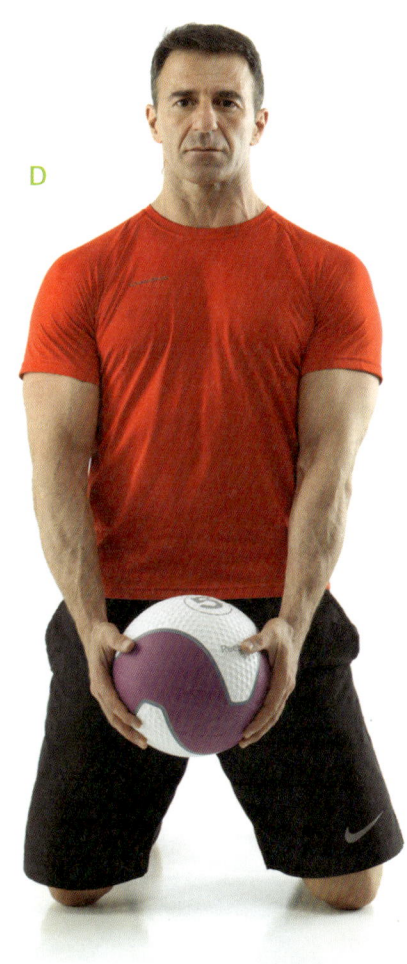

DER MEDIZINBALL

- **E und F** | Wiederholen Sie die Bewegung zur anderen Seite hin.

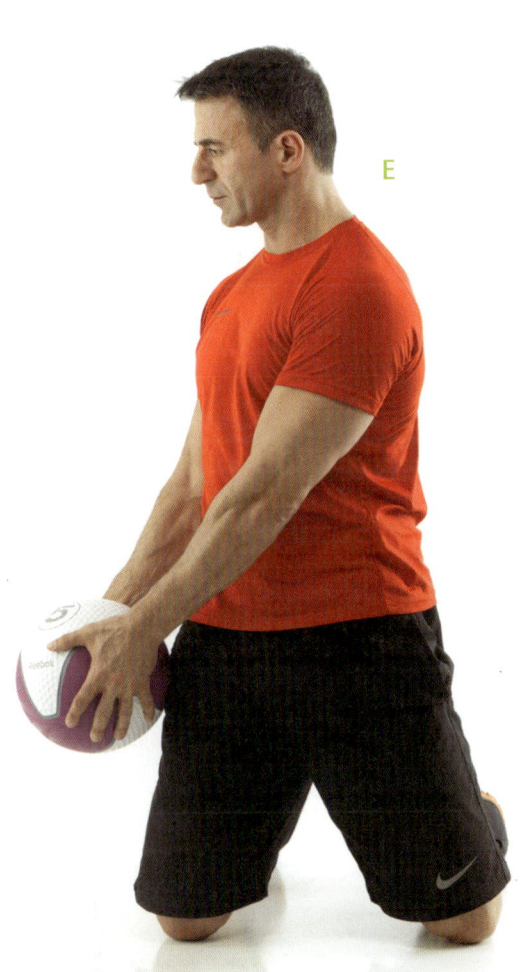
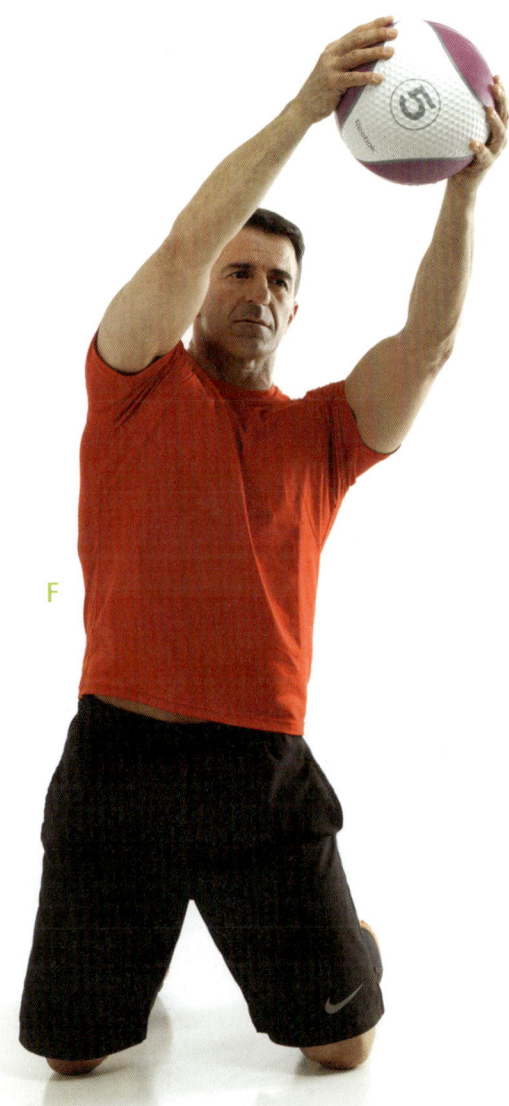

Erläuterung

Dies ist wirklich eine großartige Übung! Die Hüftgelenkkette ist fast ausschließlich mit dem Oberschenkelbizeps und dem Gesäßmuskel beteiligt; die Core-Muskulatur arbeitet in all ihren dynamischen und stabilisierenden Funktionen. Die Weiterentwicklung dieser Übung besteht darin, dass man den Medizinball gegen eine Wand wirft oder einem Partner zuwirft. Dies ist eine hervorragende Übung für alle Sportarten, in denen die Torsion und Rotation ein aktiver Teil der Bewegungsausführung ist, wie im Rugby, Tennis, Basketball, American Football, in den Kampf- und Kampfkunstsportarten, den MMA sowie im Judo. Diese Übung ist unverzichtbar.

HANDBUCH FUNCTIONAL TRAINING

DYNAMISCHE DREHUNG MIT DEM MEDIZINBALL IN DER SEITLICHEN, KNIENDEN POSITION

Ausgangspunkt

- **A |** Nehmen Sie die kniende Position ein, dieses Mal auf der Sagittalebene (seitlich), Ihr Gesäß ist von den Fersen abgehoben. Halten Sie einen Medizinball in Ihren Händen, Ihre Arme sind gestreckt.

Ausführung

- **B |** Kontrahieren Sie Ihre Bauchmuskeln leicht und drehen Sie Ihre Arme und Ihren Rumpf nach links. Sie „verwringen" die Bewegung.

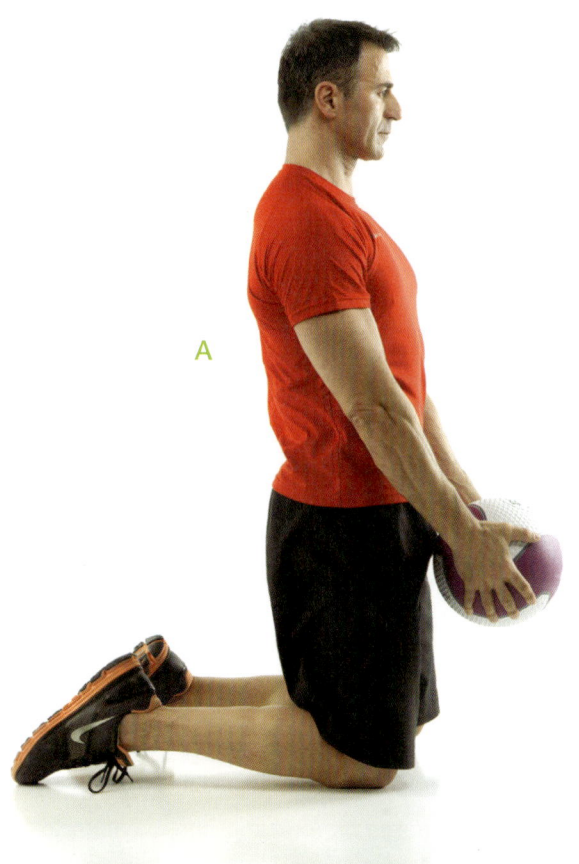
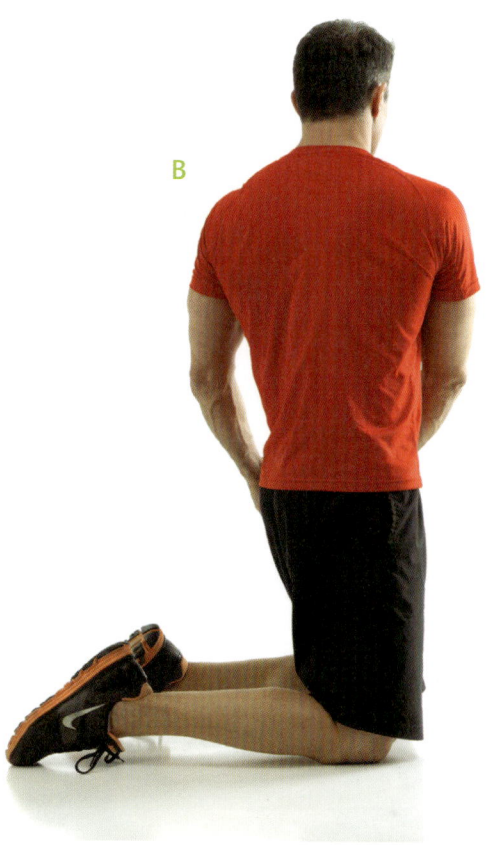

DER MEDIZINBALL

C | Drehen Sie Ihren Rumpf dynamisch nach rechts und stellen Sie sich vor, Sie würden den Ball auf einer diagonalen Flugbahn von unten nach oben werfen.

D | Kontrahieren Sie Ihre Bauchmuskeln und kehren Sie in die Ausgangsposition zurück. Absolvieren Sie die geforderte Anzahl von Wiederholungen. Wiederholen Sie die Übung zur anderen Seite hin.

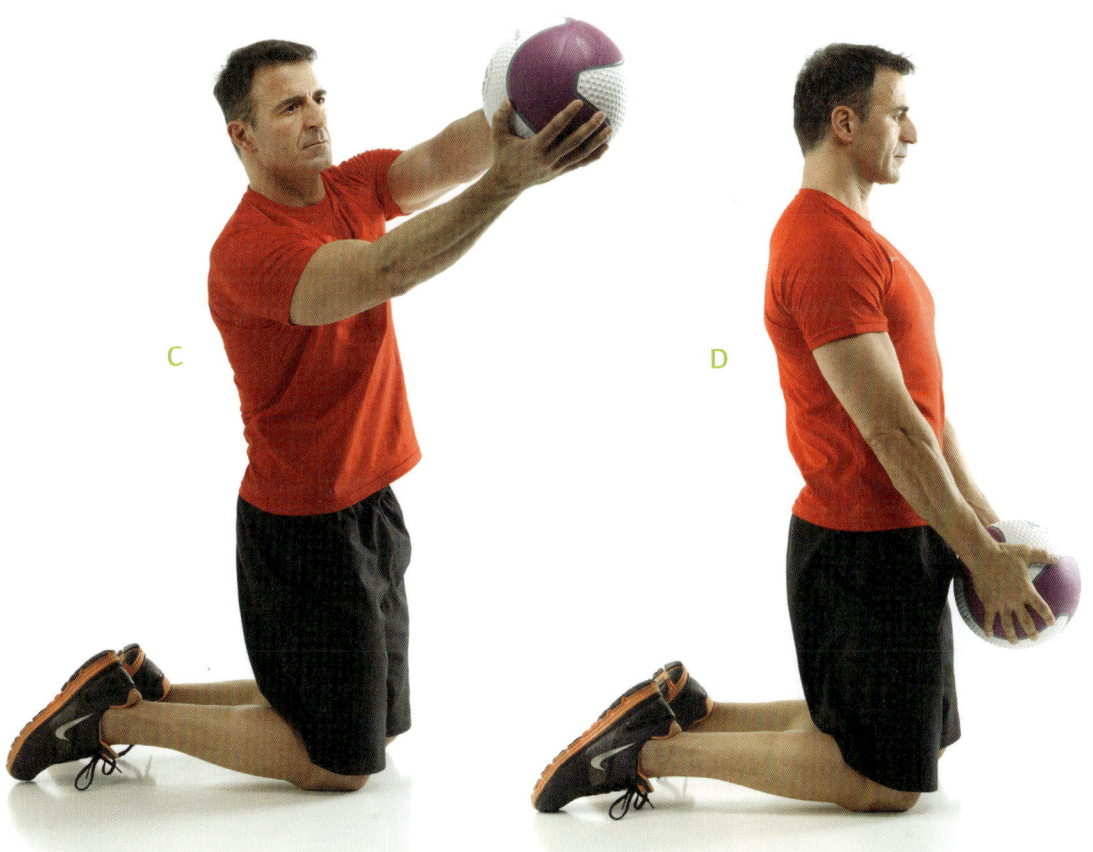

Erläuterung

Diese Übung ist der Bruder der vorherigen Übung. Worin besteht der Unterschied? Es gibt viele. Beginnend mit der Verwringung, die auf der Sagittalebene im Vergleich zur vorherigen Übung viel ausgeprägter ist. Als Ergebnis ändert sich auch die Beschleunigung. All dies bedeutet eine größere Aktivierung der Bauchfaszien und der Muskeln, die ihre Aktion unterstützen. Bitte beachten Sie: Wenn ich sage: „Stellen Sie sich vor, Sie würden den Ball werfen", sollte der Ball tatsächlich geworfen werden, als ob Sie Personal Training oder sportliche Trainingsarbeit leisten würden.

HANDBUCH FUNCTIONAL TRAINING

DYNAMISCHE DREHUNG MIT DEM MEDIZINBALL IN DER FRONTALEN, HALB KNIENDEN POSITION

Ausgangspunkt

- **A |** Nehmen Sie eine halb kniende Position auf der Frontalebene ein: Das linke Bein ist gebeugt, der gleichseitige Fuß ruht auf dem Boden; das rechte Bein ist gebeugt, das Knie ruht auf dem Boden. Der Medizinball befindet sich vor Ihrem Körper.

Ausführung

- **B |** Fassen Sie den Ball, spannen Sie Ihre Bauchmuskeln leicht an und drehen Sie Ihren Rumpf und Ihre (gestreckten) Arme nach links, sodass Sie sich über den Oberschenkel hinwegbewegen. Sie „verwringen" die Bewegung.

- **C |** Drehen Sie Ihren Rumpf dynamisch nach rechts und stellen Sie sich vor, sie würden den Ball auf einer diagonalen Flugbahn von unten nach oben werfen. Kontrahieren Sie Ihre Bauchmuskeln. Kehren Sie in die Ausgangsposition zurück und absolvieren Sie die geforderten Wiederholungen auf derselben Seite.

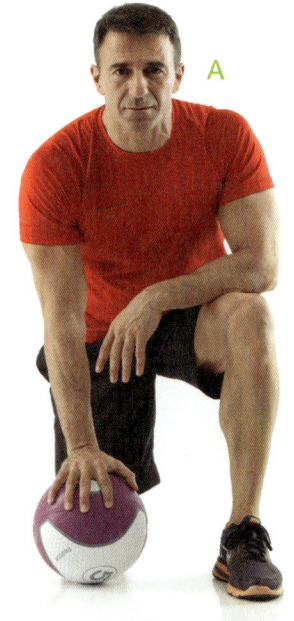
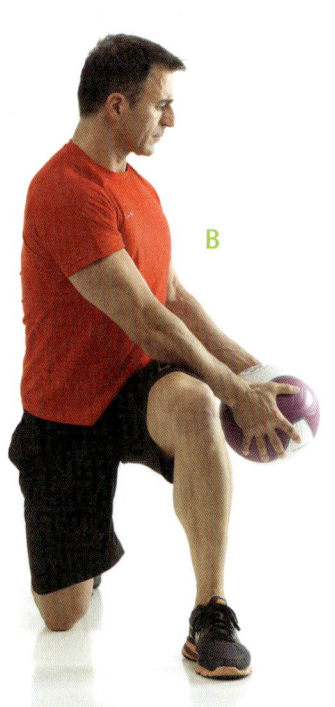
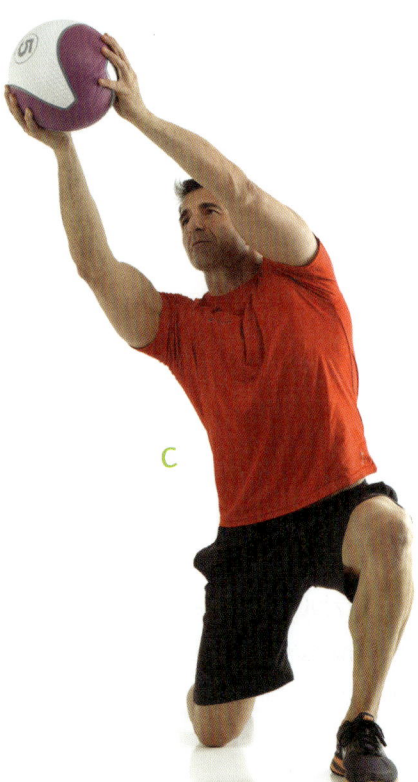

- **D und E** | Wechseln Sie die Position Ihrer Beine und absolvieren Sie die Bewegung erneut mit der gleichen Anzahl von Wiederholungen.

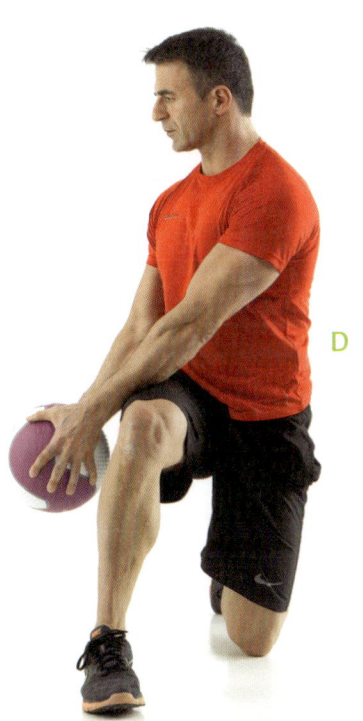

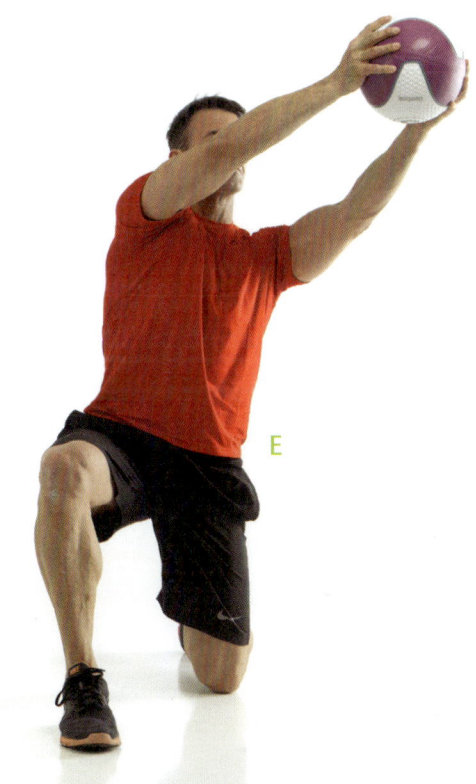

Erläuterung

Dies ist eine weitere wirkungsvolle, sehr funktionale Übung. Das Ziel besteht darin, die Kraft der Bauchfaszien und der Muskeln, die diese Faszien bei den dynamischen Torsions-, Rotations-, Beugungs- und Streckbewegungen unterstützen, zu steigern. Im Vergleich zur vorherigen Übung wird die Verwringung hier durch die Hüftbeugung auf der Querebene (um es deutlicher zu machen: der Ebene des Stützfußes) begrenzt. Die Absicht besteht darin, durch eine begrenzte Verwringung Schnellkraft und Dynamik zu erzeugen. Auch in diesem Falle besteht die Progression darin, dass die Übung ballistisch wird, indem Sie den Medizinball gegen eine Wand werfen oder einem Partner zuwerfen.

HANDBUCH FUNCTIONAL TRAINING

DYNAMISCHE DREHUNG MIT DEM MEDIZINBALL IN DER SEITLICHEN, HALB KNIENDEN POSITION

Ausgangspunkt

- **A |** Nehmen Sie eine halb kniende Position auf der Sagittalebene ein: Das linke Bein ist gebeugt, der gleichseitige Fuß ruht auf dem Boden; das rechte Bein ist gebeugt, das Knie ruht auf dem Boden.
  Greifen Sie den Ball, spannen Sie Ihre Bauchmuskeln leicht an und rotieren Sie Ihren Rumpf und Ihre (gestreckten) Arme nach links, sodass Sie sich über den Oberschenkel hinwegbewegen. Sie „verwringen" die Bewegung.

Ausführung

- **B |** Drehen Sie Ihren Rumpf dynamsich nach rechts und stellen Sie sich vor, sie würden den Ball auf einer diagonalen Flugbahn von unten nach oben werfen. Kehren Sie in die Ausgangsposition zurück, wobei Sie Ihre Bauchmuskulatur anspannen, und absolvieren Sie die geforderte Anzahl von Wiederholungen.

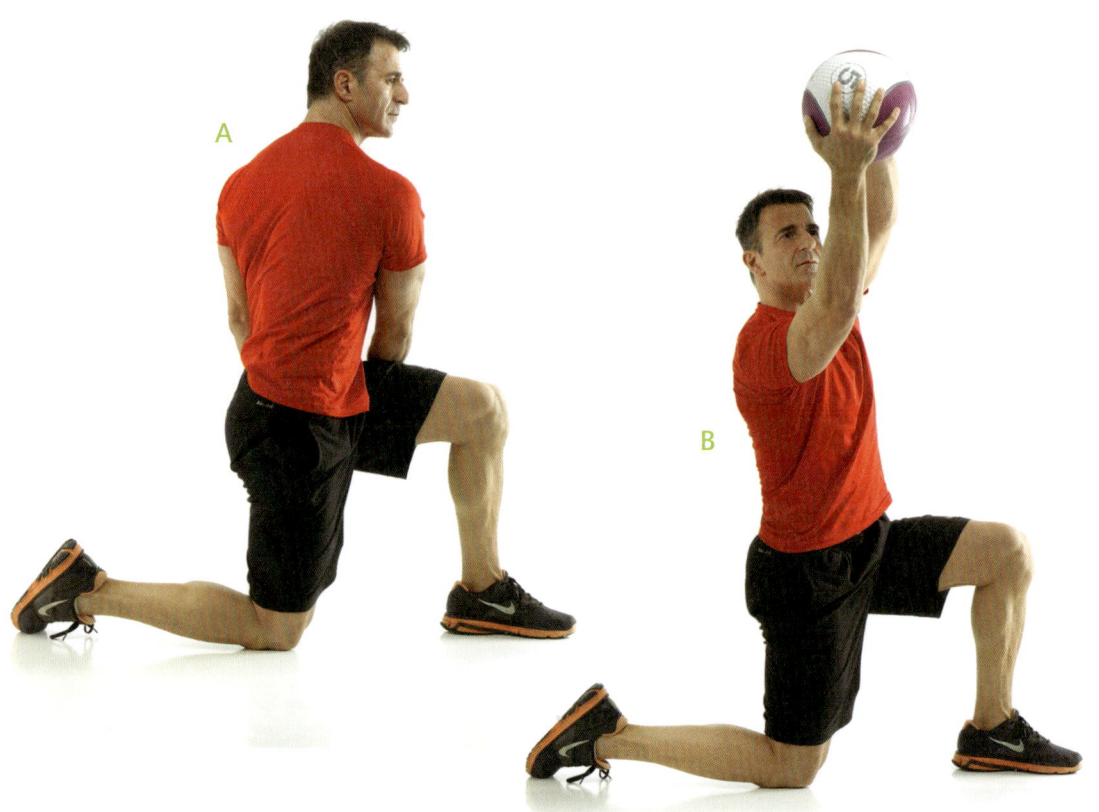

- **C und D** | Wechseln Sie die Position Ihrer Beine und wiederholen Sie die Bewegung auf der anderen Seite.

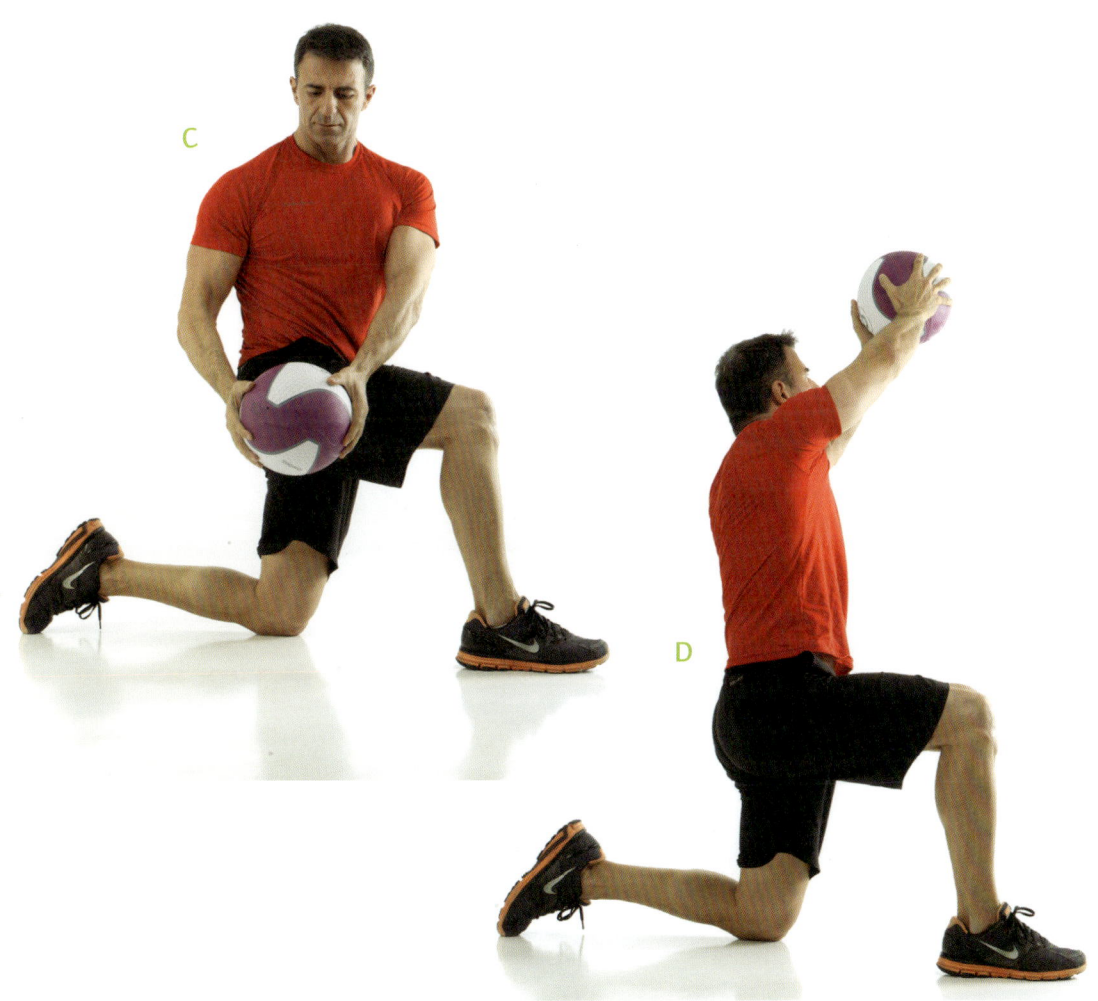

Erläuterung

In diesem Fall ist der Bewegungsumfang größer, was eine größere Beschleunigung und Dynamik mit all den dazugehörigen Vor- und Nachteilen bedeutet. Was den Rest anbelangt, gelten die Ausführungen zur vorherigen Übung.

HANDBUCH FUNCTIONAL TRAINING

UMGEKEHRTER SEIL-CRUNCH MIT DEM MEDIZINBALL

Ausgangspunkt

- A | Sie liegen in der Rückenlage, mit einem Seil unter der Kurve Ihrer Lendenwirbelsäule, der Medizinball befindet sich zwischen Ihren Knien.
  Legen Sie Ihre zu Fäusten geballten Hände in Ihren Nacken.

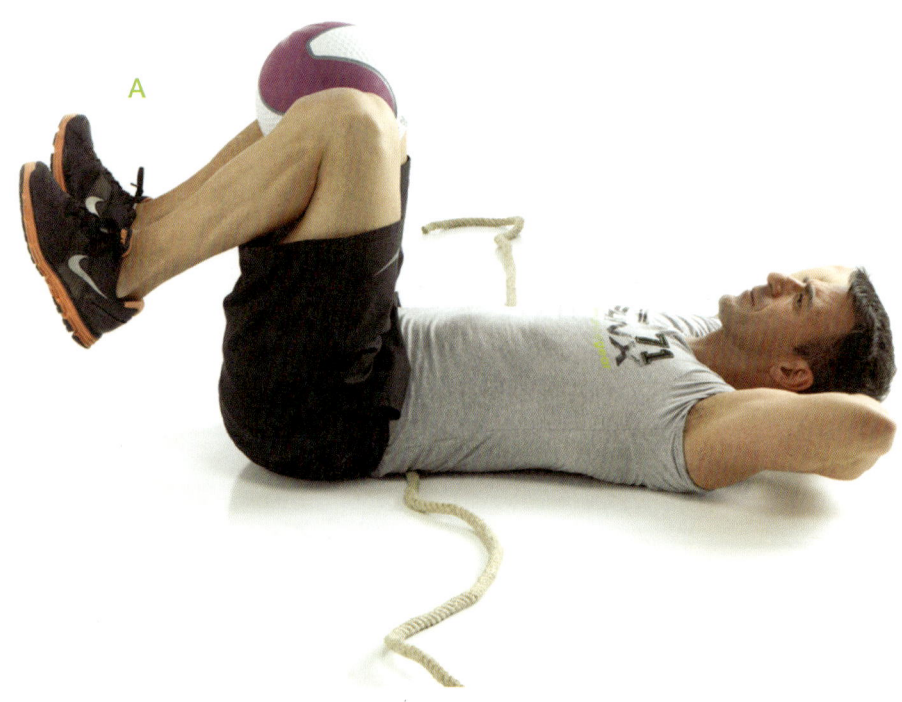

DER MEDIZINBALL

Ausführung

- **B |** Atmen Sie ein und halten Sie den Medizinball fest zwischen Ihren Knien.
  Atmen Sie aus, beugen Sie Ihr Becken und stellen Sie sich vor, Sie würden Ihre Knie zum Brustbein führen.
  Atmen Sie ein und kehren Sie langsam in die Ausgangsposition zurück.

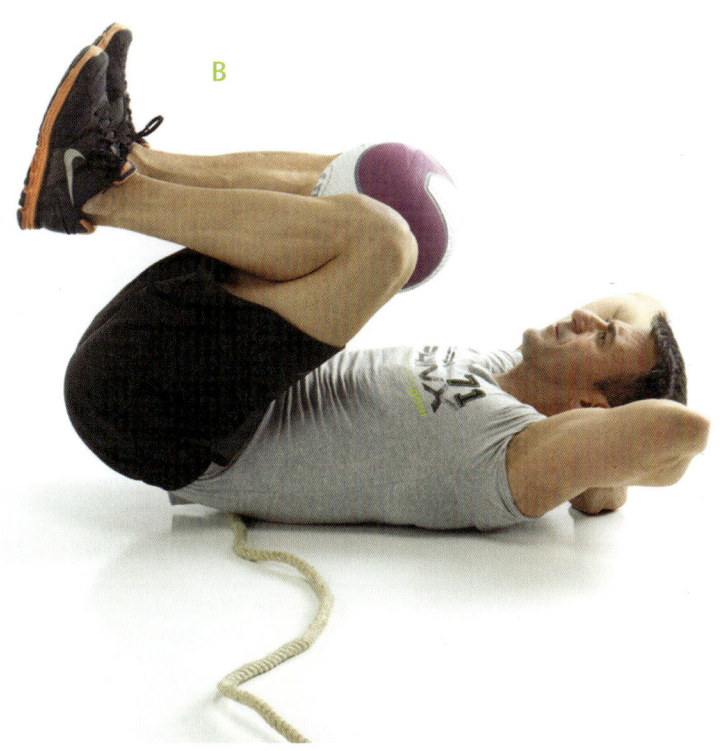

Erläuterung

Ich mag alle umgekehrten Crunch-Übungen, die ohne Hilfen ausgeführt werden. Dies ist eine der wenigen Übungen, die die Kraft des M. rectus abdominis auf die Probe stellen. Sie werden einmal mehr bemerken, wie sehr die Anwesenheit des Seils die klassische Übung verändern kann. Wegen des Medizinballs und natürlich wegen seines Gewichts ist die Kontraktion der Bauchmuskulatur wirklich stark. Außerdem erhöht die Stabilisierung des Balls, die durch die Adduktoren bewirkt wird, die Stabilität des Beckens und resultiert in einer größeren Last auf dem Bauch. Dies ist wirklich eine wirkungsvolle Übung, eine der wenigen in der Crunch-Position für die Bauchfaszien.

12.4 OBERKÖRPERÜBUNGEN

FRONTALER LIEGESTÜTZ AUF ZWEI MEDIZINBÄLLEN

Ausgangspunkt

- **A |** Nehmen Sie die Vierfüßlerstellung ein, mit den Knien auf dem Boden und den Händen auf zwei Medizinbällen. Strecken Sie ein Bein, dann das andere, heben Sie dabei Ihre Knie vom Boden ab und stützen Sie sich auf Ihren Zehen ab.

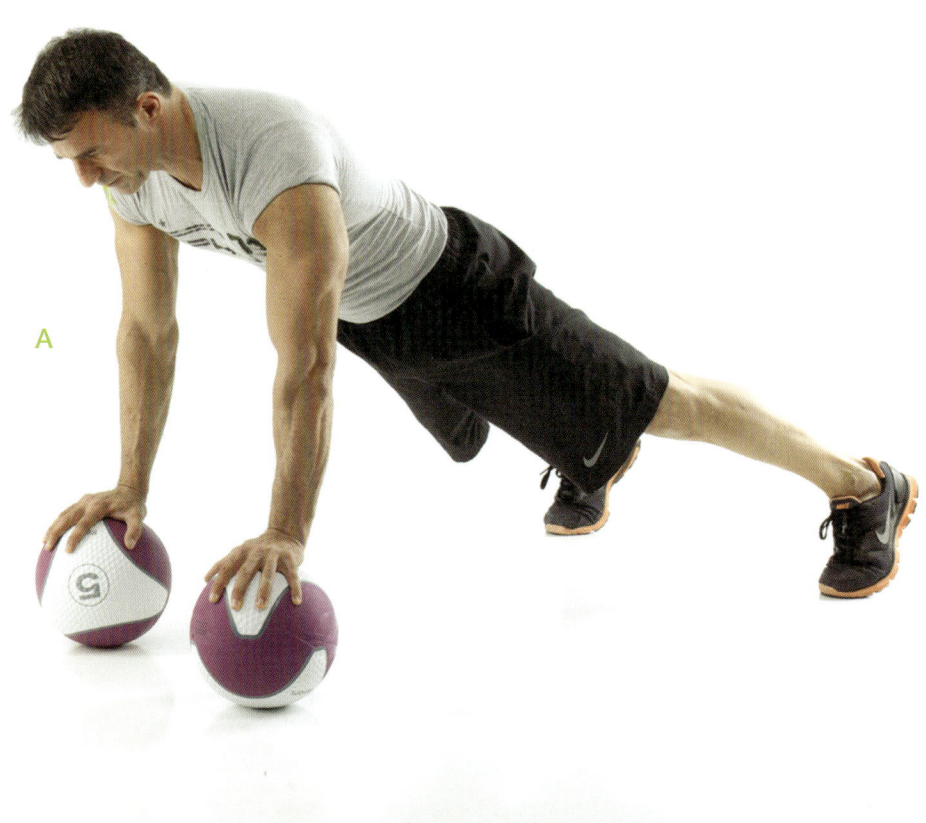

DER MEDIZINBALL

Ausführung

- **B |** Kontrahieren Sie Ihre Bauchmuskeln und führen Sie Ihre Rippen etwas näher ans Becken heran, beugen Sie dann Ihre Arme und senken Sie Ihren Rumpf langsam ab. Versuchen Sie, unter die Ebene der auf den Medizinbällen aufgestützten Hände zu gelangen. Richten Sie sich wieder auf, strecken Sie Ihre Arme und absolvieren Sie die geforderte Anzahl von Wiederholungen.

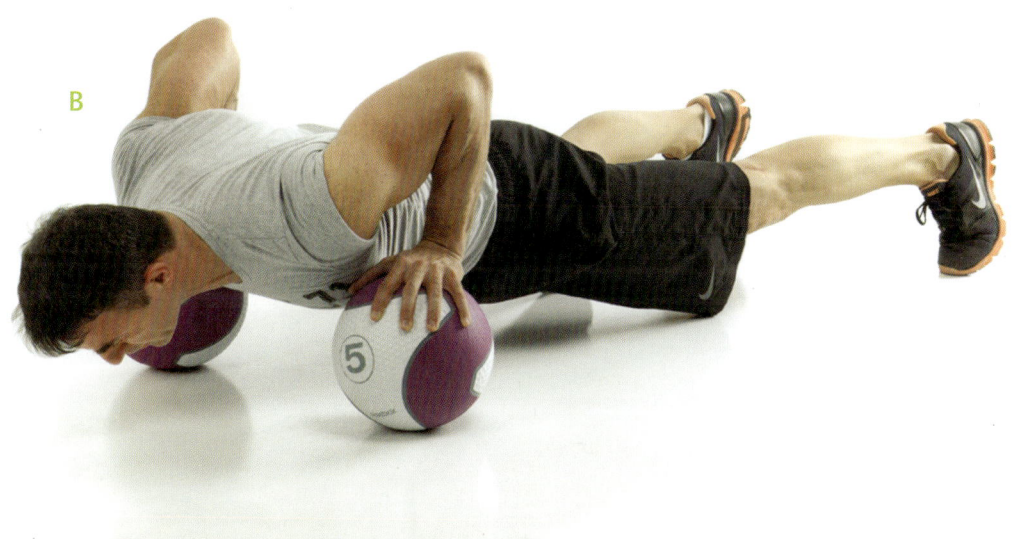

Erläuterung

Für Amerikaner, die Liegestütze lieben, ist dies eine Kultübung. Das Training der vom M. pectoralis abhängenden Kette – d. h. der Brust, Schultern und des Trizeps – wird bereichert durch:

- die destabilisierende Wirkung der beiden Medizinbälle;
- die Einbeziehung der Schulterblätter und der Humerus-Stabilisatoren;
- die stabilisierende Aktion der Bauchfaszien und
- der durch den Trizeps bewirkten Stoßphase.

Dies ist eine fantastische – für Anfänger allerdings ungeeignete – Übung, die ein erhebliches Maß an Kontrolle, Balance, Kraft und Koordination erfordert. Es handelt sich um keine leichte Angelegenheit, und die Übung ist nicht für jedermann geeignet. Der Trainingsplan unserer Schüler enthält jedoch eine über die Zeit verteilte Zunahme der Schwierigkeit der Übungen. Früher oder später werden Sie in Ihrer sportlichen Entwicklung dieser Übung begegnen. Ich hoffe, dass dies zutrifft. Es bedeutet, dass Sie bereit sind.

KREUZ-LIEGESTÜTZE

Ausgangspunkt

- **A** | Nehmen Sie die Vierfüßlerstellung ein, Ihre linke Hand ruht auf dem Boden und die rechte auf dem Medizinball.
Heben Sie Ihre Beine an und strecken Sie sie, wobei Sie sich auf Ihren Zehen abstützen.

Ausführung

- **B** | Beugen Sie Ihre Arme und absolvieren Sie einen Liegestütz.

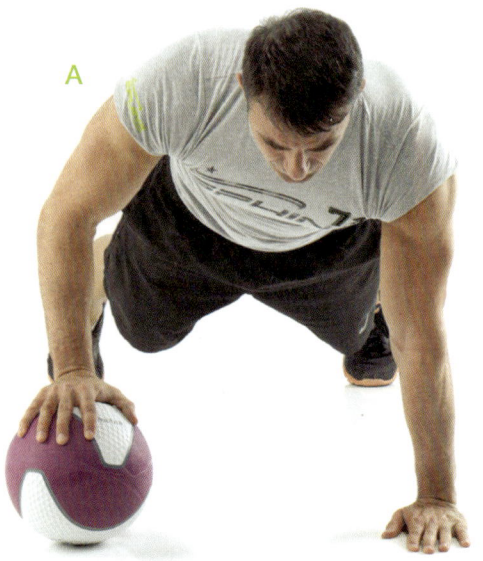
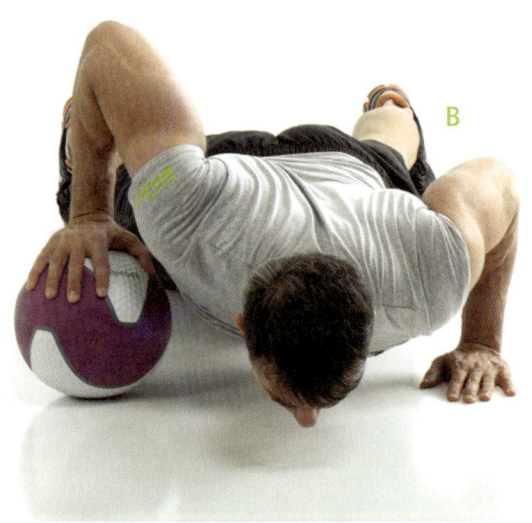

- **C |** Richten Sie sich dynamisch auf und wechseln Sie schnell die Position Ihrer Hände und Arme (die rechte Hand ruht auf dem Boden, die linke auf dem Ball).
- **D |** Absolvieren Sie einen Liegestütz. Richten Sie sich auf und wechseln Sie dabei die Position Ihrer Arme erneut. Fahren Sie auf diese Weise fort, bis Sie die geforderte Anzahl von Wiederholungen absolviert haben.

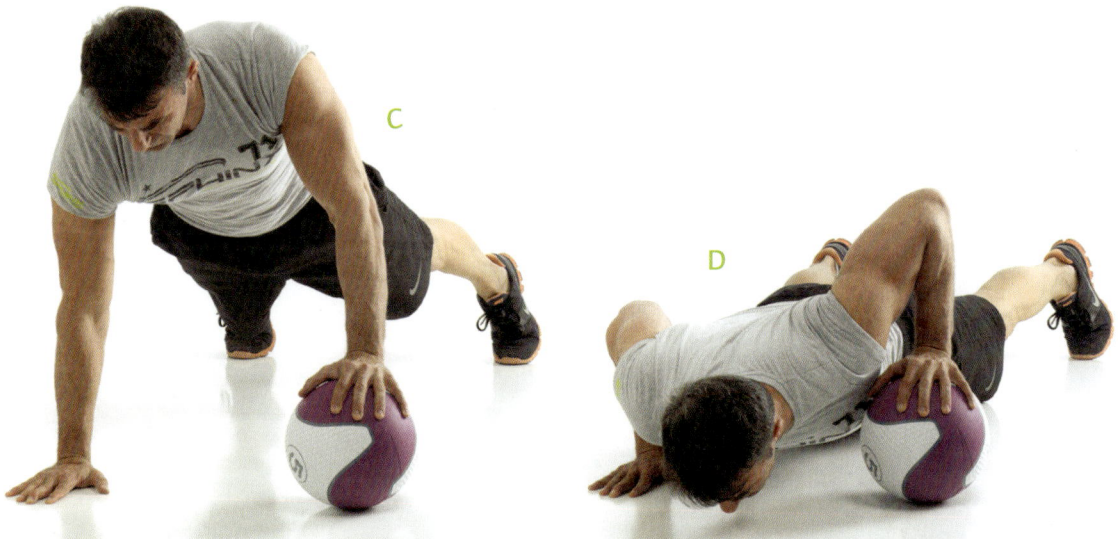

Erläuterung

Diese Übung ist eine weitere Kultübung, vielleicht die bekannteste unter den fortgeschrittenen Liegestützen, an zweiter Stelle nur hinter den plyometrischen Liegestützen. Wieder einmal ist der Trainingsreiz wegen des hohen Dehnungsgrades des M. pectoralis, M. deltoideus, M. triceps brachii, der Rotatorenmanschette, der Rautenmuskeln und der Schulterblattstabilisatoren sowie aufgrund der umfassenden Arbeit in Bezug auf die Propriozeption, motorische Steuerung und Balance sehr stark. Achten Sie darauf, dass Ihre Arme nicht zu weit auseinander stehen, damit der Schultergürtel keiner zu hohen Belastung ausgesetzt wird; die Bewegung muss tief sein. Diese Übung ist ideal für Sportler, die oft mit Kontaktsituationen mit einem oder mehreren Gegnern konfrontiert sind, wie es bei Ringern, Rugbyspielern und Kampfsportlern der Fall ist. Es gibt mehrere Versionen dieser Übung. Die einfachste beinhaltet eine relativ entspannte (wenn man das so sagen darf) Verschiebung der Hände auf dem Medizinball von einer Position zur anderen. Die schwierigste Version beinhaltet einen plyometrischen, dynamischen Übergang. Kreisen Sie diese Übung rot ein, sie funktioniert wirklich!

HANDBUCH FUNCTIONAL TRAINING

DIAMANTEN-LIEGESTÜTZE

Ausgangspunkt

- **A |** Nehmen Sie die Vierfüßlerposition ein, Ihre Knie und Füße ruhen auf dem Boden und Ihre Hände auf dem Medizinball. Platzieren Sie Ihre Hände eng nebeneinander, so, als würden sie einen Diamanten formen. Heben Sie Ihre Knie an und strecken Sie Ihre Beine.

Ausführung

- **B |** Finden Sie Ihr Gleichgewicht, ohne zu überhasten, dann beugen Sie Ihre Arme auf kontrollierte Weise und senken sich mit dem Körper gerade wie ein Brett ab, bis Ihre Brust den Ball berührt.
Richten Sie sich wieder auf und strecken Sie Ihre Arme. Absolvieren Sie die geforderte Anzahl von Wiederholungen.

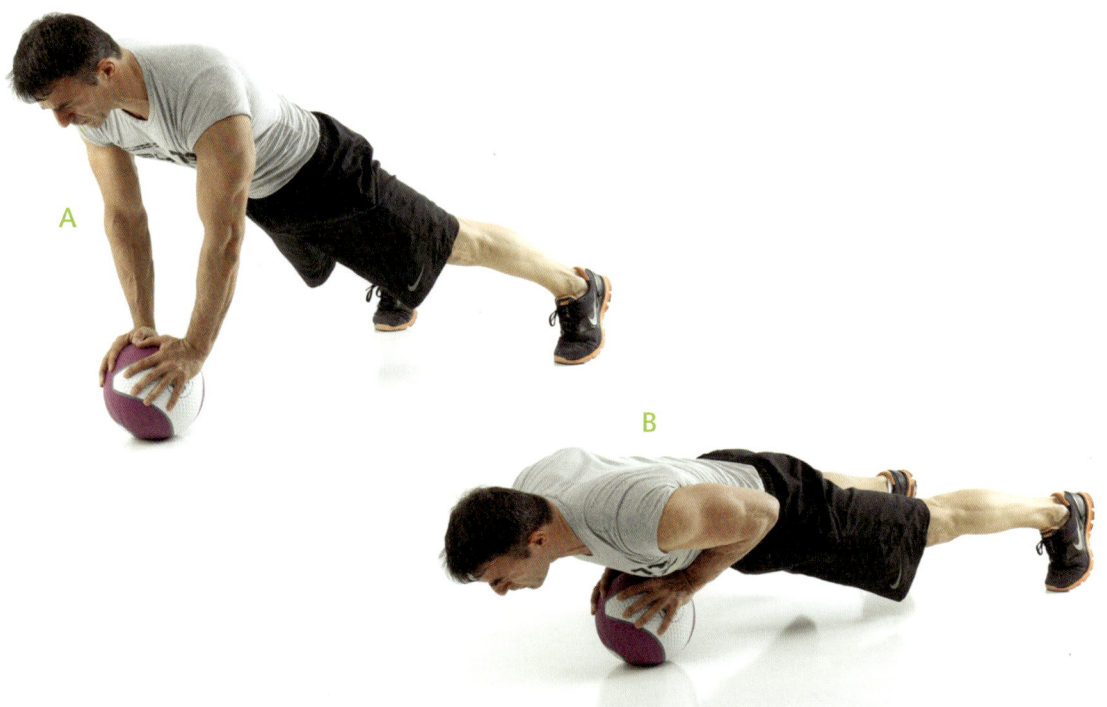

Erläuterung

Es handelt sich um eine schwierige Übung, die die Brust- und Schultermuskeln und vor allem den Trizeps stimuliert. Die ausgeprägtere Beugung des Arms auf der Querebene im Vergleich zu den Liegestützübungen sorgt für mehr Arbeit des M. pectoralis, der jedoch infolge der Belastung, der der Trizeps – als Strecker und Rückzieher des Humerus – ausgesetzt ist, schneller ermüdet. Diese Übung ist sehr gut für das Training der Schwachstellen in der zum Schultergürtel führenden Gelenkkette geeignet. Diese Kette schließt auch die Ellbogen-, Hand- und Fingergelenke mit ein.

DER MEDIZINBALL

„HOT-POTATO"-LIEGESTÜTZE

Ausgangspunkt

- **A |** Nehmen Sie die Liegestützposition ein, der Medizinball befindet sich auf dem Boden auf der Ebene Ihres Rumpfs.

Ausführung

- **B |** Beugen Sie Ihre Arme und senken Sie Ihren Rumpf ab, bis Sie den Medizinball mit Ihrer Brust berühren.

- **C |** Richten Sie sich dynamisch auf, strecken Sie Ihre Arme und berühren Sie den Medizinball kurz mit Ihren Händen. Drücken Sie sich mit den Händen leicht vom Ball ab und kehren Sie in die Ausgangsposition zurück. Beginnen Sie wieder von vorne.

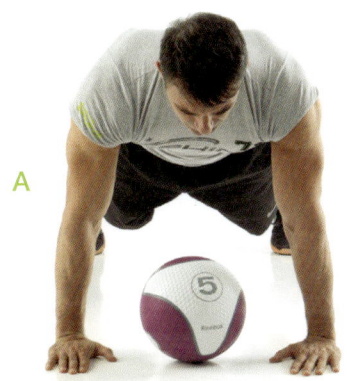
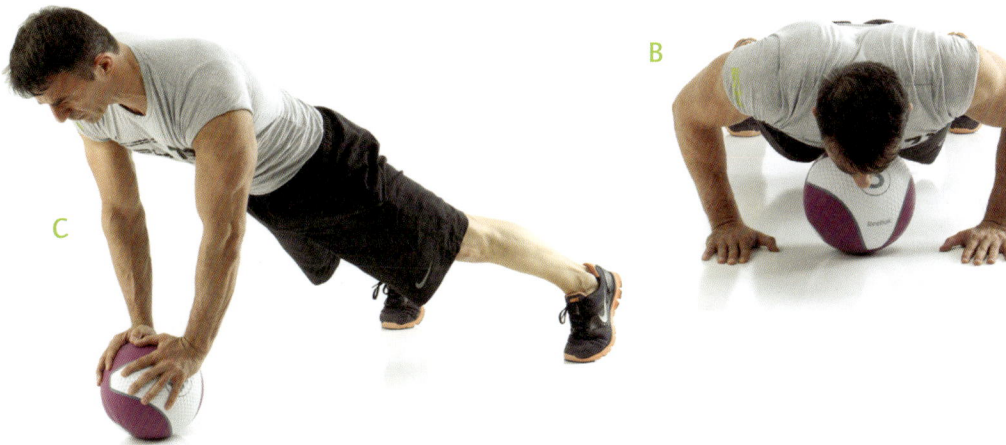

Erläuterung

Was für eine Übung! Der „Hot-Potato"-Liegestütz ist eine plyometrische Übung – eine Übung, die, obwohl sie nur für wenige Menschen und nur für eine kurze Zeit geeignet ist, darüber entscheidet, ob die Kraftentwicklung und Hypertrophie der M.-pectoralis-Kette kippt oder stagniert. Sie wirkt auf alle Schwachstellen in der oben genannten Kette und kräftigt diese. Außerdem erhöht sich, wie bei allen plyometrischen Übungen, die räumliche und zeitliche Rekrutierungsfähigkeit des Zentralnervensystems. Holen Sie diese Übung manchmal, aber nicht zu oft, aus Ihrem Lager unkonventioneller Übungen hervor.

HANDBUCH FUNCTIONAL TRAINING

PLYOMETRISCHES BANKDRÜCKEN MIT DEM MEDIZINBALL

Ausgangspunkt

- A | Sie liegen in Rückenlage, Ihre Beine sind gebeugt und Ihre Füße befinden sich auf dem Boden.
Fassen Sie den Medizinball und führen Sie ihn zu Ihrer Brust, wobei Sie Ihre Arme an den Seiten behalten.

Ausführung

- B | Werfen Sie den Medizinball kraftvoll nach oben über Ihren Körper.

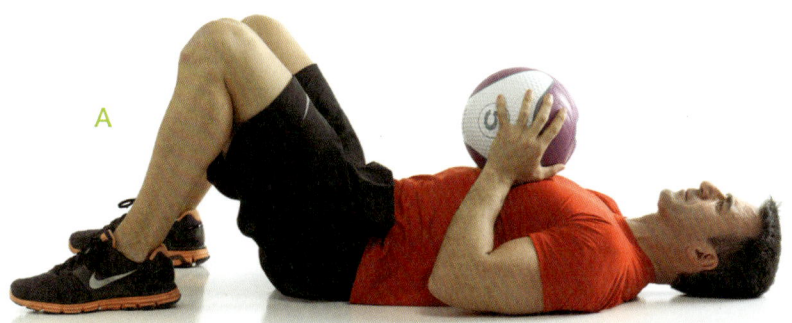

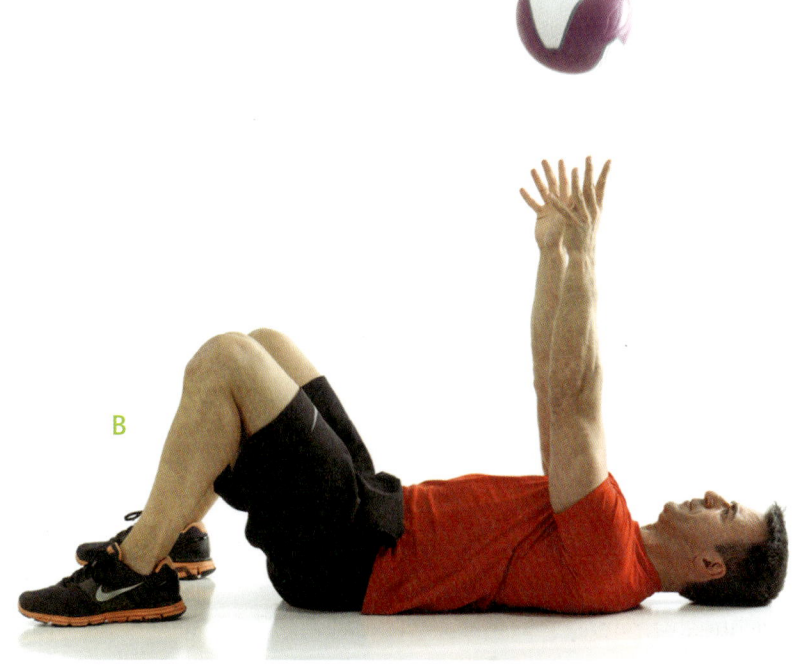

DER MEDIZINBALL

- **C |** Halten Sie Ihre Arme weiterhin halb gebeugt und warten Sie darauf, dass der Ball hinunterfällt.

- **D |** Sobald Sie wieder Kontakt mit dem Ball aufnehmen, beschleunigen Sie die Bewegung und werfen ihn wieder dynamisch nach oben. Absolvieren Sie die geforderte Anzahl von Wiederholungen.

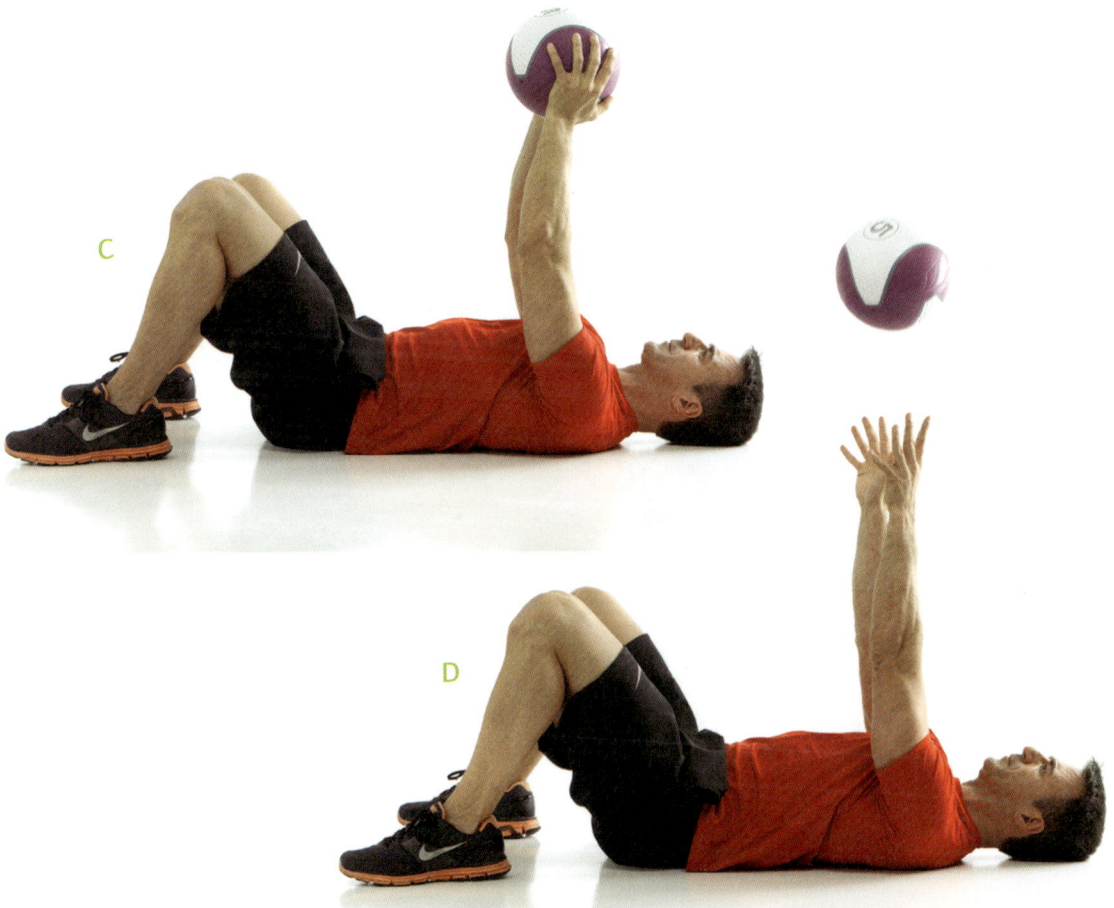

Erläuterung

Diese Übung gibt es in zwei Versionen. Die beschriebene ist die einfachste. Bei der schwierigsten steht ein Partner auf einer Bank hinter Ihnen; es muss mindestens ein Abstand von 1 m bestehen, obwohl das Gewicht des Medizinballs die Höhe und Leistung beeinflusst. Die erste Variante dient als Hinführung zur zweiten. Plyometrische Übungen steigern die Kraft und Schnellkraft. Nach Angaben der russischen Schule kann kein Trainingsprogramm ohne sie auskommen, sofern sie korrekt und im richtigen Umfang ausgeführt werden. Dies kann ein Problem darstellen, denn sehr oft werden plyometrische Übungen eher zufällig in das sportliche Trainingsprogramm aufgenommen.

DIAGONALE PRESSE MIT DEM MEDIZINBALL

Ausgangspunkt

- A | Sie stehen mit dem Medizinball in Ihren Händen in der Zercher-Position.

Ausführung

- B | Beugen Sie schnell Ihre Beine.
- C | „Werfen" Sie den Ball diagonal nach links. Der Rumpf folgt der Bewegung des Medizinballs, neigt sich zur Seite und unterstützt die Arme in ihrem Stoß nach oben.

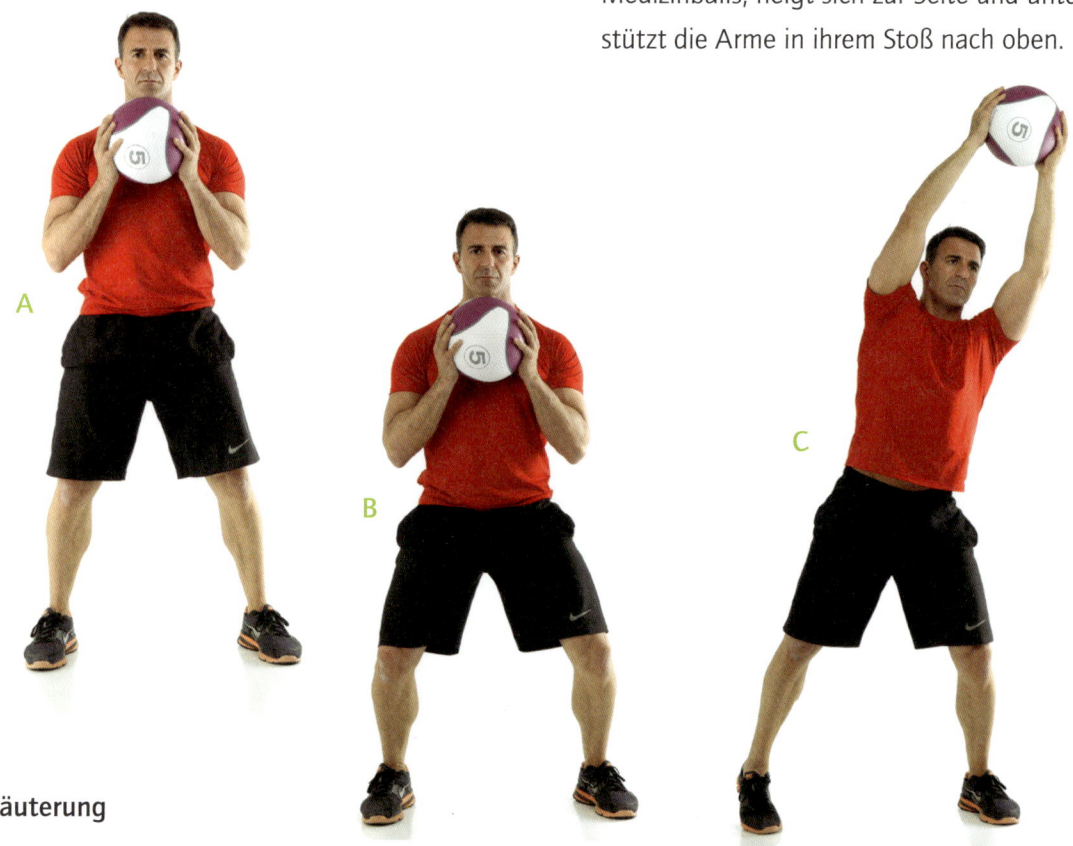

Erläuterung

Die Schönheit dieser wirklich funktionalen Übung besteht darin, dass die Leute denken, sie sei einfach. Diese Übung erfordert jedoch im Gegenteil eine spezielle Technik, die alles andere als einfach ist. Sie müssen sich vorstellen, Sie würden den Medizinball von einer Seite auf die andere werfen; Ihre Bewegung muss also eine Wurf- statt einer Hebebewegung sein. Analysieren wir diese Übung und die Gründe, warum. Es handelt sich um eine umfassende Bewegung. Der schnelle und kraftvolle Stoß geht von den unteren Gliedmaßen aus und beansprucht die Hüftstreckerkette. Die Bewegung wird dann von der Hüfte bis zu den Bauchfaszien und von der Core-Muskulatur auf die oberen Gliedmaßen übertragen, wozu der M. trapezius, M. deltoideus und der M. triceps brachii gehören.

DER MEDIZINBALL

- **D |** Kehren Sie zur Zentralstellung zurück, der Ball befindet sich auf Brusthöhe und führen Sie wieder eine schnelle Beugung mit den Beinen aus.

- **E |** „Werfen" Sie den Ball nun diagonal nach rechts. Absolvieren Sie die geforderte Anzahl von Wiederholungen.

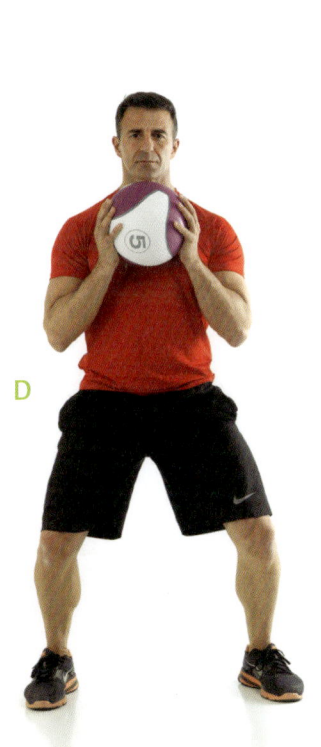

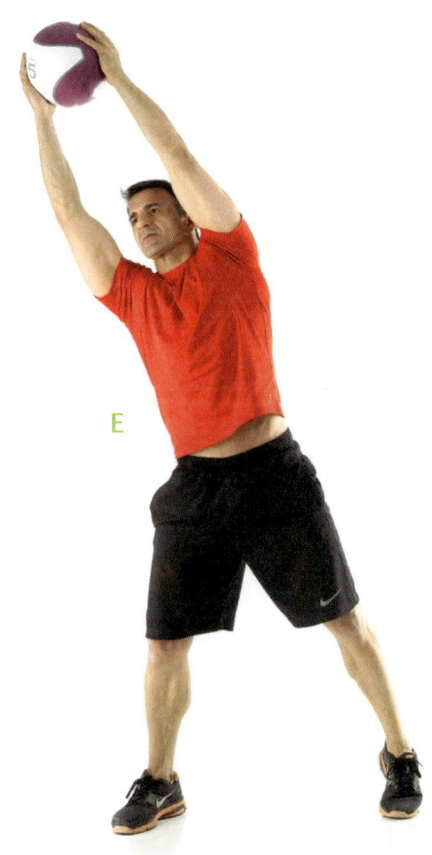

Die Neigung der Arme und des Oberkörpers, daher die abwechselnde Gewichtsverlagerung nach links und rechts, beansprucht stärker die gegenseitigen schrägen Muskeln und den gleichseitigen M. deltoideus. Anders formuliert: Wenn wir die Arme über den Kopf und nach links strecken, belasten wir stärker die rechtsseitigen schrägen Muskeln des Rumpfs und den linksseitigen M. deltoideus und umgekehrt. Diejenigen, die multiplanare sportliche Aktivitäten nicht von Kindheit an praktiziert haben, werden zumindest anfänglich kämpfen, wenn sie mit dieser Übung konfrontiert werden. Alle werden jedoch wegen des Gewichts des Medizinballs ihren Trainingswert spüren. Diese Übung ist ein Muss im Training für die Kontaktsportarten.

HANDBUCH FUNCTIONAL TRAINING

EINARMIGE GLEICHGEWICHTSPRESSE

Ausgangspunkt

- A | Nehmen Sie eine stehende Position ein und halten Sie den Medizinball auf der vollständig geöffneten Innenfläche der rechten Hand; der Arm befindet sich dicht an Ihrer Seite.

Ausführung

- B | Strecken Sie Ihren rechten Arm mit einer kontrollierten Bewegung nach oben und heben Sie den Medizinball langsam an. Wenn Sie ein Gewicht mit einer Hand über Ihren Körper anheben, schauen Sie es immer an. Das heißt, dass Sie in diesem Fall den Medizinball anschauen.

- C | Kehren Sie langsam wieder nach unten zurück und führen Sie den Satz zu Ende.

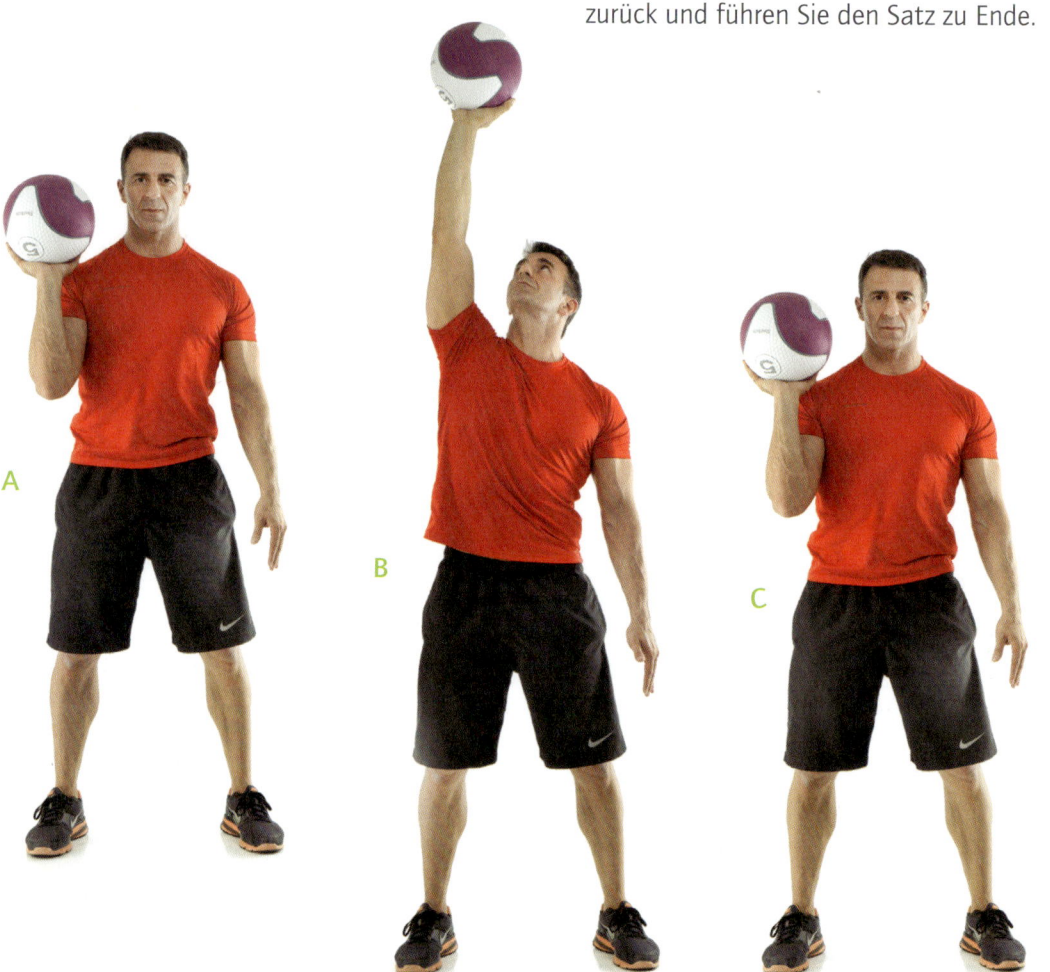

DER MEDIZINBALL

- **D und E** | Wiederholen Sie die Übung mit dem anderen Arm.

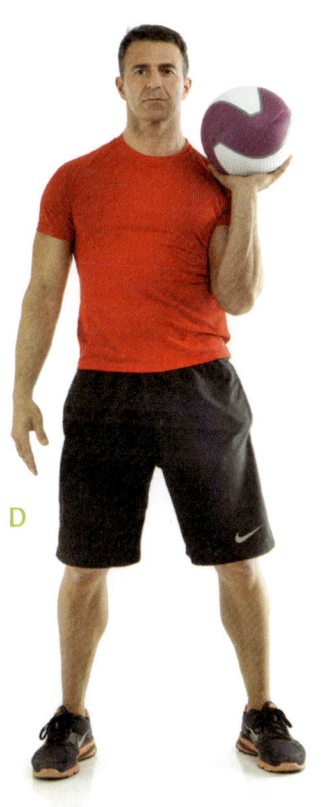

D

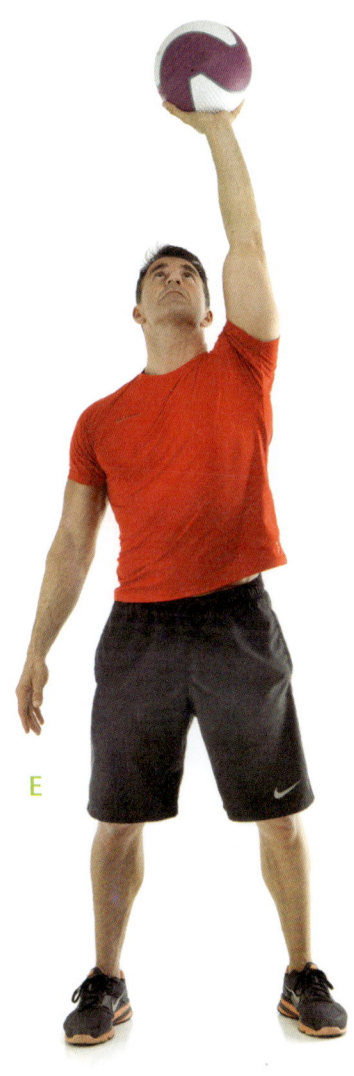

E

Erläuterung

Ich bemerke erst jetzt, dass ich noch nicht über Gleichgewichtsübungen gesprochen habe. Sie gehören zu meinen Favoriten. Nur wenige Übungen erfordern eine derartige Bewegungssteuerung, Zentimeter um Zentimeter. Wenn Sie die einarmige Gleichgewichtspresse absolvieren, bemerken Sie sofort den Unterschied – in Bezug auf Kraft, Koordination, Gleichgewicht und einzelne Muskeln – zwischen Ihrem rechten und linken Arm und wie dieser Unterschied sich im Verlauf der Zeit verringert. Gleichgewichts-übungen ermöglichen in der Tat die Steuerung jeder einzelnen Phase der Bewegung, die daher zeitlich ausgedehnt werden kann, wodurch sich der Unterschied zwischen beiden Seiten des Körpers, zwischen dem schwachen und starken Arm sowie zwischen schwachen und starken Gliedern der kinematischen Ketten verringert. Gleichgewichtsübungen sind hervorragend zur Verbesserung der Körperhaltung und zur Rehabilitation geeignet. Kreisen Sie sie rot ein. Los, Jungs, an die Arbeit!

BEIDARMIGE GLEICHGEWICHTSPRESSE

Ausgangspunkt

- A | Sie stehen mit einem Medizinball in jeder Hand; Ihre Handflächen sind offen, Ihre Arme liegen eng am Rumpf.

Ausführung

- B | Heben Sie Ihre Arme langsam nach oben.
Führen Sie sie wieder langsam nach unten. Absolvieren Sie die geforderte Anzahl von Wiederholungen.

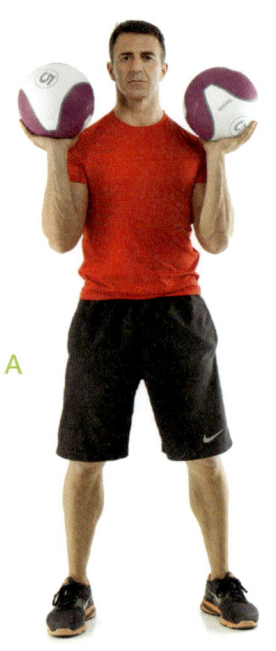

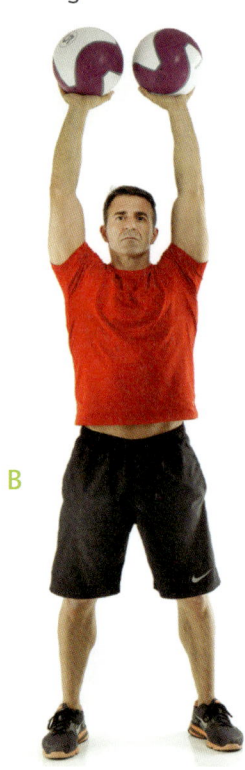

Erläuterung

Diese Übung ist eine Weiterentwicklung der vorherigen Übung, und sie ist schwierig, besonders, wenn Sie das Gewicht des Medizinballs allmählich erhöhen, je weiter Sie fortschreiten. Diese Übung bietet nicht nur ein gutes Training für die Schultermuskulatur, die Trapez- und Trizepsmuskeln, sondern auch für die Core-Muskeln und die oberen Abschnitte des M. pectoralis. Sie trainiert auch auf hervorragende Weise die schwachen Glieder der kinematischen Kette und die Stabilisatoren. Lassen Sie mich wiederholen: Gleichgewichtsübungen sind ungewöhnlich umfassend… und in Fitnessstudios unbekannt. Doch alle Sportarten, in denen die Schulterblattstabilisatoren und die Rotatorenmanschette belastet werden, sollten zwingend mit diesen Übungen vorbereitet werden, zur Vorbeugung und als wesentlicher Bestandteil des Fitnesstrainings.

FRANZÖSISCHE PRESSE

Ausgangspunkt

- **A |** Sie liegen in Rückenlage, Ihre Beine sind gebeugt und Ihre Füße ruhen auf dem Boden.
Halten Sie den Medizinball fest in Ihren Händen und heben Sie ihn mit gestreckten Armen über Ihre Brust.

Ausführung

- **B |** Spannen Sie Ihre Bauchmuskeln leicht an, um die neutrale Stellung Ihrer Wirbelsäule beizubehalten, und beugen Sie Ihre Arme langsam zu Ihren Schultern und Ihre Unterarme zu Ihren Oberarmen hin, bis der Medizinball den Boden unmittelbar hinter Ihrem Kopf berührt. Strecken Sie Ihre Unterarme und Arme und kehren Sie in die Ausgangsposition zurück.

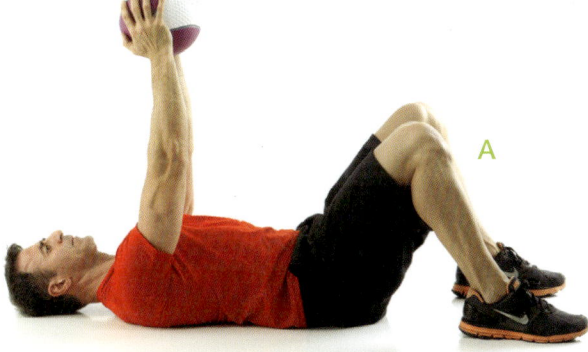

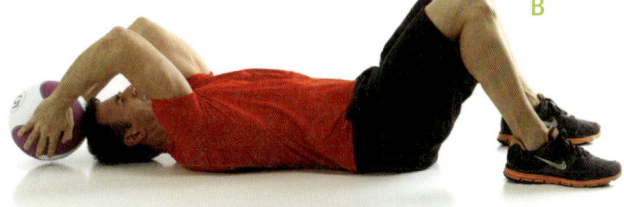

Erläuterung

Dies ist eine Bewegung, in der die Last eine große Bedeutung hat. Die Doppelbewegung von Ober- und Unterarm sollte Sie nicht überraschen. Normalerweise sieht man in Fitnessstudios die „französische Presse" nur als Beugung des Unterarms zum Arm hin, also in der exzentrischen Phase, und die Streckung des Arms in der konzentrischen Phase: Es handelt sich somit um eingelenkige Bewegungen, wobei oft vergessen wird, dass der Trizeps ein Muskel ist, der sowohl ein- als auch zweigelenkige Funktionen hat. Der lange Kopf streckt den Oberarmknochen und zieht ihn auch zurück, neben der Tatsache, dass er an der Streckung des Unterarms in Relation zum Arm beteiligt ist. Jede umfassende Übung für den Trizeps muss seine Zweigelenkigkeit berücksichtigen. Die „französische Presse" mit dem Medizinball ist keine sehr schwierige Übung, es sei denn, sie wird mit erheblichen Zusatzbelastungen ausgeführt. Für Frauen kann sie sehr interessant sein.

HANDBUCH FUNCTIONAL TRAINING

PULL OVER

Ausgangspunkt

- **A |** Sie liegen mit gebeugten Beinen und auf dem Boden ruhenden Füßen auf dem Boden. Halten Sie den Medizinball fest in Ihren Händen und heben Sie ihn mit gestreckten Armen über Ihre Brust.

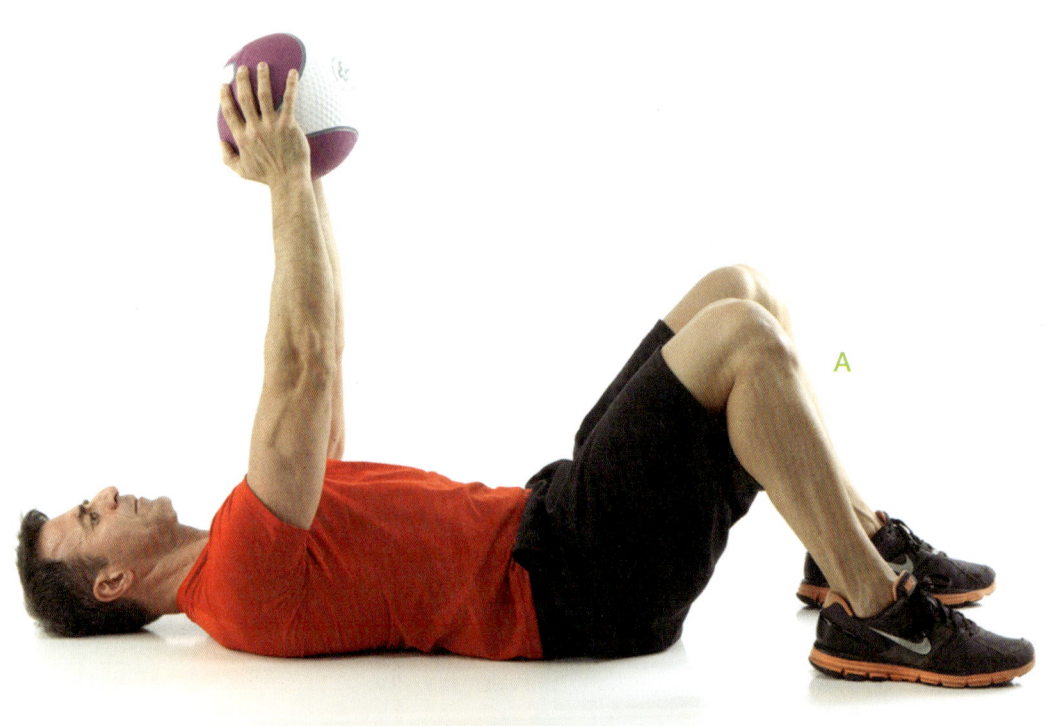

Ausführung

- **B |** Spannen Sie Ihre Bauchmuskeln leicht an, um die neutrale Stellung Ihrer Wirbelsäule beizubehalten.

Beugen Sie Ihre Arme leicht und senken Sie sich langsam wieder nach hinten-unten, bis der Medizinball weit entfernt von Ihrem Kopf wieder den Boden berührt.

Strecken Sie Ihre Arme und kehren Sie in die Ausgangsposition zurück.

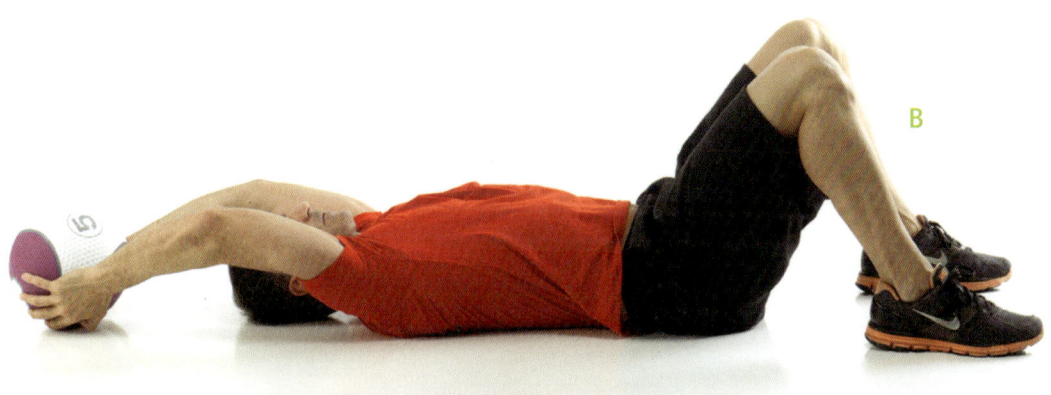

Erläuterung

Ich muss gestehen: Lange Zeit habe ich den „Pull-over" nicht verstanden. All die stämmigen Jungs im Fitnessstudio haben diese Übung absolviert, aber wenn man sie fragte, worin ihr Nutzen besteht, antworteten sie: „Was soll die Frage? Die Übung funktioniert einfach." In den 1980er-Jahren wurde der „Pull Over" mit der respiratorischen Kniebeuge als Alternative kombiniert, in dem Glauben, dies sei der Steigerung des Brustkorbumfangs dienlich – was vermutlich für die Unter-14-Jährigen zutrifft. Sie werden mich fragen, warum ich den „Pull Over" in dieses Buch aufgenommen habe. Ich könnte antworten: „Was soll die Frage? Die Übung funktioniert einfach", aber ich habe hinsichtlich dieser Übung eine bestimmte Vorstellung. Lassen Sie mich dies erläutern: Die Übung stimuliert sicherlich den langen Kopf des Trizeps, den M. pectoralis maior, M. latissimus dorsi and den M. trapezius (und vielleicht, ich wage diese Vermutung, den hinteren Deltamuskel). Das ist schon etwas: Dies ist der gesamte skapulohumerale „Block". Die Aktion des M. serratus ist besonders interessant: Dieser Muskel abduziert und dreht das Schulterblatt nach außen; zusammen mit den Rautenmuskeln ermöglicht er dem Schulterblatt die Haftung am Brustkorb. Insbesondere hebt er die Rippen… es handelt sich um einen Atemmuskel! Vielleicht hatte man in den 1980er-Jahren ja recht?

HANDBUCH FUNCTIONAL TRAINING

MEDIZINBALL-CURL

Ausgangspunkt

- A | Stehen Sie mit dem Medizinball in Ihren Händen; Ihre Arme befinden sich nach unten gestreckt vor Ihrem Rumpf.

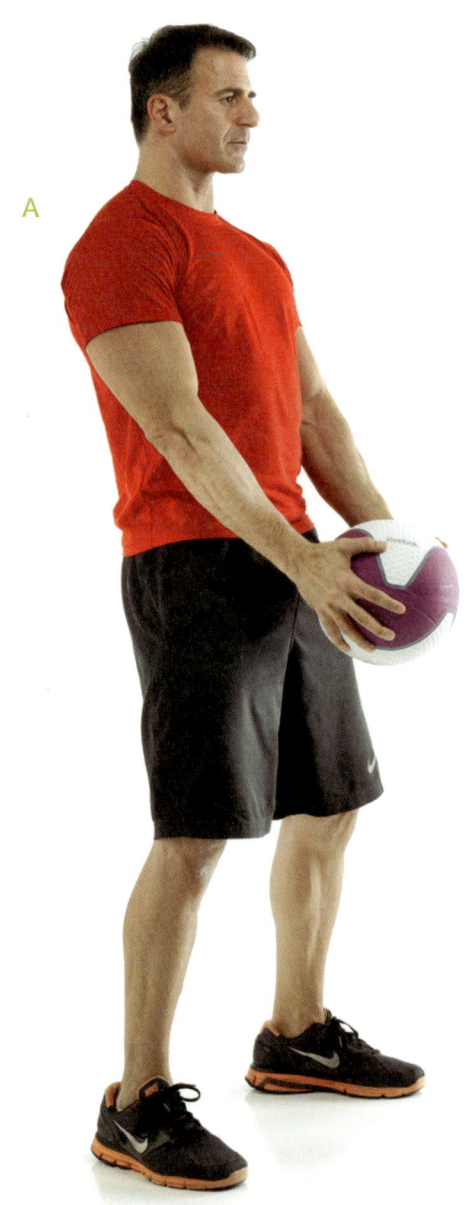

DER MEDIZINBALL

Ausführung

- **B |** Atmen Sie ein und beugen Sie Ihre Unterarme zu Ihren Oberarmen hin, wobei Sie den Ball zur Brust hin führen.

  Beugen Sie die Arme zu Ihren Schultern hin und kehren Sie langsam in die Ausgangsposition zurück.

  Absolvieren Sie die geforderte Anzahl von Wiederholungen.

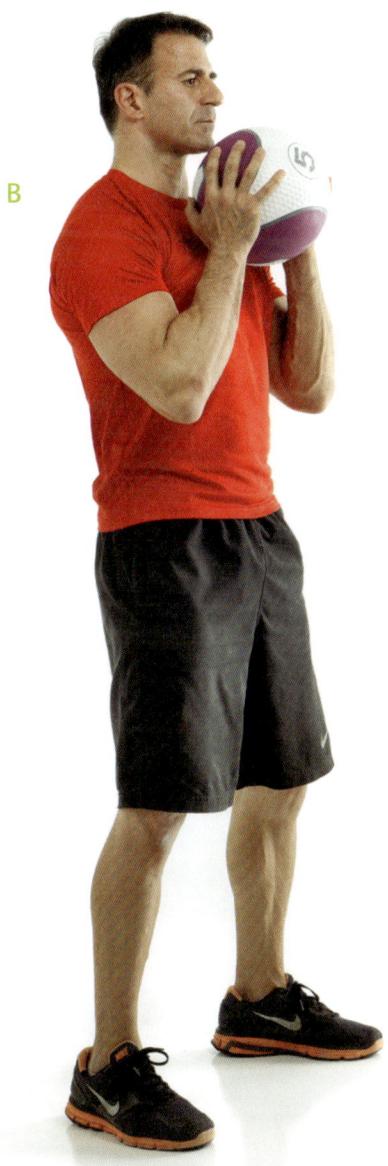

B

Erläuterung

Die Wirksamkeit dieser Übung wird maßgeblich durch die verwendete Last und damit durch das Gewicht des Medizinballs beeinflusst. Was diese Übung aber im Vergleich mit einem klassischen Langhantel- oder Kurzhantel-Curl wirklich interessant macht, ist die Form des Balls, die keinen stabilen Griff zulässt. Die Position des Medizinballs wird durch den Druck, den die Arme ausüben und der auf die Hände übertragen wird, garantiert, und dies bedeutet automatisch eine isometrische Aktivierung des M. pectoralis. Diese Übung ist gut für Sportlerinnen geeignet, aber auch für diejenigen, die Sportarten betreiben, bei denen dem Griff eine entscheidende Bedeutung zukommt.

HALBE PRESSE VON SEITE ZU SEITE MIT DEM MEDIZINBALL

Ausgangspunkt

- **A** | Nehmen Sie eine stehende Position ein und bringen Sie den Ball auf eine Ebene mit Ihrer rechten Schulter; der rechte Arm ist gebeugt und liegt an Ihrer Seite, der linke Arm liegt quer über Ihrer Brust und trägt zur Stabilisierung des Medizinballs bei.

Ausführung

- **B** | Heben Sie Ihren rechten Arm und den Medizinball nach oben und bringen Sie den Ball direkt über Ihren Kopf.

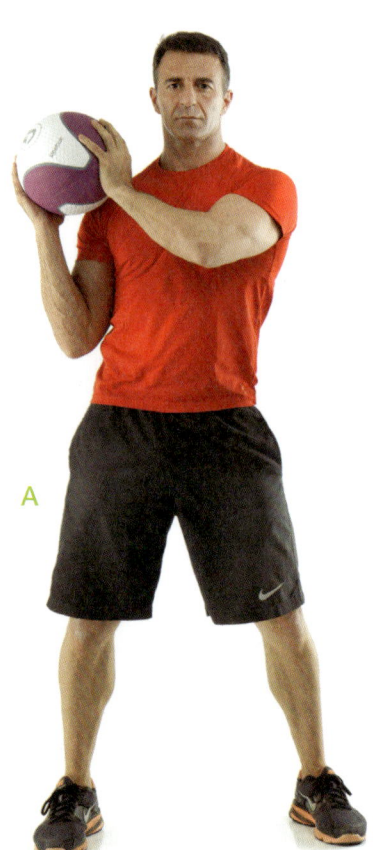
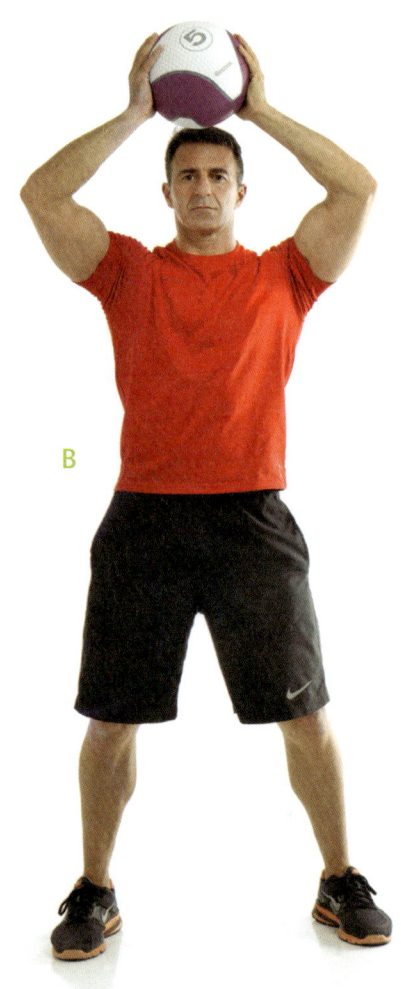

Erläuterung

Dies ist eine sehr intensive Übung, insbesonders dann, wenn sie mit einem schweren Medizinball durchgeführt wird. Die Abduktion des Arms, von 0°-90° und 90°-135°, gewährleistet, dass die Arbeit zuerst fast ausschließlich vom M. deltoideus und dann vom M. trapezius abhängt. Auch der Trizeps ist beteiligt, aber in geringerem Ausmaß, weil die Streckung des Arms nach oben halbiert ist. Der Arm,

DER MEDIZINBALL

- **C und D |** Kehren Sie in die Ausgangsposition zurück, aber auf der anderen Seite. Der linke Arm übernimmt das Gewicht des Medizinballs und wird auf derselben Seite des Rumpfs nach unten geführt; der rechte Arm unterstützt die Bewegung und den linken Arm. Wiederholen Sie die Übung auf der anderen Seite. Fahren Sie auf diese Weise fort und absolvieren Sie die geforderte Anzahl von Wiederholungen.

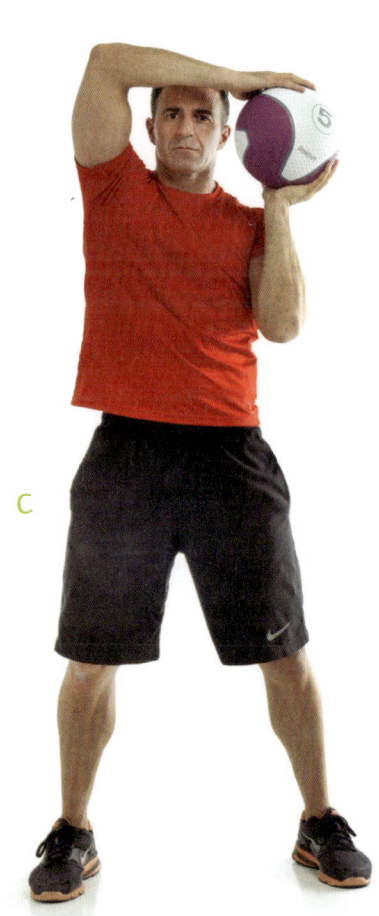

C

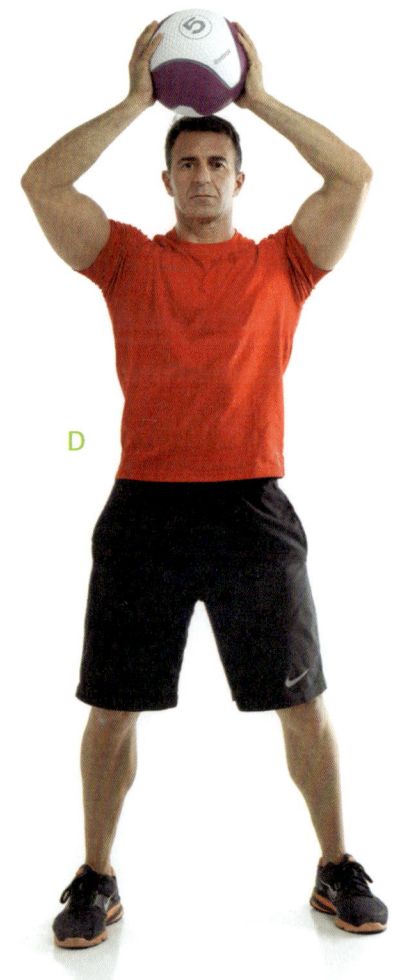

D

der die Bewegung unterstützt, ist nicht entspannt, aber immer leicht angehoben und frontal gebeugt. Der M. deltoideus arbeitet kontinuierlich und ermüdet schnell. Dies ist eine wichtige Übung für das Training des Schultergürtels, besonders für jene Leistungssportarten – z. B. Boxen, Kampfkünste, Rugby und die MMA –, in denen dieses System und die damit zusammenhängenden Muskeln auf eine sehr intensive Art und Weise stimuliert werden.

13 KAPITEL

DIE KETTLEBELL

dIE KETTLEBELL

13.1 BESCHREIBUNG

13.1.1 Ursprünge

Die Ursprünge der Kettlebells sind im Nebel der Zeit verloren. Zum ersten Mal offiziell erwähnt wurden sie in einem russischen Wörterbuch von 1704. Zum Einsatz kamen sie zum ersten Mal auf den Märkten an der persischen Grenze, in Kleinasien; die Kettlebell war das Gewicht, das bei Handelswaagen eingesetzt wurde. In jenen Regionen, in denen verschiedene Völker und Kulturen sich trafen, um Haushaltswaren und feine Stoffe zu tauschen und zu kaufen, war die Maßeinheit das *Pud*, das etwa 16 kg entsprach. Kaufleute und ihresgleichen rühmten sich, sie könnten es schaffen, zwei oder drei *Pud* Gewicht in Kettlebells auf den Teller der Waage zu stellen, um das äquivalente Gewicht der getauschten Waren auszugleichen. Es wird behauptet, dass Zar Alexander III. anlässlich eines Eisenbahnunglücks sein Leben und das seiner Familie rettete, weil er so viel Kraft durch das Training mit seinen geliebten *giryas* erworben hatte. Von diesem Moment an machte er den Einsatz von Kettlebells während des Sportunterrichts in den Schulen verpflichtend. In neuerer Zeit brachte ein ehemaliger *Spetsnaz*-Offizier, Pavel Tsatsouline, Kettlebells in die USA, und von dort aus begann dieses Trainingsgerät, sich wie ein Lauffeuer zu verbreiten.

13.1.2 Einleitung

Kettlebells werden entweder geliebt oder gehasst, manchmal beides. Ich hatte das Glück, auf meinem Weg zum Kettlebell-Master mit zwei großen Tutoren zu beginnen: Steve Cotter und Ken Blackburn, der Vorsitzende und der stellvertretende Vorsitzende der Internationalen Kettlebell & Fitness Federation (IKFF); beide waren Lehrer am RKC, Pavels Schule in Paris, bevor sie diese verließen. Ich setzte meine berufliche Entwicklung mit dem *girya*-Sport-Multiweltmeister, Oleh Ilika, fort. Jeder dieser Sportler – vor allem Steve, der mir die Ehre seiner Freundschaft erweist – hat mir sowohl in technischer als auch in menschlicher Hinsicht viel gegeben, und ich bin ihnen dafür zutiefst dankbar. Wenn man die gleiche Leidenschaft teilt, dauert es nicht lange, bis man Freundschaft schließt, man erkennt sich einfach gegenseitig an.

Der schockierendste Irrtum im Zusammenhang mit Kettlebells ist die Überzeugung einiger Menschen, die „Universal"-Technik, d. h. die einzig mögliche Technik, zu besitzen. Nichts könnte weiter von der Wahrheit entfernt sein. Ich überlasse diese Vermutung anderen und ziehe es vor, mir eine eigene Meinung zu bilden. Je mehr Pfeile ich in meinem Köcher habe, desto besser bin ich bewaffnet und bereit für jede Veranstaltung... oder etwa nicht?

Ich kenne mindestens 20 verschiedene Arten des Schwungs und, im Laufe der Zeit, waren sie alle mir für verschiedene Arten von Fitnesstraining nützlich. Ich mag es nicht, heiße Luft zu verkaufen, sodass die in diesem Buch enthaltenen Übungen, vielleicht mit einer Ausnahme, nicht dieselben sind, wie in meinem vorherigen Buch zu diesem Thema (*Kettlebell,* Elika-Verlag). Nur um ein Beispiel zu nennen, wir werden mit den Kettlebells auch auf *unkonventionelle Weise* arbeiten.

13.2 ÜBUNGEN FÜR DIE UNTEREN EXTREMITÄTEN

KREUZHEBEN MIT EINER KETTLEBELL

Ausgangspunkt

- **A |** Setzen Sie sich nach hinten-unten in eine halbe Kniebeuge, Ihre Beine sind gebeugt, als ob Sie nach oben springen wollten; Ihr Rücken ist gewölbt, wobei die physiologischen Kurven Ihrer Wirbelsäule erhalten bleiben; die Brust ist nach vorne gestreckt; die Schulterblätter sind geschlossen.
Strecken Sie Ihre Arme und ergreifen Sie die auf dem Boden auf der Höhe Ihrer Fersen liegende Kettlebell.

Ausführung

- **B |** Halten Sie Ihre Schulterblätter geschlossen, strecken Sie Ihr Becken nach oben und vorne, bis Sie sich zu einer stehenden Position aufgerichtet haben.

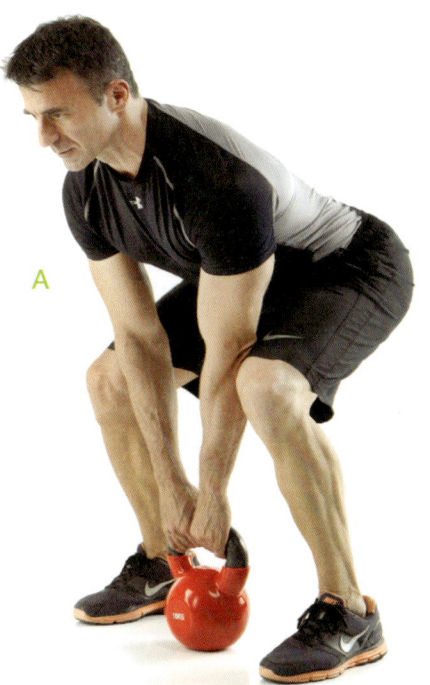
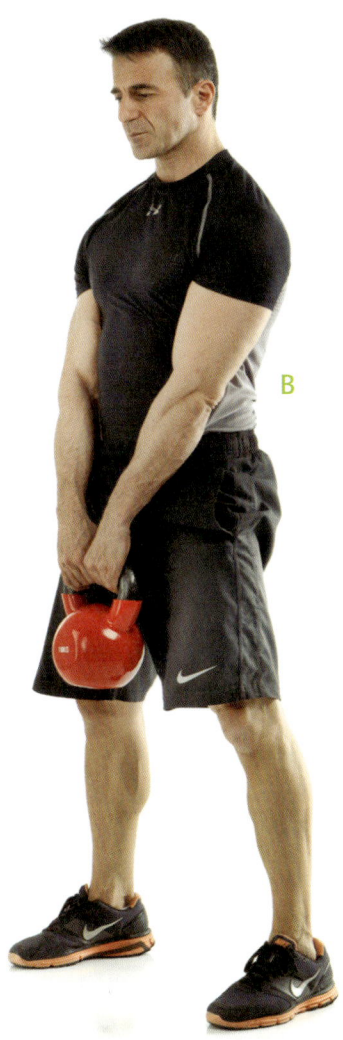

DIE KETTLEBELL

- **C |** Kehren Sie langsam wieder nach unten zurück, führen Sie dabei das Becken nach hinten und setzen Sie sich wieder in die Kniebeuge.

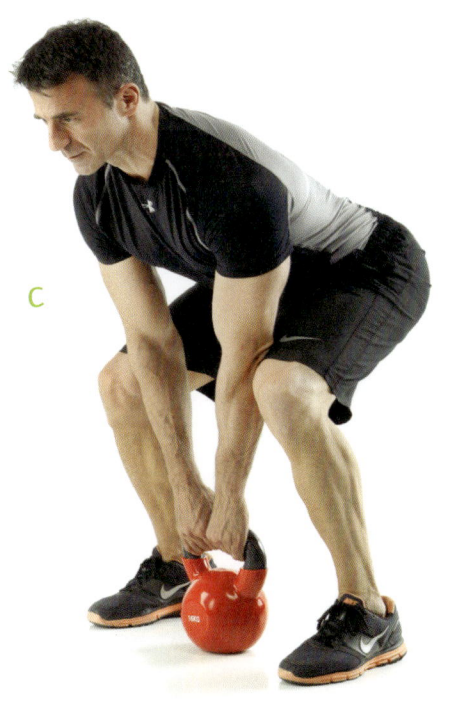

Erläuterung

Das Kreuzheben mit einer Kettlebell ist wirklich eine großartige Übung, die ihre Grenzen und Vorteile hat. Im Vergleich zu ihrem „älteren Bruder", zur Übung mit der Langhantel, liegt ihre Grenze im Gewicht, das geringer ist, und im engen Griff, der, da er ein korrektes Zurückziehen der Schulterblätter in der Hebephase verhindert, tendenziell den Körper nach vorne aus dem Gleichgewicht bringt, wodurch die Schultern nach vorne gebracht werden. Der Vorzug liegt im Bewegungsumfang, der viel tiefer und weiter ist. Die Langhantel wird in der Tat gegen die Schienbeine gelegt, während die Kettlebell weit über sie hinaus, zu den Fersen hin, geführt wird. Auf diese Weise erzielen Sie eine stärkere Dehnung Ihrer Hüftstreckerkette und eine höhere Aktivierung der elastischen Komponenten der damit verbundenen Muskeln. Es handelt sich um eine sehr interessante Bewegung, umso mehr, da das Gewichtsproblem teilweise durch die Weiterentwicklung der Bewegung aufgelöst wird, durch das (hier nicht beschriebene) Kreuzheben mit zwei Kettlebells. Diese Übung ist ein Muss für die Entwicklung von eisenharten Gesäß- und Oberschenkelmuskeln sowie für das Training des M. erector spinae und der paraskapularen Muskeln. Diese Übung ist empfehlenswert für alle.

BEIDARMIGER SCHWUNG

Ausgangspunkt

Ich empfehle zwei Methoden des Beginns: eine für die Personen, die Kettlebells bereits kennen (Fortgeschrittene), und eine für diejenigen, die noch nicht die Gelegenheit hatten, sich mit diesem Gerät vertraut zu machen (Anfänger).

- **A** | *Fortgeschrittene:* Setzen Sie sich nach hinten-unten in eine halbe Kniebeuge, wobei die Kettlebell auf dem Boden zwischen Ihren Füßen liegt, Ihr Rücken befindet sich in der neutralen Position (mit aktivierten physiologischen Kurven), Ihr Kopf befindet sich auf einer Linie mit der Wirbelsäule, Ihr Blick ist auf einen Punkt unten vor Ihnen gerichtet.

- **B** | *Anfänger:* Stehen Sie mit der Kettlebell unmittelbar unterhalb Ihres Beckens, Ihre Arme sind entspannt.

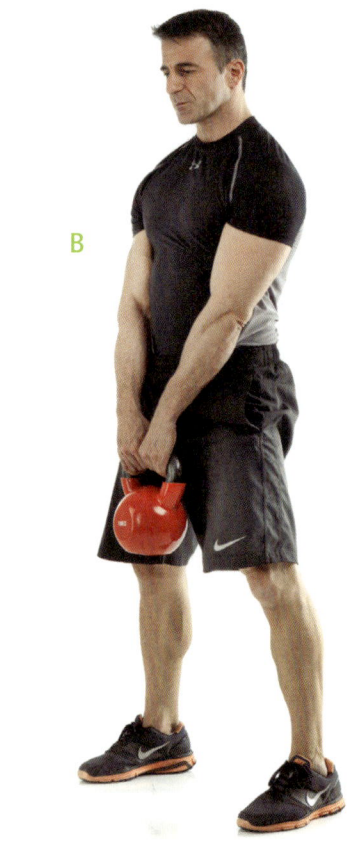

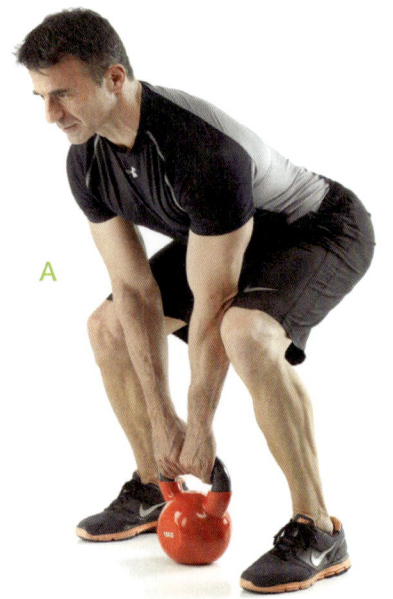

Erläuterung

Die Nummer eins! Das ist mein Urteil über diese Schwungbewegung. Es handelt sich um eine ballistische Übung, und als solche – wir haben es bereits gesagt, aber es schadet nie, es zu wiederholen – untergräbt sie Hennemans Rekrutierungsgesetz, da die reinen weißen Fasern (oder Fast-Twitch-Fasern oder IIx-Fasern) sofort aktiviert werden. Diese Ei-

DIE KETTLEBELL

Ausführung

Der Schwung ist wie ein Sprung … ohne die Phase in der Luft:

- **C |** Beugen Sie Ihr Becken nach hinten, verwringen Sie Ihre Hüften und bringen Sie die Kettlebell soeben unter Ihr Becken. Ihre Beine sind leicht gebeugt, Ihre Knie sind fast unverändert, Ihr Rücken befindet sich in der neutralen Position.

- **D |** Strecken Sie Ihre Hüften dynamisch und „werfen" Sie die Kettlebell unter Ausnutzung des Schwungs nach vorne oben. Ihre Arme können leicht gebeugt oder gestreckt sein; der flache Teil der Kettlebell befindet sich parallel zu oder leicht unterhalb einer vor Ihnen befindlichen imaginären Wand.

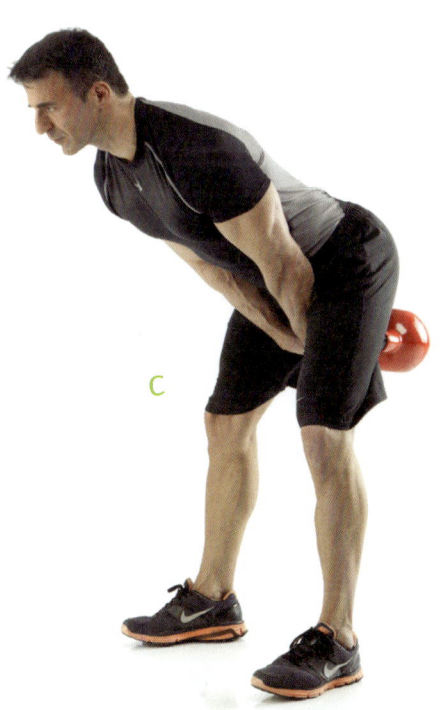

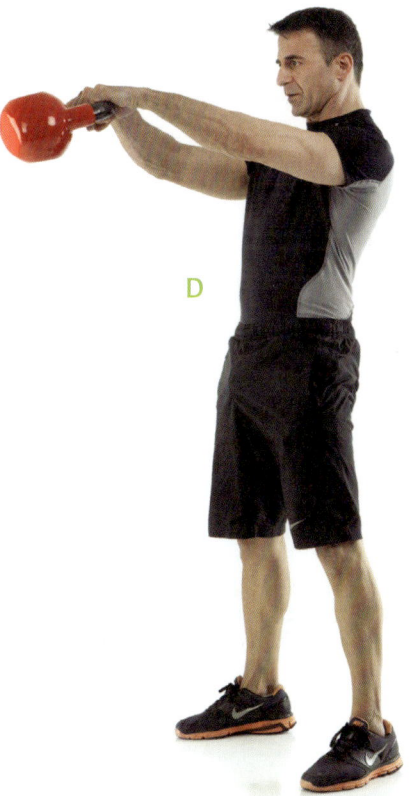

genschaft macht sie für das sportliche Training, aber auch für Fitness- oder Bodybuildingprogramme unverzichtbar. Der Schwung verbessert die Aktivierung des Hüftgelenks und der damit zusammenhängenden Muskeln: die Gesäß- sowie die vorderen und hinteren Oberschenkelmuskeln. Außerdem aktiviert der Schwung die Becken- und Rumpfstabilisatoren, den M. longissimus dorsi, die schrägen Muskeln, den M. rectus abdominis, M. quadratus lumborum und die Beckenbodenmuskulatur sowie den M. trapezius und die paraskapularen Muskeln. Die Übung stellt auch einen Reiz für das kardiovaskuläre und kardiorespiratorische System dar. Es ist auch eine wichtige Übung für das Frauentraining. Roter Kreis und Respekt!

HANDBUCH FUNCTIONAL TRAINING

STUFEN-KNIEBEUGE

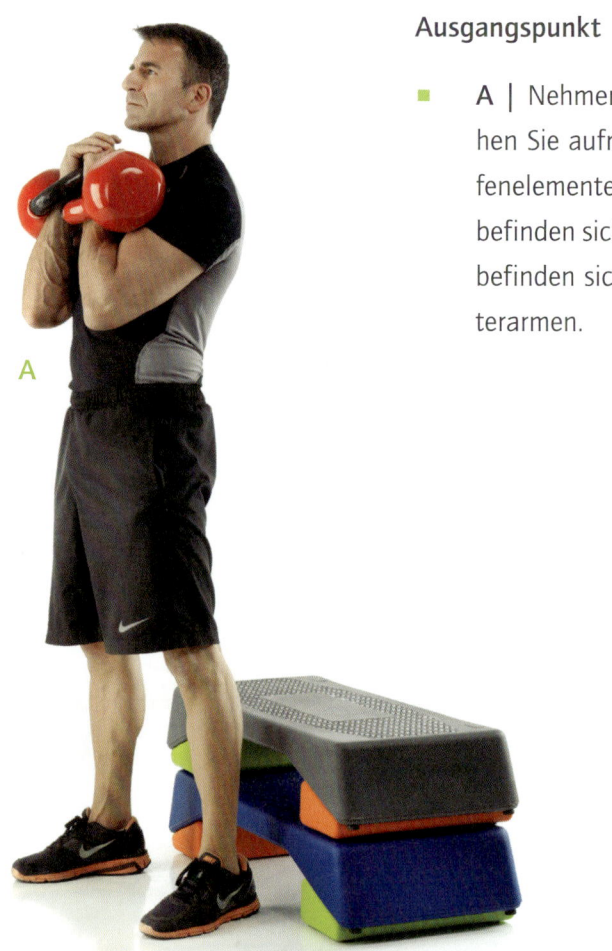

Ausgangspunkt

- **A |** Nehmen Sie die Rack-Position ein: Stehen Sie aufrecht, etwa 10 cm vor zwei Stufenelementen, Ihre Arme und Unterarme befinden sich eng am Rumpf, die Kettlebells befinden sich im Dreieck zwischen den Unterarmen.

Erläuterung

Viele amerikanische Fitnesstrainer sind der Meinung, dass diese Übung unverzichtbar ist. Der Grund dafür ist einfach. Wie der Schwung, verbessert die Stufen-Kniebeuge die Aktivierung der Hüft- und Rückenstreckerkette, wenn auch auf andere Art und Weise. Es handelt sich um eine vorbereitende Übung und einen notwendigen Meilenstein für das Kraft- und Konditionstraining mit schwereren Lasten. Das Bild, das Sie während der Ausführung im Kopf haben, sollte das des Sich-Setzens auf einen Hocker sein, der Ihnen allmählich von hinten fortgezogen wird. Nachdem Sie sich 10 cm von den Stufenelementen entfernt aufgestellt haben (ein Hocker oder eine Bank tun es auch), besteht der erste Schritt darin, dass Sie Ihr Becken nach hinten bringen und sofort danach Ihre Beine beugen; Ihr Rücken ist gewölbt (betonen Sie die Wirbelsäulenkurve leicht, ohne es zu übertreiben), um auch die paravertebralen und paraskapularen Muskeln zu aktivieren. Von Anfang an können Sie die

DIE KETTLEBELL

Ausführung

- **B** | Halten Sie die Kettlebells eng am Rumpf, beugen Sie Ihr Becken nach hinten und beugen Sie Ihre Beine, bis Sie auf den Stufenelementen sitzen. Strecken Sie Ihr Becken und Ihre Beine nach oben und stehen Sie wieder aufrecht.

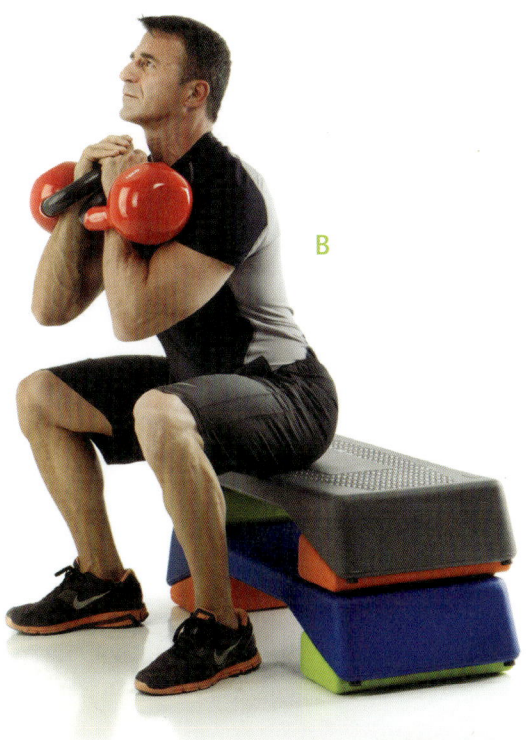

Aktivierung des M. glutaeus und der Oberschenkelmuskelgruppe sowie des M. quadratus lumborum und der Wirbelsäulenstreckermuskeln spüren. Bei dieser Übung kann die Progression in verschiedene Richtungen erfolgen. Sie sollten sie je nach der Person bewerten und auswählen:

- Steigern Sie die Last (Sie können auch eine Langhantel verwenden).
- Steigern Sie die Tiefe der Bewegung, indem Sie sich auf Kästen oder Stühle oder Stufenelemente setzen, die allmählich immer niedriger werden.
- Steigern Sie die Bewegungsweite, indem Sie sich weiter von den Stufenelementen aufstellen.

Diese Übung ist besonders für Frauen geeignet, da sie in der Aufrichtphase den M. glutaeus stark aktiviert und die Verwendung von Gewichten (die für ein optimales Training dieses Muskels entscheidend sind) in absoluter Sicherheit ermöglicht. Ich persönlich halte diese Übung für unverzichtbar.

ÜBER-KOPF-KNIEBEUGE

Ausgangspunkt

- **A |** Nehmen Sie eine stehende Position ein und heben Sie die Kettlebells über Ihren Kopf. Sie befinden sich in der Lock-out-Position: Ihre Arme befinden sich dicht an Ihrem Kopf, sie sind gestreckt und leicht nach innen gedreht, Ihre Daumen zeigen nach innen.

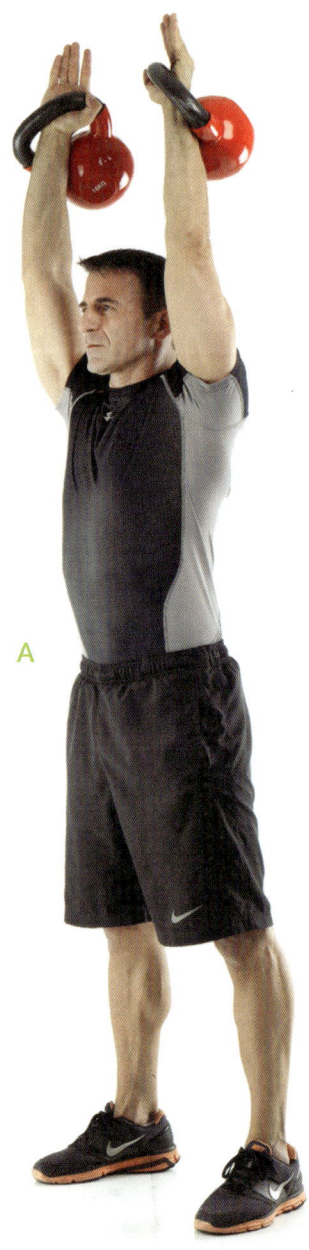

Erläuterung

Dies ist eine Über-Kopf-Übung, und das sagt alles. Streben Sie nach einer maximalen Kniebeuge ohne Anheben der Fersen und unter Beibehaltung – das ist wichtig – der physiologischen Kurven Ihrer Wirbelsäule. Halten Sie Ihre Arme immer nach oben angehoben. Der Aktivierungsgrad der Rückenstreckmuskulatur und der paraskapularen Muskeln ist hoch, und das macht die Über-Kopf-Kniebeuge zu einem weiteren Muss für das sportliche Training in allen Sportarten, bei denen es auf Schub ankommt (Laufen, Sprinten, Springen, Kicken), aber auch zu einem Meilenstein innerhalb von Kraft- und

Ausführung

- **B |** Beugen Sie, ohne die Position Ihrer Arme zu verändern, Ihr Becken nach hinten und beugen Sie Ihre Beine, bis Sie sich nach hinten unten in eine tiefe Kniebeuge setzen. Kehren Sie langsam in die Ausgangsposition zurück und absolvieren Sie die geforderte Anzahl von Wiederholungen.

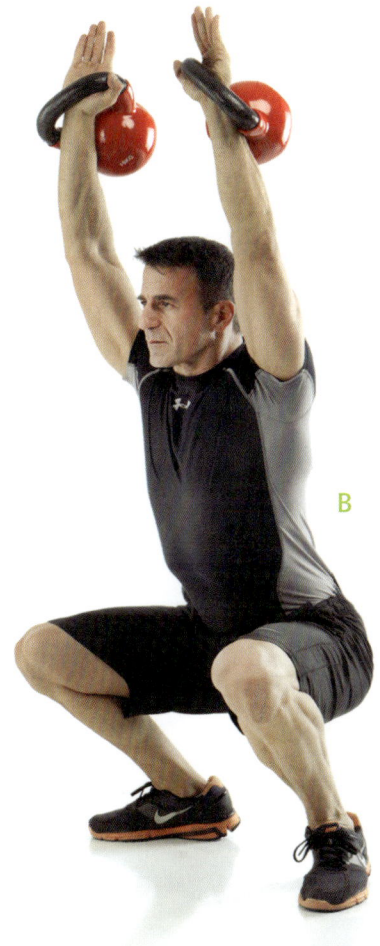

Schnellkraftmesozyklen. Anfänger beginnen mit der einfachsten Ausführung und folgen der Übungsentwicklung:

- Körpergewichtskniebeugen mit nur einem Arm über dem Kopf.
- Kniebeugen mit beiden Armen über dem Kopf (tiefe Kniebeugen).
- Kniebeugen mit nur einem Arm über dem Kopf und einem zusätzlichen Gewicht.
- Über-Kopf-Kniebeugen.

Bei einer untrainierten Person ist eine derartige Entwicklung natürlich nicht von einem Tag auf den anderen möglich, aber dies ist der Weg, den man befolgen sollte.

HANDBUCH FUNCTIONAL TRAINING

ÜBER-KOPF-GEH-AUSFALLSCHRITT

Ausgangspunkt

- **A |** Nehmen Sie eine stehende Position ein und halten Sie eine Kettlebell in jeder Hand. Lassen Sie den linken Arm locker an Ihrer Seite hängen und führen Sie den rechten Arm über Ihren Kopf (Lock-out-Position).

Ausführung

- **B |** Machen Sie mit dem linken Bein einen Schritt nach vorne.

- **C |** Senken Sie das rechte Knie ab, als ob Sie sich hinknien würden.

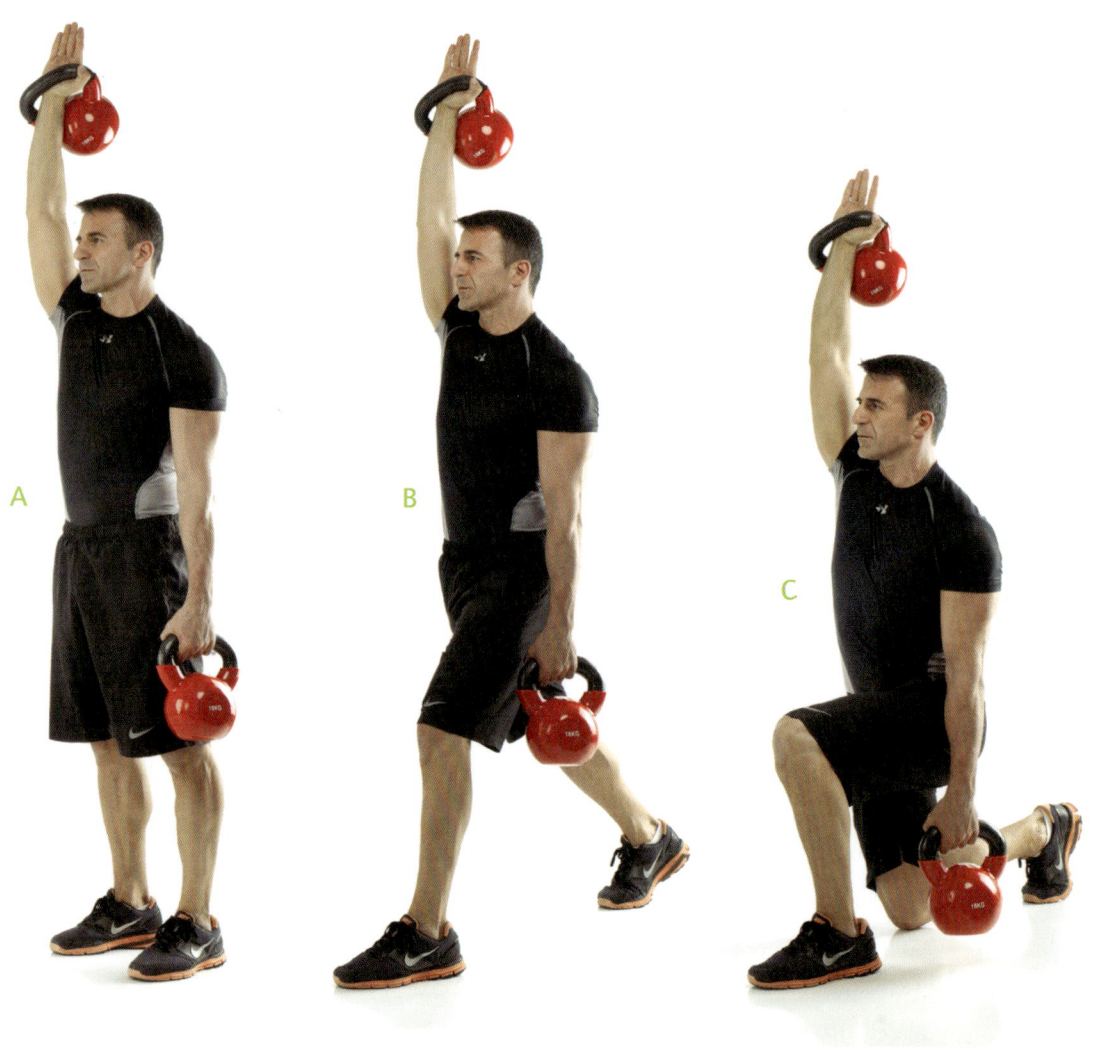

DIE KETTLEBELL

- **D |** Drücken Sie sich nach oben und vorne und gehen Sie mit dem rechten Bein nach vorne.

- **E |** Senken Sie das linke Knie ab, als ob Sie sich hinknien würden. Wiederholen Sie diese Sequenz und absolvieren Sie die geforderten Wiederholungen. Wechseln Sie nach jedem Satz den Über-Kopf-Arm.

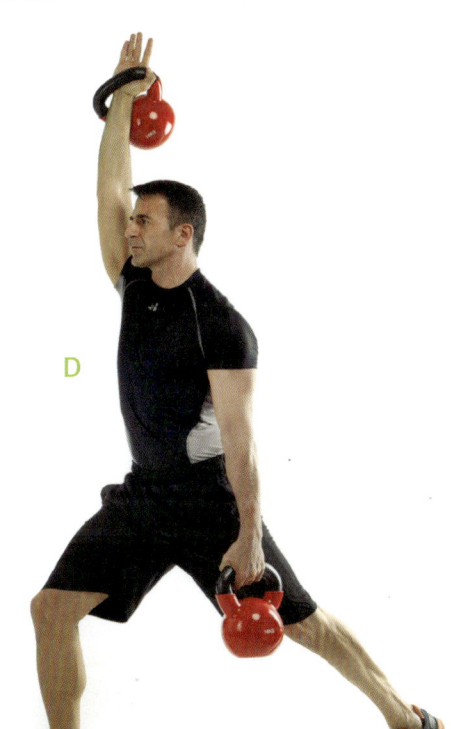
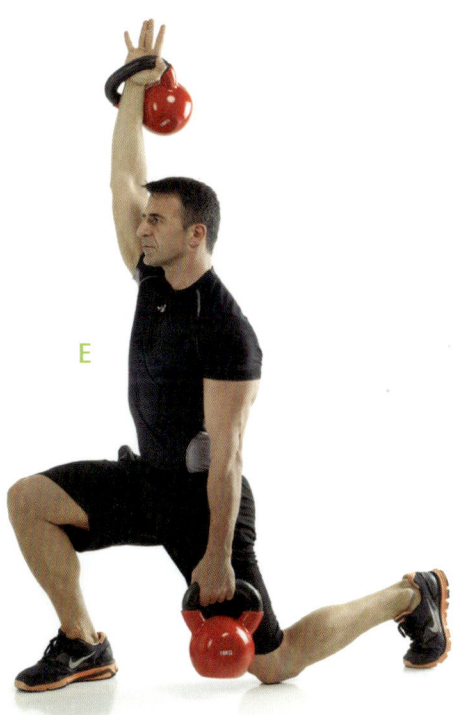

Erläuterung

Der Geh-Ausfallschritt ist eine funktionale Bewegung *par excellence* für die unteren Gliedmaßen. Erinnern Sie sich an Aktion und Funktion? Diese Übung hat alles: Beugung und Streckung, d. h. Aktion der Glutaeus-femoral-Quadrizeps-Kette; Schub, d. h. Funktion der Hüftstreckerkette. Zu diesen Reizen müssen wir bei der infrage stehenden Übung die Über-Kopf-Arbeit hinzuaddieren, die aus der Perspektive der Körperhaltung außergewöhnlich ist, da sie die gesamte paravertebrale Muskulatur trainiert: die paraskapularen und Trapezmuskeln und die Rotatorenmanschette. Der Über-Kopf-Ausfallschritt stellt ebenfalls ein ausgezeichnetes Training für die Core-Muskeln dar, da er auch die gesamten Bauchfaszien trainiert: Die asymmetrische Lastverteilung gewährleistet, dass die internen und externen schrägen Muskeln stark aktiviert werden, um das Becken und den Oberkörper zu stabilisieren. In allen Sportarten, bei denen es zu einer synergistischen Aktivierung der unteren und oberen Extremitäten kommt, muss – ich wiederhole, *muss* – diese Übung ein Teil des Trainingsprogramms sein.

HANDBUCH FUNCTIONAL TRAINING

SNATCH (REISSEN) AUS DEM SITZ AUF ZWEI STUFENELEMENTEN

Ausgangspunkt

- **A |** Setzen Sie sich auf zwei Stufenelemente (eine Bank oder ein Hocker würden es auch tun). Wählen Sie die Höhe dieser Sitzgelegenheit so, dass Ihr Becken sich etwas unterhalb Ihrer Knie befindet.
Greifen Sie die Kettlebell mit der rechten Hand und drehen sie diese dann nach innen (die Innenfläche der Hand ist zum Körper hin gedreht). Die Kettlebell liegt auf dem Boden vor den Stufen.

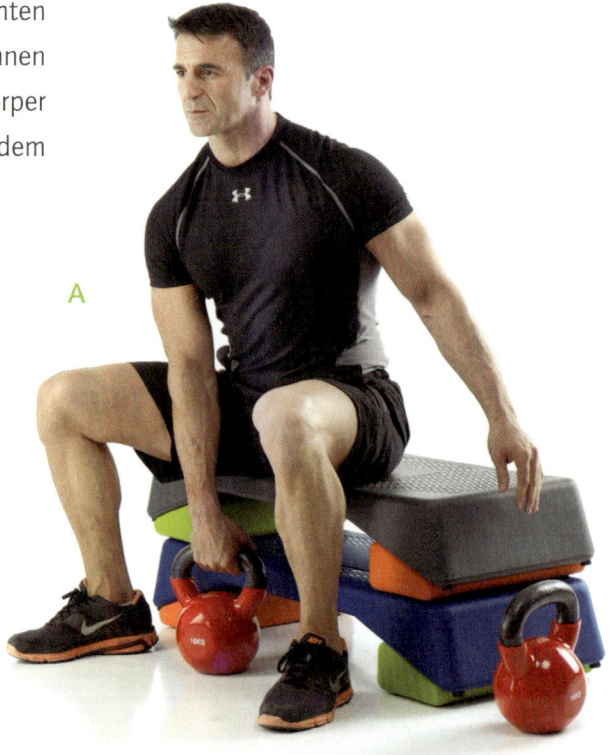

Erläuterung

Keine ballistische Bewegung ist in Bezug auf die erzeugten Kräfte so effektiv wie das Reißen: Beschleunigung, Explosivität, Kraft, Gleichgewicht und Stabilität. Des Weiteren sind das kardiovaskuläre, das Muskel-Sehnen-, Hormon- und Immunsystem beteiligt. Dieser Cocktail macht aus dem Reißen eine einzigartige Übung für das allgemeine Konditionstraining. Das Reißen aus dem Sitz auf zwei Stufenelementen wird eingesetzt, um die Kraft und Schnellkraft der Hüftstreckerkette zu steigern. Die auf dem Hüftgelenk ruhenden Muskeln – die Gesäßmuskeln, die Oberschenkelmuskeln, die

DIE KETTLEBELL

Ausführung

- **B |** Strecken Sie Ihre Hüfte mit einer schnellen, dynamischen Bewegung Ihrer Gesäßmuskeln (die übermittelte Kraft hängt von der gehobenen Last ab). Angetrieben durch den Hüftstoß, setzt die Kettlebell ihren Weg nach oben fort. Der Arm, der das Gerät hält, ist leicht gebeugt, sodass das Ellbogengelenk nicht überlastet und die Technik korrekt ausgeführt wird.

Im letzten Teil der Bewegung, wenn Sie stehen, müssen Sie Ihren Arm deutlich strecken, indem Sie sich vorstellen, nach oben zu boxen. Sie befinden sich jetzt in der Lock-out-Position.

Kehren Sie wieder nach unten zurück, mit dem Arm in der Rack-Position.

Setzen Sie sich auf die Stufenelemente und legen Sie die Kettlebell wieder auf den Boden. Absolvieren Sie die geforderten Wiederholungen, dann wiederholen Sie die Übung mit dem anderen Arm.

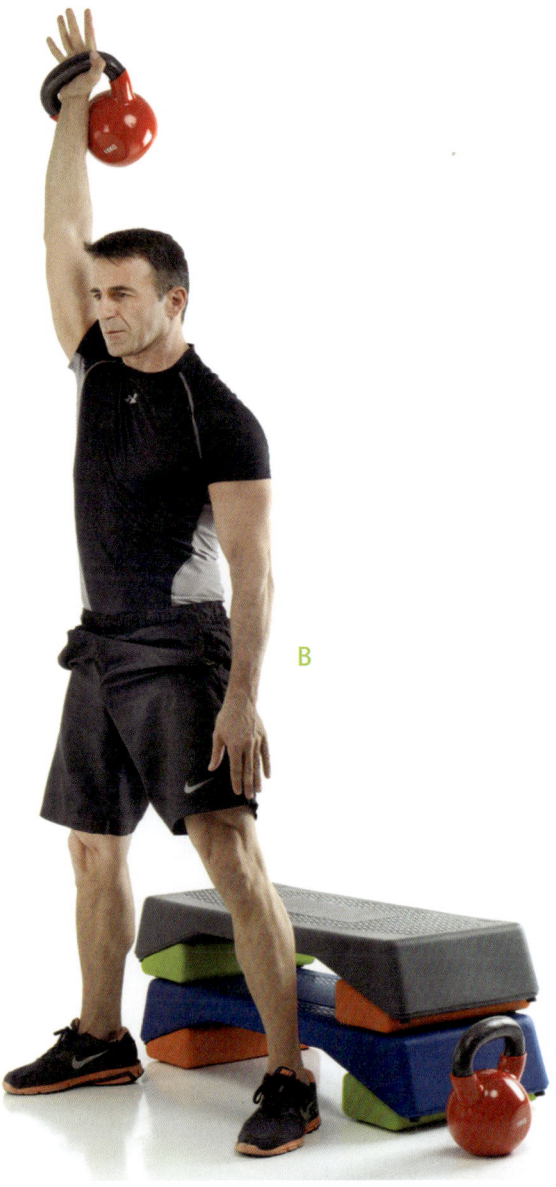

hinteren Oberschenkelmuskeln und der Quadrizeps – und mit ihnen alle Muskeln, die die Streckung des Rückens und der oberen Gliedmaßen unterstützen, müssen, ohne die gewohnte ballistische Verwringung, aus dem Ruhezustand Kraft und Schnellkraft entfalten. Dies ist eine fantastische Übung, ideal für alle Sportarten, bei denen Sprünge oder besonders Schnellkraftleistungen eine Rolle spielen, wie Rugby, American Football, Ringen, Volleyball, Beachvolleyball, die MMA, die Kampfsportarten, Basketball und Skifahren. Roter Kreis und Respekt!

KNIEBEUGE UND PRESSE

Ausgangspunkt

- **A |** Stehen Sie in der doppelten Rack-Position: Die Arme ruhen an den Seiten, die Unterarme liegen nebeneinander, die beiden Kettlebells befinden sich in den beiden Dreiecken zwischen Arm und Unterarm.

Ausführung

- **B |** Halten Sie Ihre Arme in Kontakt mit dem Oberkörper, beugen Sie Ihre Beine und setzen Sie sich nach hinten unten in eine tiefe Kniebeuge.

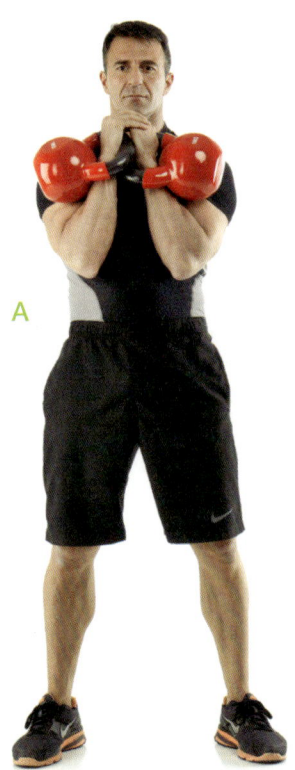
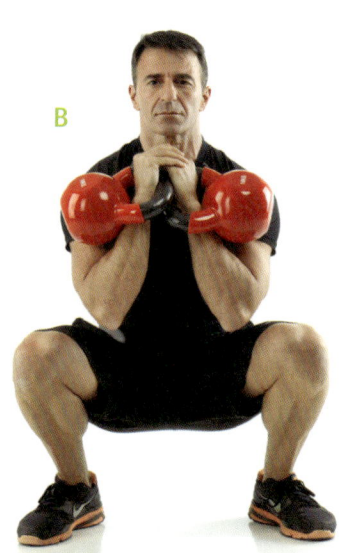

Erläuterung

Wie ich diese Übung liebe! Sie ist absolut funktional. Die Mehrheit der Leistungssportarten erfordert Synergien zwischen den unteren und oberen Extremitäten. Wenn Sie darauf achten, werden Sie sehen, dass diese Art der Bewegung sehr schwierig für alle ist, die in Fitnessstudios trainieren. Sie sind extrem vereinfachte Übungen gewohnt, weil sie davon besessen sind, den Muskel und nicht die Bewegung zu trainieren. Ich erinnere Sie daran, dass unser Zentralnervensystem nicht in Bezug auf die einzelnen Muskeln, sondern in Bezug auf Bewegungen, d. h. in Bezug auf die Synergie zwischen Muskelketten, funktioniert. Dies ist, was beispielsweise Gewichtheber tun, und ist der Grund, war-

- **C |** Richten Sie sich dynamisch auf, strecken Sie Ihre Beine und verwenden Sie den durch die Beine erzeugten Antrieb, um die Kettlebells über Ihren Kopf zu heben; Ihre Daumen zeigen nach innen (der rechte Daumen zeigt zum linken Ohr hin und der linke Daumen zum rechten Ohr). Kehren Sie in die Rack-Position zurück und absolvieren Sie die geforderte Anzahl von Wiederholungen.

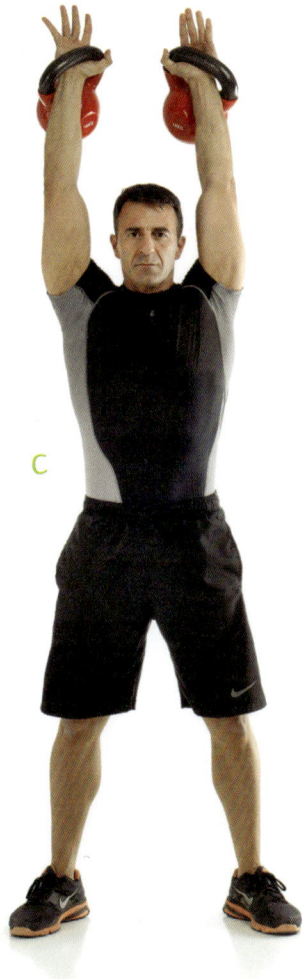

um es sich bei den olympischen Hebeübungen um außergewöhnliche sportliche Übungen handelt, die nicht nur Ausdrucksformen der Kraft sind. Die „Kniebeuge und Presse" verbessert die Synergie zwischen den unteren Extremitäten, den Core-Muskeln und den oberen Extremitäten. Der Schub (Antrieb) geht von der Hüftstreckerkette während der aufsteigenden Phase der Kniebeuge aus, von hier wird er auf die Bauchfaszien übertragen und von diesen auf die oberen Gliedmaßen. Das skapulohumerale Gelenksystem arbeitet auf eine völlig funktionale Weise, als Umwandler von Kräften: große Lasten in einem kleinen Zeitrahmen. Es handelt sich um eine ausgezeichnete Übung für die Kampfkünste, Kampfsportarten, Boxen, Rugby, American Football, Basketball und Volleyball. Kreisen Sie diese Übung doppelt rot ein.

HANDBUCH FUNCTIONAL TRAINING

WINDMÜHLE

Ausgangspunkt

- **A |** Nehmen Sie eine stehende Position ein und halten Sie eine Kettlebell in Ihrer rechten Hand. Bringen Sie den gleichseitigen Arm in die Lock-out-Position; die andere Kettlebell liegt auf dem Boden neben Ihrem linken Fuß.

Ausführung

- **B |** Behalten Sie die Lock-out-Position bei und drehen Sie Ihren Fuß nach links.

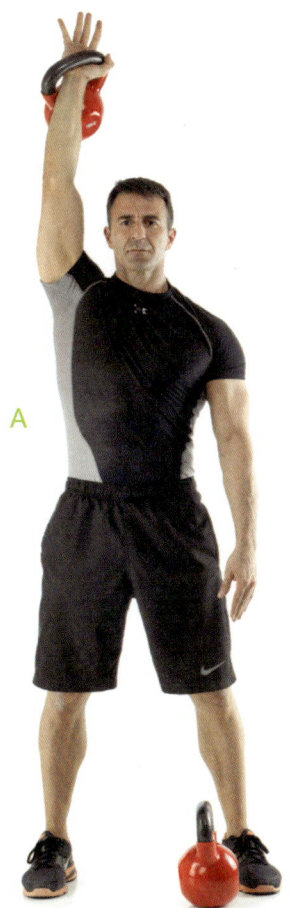
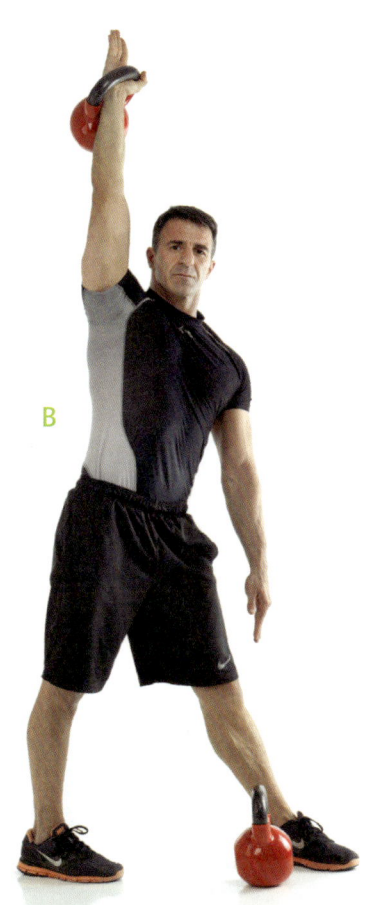

Erläuterung

Nur wenige Übungen sind so schön zu beobachten und so stark zu spüren wie die „Windmühle". Und außerdem gibt es nur wenige Übungen, die so effektiv sind. Die Hüftstrecker, die Bauchfaszien, der M. quadratus lumborum, M. erector spinae, M. longissimus dorsi, die rautenförmigen Muskeln, der M. trapezius, die paraskapularen

- **C |** Schauen Sie die Kettlebell über Ihrem Kopf an, drücken Sie Ihre rechte Hüfte zur Seite und nach hinten, und neigen Sie sich gleichzeitig zur Seite hin und nach unten, wobei Sie versuchen, Ihre Beine so gerade wie möglich zu halten. Fassen Sie die auf dem Boden liegende Kettlebell mit der linken Hand.

- **D |** Drehen Sie sich auf der rechten Hüfte, heben Sie den Rumpf langsam an, bis Sie in die aufrechte Position zurückgekehrt sind, und absolvieren Sie die geforderte Anzahl von Wiederholungen. Absolvieren Sie schließlich die Bewegung, indem Sie die Seite wechseln.

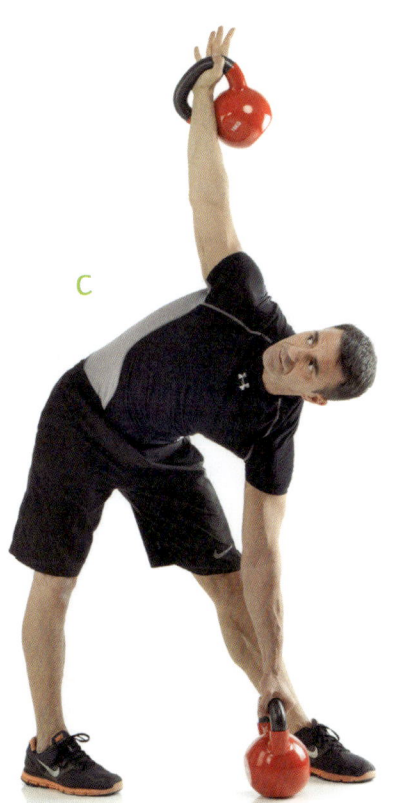

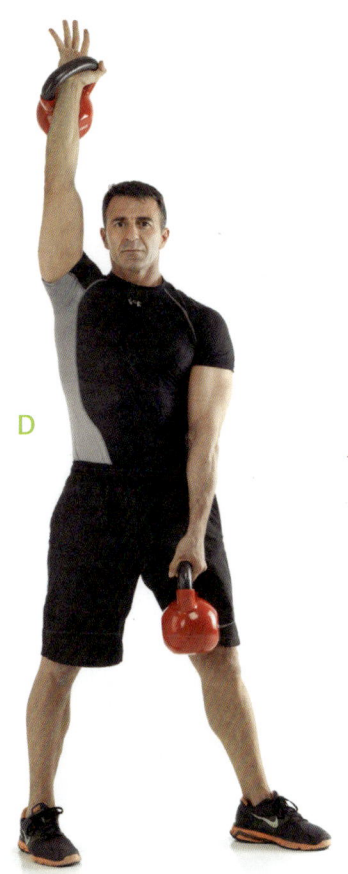

Muskeln, der M. deltoideus, M. triceps brachii, die Rotatorenmanschette… sie alle sind beteiligt. Die Muskelkette, die aktiviert wird, ist wirklich bedeutend und die Frontalebene der Bewegung, aber auch die Transversalebene – durch die Rotation des Oberkörpers – werden bei traditionellen Übungen nur wenig aktiviert. Selbst als Körpergewichtsübung ist diese Übung perfekt für Fußballspieler, für untrainierte Menschen, für alle mit einem blockierten Fuß- und Hüftgelenk, mit dem anschließenden Rückzug aller dort ansetzenden Muskelketten. Ich mag diese Übung. Kreisen Sie sie rot ein!

PRESSE AUS DEM AUFSTEHEN

Ausgangspunkt

- **A** | Setzen Sie sich auf den Boden, das linke Bein ist nach vorne gestreckt und das rechte Bein ist gebeugt; Ihr Oberkörper ist aufgerichtet.
Fassen Sie die Kettlebell mit der rechten Hand und heben Sie den gleichseitigen Arm in die Rack-Position, lassen Sie den linken Arm als Stütze auf dem Boden.

Ausführung

- **B** | Strecken Sie Ihre Hüften und Ihr Becken dynamisch nach oben und nutzen Sie den Hüftschub, um die Kettlebell anzuheben.

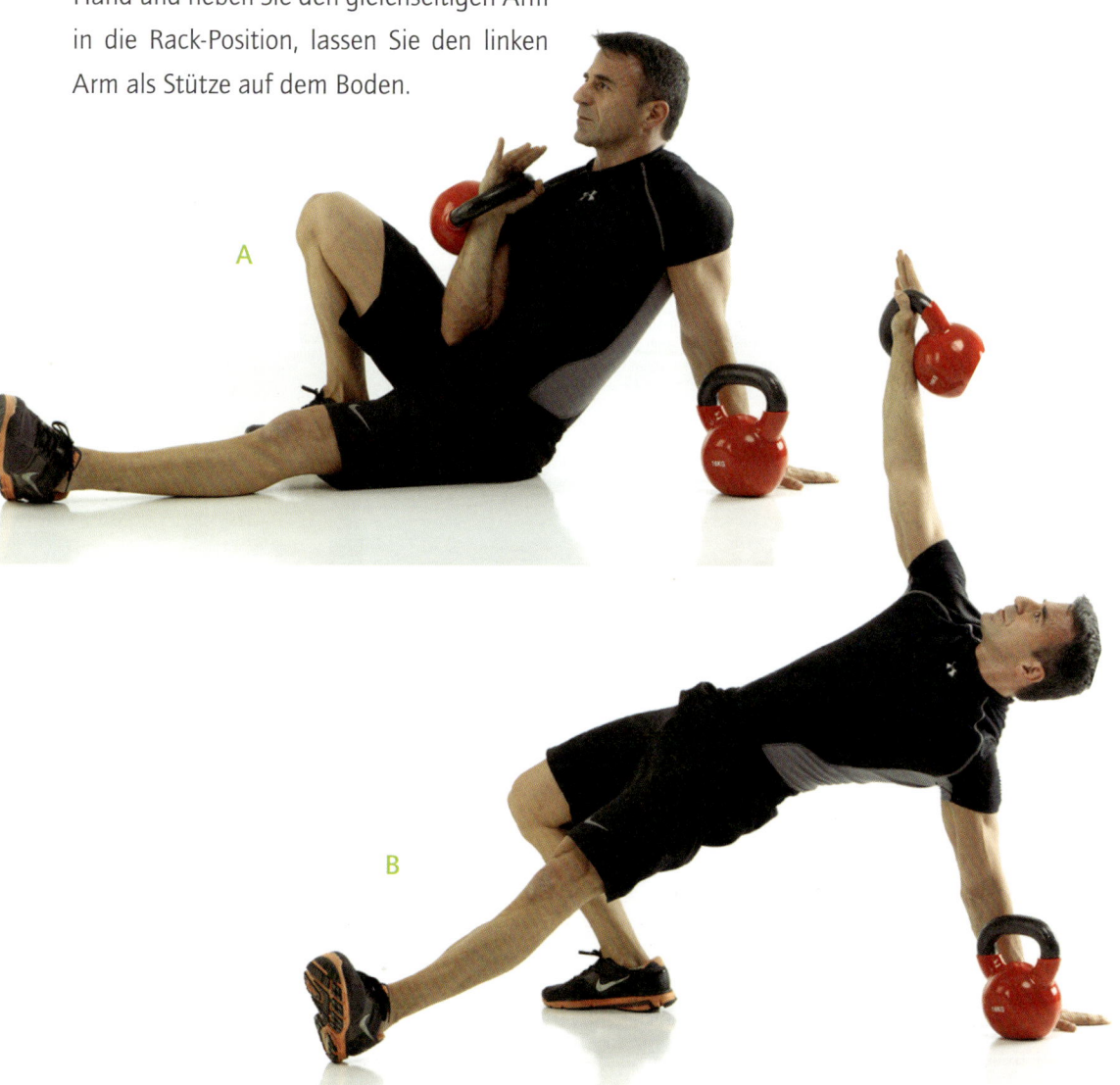

DIE KETTLEBELL

- **C |** Kehren Sie mit Ihrem Becken und den Gesäßmuskeln zum Boden zurück, der rechte Arm befindet sich in der Rack-Position. Absolvieren Sie die geforderte Anzahl von Wiederholungen. Wechseln Sie die Position der Gliedmaßen und wiederholen Sie die Übung auf der anderen Seite.

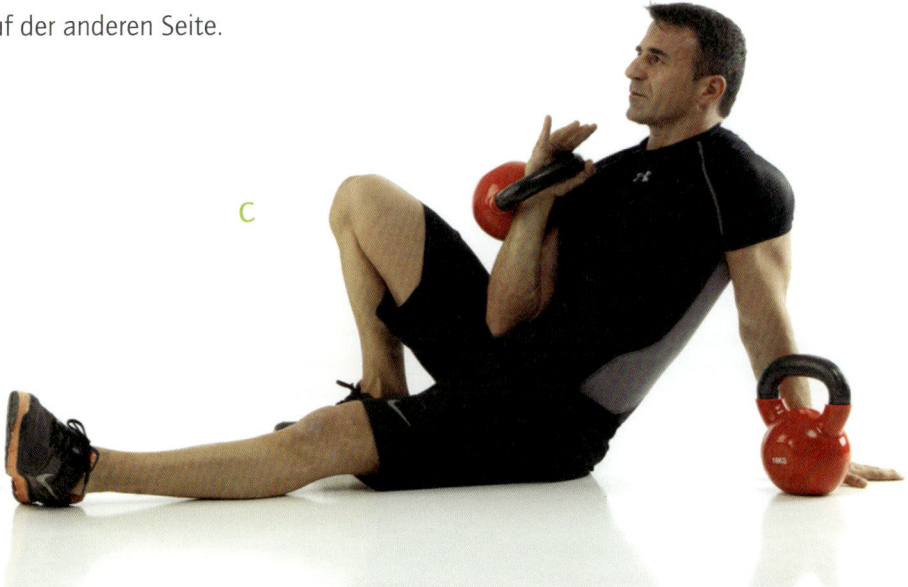

Erläuterung

Dies ist eine weitere *unkonventionelle*, aber äußerst effektive Übung. Die Bauchfaszien haben nicht nur allein eine stabilisierende Funktion, wie man bis vor Kurzem glaubte, sondern auch eine motorische Funktion, die ihrerseits Kräfte auf die oberen Gliedmaßen überträgt. Dies ist eine der Übungen, die die Core-Muskulatur auf diese Fertigkeit vorbereitet und trainiert. Ein weiterer interessanter Faktor ist die Pressbewegung, die in beide Richtungen ausgeübt wird: durch den Arm, der die Kettlebell anhebt, und durch den Arm, der auf dem Boden ruht, mit einer intensiven Beteiligung des Oberarmknochens und der das Schulterblatt stabilisierenden Muskeln sowie dem M. latissimus dorsi. Gray Cook hat diese Übung speziell in seine Rehaprogramme aufgenommen, um diese Art von Aktion zu erzeugen. Die Aktion der Hüftstreckerkette sollte nicht unterschätzt werden.

HANDBUCH FUNCTIONAL TRAINING

EINBEINIGES KREUZHEBEN

Ausgangspunkt

- **A |** Nehmen Sie eine stehende Position ein und heben Sie das rechte Bein leicht an; Ihre Arme liegen an den Seiten, die Kettlebell befindet sich auf dem Boden vor Ihnen. Bevor Sie mit dieser Übung beginnen, sollten Sie sich ins Gleichgewicht bringen und stabilisieren.

Ausführung

- **B |** Senken Sie Ihren Oberkörper langsam ab und fassen Sie die Kettlebell mit Ihrer rechten Hand.

- **C |** Heben Sie sowohl Ihren Oberkörper als auch die Kettlebell mit einer kontrollierten Bewegung an und kehren Sie in die aufrechte Position zurück. Behalten Sie Ihr Gleichgewicht bei, ohne das rechte Bein auf den Boden aufzusetzen, und absolvieren Sie die geforderte Anzahl von Wiederholungen.

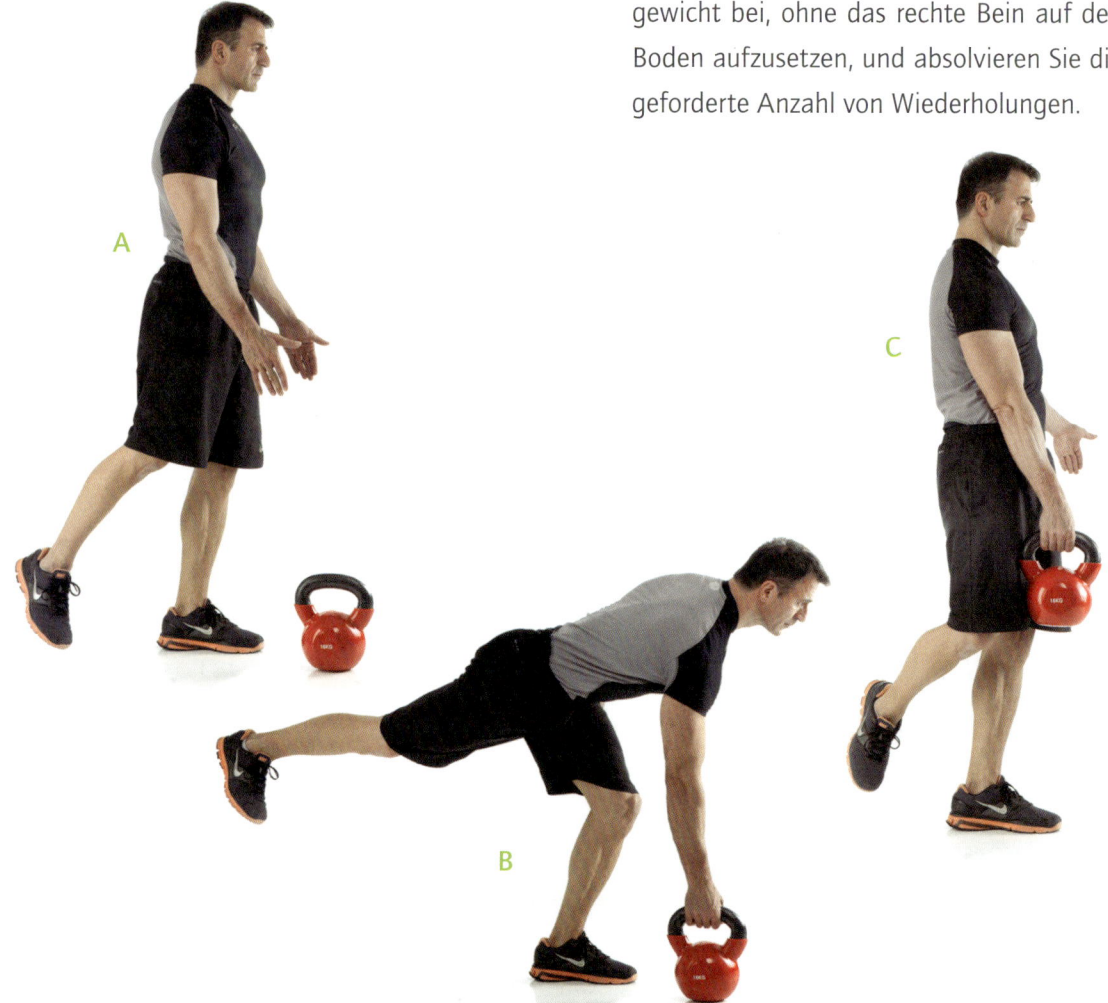

DIE KETTLEBELL

- **D und E** | Wechseln Sie sowohl das Stützbein als auch den Arm, der das Gerät greift, und absolvieren Sie die Übung erneut mit derselben Wiederholungszahl.

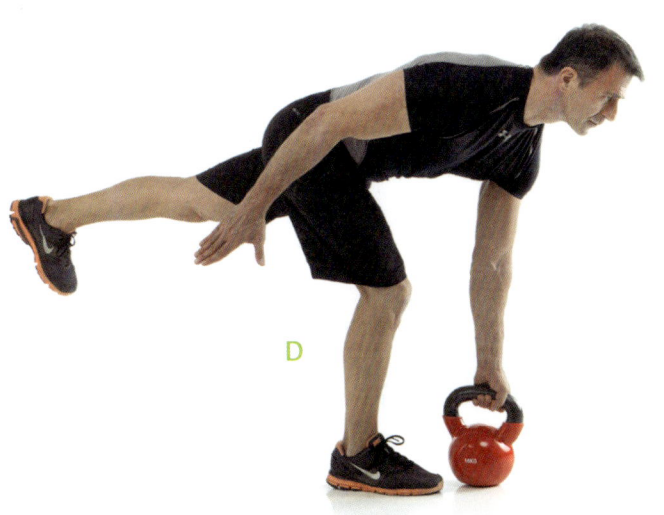
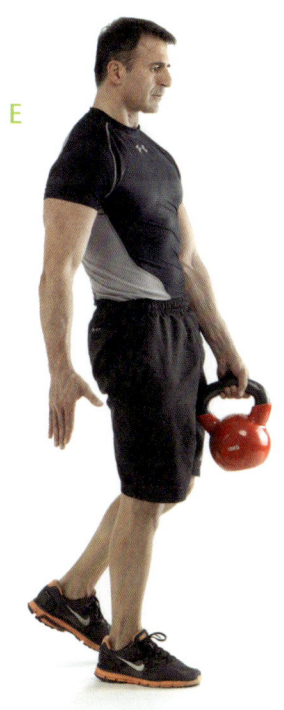

Erläuterung

Dies ist eine fantastische Übung. Sie gehört zu den wenigen Übungen, die die Streckung des ganzen Körpers trainieren, und sie ist für das Training der Gesäß- und Oberschenkelmuskulatur bestens geeignet. Vergessen wir nicht die Arbeit der Streckmuskeln der Wirbelsäule: der M. quadratus lumborum, M. longissimus dorsi, M. erector spinae, der Oberarmrückziehmuskel und die Außenrotatoren der Manschette. Darüber hinaus trainiert diese Übung das Gleichgewicht, die propriozeptiven Fähigkeiten und die Destabilisierung, alles wichtige Faktoren in den Wettkampfsportarten. Wichtig ist, dass Sie die Wirbelsäule immer in der Neutralstellung halten. Das einbeinige Kreuzheben muss schrittweise gelehrt werden. Mein Rat lautet: Bitten Sie Ihren Schüler, die auf dem Boden liegende Kettlebell einfach zu berühren und in die aufrechte Stellung zurückzukehren, ohne sie anzuheben. Der nächste Schritt besteht darin, mit beiden Händen zwei Kettlebells zu berühren, die vor den Beinen liegen. Der dritte Schritt ist die in den Bildern gezeigte Übung. Der vierte Schritt besteht darin, zwei Kettlebells mit beiden Händen anzuheben. Eine zusätzliche Weiterentwicklung dieser Übung ist das einbeinige Kreuzheben, das von einer Stufe aus durchgeführt wird, wobei die Kettlebell auf dem Boden liegt.

HANDBUCH FUNCTIONAL TRAINING

KETTLEBELL-KREUZHEBEN MIT WECHSELNDEN HÄNDEN VON EINER STUFE AUS

Ausgangspunkt

- Stehen Sie auf zwei Stufen, die etwa 30 cm auseinanderstehen. Die Kettlebell liegt auf dem Boden zwischen den beiden Stufen.

Ausführung

- Beugen Sie Ihre Beine und setzen Sie sich nach hinten unten in eine tiefe Kniebeuge. Fassen Sie die Kettlebell mit Ihrer rechten Hand, heben Sie sie an und kehren Sie in die Standposition zurück.
Gehen Sie wieder in die Kniebeuge.
Die rechte Hand löst sich von der Kettlebell, die nun von der linken Hand gegriffen wird. Richten Sie sich wieder auf.
Wiederholen Sie die Bewegung, wobei Sie die Hände während des Hebens wechseln, und absolvieren Sie die geforderte Anzahl von Wiederholungen.

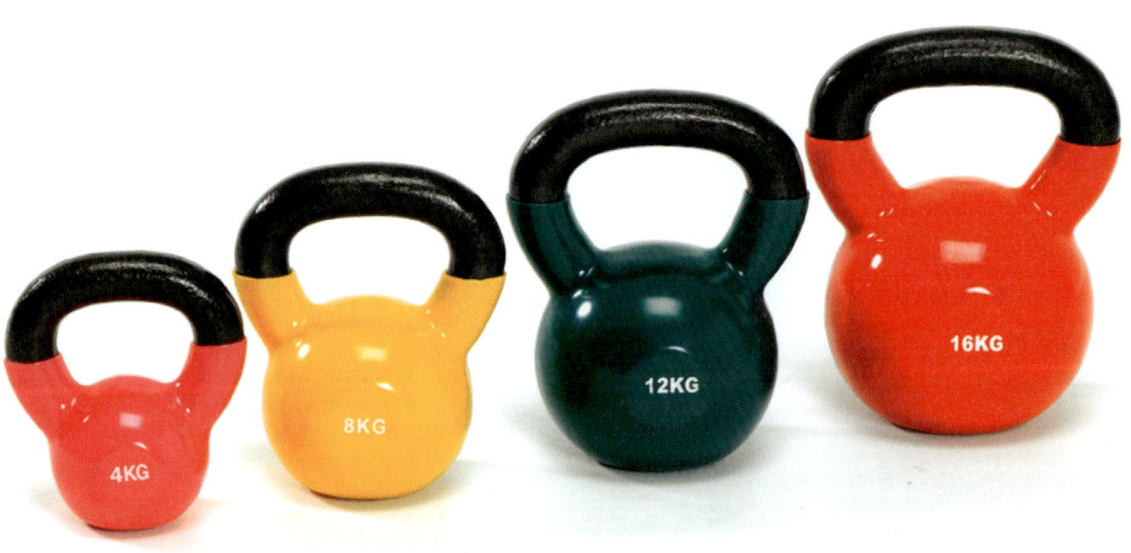

Erläuterung

Diese Übung wurde für eine tiefe Bewegung und einen vollen Bewegungsumfang entwickelt. Die Hüftstreckerkette wird mehr stimuliert als bei der normalen Ausführung ohne Stufen, sodass die Gesäß- und Oberschenkelmuskeln und der M. quadriceps mit Hochdruck arbeiten. Und die Übung bietet noch mehr. Das abwechselnd einseitige Gewicht und die damit einhergehende, beidseitige Destabilisierung aktivieren die Becken- und Hüftstabilisatoren – die gesamte Adduktorengruppe, den M. gracilis, M. glutaeus minimus und medius und die Bauchfaszien. Vergessen wir nicht die Arbeit der gesamten paravertebralen Muskulatur – des M. quadratus lumborum, M. erector spinae – des M. trapezius und der paraskapularen Muskeln – der Rautenmuskeln und der Außenrotatoren der Manschette. Die asymmetrische Arbeit wurde in Trainingsprogrammen wiederentdeckt. Die Trainingsinputs und die Auswirkungen auf die Trainingstransfers sind einzigartig. Dies ist eine Übung, die die sportliche Leistung positiv beeinflusst.

HANDBUCH FUNCTIONAL TRAINING

13.3 ÜBUNGEN FÜR DIE BAUCHFASZIEN

SITUP MIT EINER KETTLEBELL

Ausgangspunkt

- **A |** Sie liegen in Rückenlage auf dem Boden, und halten die Kettlebell mit der rechten Hand. Heben Sie den gleichseitigen Arm nach oben, während der linke Arm diagonal auf dem Boden ruht.

Erläuterung

In der Regel spreche ich über die Merkmale einer Übung. Hier tue ich das Gegenteil, ich beginne als notwendige Einleitung mit dem, was die Übung nicht ist, um die Kritik der Trainingspuritaner zu verhindern oder zumindest zu dämpfen, die wahrscheinlich ihre Nasen über diese Ausführung rümpfen werden: „Hast du die Haltung überprüft?" „Bleibt der Rücken in der neutralen Position?" (das sind typische Fragen, die sie stellen könnten). Der Kettlebell-Situp ist keine Übung für Anfänger, er ist nicht für jeden ratsam, und es handelt sich noch nicht einmal um eine Übung, die regelmäßig und häufig im Training durchgeführt werden sollte. Im Gegenteil, diese Übung darf nur für kurze Zeit aufgenommen werden, und sie muss im Athletiktraining allmählich und vorsichtig geplant werden. Warum sollte man sie dann überhaupt aufnehmen? Und wann? Praktisch in keiner Wettkampfsportart werden die Regeln der korrekten Haltung oder Biomechanik befolgt. Keine ist gut für die Gelenke. Ob

DIE KETTLEBELL

Ausführung

- **B |** Setzen Sie die Fersen auf den Boden, halten Sie die Kettlebell über Ihrem Kopf und heben Sie Ihren Rumpf schnell an. Halten Sie die Bewegung an, wenn der Rumpf sich senkrecht zum Boden und der rechte Arm sich in der Lock-out-Position befindet. Kehren Sie langsam und kontrolliert zum Boden zurück. Stellen Sie sicher, dass sich die Rückenregion in der „C"-Position befindet. Absolvieren Sie die geforderten Wiederholungen und wiederholen Sie dann die Bewegung, wobei Sie die Hand, die die Kettlebell hält, wechseln.

es uns gefällt oder nicht, das ist die Realität. Wie oft sagen wir, wenn wir Ausfallschritte unterrichten, dass die vom oberen Knie aus gezogene senkrechte Linie nicht über die Fußspitze hinausgehen darf, um nicht das Kniegelenk zu überlasten? Haben Sie die Ausfallschritte von Fechtsportlern gesehen? Sie gehen weit darüber hinaus! Wie oft warnen wir davor, das Schultergürtelgelenk übermäßig zu belasten? Kennen Sie die „Kreuzhaltung" an den Ringen? Angsterregende Spannungen! Das ist die Realität, mit der wir es zu tun haben. Der Kettlebell-Situp ist für alle Sportarten empfehlenswert, bei denen die Bauchfaszien insgesamt starken, oft unerwarteten Reizen ausgesetzt werden, zum Beispiel Schlägen, Tackles und Reißbewegungen. Diese Übung ist ideal für die Kampfkünste, die Kampfsportarten, die MMA, Tennis, Rugby, American Football, Basketball, Baseball und Powerlifting. Wenn sie allmählich eingeführt wird, handelt es sich um eine großartige Übung.

HANDBUCH FUNCTIONAL TRAINING

SITUP MIT ZWEI KETTLEBELLS

Ausgangspunkt

- **A |** Sie liegen in Rückenlage auf dem Boden und halten eine Kettlebell in jeder Hand. Heben Sie beide Arme gestreckt nach oben.

Ausführung

- **B |** Setzen Sie Ihre Fersen fest auf den Boden, halten Sie die Kettlebells über Ihrem Kopf und heben Sie Ihren Rumpf schnell an. Halten Sie die Bewegung an, wenn der Rumpf sich senkrecht zum Boden befindet. Versuchen Sie, die Arme zu strecken, und bringen Sie Ihren Kopf nach vorne, wobei Sie nach oben in Richtung der Kettlebells schauen.

Kehren Sie langsam und kontrolliert zum Boden zurück und legen Sie sich mit dem Rücken in der „C"-Position auf den Boden. Absolvieren Sie die geforderten Wiederholungen.

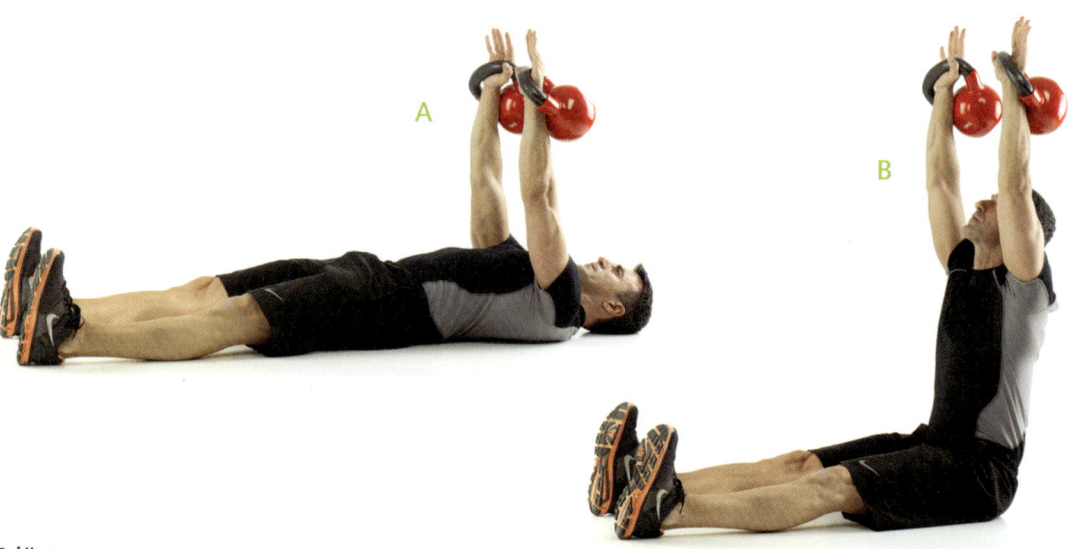

Erläuterung

Es gilt das Gleiche wie für die vorherige Übung. Wenn ich zwischen den beiden Übungen wählen müsste, würde ich wirklich unentschlossen sein. Sit-ups mit zwei Kettlebells bedeuten natürlich, dass man eine schwerere Last bewältigen muss, obwohl die Ausführung mit nur einem Trainingsgerät den zusätzlichen Input der größeren Destabilisierung hat. Die Übung mit zwei Kettlebells aktiviert besonders den M. rectus abdominis, während man, wenn man nur eine Kettlebell verwendet, lediglich die schrägen Muskeln aktiviert. Aber beide Übungen sind hervorragend geeignet, um in das sportliche Training für die zuvor genannten Sportarten aufgenommen und eingeplant zu werden.

DIE KETTLEBELL

AUFROLLEN UND ABROLLEN

Ausgangspunkt

- A | Sie stehen vor einer Matte. Halten Sie eine Kettlebell in Ihren Händen und halten Sie Ihre Arme dicht am Rumpf.

Ausführung

- Beugen Sie Ihre Beine und setzen Sie sich in eine tiefe Kniebeuge.
  Senken Sie sich weiter ab, bis Ihre Gesäßmuskeln und Ihr Becken auf der Matte hinter Ihnen ruhen.
  Rollen Sie zurück, lassen Sie sich fallen, so, als ob Sie eine Rolle machen wollten, und strecken Sie gleichzeitig Ihre Arme (und die Kettlebell) nach hinten über Ihren Kopf hinweg.
  Sobald Sie die Grenze der Bewegung erreicht haben, wenn die Geschwindigkeit abnimmt, kehren Sie Ihre Richtung um und absolvieren fast eine Rolle vorwärts.
  Strecken Sie Ihre Arme vor Ihrem Oberkörper und steigen Sie unter Ausnutzung der Aufrollgeschwindigkeit auf Ihre Füße.
  Senken Sie sich wieder ab und beginnen Sie von vorne.

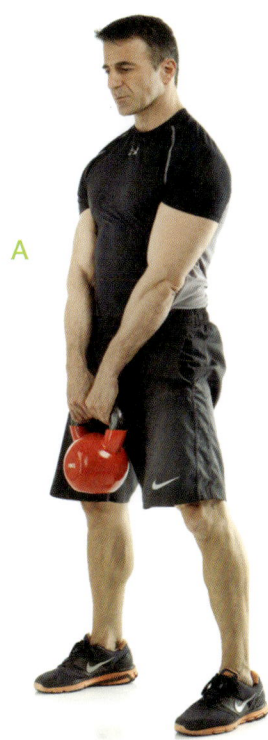

Erläuterung

Sehr wirkungsvoll, sehr umfassend: Diese Adjektive sind geeignet, aber nicht ausreichend, um diese absolut einzigartige Übung zu beschreiben. Koordination, Integration, Arbeit auf verschiedenen Ebenen; Hüft- und Rumpfstreckerkette, Bauchfaszien. Was will man mehr? Wie Sie das Gewicht, eine Kettlebell oder ein anderes Trainingsgerät, bewältigen, ist auch interessant. Im ersten und zweiten Teil der Bewegung – Kniebeuge und halbe Rolle rückwärts – wirkt das Gewicht als zusätzlicher Widerstand für die agonistischen Muskeln. Im dritten und vierten Teil – Rolle vorwärts und Aufstehen in die stehende Position mit gestreckten Armen – stellt das Gewicht einen erleichternden Faktor dar. In diesem Moment ist der Körper wie eine Waage, und das Gewicht, das er in der dem Körper entgegengesetzten Richtung trägt, ist eine Last, die vom Körpergewicht abgezogen wird. Dies ist eine hervorragende Übung für den freien Ringkampf, die MMA, die Kampfkünste und Kampfsportarten, Rugby, American Football und Basketball.

HANDBUCH FUNCTIONAL TRAINING

„HOT POTATO"

Ausgangspunkt

- Setzen Sie sich mit gebeugten Beinen auf den Boden.
  Halten Sie eine Kettlebell in Ihren Händen und verwenden Sie dabei den „Becher"-Griff, d. h., Sie benutzen nicht den Griff der Kettlbell, sondern üben mit beiden Händen Druck auf die Seiten der Kettlebell aus.
  Führen Sie Ihre Arme zur Brust hin.

Ausführung

- Heben Sie Ihre Füße an und stützen Sie sich auf Ihrem Gesäß.
  Halten Sie die Kettlebell in Ihrer Rumpfmitte und beginnen Sie, Ihren Rumpf nach rechts und nach links zu rotieren.
  Führen Sie die Sequenz mit der geforderten Anzahl von Wiederholungen zu Ende.

Erläuterung

Für diese Übung gilt in etwa das Gleiche, das für die Situps mit der Kettlebell gesagt wurde. Es handelt sich bei dieser Übung tatsächlich um eine umfassende Übung, die die gesamte Core-Muskulatur aktiviert: den M. rectus abdominis, die schrägen Muskeln, den M. quadratus lumborum und den M. erector spinae. Das Problem könnte in der ebenso hohen Aktivierung des M. rectus abdominis, des M. psoas und der Hüftbeuger liegen. Dies ist eine faire Kritik und ich akzeptiere sie. Wettkampfsportarten verlangen allerdings Leistung, keine richtige Haltung oder Biomechanik, und das sportliche Training muss aufgrund seiner „vorbereitenden" Rolle notwendigerweise darauf ausgerichtet sein. Ich habe diese Übung sehr oft im Rahmen von Fitnessplänen für Kampf- und Kontaktsportarten verwendet – Vollkontaktkarate, Thai-Boxen, Ringen, die MMA, Rugby, American Football, Baseball und Basketball –, aber auch für andere Sportarten, bei denen die gleichen Gelenksysteme ebenfalls aktiviert werden: Tennis, Motocross, Motorradrennsport und Mountainbiken. Es handelt sich um eine lohnende Übung.

DIE KETTLEBELL

UMGEKEHRTER CRUNCH MIT DER KETTLEBELL

Ausgangspunkt

- Sie liegen in Rückenlage auf dem Boden, Ihre Beine sind gebeugt und Ihre Füße ruhen auf dem Boden.
Heben Sie Ihre Hände hinter den Kopf und greifen Sie zwei Kettlebells, die hinter Ihnen auf dem Boden liegen.

Ausführung

- Heben Sie Ihre gebeugten Beine an und bringen Sie Ihre Waden in Kontakt mit den Oberschenkeln.
Atmen Sie aus, heben Sie Ihr Becken mit einer kontrollierten Bewegung an und führen Sie Ihre Beine zu Ihrer Brust.
Atmen Sie ein und senken Sie Ihre Beine und Ihr Becken wieder langsam ab.
Absolvieren Sie die geforderten Wiederholungen oder üben Sie für die vorgegebene Zeitdauer.

Erläuterung

Der umgekehrte Crunch ist eine der wenigen, noch immer von mir bevorzugten Crunch-Übungen. Ich habe den Grund schon im Titel dieses Buches erklärt. Crunch-Übungen sind nicht funktional, auch wenn wir sie verändern und verbessern können, indem wir ein Seil unter den Lendenbereich legen. Auf jeden Fall glaube ich, dass der umgekehrte Crunch im Vergleich zum normalen Crunch physiologischer ist, da diese Übung alte Bewegungen, die ein Teil unserer Geschichte sind, wieder wachruft. Die zwei Kettlebells machen in diesem Fall die Übung im Vergleich zur Ausführung mit dem Körpergewicht leichter.

HANDBUCH FUNCTIONAL TRAINING

SCHWUNG UND DREHUNG MIT DER KETTLEBELL

Ausgangspunkt

- A | Wie beim normalen Schwung möchte ich zwei Methoden des Übungsbeginns vorschlagen, eine für Personen, die bereits mit Kettlebells vertraut sind, und eine für diejenigen, die mit diesem Gerät noch nicht vertraut sind (Anfänger).

- *Fortgeschrittene:* In der Hockposition befindet sich die Kettlebell auf dem Boden zwischen den Füßen; der Rücken befindet sich in der neutralen Position (die physiologischen Kurven sind aktiviert); der Kopf befindet sich auf einer Linie mit der Wirbelsäule und der Blick ist auf einen Punkt unten vor Ihnen gerichtet.

Anfänger: Nehmen Sie die stehende Position ein und halten Sie die Kettlebell gerade unterhalb Ihres Beckens, Ihre Arme sind entspannt.

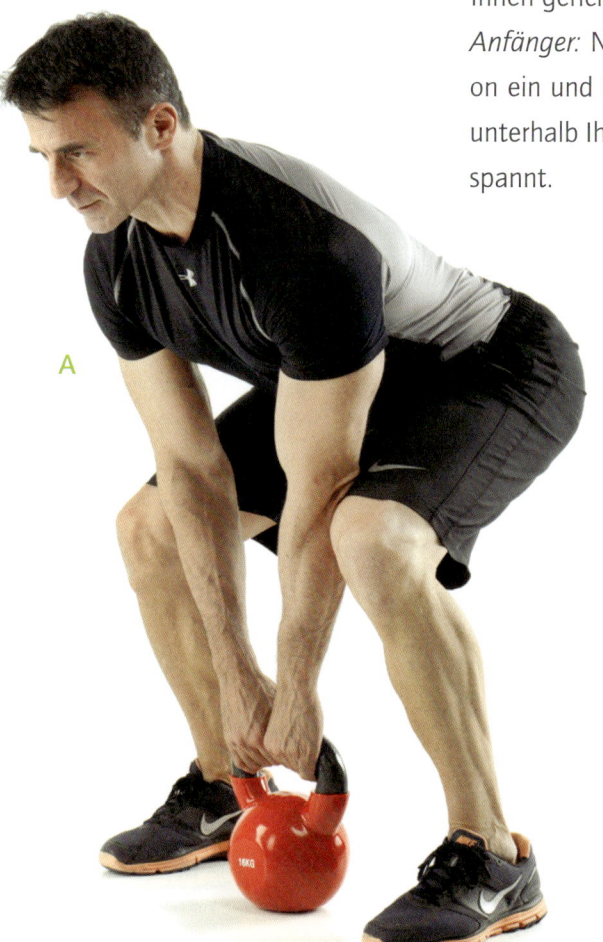

Ausführung

- Beugen Sie Ihr Becken nach hinten, verwringen Sie Ihre Hüften und führen Sie die Kettlebell nach hinten (das Gerät befindet sich unmittelbar unterhalb Ihres Beckens; Ihre Beine sind leicht gebeugt, Ihre Knie sind unverändert; Ihr Rücken befindet sich in der neutralen Position).

Strecken Sie Ihre Hüften dynamisch und werfen Sie, unter Ausnutzung des Hüftstoßes, die Kettlebell nach vorne-oben (Ihre Arme können gestreckt oder leicht gebeugt sein; der flache Teil der Kettlebell befindet sich parallel oder leicht unterhalb einer vor Ihnen befindlichen imaginären Wand).

Drehen Sie unmittelbar danach auf dem linken Vorderfuß und drehen Sie Ihren Rumpf nach rechts, wobei Sie die Bewegungsbahn der Kettlebell nicht zur Mitte hin, sondern nach rechts verschieben (die Kettlebell folgt der Bewegung Ihrer Hüfte).

Kehren Sie zur Verwringungsphase zurück und absolvieren Sie die geforderte Anzahl von Wiederholungen.

Wiederholen Sie die Übung, indem Sie auf dem rechten Fuß drehen und Ihren Rumpf nach links drehen.

Erläuterung

Diese Übung stellt hohe Anforderungen an die Koordination, Kraft, den Widerstand, das Gleichgewicht und die propriozeptiven Fähigkeiten. Zu den positiven Auswirkungen des Schwungs kommt die Rotationsarbeit auf der Querebene hinzu, ein Muss für alle Sportarten. Baseball, Judo, Ringen, die MMA, die Kampf- und Kampfkunstsportarten, Basketball, Fußball, Tennis, Volleyball, Rugby, American Football: Kommt irgendeine sportliche Aktivität ohne das Training von Rotationsbewegungen aus? Nein. Diese Übung muss noch entdeckt werden, sowohl, was ihre Möglichkeiten als auch die zusätzlichen Effekte angeht. Wenn sie über eine vorgegebene Zeit und mit einer erheblichen Last durchgeführt wird (aber nur ein Schritt auf einmal, bitte), hat sie außergewöhnliche ästhetische und physiologische Wirkungen. Ich kenne keine andere Übung unter all denen, die ich aufgelistet habe, die die Drehung so effektiv trainiert. Führen Sie die Übung aus und Sie werden dies selbst bemerken.

13.4 OBERKÖRPERÜBUNGEN

DRUCKPRESSE

Ausgangspunkt

- **A |** Sie stehen in der Rack-Position mit zwei Kettlebells; Ihre Arme liegen eng an den Seiten an, Ihre Unterarme befinden sich dicht am Rumpf und die beiden Kettlebells schließen das Dreieck zwischen Arm und Unterarm.

Ausführung

- **B |** Halten Sie Ihre Arme in der Rack-Position und beugen Sie Ihre Knie schnell mit einer kurzen Bewegung.

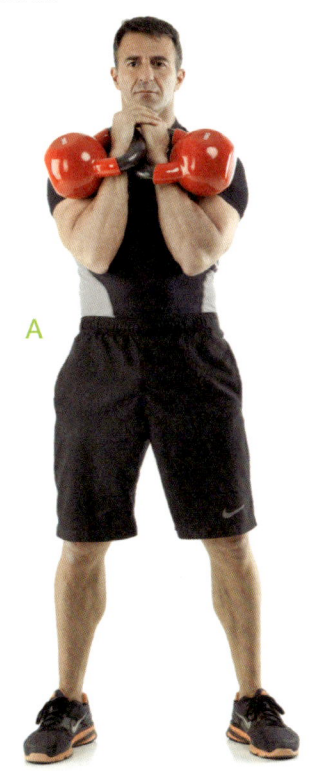

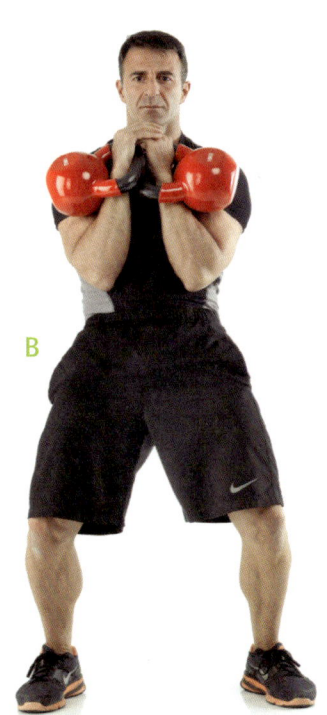

Erläuterung

Dies ist eine funktionale Trainingsübung *par excellence.* Wenn sie gut ausgeführt wird, wird der größte Teil der Belastung von der Hüftstreckerkette und nicht von den Armen oder den Deltamuskeln getragen. Das Training der Synergie und Koordination zwischen der Hüftstreckerkette und den oberen Gliedmaßen ist die beste Lösung, um die Leistung in den Sportarten zu verbessern, in denen

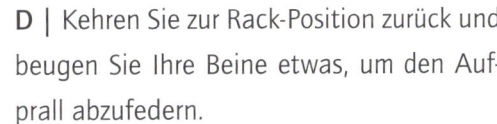

■ **C |** Strecken Sie Ihre Beine dynamisch, unterstützen Sie die Bewegung Ihres Rumpfs mit den Armen und heben Sie sie so weit an, dass sie die Lock-out-Position erreichen (Ihre Arme sind nach oben gestreckt und befinden sich dicht am Kopf, die Handflächen zeigen nach vorne).

■ **D |** Kehren Sie zur Rack-Position zurück und beugen Sie Ihre Beine etwas, um den Aufprall abzufedern.

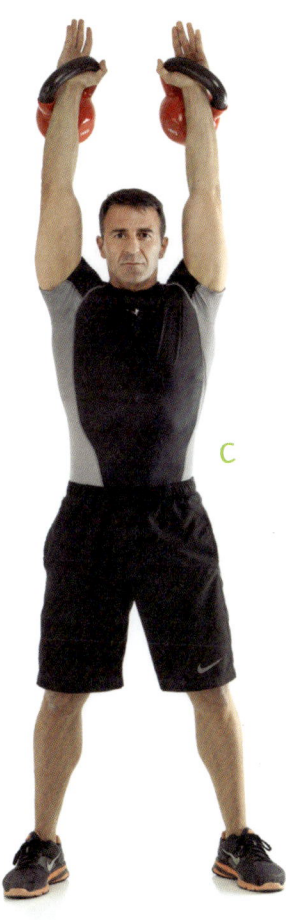

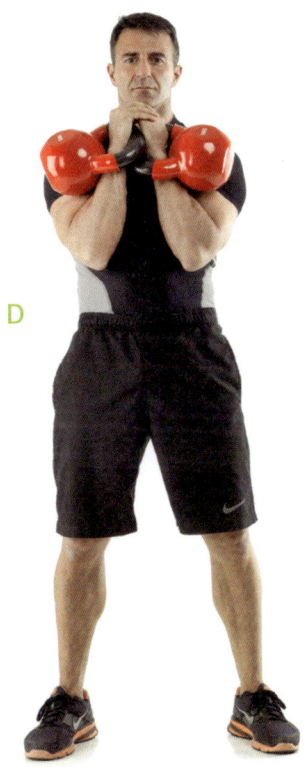

diese Kombination wichtig ist, wie im Boxen, Basketball, Volleyball, Kampfsport und in den Kampfkünsten, im Rugby und American Football. Wenn wir einen Boxer sehen, der aufgrund einer „Übersäuerung" mit schweren Armen kämpft und Schwierigkeiten hat, Schläge auszuführen, liegt dies daran, dass eine Hüftaktivierung nicht länger stattfindet und die Arbeit vollständig von den Armen übernommen wird, ein Job, der für diese kleinen Muskeln oder kinematischen Ketten, die unfähig sind, lange durchzuhalten, zu kostenaufwendig ist. Das Paradoxe ist, dass Sie im Vergleich zu gewöhnlichen Fitnessstudioübungen für den Schulter-Arme-Block bei dieser Druck-(Push-)Presse viel schwerere Lasten verwenden und daher noch kräftiger, härter und leistungsfähiger werden, aber mit weit weniger Risiken. Kreisen Sie diese Übung rot ein.

HANDBUCH FUNCTIONAL TRAINING

GEBEUGTE PRESSE

Ausgangspunkt

- **A |** Stellen Sie sich vor, Sie würden einen Rucksack auf Ihrer rechten Schulter tragen: Beugen Sie Ihre Beine leicht.
Drehen Sie Ihre Fußspitzen diagonal nach links.

Neigen Sie Ihren Rumpf zur Seite, bis Ihre linke Hand das gleichseitige Knie erreicht. Verschieben Sie Ihre rechte Hüfte zur Seite und nach hinten. Die Hüfte ist der eigentliche Stützpfeiler der Bewegung.

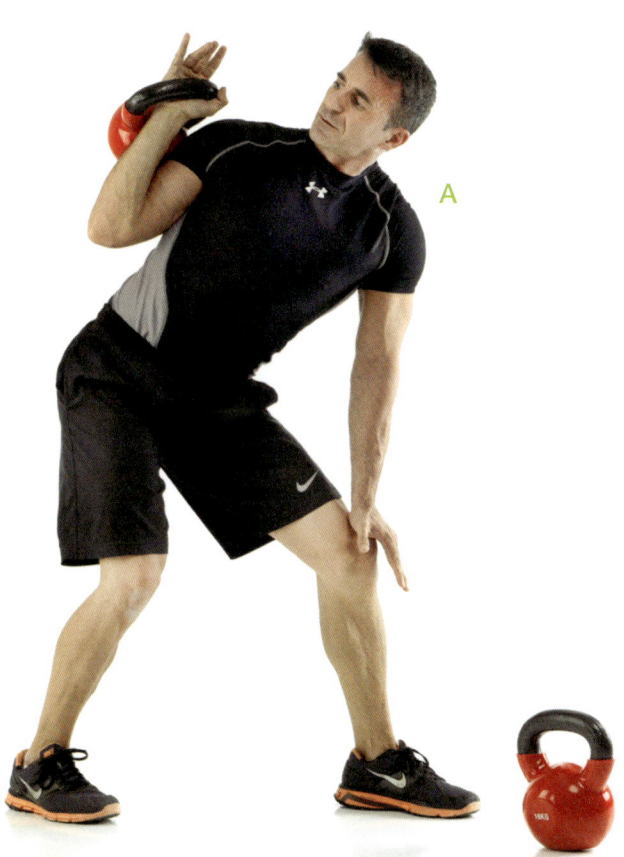

Erläuterung

Diejenigen, die mich kennen, wissen, dass ich eine Schwäche für diese Übung habe. Bis zu dem Punkt, dass ich aufgeregt bin, wenn ich darüber rede und sie in Seminaren zeige. Die gebeugte Presse ist eine legendäre Übung. Kraftsportler des 19. und frühen 20. Jahrhunderts glaubten, sie sei die Grundlage eines muskulösen, harmonischen Körpers. Echte Mythen wie Arthur Saxon oder Eugen Sandow (der in der Mr.-Olympia-Statuette verewigt ist) empfahlen sie als die erste Übung, die man praktizieren sollte. Wie ich in dem Buch *Kettlebell* (Elika-Verlag) geschrieben habe, bleibt es mir ein Rätsel, warum eine der-

DIE KETTLEBELL

Ausführung

- **B |** Drücken Sie Ihre rechte Hüfte nach hinten.
Neigen Sie Ihren Rumpf zur Seite und nach unten und heben Sie gleichzeitig die Kettlebell nach oben. Der Arm, der die Kettlebell hält, befindet sich senkrecht zum Boden, der linke Arm ruht auf dem Boden.

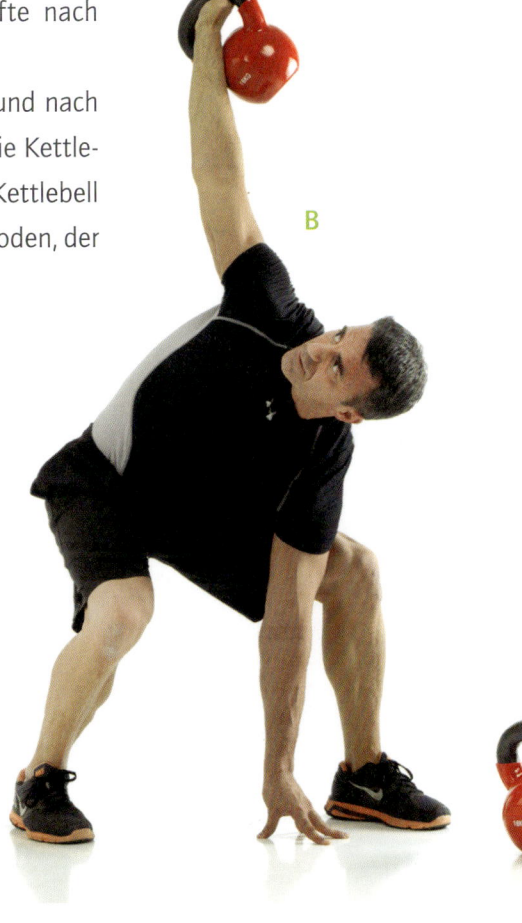

art effektive Übung, mit nur wenigen Kontraindikationen, schrittweise aufgegeben und durch andere, weniger effektive Übungen verdrängt werden konnte. Ich persönlich halte sie für die beste Hebeübung für den Oberkörper. Keine Streckung kann so umfassend sein, keine Technik aktiviert die gesamte Muskulatur des Rumpfs so gänzlich und intensiv. Streckung, Rotation, Beteiligung der unteren Extremitäten: Diese Übung hat alles! Sie ist die Grundlage für jedes Training der Kraftkomponenten. Wenn Sie das Tief nach den ersten Lernphasen der Technik überwunden haben, wird die gebeugte Presse, wenn Sie mit dem Training durchhalten, die Zeit, die Sie mit dieser Übung verbracht haben, hundertfach zurückzahlen. Diese Übung eignet sich hervorragend für alle, bei deren Sportarten es auf Kraft, Schnellkraft, Explosivität und Drehungen der Hüfte, des Oberkörpers und des Schultergürtels ankommt: Wurfsportarten, Judo, die Kampfsportarten und Kampfkünste, Baseball, Basketball, Rugby, Golf, Tennis, Volleyball, Wasserball… keine dieser Sportarten ist ausgeschlossen.

HANDBUCH FUNCTIONAL TRAINING

BODENPRESSE

Ausgangspunkt

- **A |** Sie liegen in Rückenlage auf dem Boden, die Beine sind gebeugt und die Fußsohlen ruhen auf dem Boden. Halten Sie eine Kettlebell in jeder Hand, halten Sie Ihre Arme in Kontakt mit dem Boden und Ihre Unterarme senkrecht zum Boden.

Ausführung

- **B |** Drücken Sie Ihr Becken nach oben und richten Sie Ihren Körper wie ein diagonales Brett aus, wobei Sie sich auf den Schulterblättern abstützen. Stabilisieren Sie diese Position. Drücken Sie Ihre Arme nach oben und heben Sie sie über Ihre Brust. Halten Sie Ihr Becken in einer angehobenen Stellung und beginnen Sie mit dem Absolvieren eines Satzes von Pressübungen nur mit den Armen.

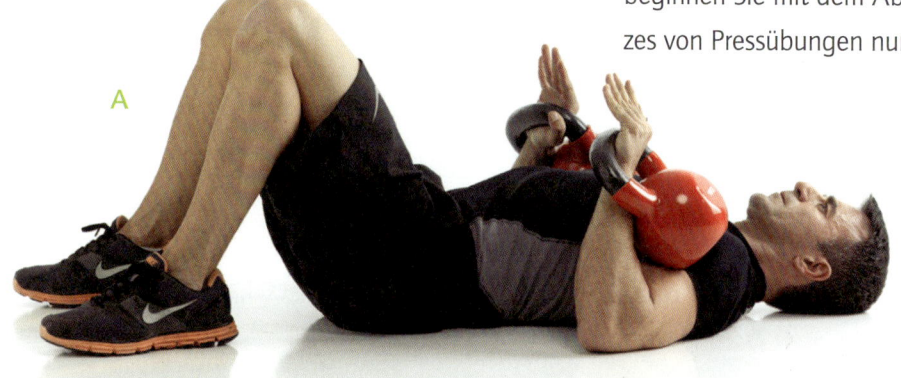

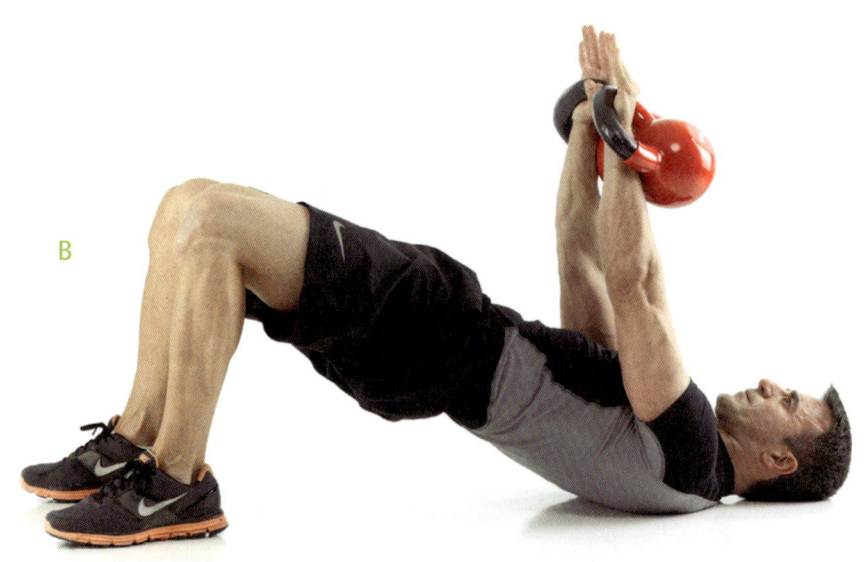

DIE KETTLEBELL

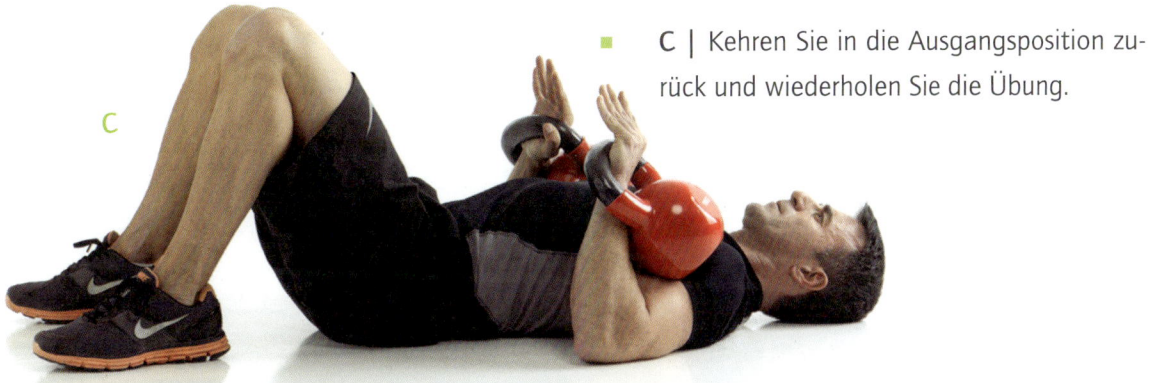

- **C** | Kehren Sie in die Ausgangsposition zurück und wiederholen Sie die Übung.

Erläuterung

Diese Übung wird sehr unterschätzt. Die Kritik an ihr leitet sich aus der Tatsache ab, dass in der exzentrischen Phase (in anderen Worten, während des Absenkens) der Arm den Boden berührt, bevor der Brustmuskel seine maximale Dehnung erreicht. Dies könnte, zumindest teilweise, die Wirksamkeit der Übung aufheben. Ich stimme dieser Meinung nicht zu. Schauen wir einmal, warum. Erstens, in Fitnessstudios wird beim Bankdrücken sehr häufig die Hantel benutzt. Dies ist ein Trainingsgerät, das den Bewegungsbereich der Arme wegen seiner Form sehr begrenzt. Tatsächlich stoppen Sie die Bewegung, wenn die Hantel auf Ihrer Brust ruht, obwohl Ihre Arme die Bewegung deutlich darunter beenden könnten (wie es bei Hanteln der Fall ist). Dies ist jedoch nicht der Kern des Problems. Werfen wir einen Blick auf die Position und die beteiligten kinematischen Ketten:

- Die unteren Extremitäten, die Gesäßmuskeln, Adduktoren, die Bauchfaszien, die paravertebralen Muskeln, der M. trapezius, die paraskapularen Muskeln und die Außenrotatoren der Manschette werden allesamt isometrisch aktiviert und haben eine Stabilisierungsfunktion.
- Der Brustmuskel-Deltamuskel-Trizeps-Block arbeitet dynamisch gegen einen Widerstand, der ganz anders ist als bei einer Lang- oder Kurzhantel. Die Kettlebell ist aufgrund ihrer Form ein destabilisiertes Gewicht und bietet daher im Verlauf der Bewegung keine Entspannungspunkte.

Am Punkt der maximalen Kontraktion des M. pectoralis, bei nach innen gedrehten Händen und über der Brust gestreckten Armen, ist die Verkürzung größer als die, die beim Bankdrücken erreicht wird; die Wirkung und das wahrgenommene Gewicht sind größer als im Falle von Kurzhanteln mit gleichem Gewicht. Die Bodenpresse ist daher eine hervorragende Übung, die man anderen Fitnessstudioklassikern hinzufügen kann, und sie ist auch der erste Schritt in Richtung der Stufen-Boden-Presse. Bei dieser Übung legen Sie beide Füße und Schulterblätter auf zwei getrennte Stufenelemente und arbeiten daher auch an der Tiefe der Bewegung, wodurch Sie eine maximale Dehnung aller aktivierten Knochen- und Muskelsysteme erzielen. Ausprobieren heißt glauben!

RENEGATEN-RUDERN

Ausgangspunkt

- **A |** Nehmen Sie die Liegestützposition über zwei Kettlebells ein und machen Sie Ihren Körper so gerade wie ein Brett. Ihre Füße ruhen auf dem Boden, Ihre Arme sind gestreckt, Ihre Hände greifen die Kettlebells, Ihre Schultern befinden sich senkrecht über Ihren Händen.

Ausführung

- **B |** Halten Sie Ihren Körper stabil und konzentrieren Sie sich auf die Ausrichtung Ihres Beckens und Rumpfs. Heben Sie die Kettlebell dann mit dem linken Arm an, wobei Sie diesen dicht am Rumpf halten. Achten Sie darauf, weder Ihr Becken noch Ihren Rumpf zu drehen.

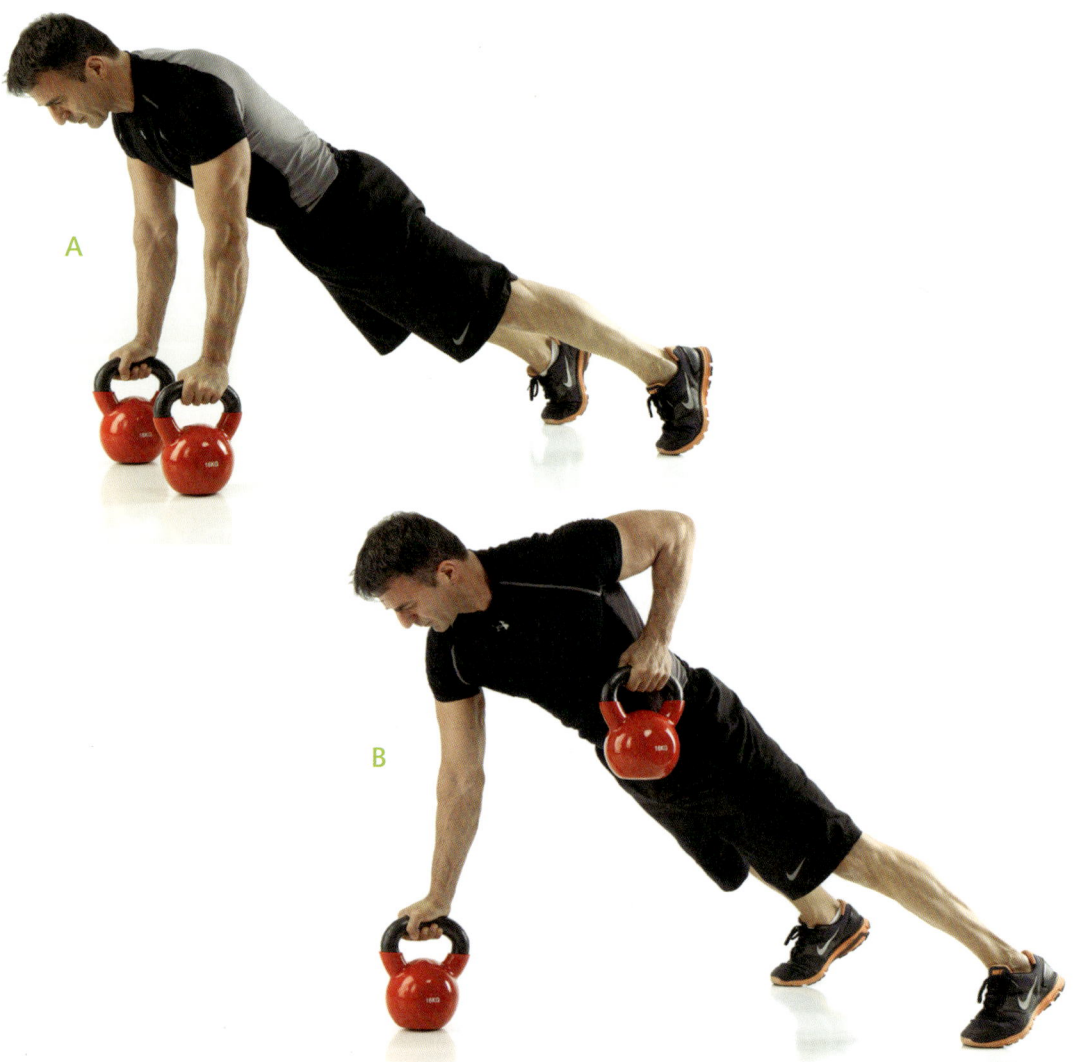

DIE KETTLEBELL

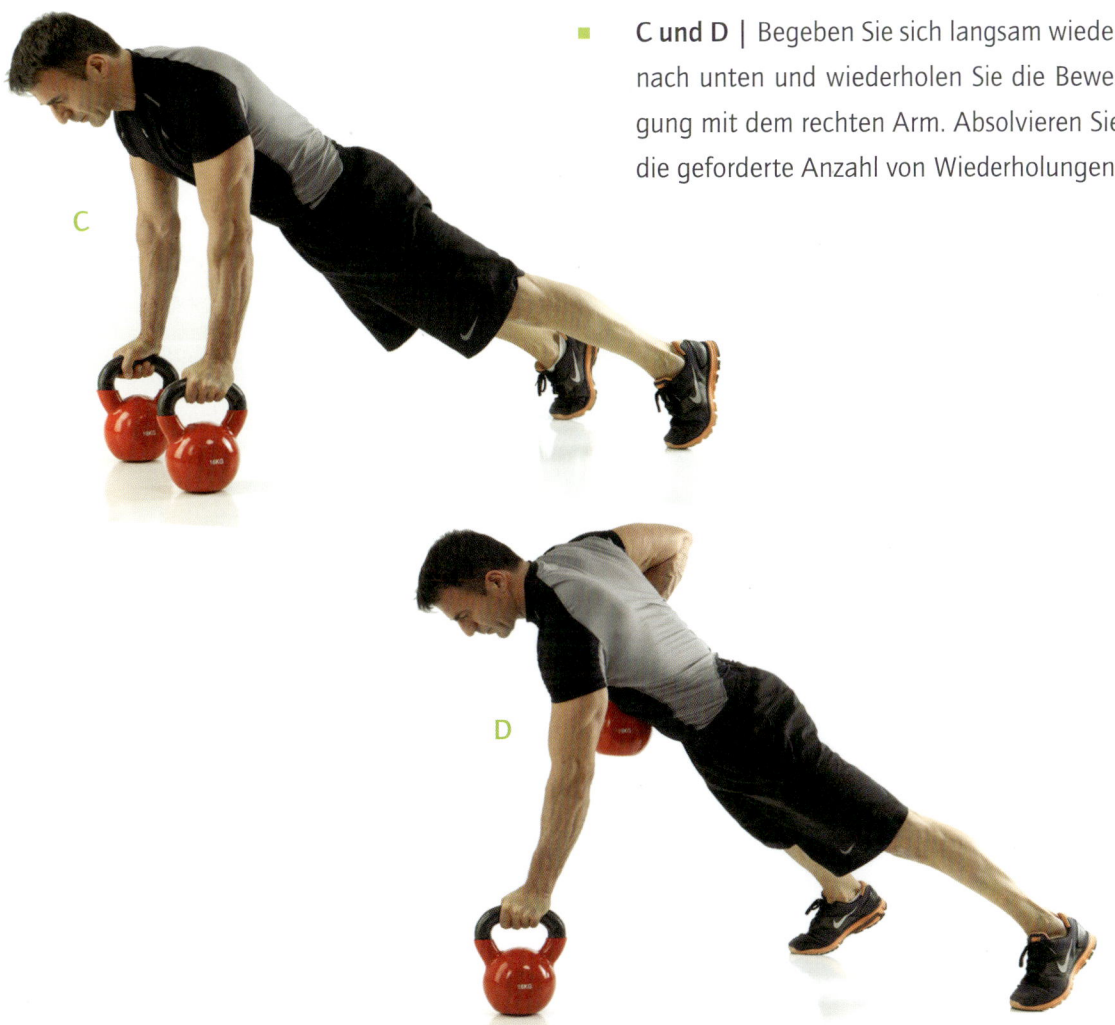

- **C und D** | Begeben Sie sich langsam wieder nach unten und wiederholen Sie die Bewegung mit dem rechten Arm. Absolvieren Sie die geforderte Anzahl von Wiederholungen.

Erläuterung

Dies ist eine großartige Übung. Sie wird normalerweise als eine Übung für den M. latissimus dorsi aufgeführt, aber das ist nur die Spitze des Eisbergs, da die gesamten Bauchfaszien beteiligt sind. Die Core-Muskeln arbeiten die ganze Zeit über an der Stabilisierung des Beckens und aktivieren weiterhin und abwechselnd die schrägen Muskeln, jedes Mal, wenn der Arm, der die Kettlebell anhebt, wechselt. Der M. latissimus dorsi arbeitet dynamisch mit dem Arm, der die Kettlebell anhebt und isometrisch, zusammen mit dem M. pectoralis, mit dem Arm, der als Bodenstütze wirkt und der das Gewicht des ganzen Rumpfs trägt. Es handelt sich um eine wirklich umfassende Übung, die die Grundlage für das sportliche Training in all den Sportarten ist, bei denen die Core-Muskeln großen Anspannungen ausgesetzt werden, wie dies in den Kampfsportarten, den Kampfkünsten, im Ringen, Judo, Rugby, American Football und auch im Tennis, Baseball und in anderen Sportarten der Fall ist.

LANGER ZYKLUS/CLEAN (UMSETZEN) UND PRESSE

Ausgangspunkt

- **A |** Halten Sie eine Kettlebell in jeder Hand und stehen Sie mit Ihren Armen vor dem Becken.

Ausführung

Beginnen Sie genauso wie beim Schwung. Stellen Sie sich einen Sprung vor… ohne Flugphase.

- **B |** Beugen Sie Ihr Becken nach hinten und verwringen Sie Ihre Hüften; die Kettlebells befinden sich unmittelbar unterhalb Ihres Beckens, Ihre Beine sind leicht gebeugt, Ihre Knie bleiben unverändert, und Ihr Rücken befindet sich die ganze Zeit über in der neutralen Position.

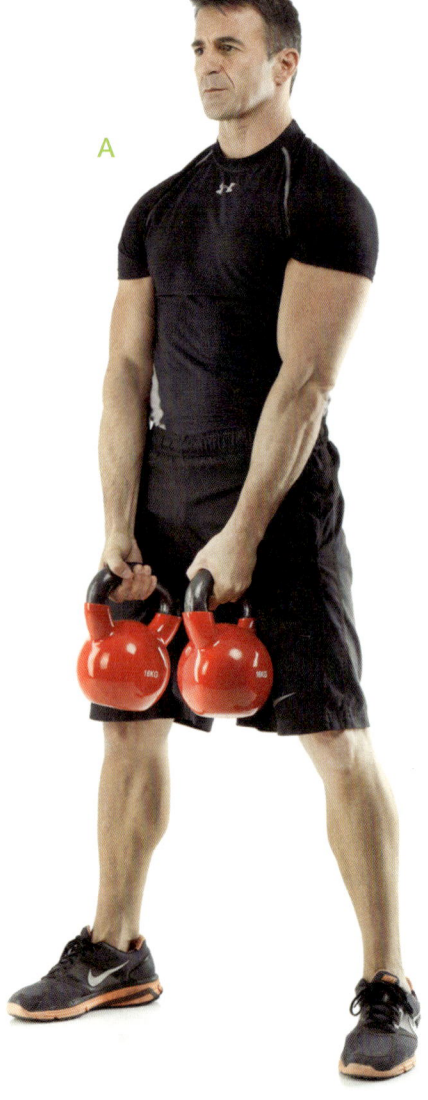
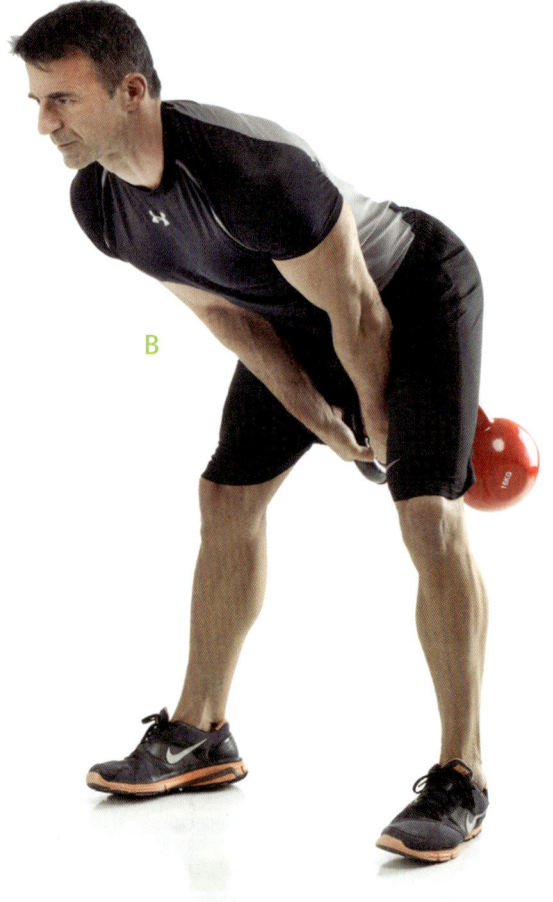

DIE KETTLEBELL

- **C |** Strecken Sie Ihre Hüften dynamisch und nutzen Sie ihre Energie aus, um die Kettlebells nach vorne-oben zu „werfen". Führen Sie die Kettlebells, ohne Ihre Arme vom Rumpf wegzuziehen, vor Ihrer Brust in der Rack-Position zusammen.

- **D |** Beugen Sie Ihre Beine schnell mit einer kurzen, schnellen und kraftvollen Bewegung, dann…

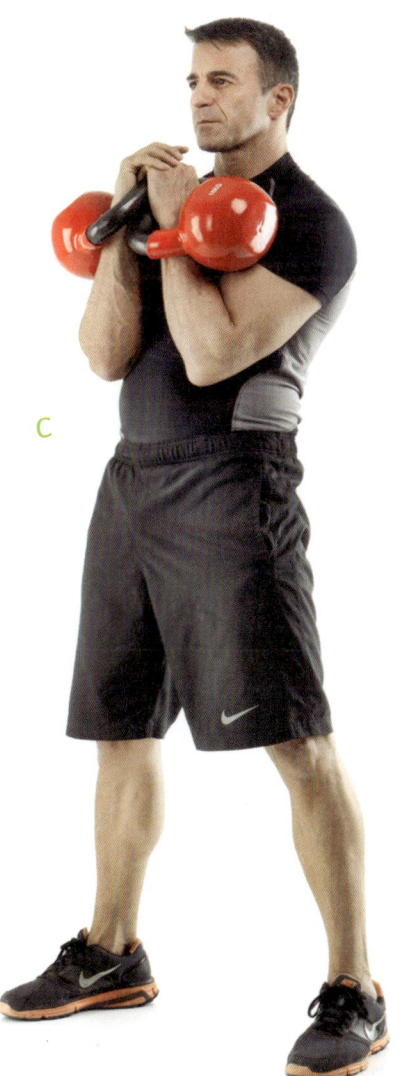

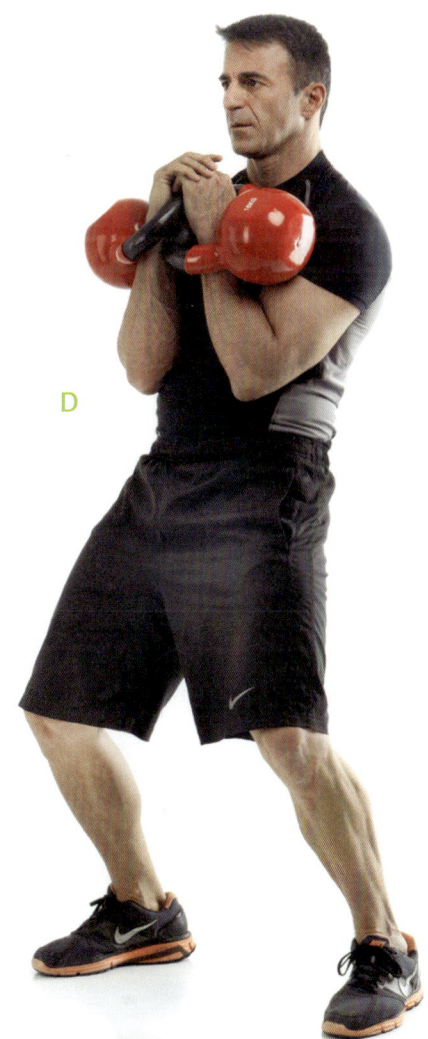

- **E |** …strecken Sie Ihre Beine und heben Ihre Arme unter Ausnutzung des Beinstoßes über Ihren Kopf. Sie befinden sich in der Lock-out-Position. Senken Sie Ihre Arme wieder in die Rack-Position ab und beginnen Sie von Punkt B aus. Absolvieren Sie die geforderte Anzahl von Wiederholungen.

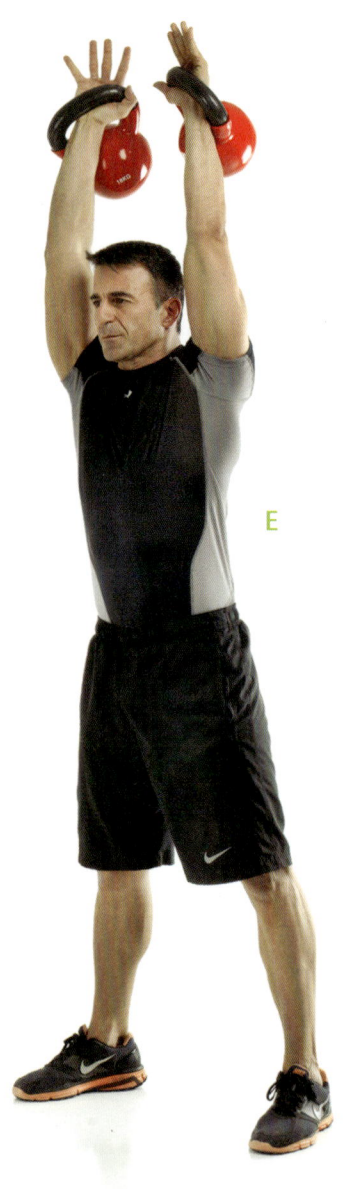

Erläuterung

Dies ist eine der drei Wettkampfübungen im Kettlebell-Training (obwohl, im Wettkampf, der zweite Teil der Bewegung eine Stoß- und keine Druck-(Push-)Presse ist) und absolut eine der besten Übungen für den Oberkörper. Es handelt sich in der Tat um eine Ganzkörperübung: Die Übung aktiviert die Hüftstreckerkette, die Trapezmuskeln, Brustmuskeln, Trizepsmuskeln, die paraskapularen und die paravertebralen Muskeln sowie die Core-Muskeln. Die Länge der beteiligten kinematischen Kette wird auch durch die Auswirkungen auf das durch diese Übung stark belastete (und damit wirksam trainierte) kardiovaskuläre und kardiorespiratorische System bestätigt und zusätzlich noch durch den Anstieg des Grundstoffwechsels nach der Übung. Der Aktivierungsmodus von unten (Beine) nach oben (Arme) und der folgende Abschwung machen diese Übung zu einer fantastischen Übung für Frauen mit Durchblutungsproblemen (besonders mit Cellulite). Aus dem gleichen Grund ist diese Übung auch zur Aufnahme in Schlankheitsprogramme für beide Geschlechter zu empfehlen, d. h. vor dem Hintergrund der Tatsache, dass man bei gleicher Ausführung ein Training durchführt, das der Methode des „Peripheral Heart Action (PHA)"-Trainings folgt. Der lange Zyklus ist schließlich eine der besten Übungen für das Konditions- und Ausdauertraining in rundenbasierten Kampfsportarten oder in Sportarten, die über einen mittleren/langen Zeitraum stattfinden. Diese Übung verdient einen roten Kreis und Respekt!

DIE KETTLEBELL

LIEGESTÜTZE AUF KETTLEBELLS

Ausgangspunkt

- **A |** Nehmen Sie die Liegestützstellung über zwei Kettlebells ein und machen Sie Ihren Körper so gerade wie ein Brett. Ihre Füße ruhen auf dem Boden, Ihre Arme sind gerade, Ihre Hände greifen die Kettlebells, Ihre Schultern befinden sich senkrecht über Ihren Händen.

Ausführung

- **B |** Beugen Sie Ihre Arme und senken Sie Ihren Körper mit einer kontrollierten Bewegung zwischen die beiden Kettlebells ab. Halten Sie Ihren Körper völlig gerade, kehren Sie dann langsam in die Ausgangsposition zurück. Absolvieren Sie die geforderte Anzahl von Wiederholungen.

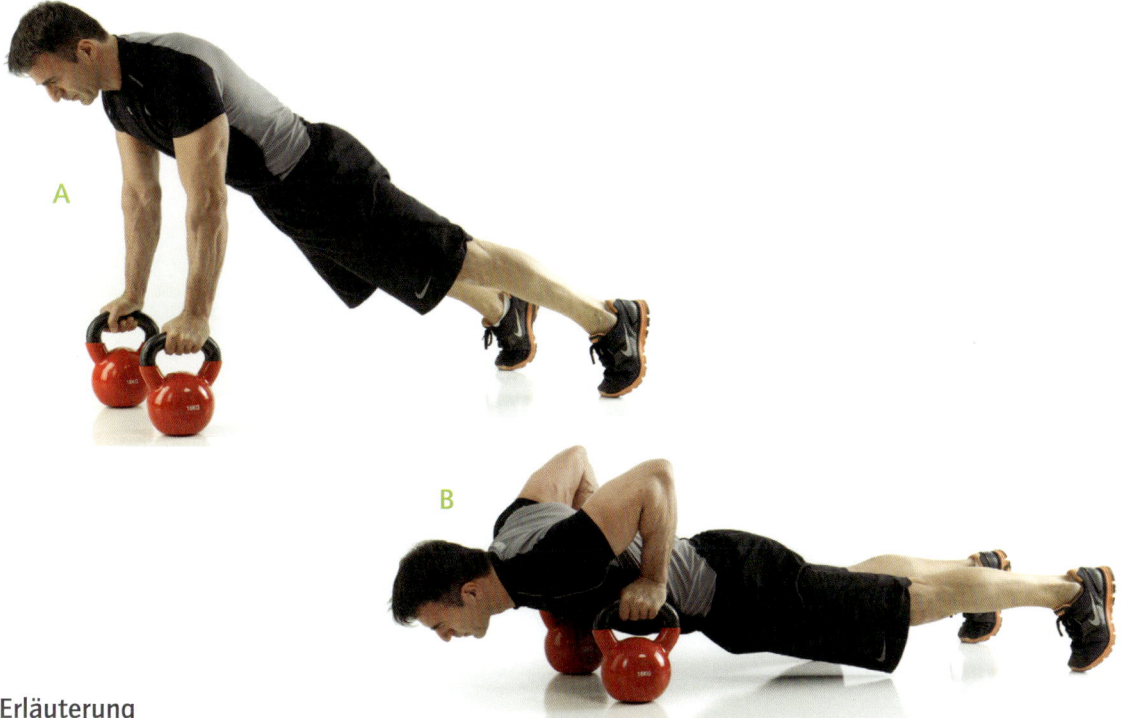

Erläuterung

Diese Übung erfordert Kontrolle, Koordination, Gleichgewicht und Kraft. Der Körper muss so tief wie möglich abgesenkt werden, wobei Sie versuchen sollten, den M. pectoralis, die Schlüsselbeinfaszie und den M. deltoideus vollständig zu strecken. Die relativ schmale Stützbasis der beiden Kettlebells erfordert ein Maß an Präzision und Kontrolle, das man bei normalen Liegestützen nicht findet. Es handelt sich um eine gute Übung zusätzlich zu den Grundlagen oder der Bodenpresse. Sie ist ideal für Sportarten, in denen das Schultergürtelgelenk Hebel-, Dehn- und Kontraktionsphasen ausgesetzt wird, wie im Ringen und in den Kampfkünsten.

HANDBUCH FUNCTIONAL TRAINING

BODEN-NACH-OBEN-PRESSE

Ausgangspunkt

- A | Nehmen Sie eine stehende Position ein und fassen Sie mit Ihrer rechten Hand eine Kettlebell.
  Verwringen Sie Ihre Hüfte und schwingen Sie die Kettlebell auf einer Ebene mit Ihrer rechten Schulter in die Boden-nach-oben-Position, d. h. mit nach unten zeigendem Griff und nach oben zeigender Bodenfläche.

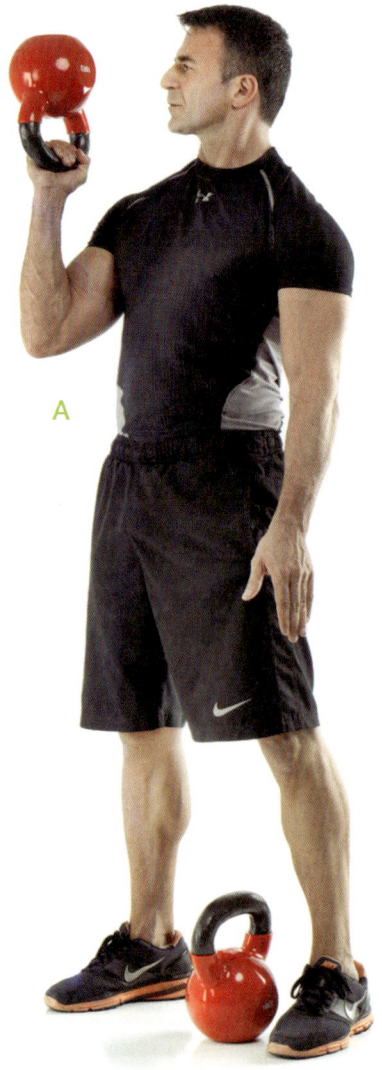

DIE KETTLEBELL

Ausführung

- **B** | Halten Sie die Kettlebell fest in der Boden-nach-oben-Position, heben Sie Ihren rechten Arm nach oben und führen Sie eine Presse aus.

Kehren Sie langsam wieder nach unten zurück und behalten Sie dabei dieselbe Position bei.

Absolvieren Sie die geforderte Anzahl von Wiederholungen.

Wiederholen Sie die Übung mit dem anderen Arm.

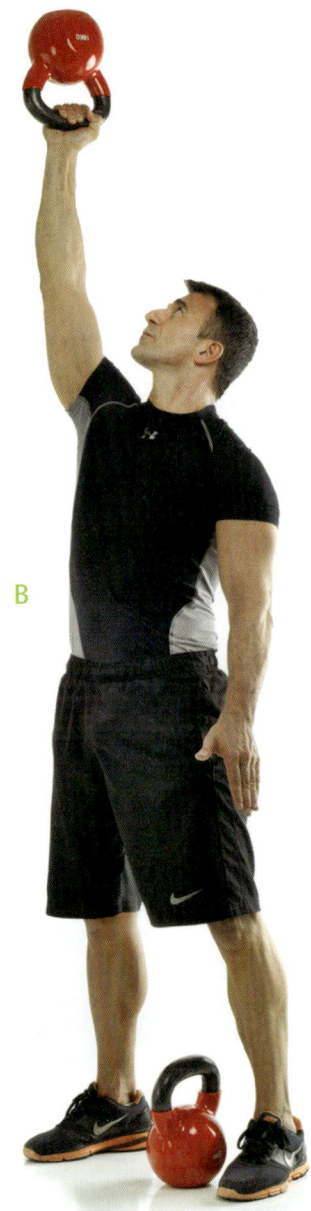

Erläuterung

Kraft in den Oberarmen beginnt mit dem Handgriff – ich habe dies bereits im ersten Teil des Buches erwähnt und werde mich nicht wiederholen. Denken Sie nur, wie viele Sportarten einen starken, ausgeprägten Griff erfordern: Judo, Ringen, die Kampfsportarten und Kampfkünste, Gewichtheben, Basketball, Baseball, Rugby, American Football und Boxen. Es handelt sich um eine ideale Übung für das Training des Hände-Unterarm-Blocks, eine kleine, aber grundlegend wichtig kinematische Kette, die alle Muskeln des Thenar- und Hypothenarwulstes, die Beuger und Strecker der Finger, den radialen und brachioradialen Muskel und alle anderen Beuger und Strecker des Unterarms trainiert.

HANDBUCH FUNCTIONAL TRAINING

LAPUTIN-SCHULTERHEBEN

Ausgangspunkt

- **A |** Stehen Sie mit leicht gebeugten Beinen. Fassen Sie eine Kettlebell mit Ihrer linken Hand und führen Sie den gleichseitigen Arm in die Lock-out-Position; Ihr rechter Arm ist leicht abgespreizt, der Daumen zeigt nach oben.

Erläuterung

Ich verdanke die Entdeckung dieser Übung Meister Pavel Tsatsouline. Meiner Meinung nach ist es eine der besten Übungen zur Kräftigung der gesamten paraskapularen und paravertebralen Muskulatur und zur Verbesserung der Körperhaltung. Die Kombination von Atmung und Kontraktion ist höchst interessant; die Übung ermöglicht es nicht nur den oben erwähnten Muskeln zu arbeiten. Sie ermöglicht auch und vor allem die Aktivierung des Zwerchfells, des Atemmuskels par excellence, und der Rippenhaltermuskeln, und all dies gleichzeitig. Dies ist ein sehr wichtiger Faktor, wenn es um die

DIE KETTLEBELL

Ausführung

- **B |** Atmen Sie ein und heben Sie den Schulter-Arm-Block auf beiden Seiten nach oben. Atmen Sie aus und kehren Sie in die Ausgangsposition zurück. Absolvieren Sie die geforderte Anzahl von Wiederholungen, dann üben Sie erneut, wobei Sie die Arme wechseln.

Körperhaltung geht: Wir werden es niemals schaffen, Haltungsschäden zum Beispiel dadurch auszugleichen, dass wir die Humerus-Rückzieh-Muskeln trainieren, wenn wir nicht zunächst alle Zwerchfellretraktionen beseitigen. Eine tiefe Einatmung, sowohl die obere als auch die untere, ist die beste und natürlichste Bewegung zur Aktivierung des Zwerchfells in seinen oberen als auch unteren Hälften. Einen Ratschlag möchte ich Ihnen geben: Absolvieren Sie zumindest zu Beginn nicht mehr als fünf Wiederholungen pro Seite, gefolgt von einer kurzen Pause. Hyperventilation während des Trainings könnte zu Druckverlust und Schwindelgefühlen führen.

GB-GEHEN

Ausgangspunkt

- A | Nehmen Sie eine stehende Position ein, halten Sie eine Kettlebell mit Ihrer rechten Hand und führen Sie den gleichseitigen Arm in die Lock-out-Position.

Ausführung

- B | Halten Sie die Lock-out-Position, spannen Sie Ihre Bauchfaszien leicht an und beginnen Sie zu gehen.
Führen Sie die Übung über die geforderte Dauer aus.

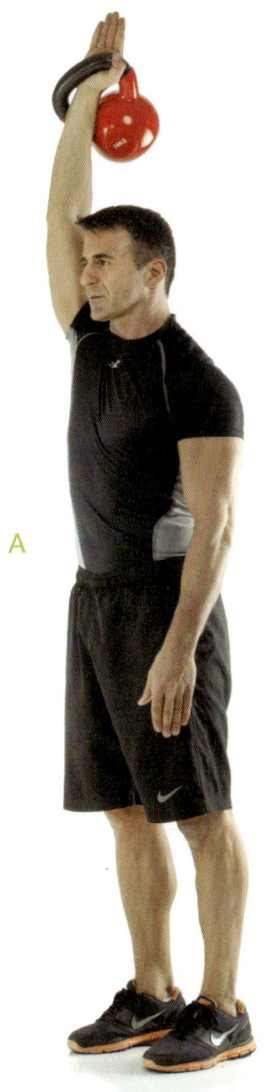

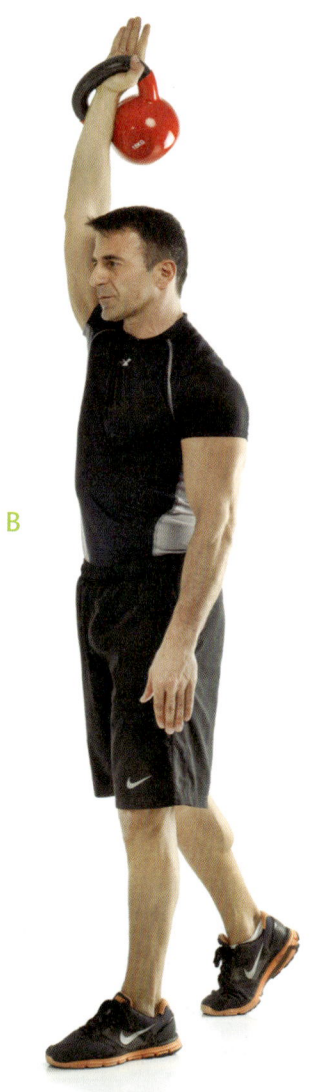

DIE KETTLEBELL

- **C |** Wiederholen Sie sie, wobei Sie den linken Arm anheben.

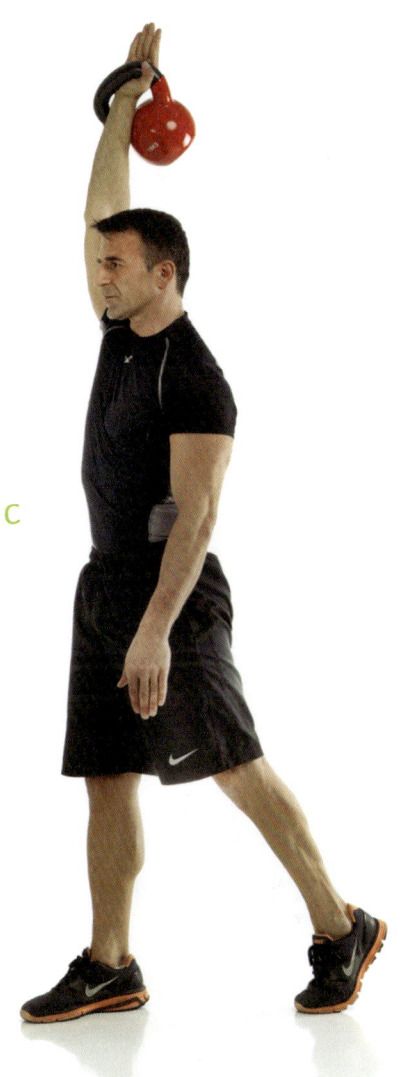

C

Erläuterung

Einfachheit führt zu den besten Ergebnissen. Das GB-Gehen ist eine exzellente Übung zur Verbesserung der Haltung und um mit der Kräftigung der paraskapularen und paravertebralen Muskulatur zu beginnen (besonders der Humerus-Rückzieher und die Außenrotatoren der Manschette). Diese beiden Muskelgruppen werden durch den langen Hebel, der durch den über dem Kopf befindlichen Arm erzeugt wird, aktiviert. Zur gleichen Zeit werden die Bauchfaszien aktiviert, um den Rumpf zu stabilisieren. Für eine optimale Ausführung ist die allmähliche Steigerung wichtig. Zuerst die Zeit – steigern Sie bis auf 30-40 s oder länger – dann das Gewicht.

HANDBUCH FUNCTIONAL TRAINING

DOPPELTER CLEAN (UMSETZEN) KNIEBEUGE UND PRESSE

Ausgangspunkt

- **A |** Nehmen Sie eine stehende Position ein und halten Sie eine Kettlebell in jeder Hand. Platzieren Sie Ihre Arme vor Ihr Becken.

Ausführung

Beginnen Sie genauso wie beim Schwung. Stellen Sie sich einen Sprung vor… ohne Flugphase.

- Beugen Sie Ihr Becken nach hinten und verwringen Sie Ihre Hüften (die Kettlebells befinden sich direkt unterhalb Ihres Beckens; Ihre Beine sind leicht gebeugt, die Knie bleiben unverändert, Ihr Rücken befindet sich konstant in der neutralen Position).

Strecken Sie Ihre Hüften dynamisch und nutzen Sie Ihren Schwung aus, um die Kettlebells nach vorne-oben zu „werfen".

Führen Sie, ohne Ihre Arme vom Rumpf wegzuziehen, die Kettlebells zu Ihrer Brust in die Rack-Position.

Beugen Sie Ihre Beine und setzen Sie sich mit einer kontrollierten Bewegung nach hinten unten in eine tiefe Kniebeuge.

Richten Sie sich auf, strecken Sie Ihre Beine dynamisch und nutzen Sie Ihren Schwung aus, um Ihre Arme nach oben zu strecken und eine Presse auszuführen.

Kehren Sie mit Ihren Armen in die Rack-Position zurück und beginnen Sie von vorne.

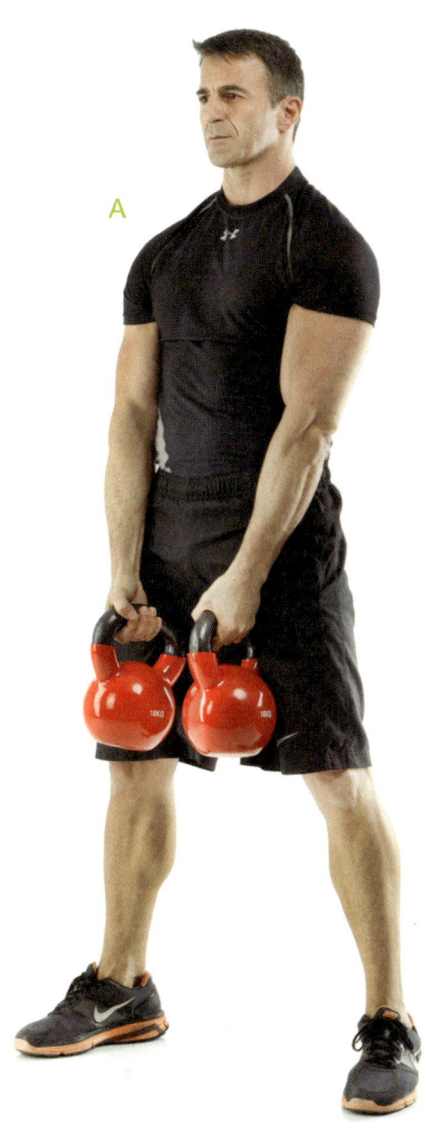

Erläuterung

Dies ist eine fantastische allgemeine Konditionsübung. Sie bietet eine unschlagbare Kombination: ballistische Verwringungsphase; Aktion und Funktion der Hüftstreckerkette (Gesäßmuskel, Oberschenkelmuskel – Quadrizeps); Stabilisierung der Bauchfaszien; Aktion und Funktion des Schultergürtels; Stabilisierung der paravertebralen Muskulatur. Es ist schwer, Muskeln zu finden, die bei dieser hervorragenden Übung nicht aktiviert werden. Alle Systeme kommen hintereinander an die Reihe: zuerst das kardiovaskuläre und kardiorespiratorische System, dann die anderen Systeme. Was für die Clean & Press-Übung gesagt wurde, gilt auch für diese Übung voll und ganz. Diese Übung ist sehr gut geeignet für Frauen mit Durchblutungsproblemen sowie im Rahmen von Schlankheits- und Krafttrainingsprogrammen (natürlich mit variablen Lasten nach den festgelegten Zielen)

TEIL III – ZIELE, METHODEN UND TRAININGSPROGRAMME

KAPITEL 14

KRAFT

KRAFT

14.1 DIE FUNKTIONALE WAHL

Ihr Körper als maßgeschneidertes Outfit; ein neues Gefühl von Leistungsfähigkeit; technische Bewegungen, die vormals unvorstellbar waren, werden jetzt zu leicht gemeisterten Übungen. Wenn Sie das Konzept des funktionalen Trainings vollständig verstanden haben, dann werden Sie all dies vielleicht schon spüren und aus erster Hand erleben. Sie machen zwar nur Ihre ersten Schritte, aber Sie spüren bereits, dass sich etwas verändert, und noch mehr wird sich ändern. Ich bin nun jedoch gezwungen, Ihre Begeisterung zu dämpfen und Sie daran zu erinnern, dass das funktionale Training zwar eine Wahlmöglichkeit ist, aber keine Entschuldigung, alles, was Sie bisher in Fitnessstudios praktiziert haben, ad acta zu legen. Eigentlich ist seine erste Anwendung eine Rückkehr zu Grundübungen, die entsprechend verbessert und angepasst wurden.

Aktion + Funktion = funktionales Training

Neben den in diesem Buch gezeigten Übungen sollten wir die Bedeutung der grundlegenden Fitnessübungen wie Kniebeugen, Ausfallschritte, Zug- und Pressübungen nicht vergessen. In dieser Hinsicht und gemäß der Definition, die ich gegeben habe, ist die Leistung der Kraftsportler in Umsetz-, Stoß- und Reißübungen äußerst funktional. Wir haben in der Tat eine extrem kraftvolle Aktion der Hüftstreckerkette; zuerst eine motorische, dann eine stabilisierende Aktion der Bauchfaszien; schließlich werden diese Kräfte auf die oberen Gliedmaßen übertragen. Was haben ein Boxer, ein Baseballspieler, ein Tennisspieler und Golfer gemeinsam? Offenbar nichts, aber... wenn man die Biomechanik der Bewegung beobachtet, findet man die gleichen Konzepte, die oben ausgedrückt wurden: Verwringung und Aktivierung der Hüftstreckerkette; motorische und stabilisierende Wirkung der Bauchfaszien; Kraftübertragung auf die oberen Gliedmaßen. Habe ich mich klar genug ausgedrückt?

14.2 KRAFTTRAINING

Wir können die *Kraft* als die Fähigkeit definieren, einen Widerstand zu überwinden oder sich einem Widerstand mit Muskeleinsatz zu widersetzen (Zatsiorskij[19], 1988).

Die Kraft ist eine konditionale Fähigkeit, die zu etwa 80 % von nervalen Faktoren abhängt. Diese Faktoren implizieren:

- die maximale Fähigkeit zur Rekrutierung der weißen Fasern des Typs II (besonders des Typs IIx);
- die maximale Entwicklung des Zentralnervensystems, die, wie wir uns erinnern, im Alter von etwa 14 Jahren stattfindet;
- die Fähigkeit der „Deaktivierung" der Renshaw-Zellen, also der Zellen, die als Vermittler der motorischen Botschaft dienen.

Die verbleibenden 20 % bestehen aus organischen/metabolischen Faktoren:

- der Prozentsatz der weißen Fasern des Typs IIa und IIx;
- die Dichte, d. h. der Quantität der weißen Fasern innerhalb der transversalen Querschnittsebene des Muskels;
- Zunahme des Durchmessers der weißen Fasern;
- Verbesserungen der Rekrutierung (siehe Kap. 5).

---

[19] Zatsiorskij V.M. and Sazonov V.P. (1988). Basi biomeccaniche nella prevenzione dei danni alla colonna lombare durante esercizio fisico – Revisione della bibliografia esistente, in *Atleticastudi*, 5.

14.3 KRAFTTRAININGSPROGRAMME

Es gibt spezifische Krafttrainingsprogramme. Die Grenze der im Folgenden dargestellten Programme besteht darin, dass für sie keine Maximaltests existieren und keine Belastungsprozentsätze für diejenigen, die sich daran orientieren wollen. Ich habe daher die Belastungsprogression als Grundlage genommen, d. h. den zunehmenden Umfang und die zunehmende Belastung in Gestalt von zunehmend höheren Gewichtsprozentsätzen innerhalb eines wellenförmigen Programms. Die positive Tatsache ist, dass die Programme funktionieren, und zwar bei jedem.

Programm 1	
Blatt A	**Blatt B**
Laufen: 10 min	Laufen: 10 min
Kniebeuge: 3 x 10.8.6* Einbeiniges Kreuzheben mit der Kettlebell: 3 x 10 + 10	Geh-Ausfallschritt mit geschultertem Sandsack: 3 x 10 + 10 Über-Kopf-Kniebeuge mit Kettlebell: 3 x 10 + 10
Kreuzheben: 3 x 10.8.6 Klimmzug: 3 x max	Rudern mit zwei Sandsäcken: 3 x 10 Clean (Umsetzen) & Presse mit zwei Kettlebells: 3 x 15
Horizontalbank: 3 x 10.8.6 Clean (Umsetzen) & Presse mit dem Sandsack: 3 x 15	Frontale Schulterpresse mit Hantel: 3 x 10 Snatch (Reißen) mit der Kettlebell: 3 x 10
Laufen: 10 min	Laufen: 10 min

Trainingshinweise
Ganzer Körper bzw. große Körperbereiche
Häufigkeit: 2-3 x pro Woche
Dauer: 8-9 Wochen
Anmerkungen zu Blatt A: Wechseln Sie die Übungspaare jede Woche, sodass alle wichtigen Bereiche gleichmäßig belastet werden.
Blatt A Progression: Fügen Sie alle zwei Wochen, unter Verwendung der Pyramidenmethode, einen Satz mit sechs Wiederholungen zur ersten Übung in jeder Gruppe hinzu, bis zu einem Maximum von fünf Sätzen.
Blatt B Progression: Fügen Sie alle zwei Wochen einen Satz zur ersten Übung in jedem aufgelisteten Paar hinzu.

*10, 8, 6 sind die jeweiligen Wiederholungszahlen.

HANDBUCH FUNCTIONAL TRAINING

Programm 2	
Blatt A	Blatt B
Laufen: 10 min	Laufen: 10 min
Kreuzheben: 4 x 8.6.6.4 Frontale Kniebeuge: 3 x 10	Einbeiniges Kreuzheben: 3 x 10 Einbeinige Kniebeuge: 3 x 10
Horizontalbank: 4 x 8.6.6.4 Zug (Pull) & Presse mit Sandsack: 3 x 10	Umsetzen (Clean) & Presse mit Sandsack: 3 x 20 Floor Pull mit Sandsack: 3 x 20
Klimmzug: 4 x max Druck-(Push-)Presse mit zwei Kettlebells: 3 x 10	Druck-(Push-)Presse mit Hantel: 3 x 10 Bankdrücken mit engem Griff: 3 x 10
Laufen: 10 min	Laufen: 10 min

Trainingshinweise
Ganzer Körper bzw. große Körperbereiche
Dauer: 8 Wochen
Häufigkeit: 3 x pro Woche
Anmerkungen zu Blatt A: Wechseln Sie die Übungspaare.

Programm 3	
Blatt A	Blatt B
Laufen: 10 min	Laufen: 10 min
Horizontalbank: 5 x 5; Erholung: 4 min Tiefer Pulley: 3 x 10; Erholung: 2 min	Kurzhantel-Presse auf Pezziball: 3 x 10; Erholung: 1:30 min Clean (Umsetzen) & Presse mit der Kettlebell: 3 x 10
Kniebeuge: 5 x 5 Bein-Curl auf Pezziball: 3 x 10	Klimzug: 3 x maximal Einbeiniges Kreuzheben mit zwei Kettlebells: 3 x 10 mit jeder Seite
Kreuzheben: 5 x 5 Lat-Maschine vorne: 3 x 10	Langhantel-Curl: 3 x 10 Parallele Dips: 3 x maximal
Laufen: 10 min	Laufen: 10 min

Trainingshinweise
Ganzer Körper
Dauer: 8 Wochen
Häufigkeit: 3 x pro Woche

KRAFT

Programm 4

Blatt A

Laufen: 10 min

Kniebeuge: 3 x 7-9; 3 x 4-6; 3 x 11; Erholung: 4 min
Schwung mit der Kettlebell: 3 x 20
Military Press: 3 x 7-9
Clean (Umsetzen) mit der Kettlebell: 3 x 20
Bankdrücken mit engem Griff: 3 x 7-9

Laufen: 10 min

Blatt B

Laufen: 10 min

Kreuzheben: 3 x 7-9; 3 x 4-6; 3 x 11
Floor Pull: 3 x 20
Einbeiniges Kreuzheben: 3 x 7-9
Geh-Ausfallschritt u. Drehung: 3 x 10 auf jeder Seite
Langhantel-Curl: 3 x 7-9

Laufen: 10 min

Blatt C

Laufen: 10 min

Horizontalbank: 3 x 7-9; 3 x 5-7; 3 x 11
Floor Presse: 3 x 20
Clean (Umsetzen) und Presse mit der Kettlebell: 3 x 7-9
Seitlicher Ausfallschritt und Drehung mit dem Medizinball: 3 x 10 auf jeder Seite
Snatch (Reißen) mit der Kettlebell: 3 x 20 auf jeder Seite

Laufen: 10 min

Programm 5

Blatt A

Laufen: 10 min

Powerschwung mit der Kettlebell: 3 x 10
Kniebeuge: 3 x 6; 3 x 3; 3 x 11
Klimmzug: 3 x maximal
Druck-(Push-)Presse mit der Kettlebell: 4 x 5-7
Langhantel-Curl: 3 x 10

Laufen: 10 min

Blatt B

Laufen: 10 min

Sprung aus dem Knien: 3 x 5
Kreuzheben: 3 x 6; 3 x 3; 3 x 9
Clean (Umsetzen) u. Presse mit der Kettlebell: 3 x 5-7
Einbeiniges Kreuzheben: 3 x 5-7
Kreuz-Liegestütze: 3 x 10

Laufen: 10 min

Blatt C

Laufen: 10 min

Plyometrische Liegestütze: 3 x 5
Horizontalbank: 3 x 5; 3 x 3; 3 x 9
Tiefer Pulley: 3 x 10
Leopardenbrett: 3 x 20
Parallele Dips: 3 x maximal

Laufen: 10 min

15 KAPITEL

HYPERTROPHIE

HYPERTROPHIE

15.1 HYPERTROPHIETRAINING

Ein ganzes Buch über dieses Thema würde nicht ausreichen. Es gibt 1.001 Studien zur Hypertrophie, aber auch keine Gewissheiten über den Mechanismus und die Ursache/Wirkung des hypertrophen Reizes. Man denke nur an die Muskelfasern: Sie können weiß, rot, intermediär, totipotent oder Satelliten sein; jeder dieser Typen reagiert auf einen oder mehrere unterschiedliche Stimuli. Nicht zu vergessen sind die anderen Komponenten der Skelettmuskulatur: die sarkoplasmatischen, Binde- oder Lipidkomponenten, oder das riesige Geheimnis, das das Gehirn auch heute noch darstellt, mit dem Kleinhirn und Nervensystem, aus dem alles entspringt und wo alles endet. Diese „graue Zone" erklärt die Fülle der Techniken und Methoden, die von den wissenschaftlichen zu den malerischen oder fantasievollen reichen. Müssen wir mit dem auskommen, was vorhanden ist? Sollen wir mit den Näherungen und anekdotenhaften Fantasien der seltsamen Typen in Fitnessstudios weitermachen? Nein, das sollen wir nicht. Wir müssen unseren Körper verstehen, bei dem es sich um eine perfekte Maschine handelt, mit der kein Computer, selbst der modernste, auch nur entfernt verglichen werden kann. Unser Körper hat sich immer der Funktion gemäß angepasst, für die er geschaffen wurde, und er hat sich im Laufe der Jahrtausende weiterentwickelt.

HYPERTROPHIE

Werfen wir also einen Blick auf die Prioritäten:

1. Das Training der Funktion eines Gelenksystems oder einer kinematischen Kette. Erinnern Sie sich? Der Zweck oder der Grund, für den dieses System oder diese Kette gebaut und erschaffen wurde und sich bis zum heutigen Tag entwickelt hat.
2. Das Training der an den Bewegungen und Aktionen beteiligten Ebenen, die in Bezug zu diesen Systemen und kinematischen Ketten stehen. Worin besteht der Sinn des Trainings der Oberschenkel- und der Gesäßmuskeln mit Übungen nur auf der Frontalebene (Kniebeugen und Kreuzheben), wenn die Hüftstreckerkette und das Hüftgelenk selbst nur Bewegungsumfänge auf der Sagittal- und auch auf den intermediären Ebenen gemeinsam haben?
3. Mehrgelenkübungen: Im Alltagsleben gibt es keine eingelenkigen Übungen.
4. Bewältigung und Abwechslung der Lasten (d. h. Periodisierung) und der durch sie hervorgerufene Stress.

Von dort aus möchte ich beginnen. Ich möchte ein einfaches, progressiv gestaltetes Programm aus Fitnessübungen mit Übungen und Modifizierungen, die typisch für das funktionale Training sind, verbinden.

15.2 KOSMETISCHE UND FUNKTIONALE HYPERTROPHIE

Wie bereits in meinem Buch *Kettlebell* (Elika-Verlag) erwähnt, tobt in der Fitnesswelt ein Streit, eine Fehde, die sich entwickelt hat, da die Körperkultur sich allmählich von einem Leistungssport – mit der Arbeit an der Kraft und ihren Anpassungen – zu einem Sport mit rein ästhetischen Merkmalen hin verschoben hat. Der Streit findet zwischen der kosmetischen und der funktionalen Hypertrophie statt. Unter *kosmetischer Hypertrophie* versteht man gemäß der Definition amerikanischer Sporttrainer eine Zunahme der Muskelmasse um ihrer selbst willen, mit dem Ziel, sich auf einer Bühne zu präsentieren bzw. einen gut definierten, muskulösen Körper zu präsentieren, ohne damit einen Leistungszweck zu verfolgen. Die *funktionale Hypertrophie* ist stattdessen eine Zunahme der Muskelmasse für Leistungszwecke, das heißt, dass sie kombiniert wird mit Merkmalen wie Kraft, Gewandtheit, Schnellkraft und Schnelligkeit.

Worin besteht der Hauptunterschied zwischen diesen beiden Extremen der Körperkultur? Die Antwort lautet: in den Trainingseinheiten und ihren Anpassungen. Bei der kosmetischen Hypertrophie muss man, wie erwähnt, klassische Grundübungen mit funktionalen Übungen kombinieren, um unterschiedliche kinematische Ketten und unterschiedliche motorische Eigenschaften und Fertigkeiten zu stimulieren. Die Anpassungen in Zusammenhang mit der funktionalen Hypertrophie beziehen das Zentralnervensystem in größerem Ausmaß mit ein.

HYPERTROPHIE

15.3 FUNKTIONALE HYPERTROPHIETRAININGSPROGRAMME

Programm 1	
Blatt A	Blatt B
Laufen: 8 min	Laufen: 8 min
*Horizontalbank: 3 x 10; Erholung: 2 min Liegestütze: 3 x maximal; Erholung: 1:30 min	*Kurzhantel-Presse auf der Horizontalbank 3 x 10 Leoparden-Liegestütze: 3 x 10
*Frontale Lat-Maschine (ohne Kniepolster): 3 x 10 Floor Pull: 3 x 10	*Rudern mit dem Sandsack: 3 x 10-15 Lacerta-Liegestütze: 3 x 10
Druck-(Push-)Presse mit der Hantel: 3 x 10-12	*Hocksprung: 3 x 5 Geh-Ausfallschritt & Drehung: 3 x 5 auf jeder Seite
*Frontale Kniebeuge: 3 x 10 Geh-Ausfallschritt: 3 x 10 auf jeder Seite	Frontalstabilisierer auf den Unterarmen: 3 x 10 s Umgekehrter Crunch mit Sandsack: 3 x 10
Frontalstabilisierer mit gestreckten Armen: 3 x 10 s Schräg-Crunches: 3 x 10 auf jeder Seite	Laufen: 8 min
Laufen: 8 min	

Trainingshinweise
Ganzkörper
Dauer: 6-8 Wochen
Progression: Fügen Sie alle zwei Wochen einen Satz zu den mit einem Sternchen markierten Übungen hinzu.

HANDBUCH FUNCTIONAL TRAINING

Programm 2	
Blatt A	Blatt B
Laufen: 8 min	Laufen: 8 min
*Horizontalbank 3 x 10.8.6; Erholung: 2 min	*Liegestütze auf Kettlebells: 3 x maximal
Leoparden-Liegestütze: 3 x 10 jede Seite; Erholung: 1:30 min	Langhanteldrücken auf dem Pezziball: 3 x 10
*Lat-Maschine mit Mittelgriff (ohne Kniepolster): 3 x 10.8.6	*Floor Pull mit dem Sandsack: 3 x 10
Rudern mit zwei Sandsäcken: 3 x 10 mit jeder Seite	Rudern mit zwei Kettlebells: 3 x 10
*Clean (Umsetzen) & Presse mit zwei Kettlebells: 3 x 10	Clean (Umsetzen) & Presse mit dem Sandsack: 3 x 10
Diagonale Presse mit dem Medizinball: 3 x 10 mit jeder Seite	*Kniebeuge & Presse mit Kettlebell: 3 x 10
*Frontale Kniebeuge mit Langhantel: 3 x 10	Einbeiniges Kreuzheben mit Kettlebell: 3 x 10 mit jeder Seite
Geh-Ausfallschritt & Beugen: 3 x 10 mit jeder Seite	Brett & Seitbeugen: 5 x 10 mit jeder Seite
Laufen: 8 min	Laufen: 8 min

Trainingshinweise
Ganzkörper
Dauer: 6-8 Wochen
Progression: Fügen Sie alle zwei Wochen einen Satz zu den mit einem Sternchen markierten Übungen hinzu (fügen Sie einen Satz zu sechs Wiederholungen zu den Übungen mit der Pyramidenmethode hinzu).

Programm 3	
Blatt A	Blatt B
Laufen: 8 min	Laufen: 8 min
*Frontale Kniebeuge: 3 x 5	Klimmzüge: 3 x maximal
Ausfallschritt mit geschultertem Sandsack: 3 x 10 mit jeder Seite	Umgekehrtes Rudern: Horizontale Zugbewegungen mit der Multipower-Stange: 3 x maximal
Power-Schwung: 3 x 10	Lacerta-Liegestütze: 3 x 20
Plyometrische Liegestütze: 3 x 5-7	*Doppelstoßen mit zwei Kettlebells: 3 x 5-7
*Horizontalbank: 3 x 5	Diagonale Presse mit dem Medizinball: 3 x 10 mit jeder Seite
Amerikanische Liegestütze: 3 x 10	Gebeugte Presse: 3 x 7 mit jeder Seite
Langhantel-Curls in der Predigerposition (im Knien auf einer Matte, das Becken befindet sich über den Fersen): 3 x 7-9	Parallele Dips: 3 x maximal
Umgekehrter Crunch mit Sandsack: 3 x 10	Leopardenbrett: 3 x 30 s
Seitbrett: 3 x 10 s mit jeder Seite	Umgekehrter Seil-Crunch: 3 x 10
Laufen: 8 min	Laufen: 8 min

Trainingshinweise
Geteilte Routine
Dauer: 6-8 Wochen
Progression: Fügen Sie alle zwei Wochen einen Satz zu den mit Sternchen markierten Übungen hinzu.

HYPERTROPHIE

Programm 4	
Blatt A	Blatt B
Seilspringen: 5 min	Laufen: 10 min
Geh-Ausfallschritt mit Langhantel: 3 x 5 mit jeder Seite	Gebeugte Presse mit Kettlebell: 3 x 7 mit jeder Seite
Frontale Kniebeuge & Presse: 3 x 7-9	Klimmzüge: 3 x maximal
Burpees: 3 x 20	Floor Pull mit dem Sandsack: 3 x 10
Drücken mit Kurzhanteln: 3 x 5	Clean (Umsetzen) & Stoßen mit zwei Kettlebells: 3 x 7
Leopardenliegestütze: 3 x 20	Druck-(Push-)Presse mit Kettlebell: 3 x 15
Bankdrücken mit engem Griff: 3 x 5	Langhantel-Curl: 3 x 5-7
Umgekehrter Seil-Crunch: 3 x 20	Leopardenbrett: 3 x 30 s
Seitbrett & Drehung: 3 x 10 mit jeder Seite	Brett & Seitbeugen: 3 x 10 mit jeder Seite
Seilspringen: 5 min	Laufen: 10 min

Trainingshinweise

Geteilte Routine

Dauer: 6-8 Wochen

Progression: Fügen Sie jede Woche einen Satz zur ersten Übung für jede Muskelgruppe hinzu, bis zu einem Maximum von fünf Sätzen.

16 KAPITEL

GEWICHTS-VERLUST

GEWICHTS-VERLUST

16.1 GEWICHTSVERLUSTTRAINING

Diejenigen, die mich kennen, wissen, dass das Abnehmen ein Stoffwechselzustand mit mehreren „Eltern" ist. Es gibt viele organische lipolytische Wege und daher verschiedene Methoden, um Körperfett zu verlieren. Zunächst wollen wir klären, was wir unter *Abnehmen* verstehen: Wir meinen damit nicht nur eine Gewichtsabnahme – Waagen sind in dieser Hinsicht wenig hilfreich (stark übergewichtige Probanden ausgenommen), weil sie nicht die reale Reduktion des Körperfettprozentsatzes messen.

Wie soll man das Abnehmen also definieren? *Abnehmen* bedeutet einen Rückgang der Fettanteile, insbesondere der subkutanen und viszeralen. Lassen Sie mich mit einer zwar alltäglichen, aber dennoch beachtenswerten Beobachtung beginnen: Es gibt keine Schlankheitskur ohne geeigneten Ernährungsplan, oder sie ist im besten Fall äußerst schwierig. Obwohl dieser Aspekt offensichtlich erscheint, ist er die grundlegende Ursache für das Ausbleiben von Ergebnissen. Nachdem dies gesagt wurde, möchte ich deutlich machen, dass Zirkeltraining auch für andere Arten von Anpassungen, von Hypertrophie bis Kraft, geeignet ist. Die beteiligten neurogenen und muskulären Komponenten werden durch die Art des Trainingsreizes bestimmt.

16.2 LIPOLYTISCHE PFADE

Im Folgenden wird ein kurzer Überblick über die Trainingsstimuli gegeben, die „verabreicht" (der Begriff ist nicht zufällig gewählt) werden sollen, um unterschiedliche lipolytische Pfade zu aktivieren:

1. **Muskeltonustraining**

Der Muskeltonus ist eine elektrische Botschaft mit sehr niedriger Intensität, die in einem aktiven Muskel immer vorhanden ist, auch in Ruhe. Dies ist typischerweise eine nervale Anpassung, die durch das klassische Krafttraining erreicht werden kann. Krafttraining erhöht den Muskeltonus im Verlauf der Zeit; dies bewirkt eine Steigerung des Grundstoffwechsels und auch eine Steigerung der oxidativen Körperfettverbrennung im Ruhezustand.

2. **Hypertrophietraining**

Viele Leute fragen mich, was Hypertrophie und Abnehmen gemeinsam haben. Während eines Trainings bis zur Erschöpfung ist die Laktatproduktion ein Hinweis auf eine hormonelle Reaktion, und zwar:

- des Wachstumshormons: proteolytische und lipolytische Reaktion;
- der Katecholamine: Adrenalin und Noradrenalin (lipolytische Reaktion);
- der Schilddrüsenhormone: lipolytische Reaktion.

Aber reicht dies aus? Es handelt sich eigentlich um mehr; zum Beispiel wissen wir, dass durch ein Intervalltraining bis zur Laktatschwelle die EPOC („Excess Post-exercise Oxygen Consumption" = gesteigerter Sauerstoffverbrauch nach der Belastung) sehr beeinflusst wird. All dies bewirkt eine Stoffwechselsteigerung, die über mehrere Stunden nach dem Training anhält (in Abhängigkeit von der Belastungsintensität bis zu 12, 16, sogar 24 Stunden und länger) und mit einem Anstieg des Körperfettverbrauchs um 10-15 % in Ruhe einhergeht!

3. **Aerobes Training**

Die oxidativen Pfade im Krebszyklus sind eine wesentliche Voraussetzung für die Bereitstellung der für die Lipolyse erforderlichen Sauerstoffmenge. Aerobe Arbeit niedriger Intensität ist für übergewichtige oder stark übergewichtige Personen in der Anfangsphase des Trainings unverzichtbar. Für Anfänger ist sie ebenfalls wichtig, auch wenn im Laufe der Zeit die Intensität schrittweise erhöht werden muss, bis hin zum Intervall- und Zirkeltraining. Was das Letztere angeht, sind die Methoden des Cardio-Fit-Trainings, des „Peripheral Heart Action (PHA)"-Trainings sowie Zirkeltrainingsmethoden besonders gut geeignet.

Weiterentwicklungen sind:

- Blitzzirkel, wegen ihrer Fähigkeit, alle Organsystem in sehr kurzer Zeit stark zu belasten, wobei sofort eine Sauerstoffschuld eingegangen wird;
- Zirkeltraining auf Zeit, zur Verbesserung der Bewegungsökonomie.

16.3 ZIRKELTRAINING

Ich spreche schon seit mindestens einem Jahrzehnt über Zirkeltraining als Training der Zukunft. Man kann sehr differenzierte Systeme und organische Strukturen mit einer einzigen Methode stimulieren. Zirkeltraining ist wichtig für die allgemeine körperliche Vorbereitung, für jedes leistungssportspezifische Training, für das Kraft- und Hypertrophietraining und natürlich als eine Strategie der Gewichtsreduzierung für jedermann. Die Vielfalt der Methoden macht das Zirkeltraining zu einer sehr abwechslungsreichen Trainingsart, die nie langweilig wird und die ein Intensitätsspektrum aufweist, das vom Anfänger bis zum Sportler reicht. Die bekanntesten Methoden sind Zirkeltraining, Cardio-Fit-Training, „Peripheral Heart Action (PHA)"-Training, Blitzzirkel, Zirkel, die in einer bestimmten Zeiteinheit absolviert sein müssen und das Boot Camp. Schauen wir uns diese Methoden einmal näher an.

16.3.1 Zirkeltraining

Das Zirkeltraining wurde um 1956 von der US-Armee entwickelt. Es besteht aus einer Folge von 6-10 Übungen, die mit kurzen oder gar keinen Pausen zwischen den Übungen wiederholt werden. Die Ausführung einer gesamten Übungssequenz wird ein „Zirkel" genannt. Am Ende jedes Zirkels kann man zwischen passiver oder aktiver Erholung wählen, bevor man wieder von vorne beginnt.

Die Anzahl der Zirkeldurchgänge variiert von 2-10.

Programm 1	Programm 2
Ganzkörperprogramm für jedermann	Anfänger (Frauen)
Laufen: 10 min	Laufen: 10 min
Liegestütze: 1 x 10	Schwung mit der Kettlebell: 1 x 20
Crunch: 1 x 10	Liegestütze: 1 x 5-10
Clean (Umsetzen) mit dem Sandsack: 1 x 10	Geh-Ausfallschritt: 1 x 5 jede Seite/ 10 mit jeder Seite
Armbrett: 1 x 10 s	Armbrett: 1 x 10 s
Geh-Ausfallschritt: 1 x 10	Kniebeuge & Presse mit Kettlebell: 1 x 5/10
Umgekehrter Seil-Crunch: 1 x 10	Clean (Umsetzen) & Presse mit Sandsack: 1 x 10
Erholung: 2 min	Gehen: 2 min
Wiederholen Sie diese Sequenz 5 x	Wiederholen Sie diese Sequenz 3-5 x
Laufen: 10 min	Laufen: 10 min

GEWICHTSVERLUST

Programmm 3	Programm 4
Anfänger (Männer)	Anfänger (Männer)
Laufen: 10 min	Laufen: 10 min
Liegestütze: 1 x 10 Seil-Crunch: 1 x 10 Floor Pull: 1 x 10 Unterambrett: 1 x 10 s Frontale Kniebeuge: 1 x 10 Umgekehrter Seil-Crunch: 1 x 10 Rudern mit dem Sandsack: 1 x 10 Leopardenbrett: 1 x 10 s Erholung: 2 min	Leopardenbrett: 1 x 10 s Plyometrische Liegestütze: 1 x 5 Umgekehrter Seil-Crunch: 1 x 10 Clean (Umsetzen) u. Presse mit der Kettlebell: 1 x 10 Brett u. Seitbeugen: 1 x 10 mit jeder Seite Kniebeuge u. Presse mit der Kettlebell: 1 x 10 Schwung: 1 x 20 Erholung: 2 min
Wiederholen Sie diese Sequenz 5 x	Wiederholen Sie diese Sequenz 5 x
Laufen: 10 min	Laufen: 10 min

Programm 5	Programm 6
Anfänger (Frauen), dynamisch	Anfänger (Männer), dynamisch
Laufen: 10 min	Laufen: 10 min
Jumping Jack (Hampelmann): 1 x 10 Skipping: 1 x 10 s Schwung: 1 x 10 Kniebeuge u. Presse: 1 x 10 Seil-Crunch: 1 x 10 Druck-(Push-)Presse mit der Kettlebell: 1 x 10 Umgekehrter Crunch mit Sandsack: 1 x 10 Clean (Umsetzen) u. Presse mit Sandsack: 1 x 10 Erholung: 2 min	Skipping: 1 x 10 min Liegestütze: 1 x 10 Jumping Jack (Hampelmann): 1 x 10 Clean (Umsetzen) u. Presse mit dem Sandsack: 1 x 10 Burpees: 1 x 10 Kniebeuge u. Presse mit der Kettlebell: 1 x 10 Umgekehrter Crunch mit dem Sandsack: 1 x 10 Erholung: 2 min
Wiederholen Sie diese Sequenz 3-5 x	Wiederholen Sie diese Sequenz 3-5 x
Laufen: 10 min	Laufen: 10 min

HANDBUCH FUNCTIONAL TRAINING

Programmm 7	Programm 8
Fortgeschrittene (Männer)	Fortgeschrittene (Frauen)
Schwung: 1 x 20 Leopardenliegestütze: 1 x 20 Brett & Seitbeuge: 1 x 10 mit jeder Seite Burpees: 1 x 20 Pull & Press-Übung mit Sandsack: 1 x 20 Geh-Ausfallschritt mit geschultertem Sandsack: 1 x 10 mit jeder Seite Seitbrett: 1 x 10 s mit jeder Seite Erholung: 2 min Wiederholen Sie diese Sequenz 5 x Laufen: 10 min	Laufen: 10 min Schwung: 1 x 20 Geh-Ausfallschritt mit geschultertem Sandsack: 1 x 10 mit jeder Seite Clean (Umsetzen) u. Presse mit der Kettlebell: 1 x 10 Schwung: 1 x 20 Burpees: 1 x 20 Floor Pull: 1 x 20 Umgekehrter Seil-Crunch: 1 x 20 Druck-(Push-)Presse: 1 x 10 Erholung: 2 min Wiederholen Sie diese Sequenz 3-5 x Laufen: 10 min

Programm 9	Programm 10
Weiter Fortgeschrittene (Männer)	Weiter Fortgeschrittene (Frauen)
Schwung: 7 min (abwechselnd ein- und beidarmig) Burpees: 1 x 20 Liegestütze mit zwei Kettlebells: 1 x 20 Seit-Ausfallschritt u. Drehung mit dem Medizinball: 1 x 10 mit jeder Seite Leopardenbrett: 1 x 20 Klimmzüge: 1 x 20 Kniebeuge u. Presse mit der Kettlebell: 1 x 10-20 Rudern mit dem Sandsack: 1 x 20 Seitbrett u. Drehung: 1 x 5 mit jeder Seite Erholung: 2 min Wiederholen Sie diese Sequenz 5 x Schwung: 7 min	Schwung: 7 min Burpees: 1 x 20 Leopardenbrett: 1 x 20 Liegestütz: 1 x maximal Geh-Ausfallschritt mit geschultertem Sandsack: 1 x 10 mit jeder Seite Seitbrett u. Drehung: 1 x 5 mit jeder Seite Clean (Umsetzen) u. Presse mit der Kettlebell: 1 x 10-20 Kniebeuge u. Presse mit der Kettlebell: 1 x 10 Umgekehrter Seil-Crunch: 1 x 20 Rudern mit dem Sandsack: 1 x 20 Erholung: 2 min Wiederholen Sie diese Sequenz 3-5 x Schwung: 7 min

16.3.2 Cardio-Fit-Training

Das Cardio-Fit-Training ist eine Zirkeltrainingsmethode mit abwechselnden aeroben Phasen – auf Cardio-Geräten oder mit aeroben Übungen (Laufen, Seilspringen, Gehen) – und anaeroben Phasen. Zu Beginn wird die Cardio-Phase als aktive Erholung nach einer Trainingsphase eingesetzt. Der Schwierigkeitsgrad des Zirkels wird nach und nach erhöht, mit einer Steigerung der Intensität sowohl der anaeroben als auch der aeroben Phasen. Das Cardio-Fit-Training ist eine typische Intervalltrainingsmethode, worin seine größte Stärke besteht.

Im Jahr 1998 war Cardio-Fit-Training das Thema einer von den Professoren Neri, Paoli und Velussi durchgeführten Studie, in der seine Auswirkungen auf den Gewichtsverlust mit denen der klassischen aeroben Trainingsmethode verglichen wurden. Im Verlauf der Studie wurden zwei Sportlergruppen ausgewählt, die beide aus Anfängern bestanden. Die erste Gruppe trainierte nur auf Cardio-Geräten, während die zweite Gruppe ein Cardio-Fit-Training nur mit Trizeps- und Bauchmuskelübungen absolvierte. Die Ergebnisse der Hautfaltendickemessung waren ziemlich überraschend: Das Ausmaß der Gewichtsabnahme war in beiden Gruppen ähnlich, aber im Bereich des Trizeps und der Bauchmuskeln hatte die Cardio-Fit-Gruppe doppelt so viel abgenommen! In einer Zeit, in der die abfälligen Kommentare zur lokalen Gewichtsabnahme sich auf ihrem Höhepunkt befanden, rief die Studie ein großes Echo hervor und diente als Grundlage einer Reihe weiterer Studien, die die Ergebnisse dieser ersten Studie bestätigten.

HANDBUCH FUNCTIONAL TRAINING

Programm 1	Programm 2
Anfänger (Frauen)	Anfänger (Männer)
Cardio: 10 min	Cardio: 10 min
Kniebeuge: 1 x 5 Seitlicher Clean (Umsetzen) (Vierfüßlerstand): 1 x 10 mit jeder Seite Wiederholen Sie 2 x ohne Unterbrechung	Liegestütze: 1 x 10 Seil-Crunch: 1 x 10 Wiederholen Sie 2-3 x ohne Unterbrechung
Cardio: 5 min	Cardio: 5 min
Step-up: 1 x 5 mit jeder Seite Clean (Umsetzen) rückwärts (Vierfüßlerstand): 1 x 10 mit jeder Seite Wiederholen Sie 2 x ohne Unterbrechung	Kniebeuge: 1 x 5-7 Stabilisierungen mit gestreckten Armen: 1 x 10 s Wiederholen Sie 2-3 x ohne Unterbrechung
Cardio: 5 min	Cardio: 5 min
Presse mit dem Medizinball: 1 x 10 Stabilisierungen mit gestreckten Armen: 1 x 10 s Wiederholen Sie 3 x ohne Unterbrechung	Presse mit dem Sandsack: 1 x 10 Diagonaler Seil-Crunch: 1 x 5 mit jeder Seite Wiederholen Sie 2-3 x ohne Unterbrechung
Cardio: 5 min	Cardio: 5 min
Rudern mit dem Sandsack: 1 x 10 Seil-Crunch: 1 x 10 Wiederholen Sie 3 x ohne Unterbrechung	Floor Pull: 1 x 10 Unterarmstabilisierungen: 1 x 10 s Wiederholen Sie 2-3 x ohne Unterbrechung
Cardio: 10 min	Cardio: 10 min

GEWICHTSVERLUST

Programm 3	Programm 4
Fortgeschrittene (Frauen)	**Fortgeschrittene (Männer)**
Cardio: 10 min	Cardio: 10 min
Hocksprung: 1 x 5 Umgekehrter Seil-Crunch: 1 x 10 Wiederholen Sie 3 x ohne Unterbrechung	Kreuz-Liegestütze auf einem Medizinball: 1 x 6 mit jeder Seite Umgekehrter Seil-Crunch: 1 x 10 Wiederholen Sie 3 x ohne Unterbrechung
Cardio: 5 min	Cardio: 5 min
Einbeiniges Kreuzheben mit der Kettlebell: 1 x 5 mit jeder Seite Stufen-Kniebeuge: 1 x 5 Wiederholen Sie 3 x ohne Unterbrechung	Clean (Umsetzen) u. Presse mit dem Sandsack: 1 x 10 Brett auf dem Arm & frontale Beuge: 1 x 10 mit jeder Seite Wiederholen Sie 3 x ohne Unterbrechung
Cardio: 5 min	Cardio: 5 min
Floor Pull: 1 x 10 Brett auf dem Arm u. frontale Beuge: 1 x 5 mit jeder Seite Wiederholen Sie 3 x ohne Unterbrechung	Geh-Ausfallschritt: 1 x 10 Seitbrett und Drehung: 1 x 5 mit jeder Seite Wiederholen Sie 3 x ohne Unterbrechung
Cardio: 5 min	Cardio: 5 min
Diagonale Presse mit dem Medizinball: 1 x 10 mit jeder Seite Umgekehrter Seil-Crunch: 1 x 10 Wiederholen Sie 3 x ohne Unterbrechung	Rudern mit zwei Sandsäcken: 1 x 10 Seil-Diagonal-Crunch: 1 x 10 mit jeder Seite Wiederholen Sie 3 x ohne Unterbrechung
Cardio: 10 min	Cardio: 10 min

Programm 5	
Weiter Fortgeschrittene (Frauen)	
Laufen: 10 min	Cardio: 5 min
Geh-Ausfallschritt mit der Kettlebell über dem Kopf: 1 x 10 mit jeder Seite Seitlicher Clean (Umsetzen) (Vierfüßlerstand): 1 x 10 mit jeder Seite Wiederholen Sie 3 x ohne Unterbrechung	Clean (Umsetzen) u. Presse mit dem Sandsack: 1 x 10 Liegestütze: 1 x 10 Wiederholen Sie 3 x ohne Unterbrechung
Cardio: 5 min	Cardio: 5 min
Ausfallschritt (rückwärts) – beugen – Ausfallschritt (vorwärts) – beugen: 1 x 2 Runden abwechselnd Kettlebell-Schwung: 1 x 20 Wiederholen Sie 3 x ohne Unterbrechung	Floor Pull: 1 x 15 Seitbrett u. Drehung: 1 x 5 mit jeder Seite Wiederholen Sie 3 x ohne Unterbrechung
	Cardio: 10 min

HANDBUCH FUNCTIONAL TRAINING

Programm 6	
Weiter Fortgeschrittene (Männer)	
Laufen: 10 min Burpees: 1 x 10 Leoparden-Crunch: 1 x 10 mit jeder Seite Wiederholen Sie 4 x ohne Unterbrechung Cardio: 5 min Floor Pull mit dem Sandsack: 1 x 20 Plyometrische Liegestütze: 1 x 7 Wiederholen Sie 4 x ohne Unterbrechung	Cardio: 5 min Clean (Umsetzen) u. Presse mit zwei Kettlebells: 1 x 10 Kniebeuge u. Presse mit zwei Kettlebells: 1 x 10 Wiederholen Sie 4 x ohne Unterbrechung Laufen: 10 min

Programm 7	Programm 8
Allgemeine körperliche Vorbereitung (Frauen)	Allgemeine körperliche Vorbereitung (Männer)
Laufen: 10 min Schwung: 1 x 20 Kniebeuge & Presse mit zwei Kettlebells: 1 x 10 Wiederholen Sie 4 x ohne Unterbrechung Cardio: 5 min Clean (Umsetzen) u. Presse mit dem Sandsack: 1 x 15 Rudern mit dem Sandsack: 1 x 15 Wiederholen Sie 4 x ohne Unterbrechung Cardio: 5 min Liegestütze: 1 x 10 Seitbrett u. Drehung: 1 x 7 mit jeder Seite Wiederholen Sie 4 x ohne Unterbrechung Cardio: 5 min Burpees: 1 x 10 V-Crunch auf einem Seil: 1 x 10 mit jeder Seite Wiederholen Sie 4 x ohne Unterbrechung Laufen: 10 min	Laufen: 10 min Leopardenliegestütze: 1 x 20 Floor Pull mit dem Sandsack: 1 x 20 Wiederholen Sie 4 x ohne Unterbrechung Cardio: 3 min Halb kniende Stellung mit dem Medizinball u. Drehung: 1 x 10 mit jeder Seite Seitbrett u. Drehung: 1 x 10 mit jeder Seite Wiederholen Sie 4 x ohne Unterbrechung Cardio: 3 min Kniebeuge u. Presse mit der Kettlebell: 1 x 10 Einbeiniges Kreuzheben mit der Kettlebell: 1 x 10 mit jeder Seite Wiederholen Sie 4 x ohne Unterbrechung Cardio: 3 min Rudern mit dem Sandsack: 1 x 20 Renegaten-Rudern mit Kettlebells: 1 x 10 mit jeder Seite Wiederholen Sie 4 x ohne Unterbrechung Laufen: 10 min

GEWICHTSVERLUST

16.3.3 „Peripheral Heart Action (PHA)"-Training

Das PHA-Training wurde als eine Bodybuildingtechnik von Bob Gajda entwickelt und danach als eine Methode innerhalb einer Methode von Zirkelmethoden angewandt. Es lässt sich tatsächlich auf all die Zirkelarten anwenden, die wir bislang gesehen haben. Es besteht aus einer Abwechslung ausgewählter Übungen für das Training voneinander entfernter muskulärer Bereiche.

Der Abstand zwischen den Muskelbereichen bedeutet eine starke Stimulation der kardiorespiratorischen und kardiovaskulären Systeme, wodurch ihre Aktivität gesteigert wird. Die Aufgabe dieser Systeme besteht darin, die Muskeln während der körperlichen Aktivität mit Sauerstoff zu versorgen und Stoffwechselendprodukte zu entfernen. Der lipolytische Effekt ist sehr groß.

Schauen wir uns einige Beispiele des PHA-Trainings an.

Programm 1	Programm 2
Anfänger (Frauen)	Anfänger (Frauen)
Cardio: 10 min	Cardio: 10 min
Kniebeuge: 1 x 10 Medizinball-Presse 1 x 10 Wiederholen Sie 3 x ohne Unterbrechung	Schwung: 1 x 20 Kniebeuge u. Presse: 1 x 10 Wiederholen Sie 3 x ohne Unterbrechung
Cardio: 5 min	Cardio: 5 min
Geh-Ausfallschritt: 1 x 5 mit jeder Seite Floor Pull: 1 x 10 Wiederholen Sie 3 x ohne Unterbrechung	Geh-Ausfallschritt mit geschultertem Sandsack: 1 x 10 mit jeder Seite Liegestütze: 1 x 10 Wiederholen Sie 3 x ohne Unterbrechung
Cardio: 5 min	Cardio: 5 min
Liegestütze mit aufgestützten Knien: 1 x 5 V-Crunch auf einem Seil: 1 x 5 mit jeder Seite Wiederholen Sie 3 x ohne Unterbrechung	Kettlebell Druck-(Push-)Presse: 1 x 10 Einbeiniges Kreuzheben: 1 x 10 mit jeder Seite Wiederholen Sie 3 x ohne Unterbrechung
Cardio: 5 min	Cardio: 5 min
Kettlebell-Schwung: 1 x 10 Brett mit gestreckten Armen: 1 x 10 s Wiederholen Sie 3 x ohne Unterbrechung	Rudern mit dem Sandsack: 1 x 15 Umgekehrter Seil-Crunch: 1 x 10 Wiederholen Sie 3 x ohne Unterbrechung
Cardio: 10 min	Cardio: 10 min

HANDBUCH FUNCTIONAL TRAINING

Programm 3	Programm 4
Anfänger (Männer)	Anfänger (Männer)
Cardio: 10 min	Cardio: 10 min
Kniebeuge: 1 x 10 Liegestütze: 1 x 10 Wiederholen Sie 3 x ohne Unterbrechung	Kniebeuge mit geschultertem Sandsack: 1 x 10 mit jeder Seite Kreuz-Liegestütze mit dem Medizinball: 1 x 7 mit jeder Seite Wiederholen Sie 3 x ohne Unterbrechung
Cardio: 5 min	Cardio: 5 min
Floor Pull: 1 x 10 Einbeiniges Kreuzheben: 1 x 10 mit jeder Seite Wiederholen Sie 3 x ohne Unterbrechung	Floor Pull mit dem Sandsack: 1 x 20 Ausfallschritt mit geschultertem Sandsack: 1 x 10 mit jeder Seite Wiederholen Sie 3 x ohne Unterbrechung
Cardio: 5 min	Cardio: 5 min
Diagonale Presse mit dem Medizinball: 1 x 10 mit jeder Seite Brett auf dem Arm: 1 x 10 s Wiederholen Sie 3 x ohne Unterbrechung	Rudern mit zwei Sandsäcken: 1 x 20 Umgekehrter Seil-Crunch: 1 x 15 Wiederholen Sie 3 x ohne Unterbrechung
Cardio: 5 min	Cardio: 5 min
Burpees: 1 x 5 Seil-Crunch: 1 x 10 Wiederholen Sie 3 x ohne Unterbrechung	Einbeiniges Kreuzheben mit Kettlebell: 1 x 10 Brett auf den Unterarmen: 1 x 20 s Wiederholen Sie 3 x ohne Unterbrechung
Cardio: 10 min	Cardio: 10 min

Programm 5	
Fortgeschritten (Frauen)	
Laufen: 10 min	Cardio: 5 min
Burpees 1 x 10 Leopardenbrett: 1 x 10 mit jeder Seite Wiederholen Sie 3 x ohne Unterbrechung	Schwung: 1 x 30 Umgekehrter Seil-Crunch: 1 x 20 Wiederholen Sie 3 x ohne Unterbrechung
Cardio: 5 min	Cardio: 5 min
Ausfallschritt mit geschultertem Sandsack: 1 x 10 mit jeder Seite Liegestütze: 1 x 10 Wiederholen Sie 3 x ohne Unterbrechung	Floor Pull mit dem Sandsack: 1 x 20 Diagonale Presse mit dem Medizinball: 1 x 10 mit jeder Seite Wiederholen Sie 3 x ohne Unterbrechung
	Cardio: 10 min

GEWICHTSVERLUST

Programm 6
Fortgeschritten (Männer)

Laufen: 10 min Schwung: 1 x 30 Doppelstoßen: 1 x 15 Wiederholen Sie 3 x ohne Unterbrechung Cardio: 5 min Kniebeuge u. Presse mit der Kettlebell: 1 x 20 Kreuz-Liegestütze mit dem Medizinball: 1 x 10 mit jeder Seite Wiederholen Sie 3 x ohne Unterbrechung	Cardio: 5 min Floor Pull mit dem Sandsack: 1 x 20 Burpees 1 x 20 Wiederholen Sie 3 x ohne Unterbrechung Cardio: 5 min Brett u. Seitbeugen: 1 x 10 mit jeder Seite Sprung aus den Knien: 1 x 10 Wiederholen Sie 3 x ohne Unterbrechung Laufen: 10 min

Programm 7	Programm 8
Weiter Fortgeschrittene (Frauen)	**Weiter Fortgeschrittene (Männer)**
Laufen: 10 min Kniebeuge u. Presse: 1 x 10 Leopardenbrett: 1 x 10 mit jeder Seite Wiederholen Sie 3 x ohne Unterbrechung Laufen: 5 min Kreuz-Ausfallschritt: 1 x 7 mit jeder Seite Clean (Umsetzen) u. Presse mit dem Sandsack: 1 x 20 Wiederholen Sie 3 x ohne Unterbrechung Laufen: 5 min Hocksprung: 1 x 5 Plyometrische Liegestütze: 1 x 5 Wiederholen Sie 3 x ohne Unterbrechung Laufen: 5 min Diagonale Presse mit dem Medizinball: 1 x 10 mit jeder Seite Umgekehrter Seil-Crunch: 1 x 15 Wiederholen Sie 3 x ohne Unterbrechung Laufen: 10 min	Laufen: 10 min Kniebeuge u. Presse mit der Kettlebell: 1 x 20 Leopardenbrett: 1 x 20 Wiederholen Sie 3 x ohne Unterbrechung Laufen: 5 min Burpees 1 x 20 Leopardenliegestütze: 1 x 20 Wiederholen Sie 3 x ohne Unterbrechung Laufen: 5 min Sprung aus dem Knien: 1 x 10 Seitbrett u. Drehung: 1 x 10 mit jeder Seite Wiederholen Sie 3 x ohne Unterbrechung Laufen: 5 min Floor Pull mit dem Sandsack: 1 x 20 Plyometrische Liegestütze: 1 x 10 Wiederholen Sie 3 x ohne Unterbrechung Laufen: 10 min

16.3.4 Blitzzirkel

Auf der Basis umfangreicher Testergebnisse muss man die folgenden Faktoren beachten, wenn man die folgenden unterschiedlichen Ziele erreichen will.

GEWICHTSVERLUST

1. Allmähliche Arbeit an der EPOC („Excess Post-exercise Oxygen Consumption" = gesteigerter Sauerstoffverbrauch nach der Belastung) ist wichtig; Steigerungen der EPOC stehen in engerem Bezug zur Belastungsintensität als zur Belastungsdauer.
2. Steigerung der metabolischen „Pferdestärken" durch eine Zunahme der fettfreien Körpermasse, die vor allem durch laktazide Arbeit erreicht wird.
3. Muskeltonusarbeit: Die Zunahme des Muskeltonus (ein sehr unterschätztes Konzept) steht in Zusammenhang mit alaktazidem Training.
4. Lipolytische Hormonaktivierung (Wachstumshormon, Testosteron, Katecholamine, Schilddrüsenhormone) durch laktazide/alaktazide Arbeit.

TONISIERUNG

1. Zunahme der fettfreien Körpermasse.
2. Steigerung des Muskeltonus.
3. Aktivierung der anabolen Hormone (Wachstumshormon, Immunglobulinfaktor-1 und -2, Testosteron, FGF (Fibroblast Growth Factor = Fibroblasten-Wachstumsfaktoren) durch laktazide/alaktazide Arbeit.
4. Das Training sollte sich ausschließlich auf alaktazide/laktazide Trainingseinheiten konzentrieren.

Ausgehend von diesen Voraussetzungen, habe ich „Blitz-Trainingszirkel" entwickelt, die schnell, intensiv und effektiv sind. Sie dauern bis zu 30 min, was mehr als ausreichend ist! Die Effektivität der Blitzzirkel hängt mit ihrer Intensität zusammen. Die grundlegende Übungsauswahl ist daher entscheidend, wie auch die Belastungen, die in die Richtung des gewünschten Ziels weisen (Gewichtsverlust, Tonisierung, Muskeltonus oder Hypertrophie).

GEWICHTSVERLUST

Programm 1	Programm 2
Gewichtssreduzierung (beide Geschlechter)	**Gewichtssreduzierung (Frauen)**

Cardio: 5 min idealerweise Gehen, (nicht gleitende) Schritte, Laufen, horizontales Radfahren Dynamisches Kreuzheben: 1 x 15 Rudern mit Hantel: 1 x 15 Frontale Kniebeuge: 1 x 15 Frontale Schulterpresse: 1 x 15 Wiederholen Sie 3-5 x ohne Unterbrechung Cardio: 5 min **Anmerkung:** Die Hantel muss bei allen Übungen des Zirkels dasselbe leichte Gewicht aufweisen. Der Trainierende nimmt die Hantel zu Beginn des Blitzzirkels auf und setzt sie erst zum Ende der Trainingseinheit wieder ab.	Cardio: 5 min idealerweise Gehen, (nicht gleitende) Schritte, Laufen, horizontales Radfahren Frontale Kniebeuge: 1 x 10 Rudern mit Hantel: 1 x 15 Geh-Ausfallschritt: 1 x 5 mit jeder Seite Frontale Schulterpresse: 1 x 15 Wiederholen Sie 3-5 x ohne Unterbrechung Cardio: 10 min **Anmerkung:** Die Ausführung sollte nicht zu schnell sein. Es ist wichtig, die eigene Frequenz und den eigenen Rhythmus zu finden, beizubehalten und allmählich zu steigern.

Programm 3	Programm 4
Tonisierung	**Athletiktraining**

Cardio: 5 min idealerweise Gehen, (nicht gleitende) Schritte, Laufen, horizontales Radfahren Kniebeuge: 1 x 10 Frontale Schulterpresse: 1 x 10 Geh-Ausfallschritt: 1 x 10 mit jeder Seite Zugbewegungen an Stangen (Dips): 1 x 10 Wiederholen Sie 5 x ohne Unterbrechung Cardio: 5 min **Anmerkung:** Wenn Sie das „Blitzkonzept" einmal verstanden haben, ist es wichtig, diese Grenzen zu überschreiten und Sie an Ihre Kunden anzupassen. Blitzzirkel sind extrem vielseitig und können durch Feineinstellung der Belastung und Intensität an jede Person angepasst werden... selbst an Anfänger.	Laufen oder Seilspringen: 10 min Powerschwung (mit sehr hoher Last): 1 x 10 Horizontalbank: 1 x 5 Powerschwung: 1 x 10 Kniebeuge: 1 x 5 Powerschwung: 1 x 10 Zugbewegung an Stangen (Dips): 1 x 10 Wiederholen Sie 3-5 x ohne Unterbrechung Cardio: 5 min

HANDBUCH FUNCTIONAL TRAINING

Programm 5	Programm 6
Frauen mit Cellulite oder anderen Durchblutungsproblemen	**Gemischte Kampfkunstsportarten**
Cardio: 8 min Schwung: 1 x 10 Liegestütze: 1 x 10 Frontale Kniebeuge: 1 x 5 Rudern mit Sandsack: 1 x 10 Step-up (zwei Stufen): 1 x 5 mit jeder Seite Wiederholen Sie 3-5 x ohne Unterbrechung Cardio: 8 min	Seilspringen: 8 min Umsetzen u. Presse mit der Kettlebell: 1 x 15 Burpees: 1 x 10 Kniebeuge u. Presse mit der Kettlebell: 1 x 15 Klimmzug an einer Stange: 1 x maximal Ausfallschritt u. Drehung mit dem Medizinball: 1 x 10 mit jeder Seite Liegestütze: 1 x 15 Wiederholen Sie 5-10 x ohne Unterbrechung Seilspringen: 8 min
Anmerkung: Der Schwung muss schnell, aber mit einer ziemlich leichten Last durchgeführt werden. Belastung bei der frontalen Kniebeuge: 8 RM. Die Step-up-Übung ist wichtig zur Verbesserung der Durchblutung des Fußgewölbes und zur Unterstützung der venösen Durchblutung.	**Anmerkung:** Planen Sie eine Mini-Erholung am Ende jedes Zirkels ein. Frage: Wie lange dauert eine MMA-Belastungseinheit bei Ihnen? Sie müssen dieselbe Zeit über ohne Unterbrechung im Zirkel arbeiten. Auf dieser Basis wird es Ihnen keine Probleme bereiten, Ihre Energien über den Verlauf der Belastungseinheit zu verteilen.

Programm 7	Programm 8
Allgemeine körperliche Vorbereitung	**Allgemeine körperliche Vorbereitung (Frauen)**
Cardio: 10 min Kniebeuge u. Presse mit der Kettlebell: 1 x 15 Snatch (Reißen) mit dem Sandsack: 1 x 10 Diagonale Presse mit dem Medizinball: 1 x 10 mit jeder Seite Kreuz-Ausfallschritt: 1 x 10 mit jeder Seite Rudern mit dem Sandsack: 1 x 20 Brett und Seitbeuge: 1 x 10 mit jeder Seite Wiederholen Sie 5-10 x ohne Unterbrechung Cardio: 10 min	Cardio: 10 min Power-Schwung mit der Kettlebell: 1 x 10 Kniebeuge mit geschultertem Sandsack: 1 x 10 mit jeder Seite Floor Pull: 1 x 20 Einbeiniges Kreuzheben mit der Kettlebell: 1 x 10 mit jeder Seite Liegestütze: 1 x 10 Wiederholen Sie 5-10 x ohne Unterbrechung Cardio: 10 min

16.3.5 Zirkeltraining auf Zeit

Das Konzept der Zirkel auf Zeit wurde durch das Kettlebell-Training angeregt. Bei dieser Art von Zirkeltraining werden nicht die Sätze und Wiederholungen gezählt, sondern es zählt nur der Zeitfaktor. Sie können diese Methode unter Berücksichtigung der Feinabstimmung der Übungen und der Wiederholungen bei jeder Person anwenden: untrainierte Personen, mittelmäßig Trainierte, Fortgeschrittene oder Sportler. Sie können auch die Intensität, d. h. die Belastung in jedem einzelnen Satz, in jeder einzelnen Übung, auf den jeweiligen Fitnessgrad und die besonderen Bedürfnisse des Trainierenden anpassen. Da das Ziel lang dauernde Arbeit ist, ist das Finden des richtigen Intensitätsgrades von größter Bedeutung. Aus diesem Grund schlage ich vor, mit einer Belastung von etwa 10 RM mit nur 5-6 Wiederholungen pro Satz zu beginnen.

Programm 1	
Anti-Cellulite	
Bergangehen: 15 min (3 % Anstieg; 4,5-5 km/h) Coreboard-Step-up: 1 x 5 mit jedem Bein Anheben des Beins nach hinten aus dem Vierfüßlerstand: 1 x 10 mit jedem Bein	Bein-Curl mit dem Pezziball: 1 x 5 Schwung mit der Kettlebell: 1 x 10 Wiederholen Sie 10-20 min ohne Unterbrechung Bergangehen: 15 min (3 % Anstieg; 4 km/h)

Anmerkung: Wenn es sich um einen Anfänger handelt, sollte man mit einer Trainingseinheit von 5 min Dauer beginnen, und die Dauer sollte von Trainingseinheit zu Trainingseinheit allmählich gesteigert werden. Die Übungsausführung während der Zirkel sollte extrem sorgsam erfolgen, um den Trainingsreiz zu maximieren. Die Vielseitigkeit der Zirkel auf Zeit und des Zirkeltrainings im Allgemeinen lässt nahezu unendliche Kombinationen zu.

HANDBUCH FUNCTIONAL TRAINING

Programm 2
Mehrere Bereiche (Frauen)

Bergangehen: 15 min (3 % Anstieg; 4,5-5 km/h)	Seitliche Stabilisierung: 1 x 15 s mit jeder Seite
Kettlebell- oder Kurzhantel-Schwingen: 1 x 15	Umgekehrter Crunch: 1 x 5
Anheben des Beins nach hinten aus dem Vierfüßlerstand: 1 x 10 mit jedem Bein	Wiederholen Sie 10 min ohne Unterbrechung
Step-up auf zwei Stufen: 1 x 5 mit jedem Bein	Cardio: 5 min
Seitliche Ausfallschritte mit gestrecktem Bein aus dem Vierfüßlerstand: 1 x 5 mit jedem Bein	Druck-(Push-)Presse mit Kurzhanteln: 1 x 6
Wiederholen Sie 10 min ohne Unterbrechung	Renegaten-Rudern: 1 x 5 mit jeder Seite
	Liegestütze: 1 x 6
Cardio: 5 min oder aktive Erholung: 3 min	Floor Pull: 1 x 6
Brettstabilisierung: 1 x 20 s	Wiederholen Sie 10 min ohne Unterbrechung
Schräge Crunches: 1 x 5 mit jeder Seite	Gehen: 10 min (Abwärmen)

Programm 3
Ganzkörper

Gehen: 10 min (Aufwärmen)	Frontale Stabilisierung: 1 x 20 s
Frontale Kniebeuge: 1 x 5	Wiederholen Sie 10 min ohne Unterbrechung
Floor Pull: 1 x 6	Cardio: 5 min
Geh-Ausfallschritt: 1 x 5 mit jedem Bein	Umsetzen u. Presse mit der Kettlebell: 1 x 6
Druck-(Push-)Presse mit der Kettlebell: 1 x 6	Schräge Seil-Crunches: 1 x 10 mit jeder Seite
Wiederholen Sie 10 min ohne Unterbrechung	Schwingen mit der Kettlebell: 1 x 15
Cardio: 5 min	Umgekehrter Seil-Crunch: 1 x 10
Zug & Presse mit dem Sandsack: 1 x 6	Wiederholen Sie 10 min ohne Unterbrechung
Liegestütze: 1 x 6	Gehen: 10 min (Abwärmen)
Rudern mit dem Sandsack: 1 x 6	

Anmerkung: Zirkeltraining auf Zeit für Fortgeschrittene markiert die Entwicklung vom bloßen Sporttreibenden zum echten Sportler; es zwingt zur Verfeinerung der Technik, das heißt, zur Verbesserung des Energieeinsatzes und zur Ökonomisierung der Technik auf der einen Seite und zur Reduzierung der Risiken und Steigerung der Vorteile auf der anderen Seite.

GEWICHTSVERLUST

Programm 4
Fortgeschrittene Anfänger

Laufen: 10 min	Ausfallschritt mit geschultertem Sandsack: 1 x 6
Horizontalbank: 1 x 6	Burpees mit dem Medizinball: 1 x 6
Frontale Kniebeuge: 1 x 6	Wiederholen Sie 10 min ohne Unterbrechung
Low Pulley: 1 x 6	Aktive Erholung: 3 min
Einbeiniges Kreuzheben mit Kettlebell: 1 x 5 mit jeder Seite	Kettlebell-Schwingen: 1 x 10
	Plyometrische Liegestütze: 1 x 5
Wiederholen Sie 10 min ohne Unterbrechung	Kreuzheben mit der Kettlebell: 1 x 6
Aktive Erholung: 3 min oder Cardio: 5 min	Floor Pull mit dem Sandsack: 1 x 6
Druck-(Push-)Presse mit der Kettlebell: 1 x 6	Wiederholen Sie 10 min ohne Unterbrechung
Rudern mit dem Sandsack: 1 x 6	Cardio: 10 min

16.3.6 Boot Camps

Beim Boot-Camp-Training handelt es sich um eine Zirkeltrainingsmethode, die während der weltweit durchgeführten militärischen Einsatzausbildung von Soldaten entwickelt wurde. Diese Trainingsmethode erreichte Italien auf der Popularitätswelle solcher Trainingsmethoden wie Cross-Fit- und Kettlebell-Training. Beim Boot-Camp-Training handelt sich um ein ausgezeichnetes, mitreißendes Gruppentrainingssystem. Boot-Camp-Training bietet vielfältige Übungssettings, Trainingsgeräte, Trainingsintensitäten. Die Gruppengröße reicht von 10 bis zu mehreren hundert Teilnehmern. Das Boot-Camp-Training beruht auf der Fähigkeit des Trainers, den Kurs zu leiten sowie die Abfolge und Dauer der Übungen zu planen und auf der Begeisterung der Fitnessenthusiasten, überall zu trainieren, sei es in einem Park oder in einer Garage. Die Erfahrung des Boot Camps in San Diego, Kalifornien, im Rahmen der IDEA World Convention im Sommer 2012 bleibt für mich unvergesslich.

Aufwärmen: Ein 4-km-Lauf zum im Hafen von San Diego vor Anker liegenden USS „Midway"-Flugzeugträger. 1 h intensive Körpergewichtsübungen unter der Leitung von Todd Durkin und seinen Mitarbeitern, dann ein weiterer 4-km-Lauf zum Abwärmen zurück zum San Diego Convention Center.
Zurück zur Gegenwart: Die Organisation eines funktionalen Boot Camps in einem Fitnessstudio ist eigentlich ganz einfach. Viel hängt von der Anzahl der Teilnehmer und der verwendeten Methode ab.

HANDBUCH FUNCTIONAL TRAINING

Wir unterscheiden daher verschiedene Ansätze, die auf einer unterschiedlichen Anzahl von Stationen entsprechend der Teilnehmerzahl basieren. Es gibt im Wesentlichen drei Variablen bei dieser Art des Zirkeltrainings:

1. die Übungen;
2. die Zeitdauer der Übungsausführung;
3. die Erholungszeit zwischen den einzelnen Stationen.

Die **Übungen** müssen äußerst einfach sein, besonders für Anfänger und bei den Anfangszirkeln jedes Boot Camps.

Die **Ausführungszeit** variiert von Übung zu Übung. Wovon hängt sie ab? Von den Zielsetzungen der Personen, die Sie trainieren.

Haben Sie es mit einer Gruppe von Sportlern zu tun, die laktazide oder gemischte Sportarten betreiben (mit einer Belastung des Energiestoffwechsels von 30 s und länger)? In diesem Fall sollte die Trainingsdauer pro Station 30-40 s dauern (mit fortschreitendem Training kann die Dauer verlängert werden).

Haben Sie es mit einer Gruppe von Sportlern zu tun, die alaktazide Sportarten praktizieren (Schnellkraft, Ausdrucksformen von Kraft und Dynamik über 5-20 s)? Planen Sie in diesem Fall Stationen von 10-20 s Dauer, bis zu einem Maximum von 30 s ein. Was ist mit Anfängern, Fitnesssportlern und Personen ohne Leistungsambitionen? Beginnen Sie mit einfachen Übungen von höchstens 20 s Dauer.

Die Bewegung von einer Station zur anderen dient als aktive Erholungszeit innerhalb des Zirkels. Diese muss unter Berücksichtigung der Personen, die Sie trainieren, sorgfältig geplant werden. Im Falle von Sportlern kann die Zeit progressiv verkürzt werden, 20 s und weniger. Sie können auch den Wechsel von einer Station zur anderen mit einer Übung verbinden; z. B. Wechsel zur nächsten Station mit einem Geh-Ausfallschritt, Leopardenbrett oder Leopardenliegestütz. Bei Anfängern oder gelegentlichen Fitnessstudiobesuchern sollte die Regenerationszeit auf jeden Fall länger sein. Wenn die Trainingszeit an der Station beispielsweise 20 s beträgt, sollte die Erholungszeit zwischen den Stationen mindestens 30 s betragen. Der letzte Faktor ist der **Raum**. Die Grenze eines Hallen-Boot-Camps ist der verfügbare Platz. Deshalb schränke ich meine Angaben angesichts der üblichen Größe von Fitnessstudios auf die statistisch wahrscheinliche Anzahl von Menschen ein.

GEWICHTSVERLUST

Zwei-Stationen-Boot-Camp
Gruppen zwischen acht und 20 Personen

Unterteilen Sie die Personen in zwei getrennte Gruppen: Gruppe 1 und Gruppe 2. Gruppe 1 (G1) absolviert eine Körpergewichts-Trainingseinheit im Stehen. Gruppe 2 (G2) arbeitet auf Matten. Teilen Sie beiden Gruppen eine Übung zu. Ausführungsdauer: Beginnen Sie mit 20 s pro Station. Aufwärmzeit: 10 min.

Erster Zirkel
G1: Kniebeuge: 1 x 20 s
G2: Crunch 1 x 20 s
Vertauschen Sie die Übungen und beginnen Sie von vorne. Wiederholen Sie dieses Übungspaar 3 x pro Gruppe, mit einer Erholungszeit von 20 s zwischen den Übungen.

Zweiter Zirkel
G1: Geh-Ausfallschritt: 1 x 20 s
G2: Arm-Stabilisierung: 1 x 20 s
Vertauschen Sie die Übungen und beginnen Sie von vorne. Wiederholen Sie dieses Übungspaar 3 x pro Gruppe, mit einer Erholungszeit von 20 s zwischen den Übungen.

Dritter Zirkel
G1: Floor Pull: 1 x 20 s
G2: Umgekehrter Crunch: 1 x 20 s
Vertauschen Sie die Übungen und beginnen Sie von vorne. Wiederholen Sie dieses Übungspaar 3 x pro Gruppe, mit einer Erholungszeit von 20 s zwischen den Übungen.

Vierter Zirkel
G1: Leopardenliegestütze
G2: Unterarmstabilisierung: 1 x 20 s
Vertauschen Sie die Übungen und beginnen Sie von vorne. Wiederholen Sie dieses Übungspaar 3 x pro Gruppe, mit einer Erholungszeit von 20 s zwischen den Übungen.

HANDBUCH FUNCTIONAL TRAINING

Vier-Stationen-Boot-Camp
Gruppen zwischen 16 und 40 Personen

Unterteilen Sie die Teilnehmer in vier Gruppen: G1, G2, G3, G4.
Richten Sie vier Übungsstationen ein: A, B, C, D.

Ordnen Sie jeder Station einen Muskelbereich zu:

A = dynamische Übungen für die Beine
B = Core-Training
C = klassische Übungen für die Beine
D = Übungen für den Rumpf und die Arme

Entwickeln Sie vier Übungen pro Station:

A
- Jumping Jack (Hampelmann)
- Skipping
- Starter
- Burpees

B
- Crunch
- Brett mit gestreckten Armen
- Umgekehrter Crunch
- Brett & Beugen

C
- Kniebeuge
- Geh-Ausfallschritt
- Krabbe
- Ausfallschritt u. Drehung

D
- Liegestütze
- Lacerta-Liegestütze
- Leopardenliegestütze
- Floor Pull

Regeln

1. Ordnen Sie jeder Station eine Gruppe zu.
2. Informieren Sie jede Gruppe an jeder Station über die erste Übung und demonstrieren Sie sie (Jumping Jack (Hampelmann), Crunch, Kniebeuge, Liegestütze).
3. Starten Sie die Uhr: 20 s zur Ausführung der maximalen Anzahl von Wiederholungen.
4. Stoppen Sie die Übung nach 20 s und geben Sie das Signal zum Stationswechsel.
5. Jede Gruppe hat 20 s Zeit, um zur nächsten Übungsstation zu wechseln.
6. Starten Sie die Uhr erneut für weitere 20 s.
7. Wiederholen Sie diese Sequenz, sodass jede Gruppe den Vier-Stationen-Zirkel 3 x durchläuft (Jumping Jack (Hampelmann), Crunch, Kniebeuge, Liegestütze).
8. Legen Sie nun eine Pause ein, sodass die Sportler sich erholen und etwas trinken können; zeigen Sie jeder Gruppe dann die zweite Übung an jeder Station (Skipping, Brett mit gestreckten Armen, Geh-Ausfallschritt, Lacerta-Liegestütze)
9. Beginnen Sie den Zirkel erneut, absolvieren Sie vier Zirkel, mit drei Sätzen pro Übung.

ETHISCHE GRUNDSÄTZE UND FAZIT

Wenn Sie bis hier gekommen sind, dann werden Sie dem funktionalen Training wahrscheinlich hoffnungslos verfallen sein… so wie ich es bin. Funktionales Training verbessert Ihre geistige und körperliche Verfassung, macht Sie offen und aufmerksam und verwandelt Sie vielleicht auch in einen besseren Menschen.

Ihr Körper wird zum maßgeschneiderten Outfit, Ihr Geist ist immer klar, Ihre Sinne sind maximal fokussiert. Sie werden Ihr Training und jeden Augenblick Ihres Lebens genießen, mit einer Intensität, die Sie noch nie zuvor erlebt haben.

Wenn Sie bis hier gekommen sind, dann lesen Sie bitte diese letzten Zeilen auch noch.

ETHISCHE GRUNDSÄTZE DES FUNKTIONALEN SPORTLERS

1. Trainieren Sie, indem Sie nur Ihren Körper einsetzen.
2. Halten Sie Ihre Augen offen, beobachten Sie Ihre Umwelt und entdecken Sie neue Übungen.
3. Halten Sie Ihren Geist stets offen.
4. Machen Sie auf Ihrem einmal eingeschlagenen Kurs weiter: Die Verbesserung ist grenzenlos.
5. Vergleichen Sie Ihre Methoden, Sie werden zu Gewissheiten gelangen.
6. Lieben Sie sich selbst und das, was Sie tun.

Ich wünsche allen viel Spaß beim Training!

BILDNACHWEIS

Covergestaltung:	Kristina Ehrhardt
Umschlaggestaltung:	Andreas Reuel
Umschlagfotos:	©Guido Bruscia und Thinkstock/iStock
Innenlayout und Gestaltung Kapitelaufmacher:	Kristina Ehrhardt
Satz:	www.satzstudio-hilger.de
Fotos Innenteil:	Fotos auf den Seiten 21, 22, 36, 37, 39, 49, 50, 71, 88, 101 und 125 Shutterstock (www.shutterstock.com)
	© Thinkstock/iStock (Kapitelaufmachergrafik)
Lektorat:	Dr. Irmgard Jaeger